U0877978

有料 有趣 有用 有互动

一网尽扫 学习无忧

护理专业微信教学平台

请打开手机微信，直接“扫一扫”上面的二维码，或者查找公众号“护理专业资源库”添加关注即可。

传医护领域最新资讯动态

融职业教育护理专业国家级资源库教学内容

汇护理专业多门主干课程

集护理专业主要知识点、技能点

聚微课、图片、动画、视频、虚拟仿真等全媒体资源

智能题库系统，支持护考自测、错题汇总、智能出题

创新资源配套方式，全面支持移动学习与翻转课堂教学要求

"十二五"职业教育国家规划教材
经全国职业教育教材审定委员会审定

高等职业教育新形态一体化教材

FUCHANKE HULIXUE

妇产科护理学

（第2版）

罗琼 王娅莉 主编

高等教育出版社·北京

内容提要

本书为“十二五”职业教育国家规划教材。全书内容包括女性生殖系统解剖与生理、正常与异常妊娠期妇女的护理、正常与异常分娩期妇女的护理、正常与异常产褥期妇女的护理、妇科疾病病人的护理、新生儿的护理、计划生育妇女的护理等内容，共25章，其中插图与表格近200余幅。本书编写特色突出，以临床护理活动为导向，学做结合，全书每章节前均标注“学习要点”，部分章节前还设计了一个“教学情景”，正文中穿插了“知识库”。每章后附有“自测题”，均按护士执业资格考试的知识点和题型出题，问题的提出方式也尽量贴近护理临床情景。在主要章节后附有“案例分析”。本书可供全国高等职业院校护理、涉外护理、助产及医学相关专业使用。

本书配套相关数字资源，可通过扫描书中所附二维码观看重点知识和技能的微视频，还可访问智慧职教(www.icve.com.cn)搜索课程“妇产科护理学”获取更多资源。

图书在版编目（CIP）数据

妇产科护理学 / 罗琼，王娅莉主编 .--2 版 .-- 北京：高等教育出版社，2015.1（2017.1 重印）
ISBN 978-7-04-041479-0

Ⅰ. ①妇… Ⅱ. ①罗… ②王… Ⅲ. ①妇产科学－护理学－高等职业教育－教材 Ⅳ. ① R473.71

中国版本图书馆 CIP 数据核字（2014）第 261996 号

策划编辑 肖 娴　责任编辑 肖 娴　封面设计 李小璐　版式设计 杜微言
插图绘制 郝 林　责任校对 陈 杨　责任印制 田 甜

出版发行 高等教育出版社
社　　址 北京市西城区德外大街4号
邮政编码 100120
印　　刷 北京人卫印刷厂
开　　本 787mm×1092mm 1/16
印　　张 28.75
字　　数 700千字
购书热线 010-58581118
咨询电话 400-810-0598
网　　址 http://www.hep.edu.cn
　　　　 http://www.hep.com.cn
网上订购 http://www.landraco.com
　　　　 http://www.landraco.com.cn
版　　次 2009年3月第1版
　　　　 2015年1月第2版
印　　次 2017年1月第5次印刷
定　　价 45.00元

物 料 号 41479-A0

《妇产科护理学》第2版编写人员

主　编　罗　琼　王娅莉

副主编　李金芝　赵风霞　熊　瑛

编　者（以姓氏汉语拼音为序）

李　琴（湖北中医药高等专科学校）
李金芝（蚌埠医学院）
罗　琼（厦门医学高等专科学校）
明　钰（武汉轻工大学医学技术与护理学院）
王傲芳（咸宁卫生学校）
王庆军（九江学院护理学院）
王娅莉（湖北三峡职业技术学院医学院）
王艳红（厦门医学高等专科学院）
熊　瑛（辽宁中医药大学职业技术学院）
杨　峥（漳州卫生职业学院）
章慧燕（厦门市妇幼保健院）
赵风霞（宁波卫生职业技术学院）

出版说明

教材是教学过程的重要载体，加强教材建设是深化职业教育教学改革的有效途径，推进人才培养模式改革的重要条件，也是推动中高职协调发展的基础性工程，对促进现代职业教育体系建设，切实提高职业教育人才培养质量具有十分重要的作用。

为了认真贯彻《教育部关于“十二五”职业教育教材建设的若干意见》（教职成〔2012〕9号），2012年12月，教育部职业教育与成人教育司启动了“十二五”职业教育国家规划教材（高等职业教育部分）的选题立项工作。作为全国最大的职业教育教材出版基地，我社按照“统筹规划，优化结构，锤炼精品，鼓励创新”的原则，完成了立项选题的论证遴选与申报工作。在教育部职业教育与成人教育司随后组织的选题评审中，由我社申报的1 338种选题被确定为“十二五”职业教育国家规划教材立项选题。现在，这批选题相继完成了编写工作，并由全国职业教育教材审定委员会审定通过后，陆续出版。

这批规划教材中，部分为修订版，其前身多为普通高等教育“十一五”国家级规划教材（高职高专）或普通高等教育“十五”国家级规划教材（高职高专），在高等职业教育教学改革进程中不断吐故纳新，在长期的教学实践中接受检验并修改完善，是“锤炼精品”的基础与传承创新的硕果；部分为新编教材，反映了近年来高职院校教学内容与课程体系改革的成果，并对接新的职业标准和新的产业需求，反映新知识、新技术、新工艺和新方法，具有鲜明的时代特色和职教特色。无论是修订版，还是新编版，我社都将发挥自身在数字化教学资源建设方面的优势，为规划教材开发配备数字化教学资源，实现教材的一体化服务。

这批规划教材立项之时，也是国家职业教育专业教学资源库建设项目及国家精品资源共享课建设项目深入开展之际，而专业、课程、教材之间的紧密联系，无疑为融通教改项目、整合优质资源、打造精品力作奠定了基础。我社作为国家专业教学资源库平台建设和资源运营机构及国家精品开放课程项目组织实施单位，将建设成果以系列教材的形式成功申报立项，并在审定通过后陆续推出。这两个系列的规划教材，具有作者队伍强大、教改基础深厚、示范效应显著、配套资源丰富、纸质教材与在线资源一体化设计的鲜明特点，将是职业教育信息化条件下，扩展教学手段和范围，推动教学方式方法变革的重要媒介与典型代表。

教学改革无止境，精品教材永追求。我社将在今后一到两年内，集中优势力量，全力以赴，出版好、推广好这批规划教材，力促优质教材进校园、精品资源进课堂，从而更好地服务于高等职业教育教学改革，更好地服务于现代职教体系建设，更好地服务于青年成才。

高等教育出版社
2014年10月

第2版前言

《妇产科护理学》是按照“十二五”职业教育国家规划教材建设的要求及专业课教材要反映产业技术升级、符合职业教育规律和技能型人才成长规律，在上版教材基础上进行修订的。教材修订根据全国职业教育教材审定委员会的建议，在征求部分使用教材的师生意见的基础上，确定了《妇产科护理学》(第2版)的编写思想、结构和内容。

在编写内容和方法上，本版教材做了如下调整和努力。

1. 本教材修订注重吸收卫生行业发展的新知识、新技术、新工艺、新方法，对接护理职业标准和岗位要求，丰富实践教学内容，适应性广、实用性强，有所创新和超越。教材修订突出工学结合，以临床护理活动为导向，全书每章节前首先列出“学习要点”，使学生明确通过本章学习后应达到的知识要求、素质要求和能力要求。在部分章节前设计了一个“教学情景”，供教师参考。正文部分将护理临床新进展中非重点的医疗知识点以“知识库”的形式出现，放在相应位置。每章后附有护士执业资格证考试训练的“自测题”，均按执业护士资格考试的知识点和题型出题，问题的提出方式也尽量贴近护理临床情景。在主要章节后附有“案例分析”，将护理知识应用到具体病例，理论联系实际，帮助学生学用结合，在掌握理论知识的同时，提高实践能力，对学生实习和今后工作有一定指导意义。

2. 教材内容按临床护理岗位工作程序进行组织和编写，在强化护理专业知识的同时淡化学科意识，尽量简化医疗知识。每章节编写的内容包括概述(病因、发病机制、病理、分类等)、护理评估(健康史、身体评估、心理社会状况、辅助检查)、护理诊断/合作性问题、护理目标、治疗原则和护理措施、护理评价。治疗原则主要介绍治疗方法与适应证，评价治疗效果、药物不良反应、手术可能并发症等；护理措施的编写顺序为：病情监测、治疗配合、一般护理、心理护理、健康教育。

3. 为了避免重复，使教材易教易学，对知识内容的编排做了些新的尝试，如病理仅介绍与临床护理关系密切的内容，将疾病的临床表现融入护理评估的身体评估中。针对护理实际工作任务过程编写护理措施，治疗具体方法融入护理措施的治疗护理中。护理部分编写为本教材的重点内容，体现深度适中，够用为度。

4. 全书包括女性生殖系统形态与功能、正常孕产妇的护理、异常孕产妇的护理、妇科疾病病人的护理、计划生育妇女的护理等内容，共25章，其中插图与表格共200余幅。其中第一章由罗琼编写，第二章、第三章由王娅莉编写，第四章、第十七章由杨峥编写，第五章、第二十二章由李金芝编写，第六章由王艳红编写，第七章、第二十四章、第二十五章由王庆军编写，第八章由明钰编写，第九章、第十章、第十一章由王傲芳编写，第十二章、第十三章由李琴编写，第十四章、第十五章、第十六章、第二十章由熊瑛编写，第十八章由赵风霞、王艳红编写，第十九章由赵风霞编写，第二十一章、第二十三章由章慧燕编写。

5. 为了更紧密地与护理临床岗位衔接，在妊娠期并发症妇女护理中，将妊娠期高血压疾病放在第一节，而将妊娠早期出血性疾病中流产、异位妊娠与妊娠晚期出血性疾病的前置胎盘、胎盘早剥放在一起介绍；将高危妊娠妇女的护理放在异常妊娠即妊娠并发症、妊娠合并症妇女的护理之后；产科手术妇女的护理放在异常分娩妇女的护理之后；删除新生儿生理特点内容（由《儿科护理学》编写）；产褥感染妇女的护理改为产褥期异常妇女的护理，并增加晚期产后出血妇女护理一节；女性生殖系统炎症患者的护理中"慢性宫颈炎症"和"慢性盆腔炎症"修订为"宫颈炎症"和"盆腔炎症"。

为了使本书密切联系临床实际，编者团队中增加了妇产科临床护理专家。本书编者团队以科学严谨、高度负责的态度参与了本教材的修订工作。鉴于护理学专业的快速发展，也限于编者的知识面和护理实践的局限性及修订时间的仓促，书中定有不完善之处，敬请各位读者提出宝贵意见和建议，以求改进。

罗　琼

2014年9月

第1版前言

《妇产科护理学》是高等职业教育护理专业国家级规划教材。它是按照国家"十一五"发展规划的要求编写的。教材的编写力求做到科学性、先进性、启发性、创新性和适用性相结合。本书可供全国高等职业院校护理、助产及医学相关类专业使用。

本书参照高级护理专业培养目标、护理专业教学大纲及国家护士执业资格考试之妇产科护理学考试大纲编写而成。每章节的编写内容包括概述（病因、病理、分类等）、护理评估（健康史、身体评估、心理社会资料、辅助检查）、护理诊断/合作性问题、护理目标、处理原则和护理措施（治疗原则、病情监测、治疗配合、一般护理、心理护理、健康教育等）、护理评价。在每章前首先列出学习要点，使学生明确通过本章学习后应学会的知识和技能。将临床新进展和护理专业非重点的医疗知识点以知识库的形式出现。在每章后附有供学生复习思考的自测题，均按执业护士考试的知识点和题型出题，问题的提出方式尽量贴近护理临床。每章后有1～2个病例分析题，且主要章后附有病案，通过把章节内所述的护理知识应用到具体病例，理论联系实际，有助于学用结合，注重知识的运用和实践能力的培养，对学生的实习和今后的工作有一定的指导意义。

本书遵循护理教育的基本理念，以培养新型的实用型高级护理专业人才为宗旨，在每章节的编写过程中，应用整体护理的理论和方法组织内容，在强化护理专业知识的同时淡化学科意识，简化医疗知识，为了避免不必要的重复，使教材易教易学，本书在每章节的组织结构方面做了一些新的尝试，如把临床表现融入护理评估中，病理仅介绍与临床关系密切的内容，治疗只介绍其原则，而把具体的处理措施融入护理措施中介绍，护理部分作为本教材的重点内容，体现深度适中、够用为度。

全书包括女性生殖系统解剖与生理、正常孕产妇的护理、异常孕产妇的护理、妇科疾病病人的护理、计划生育妇女的护理等内容，共25章，插图、表格共二百余幅。其中第一章、第七章、第二十四章由罗嗣芸编写；第二章、第三章、第八章由王娅莉编写；第二十三章由王娅莉、王静编写；第四章、第十七章由杨峥编写；第五章、第二十二章由李金芝编写；第六章、第十六章、第十八章、第二十五章由罗琼编写；第九章、第十章、第十一章由王傲芳编写；第十二章、第十三章由李琴编写；第十四章、第十六章、第二十章由熊瑛编写；第十五章由熊瑛编写，罗琼修改；第十九章、第二十一章由赵风霞编写。

本书与同类教材相比，做了如下调整或增减：为了更清楚地介绍相关内容，突出重点，在妊娠期并发症妇女的护理中，将妊娠期高血压疾病放在第一节，而将妊娠早期出血性疾病流产、异位妊娠与妊娠晚期出血性疾病前置胎盘、胎盘早剥放在一起介绍；将高危妊娠妇女的护理放在异常妊娠即妊娠并发症、妊娠合并症妇女的护理之后；产科手术妇女的护理放在异常分娩妇女的护理之后；不再介绍新生儿生理特点的内容，由儿科护理学编写；在盆腔炎中无急性盆腔炎的内容，因产褥感染中已做介绍，避免了不必要的重复。

本书在编写过程中得到了三峡大学护理学院、咸宁卫生学校、湖北中医药高等专科学校、蚌埠医学院、漳州卫生职业学院、厦门医学高等专科学校、宁波天一职业技术学院、辽宁中医药大学职业技术学院等学校领导和老师们的大力支持，在此一并向他们表示衷心的感谢。

由于编写人员水平有限，时间紧迫，书中错误与不妥之处在所难免，敬请专家和广大读者批评指正，使之日臻完善。

编　者

2008年12月

目　录

第一章　绪　论

学习要点

1. 掌握妇产科护理学的定义。
2. 熟悉学习妇产科护理学的目的和内容。
3. 了解妇产科护理工作者必须具备的素质。

妇产科护理学是医学科学和现代护理学的重要组成部分，为涉及范围较广和整体性较强的实践性学科。它不仅具有医学特征，而且还具有独立的和日臻完善的护理理论体系，是护理、助产及相关专业的主干课程之一。

一、概述和内容

妇产科护理学是一门诊断并处理女性现有及潜在健康问题，为妇女儿童提供服务的科学。它以妇产科系统理论为基础，重在研究妇女非妊娠期，妊娠期，分娩期，产褥期的生理、心理、社会变化，胎儿、新生儿的生理和病理变化以及优生优育等综合性内容，同时拟订正确的护理目标，提出切实可行的护理措施，以保障妇女儿童的身心健康。

妇产科护理学最早源于产科护理。自有人类以来，就有人参与照顾妇女生育的过程，这是早期妇产科护理学的雏形。但是，由于家庭分娩设施简陋、无严格消毒措施，感染和产后大出血致使新生儿和产妇的病死率很高。随着近代医学的发展和西方医学的传入，妇女分娩场所逐渐由家庭转向医院，由经过正规培训的助产人员接生，才使得孕产妇和新生儿的病死率大大降低。

现代医学的快速发展极大地推动了妇产科护理学的不断提高。孕产期系统保健三级管理，高危妊娠筛查、监护，遗传性疾病筛查和宣传教育指导，新的检测手段和产前诊断技术不断应用于临床，以及经验医学到循证医学的转向，均从环境、设施、技术、观念上为妇女、儿童的身心健康提供了强有力的保障。

生命的准备、生命的保护和提高晚年生活质量是 21 世纪妇女儿童卫生保健的三大主题。国际上一般也以妇女、儿童的健康水平作为衡量该国经济与社会发展状况的一项标准。

二、学习目的和任务

学习妇产科护理学目的在于掌握妇产科基础理论与技术，母婴护理、妇产科疾病病人的护理，妇产科常用手术及护理技术，计划生育指导和妇女保健等知识，发挥护理特有职能，为病人提供缓解痛苦、促进康复的护理活动，帮助护理对象尽快获得生活自理能力，为健康女性提供自我保健知识以预防疾病并维护健康状态。

女性的一生是一个连续发育和发展的过程，早期的健康基础往往与后期的健康程度密切相关。所以，妇产科护理应以预防保健为主轴，以生殖健康为核心，更好地满足女性胎儿期、新生儿期、儿童期、青春期、性成熟期、绝经过渡期和绝经后期各个生命阶段独特的生理、心理特征及健康维护特点，对危害健康的因素进行早期干预。故此，妇产科护理由原来“以疾病为中心”转向“以人的整体健康为中心”，以人的科学发展为指导的护理模式，注重生理、心理、社会和精神卫生等诸多因素对人的健康的影响，为病人以及健康者提供全方位的整体护理和保健指导，以提高人口素质，推进社会向前发展。

三、学习方法和素质要求

妇产科护理学分为理论学习、技能训练和临床实习三个阶段。基本理论和基本知识以“必须，够用”为度，注重理论联系实际。基本技能以职业技能培养为根本，通过实验室模拟训练，锻炼实际动手能力。临床实习是在带教老师具体指导下参加护理实践，培养实际工作能力，并能根据服务对象的差异性提供个性化整体护理，运用护理程序、科学管理方法为护理对象提供高质量的护理服务，最大限度地满足护理对象的需求；同时在临床实践中不断优化自己的职业素质和道德修养，掌握护患沟通技能，全心全意为护理对象服务。

妇产科护理是一门独特的整体护理专业，护理对象包括生命各阶段，不同健康状态的女性以及相关的家庭和社会成员。因此，要求妇产科护理工作者必须具备以下素质。

1. 高尚的职业道德和进取精神　要求既有高度的事业心和责任感，爱岗敬业、珍爱生命；又有较高的慎独修养和奉献精神，能热情、准确、及时、无误地为护理对象服务；并能保持自尊、自重、自强不息的奋斗精神，刻苦学习，不断进取。

2. 良好的专业素质和职业技能　要求工作严谨求实、技术精益求精；面对孕产妇护理的特殊性，具有高度的职业敏感性和综合判断能力，工作作风沉着干练，护理技能熟练，同行间团结协作、护患间相互尊重；并能始终遵循护理工作规范和质量评定标准，坚持正确的行为准则。

3. 乐观的心态和健康的体魄　要求妇产科护理工作者在工作中应情绪稳定、乐观开朗、心胸豁达；职业形象端庄大方，语言交流亲切真诚；并能保持强健的体魄应对繁忙而紧张的工作，给护理对象以信赖、安全和积极的体验。

随着经济的发展、科学技术的进步以及医疗卫生服务改革的不断深入，社会对护理人才的数量、质量和结构都提出了更高的要求。学习妇产科护理学，我们应该注重基本知识、基本理论和基本技能的学习，积极参加临床实习和社会实践，掌握现代护理理念，为未来成为一名临床实用型专科护理人才奠定基础，努力实现世界卫生组织对妇女健康的总目标：提高妇女生活质量、减少疾病、促进健康，努力实现人口与社会的全面可持续发展。

自 测 题

以下每道考题下面有 A、B、C、D、E 五个备选答案，请从中选择所有正确的答案。(X 型题)

1. 妇产科护理工作者应有高尚的职业道德，同时还必须具备(　　)。

A. 进取精神　　B. 良好的专业素质　　C. 良好的职业技能

D. 乐观的心态　　　　E. 健康的体魄

2. 学习妇产科护理学，应该注重学习(　　)。

A. 基本任务　　　　B. 基本知识　　　　C. 基本理论

D. 基本操作　　　　E. 基本技能

(罗　琼)

第二章 女性生殖系统解剖

学习要点

1. 掌握外生殖器各器官的大体解剖。
2. 熟悉内生殖器各器官的解剖及功能。
3. 了解内生殖器与邻近器官的关系。
4. 了解骨盆的结构，熟悉骨盆的分界。
5. 了解骨盆底的组成、作用，熟悉会阴与分娩的关系。

女性生殖系统包括内、外生殖器官及其相关组织与邻近器官。生殖器官位于骨盆腔内。

第一节 外生殖器

女性外生殖器又称外阴，指生殖器官的外露部分，包括耻骨联合至会阴及两股内侧之间的组织（图 2－1）。

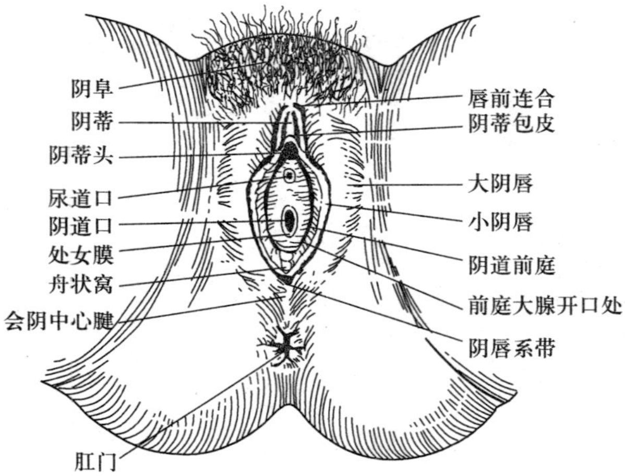

图 2－1 女性外生殖器

一、阴阜

阴阜位于耻骨联合前面，皮下有丰富的脂肪组织，青春期开始生长阴毛，分布呈尖端向下的三角形。

二、大阴唇

大阴唇为邻近两股内侧的一对纵行隆起的皮肤皱襞，前起于阴阜，后止于会阴。外侧面与皮肤相同，青春期长出阴毛，皮层内有汗腺和皮脂腺，皮下脂肪很厚，内有丰富的静脉丛，损伤后易形成血肿；内侧面皮肤湿润似黏膜。未婚妇女的两侧大阴唇自然合拢，遮盖尿道口及阴道口；经产妇的大阴唇因分娩影响而向两侧分开。绝经后妇女的大阴唇呈萎缩状。

三、小阴唇

小阴唇为位于大阴唇内侧的一对薄皮肤皱襞。表面湿润、无毛，富含神经末梢，故敏感。两侧小阴唇前端相互融合，再分为两叶，包绕阴蒂。后端与大阴唇后端在正中线会合，形成阴唇系带。

四、阴蒂

阴蒂位于小阴唇的顶端，为海绵体组织，有勃起性。分为阴蒂头、阴蒂体、阴蒂脚三部分。阴蒂头显露，富含神经末梢，极敏感。

五、阴道前庭

阴道前庭为两侧小阴唇之间的菱形区。前为阴蒂，后为阴唇系带。在此区域内有以下各部。

（一）前庭大腺

前庭大腺又称巴氏腺，位于大阴唇的后方，似黄豆大小，左右各一。腺管细长，开口于小阴唇与处女膜之间的沟内。性兴奋时分泌黄白色黏液润滑阴道口。正常时不易触及此腺；感染时，腺管口堵塞形成脓肿或囊肿则可触及。

（二）尿道口

尿道口位于阴道口与阴蒂之间，为一不规则的椭圆形小孔。后壁上有一对尿道旁腺，其分泌物有润滑尿道口的作用，此腺常为细菌潜伏之处。

（三）阴道口及处女膜

阴道口位于尿道口的下方。阴道口的周边覆盖有一层薄膜，称处女膜。膜中央有一孔，经血从此排出。孔的大小、形状、厚薄因人而异。处女膜多在初次性交或剧烈运动时破裂，阴道分娩后仅留数个小隆起称处女膜痕。

第二节 内生殖器

女性内生殖器包括阴道、子宫、输卵管及卵巢，输卵管及卵巢亦称为子宫附件（图 2－2）。

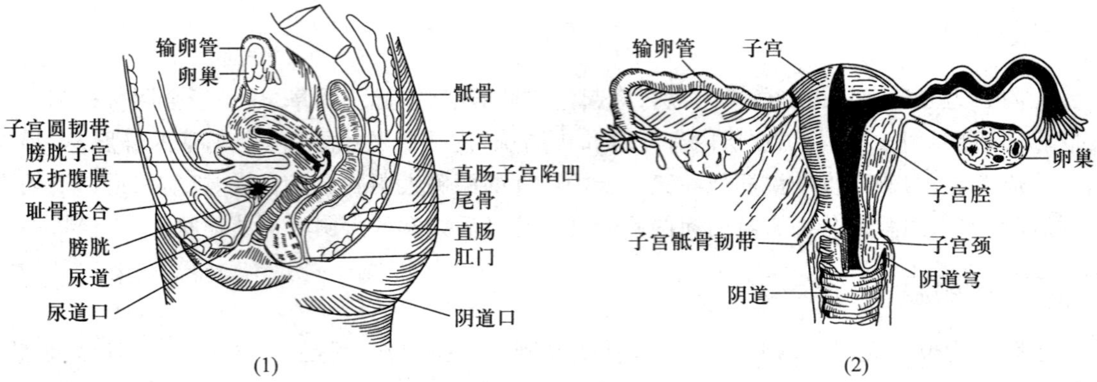

图 2-2　女性内生殖器

(1) 矢状断面观;(2) 后面观

一、阴道

(一) 功能

阴道是性交器官,也是月经血排出及胎儿娩出的通道。

(二) 位置和形态

阴道上宽下窄,前壁长 7~9 cm,与膀胱及尿道相邻;后壁长 10~12 cm,与直肠相贴。下端开口于阴道前庭;上端环绕子宫颈形成阴道穹,可分为前、后、左、右四部分。其中阴道后穹较深,其顶端与直肠子宫陷凹底部贴近,直肠子宫陷凹为腹腔最低部位,阴道后穹是某些疾病诊断或手术的途径。

(三) 组织结构

阴道壁由黏膜层、肌层和纤维层构成。阴道壁有很多横纹皱襞及弹性纤维,伸展性较大。阴道壁富有静脉丛,损伤后易形成血肿。黏膜表面由复层鳞状上皮覆盖,无腺体。青春期后,阴道黏膜受性激素影响发生周期性变化,幼女及绝经后妇女的阴道黏膜上皮较薄,皱襞少,伸展性小,易受损伤及感染。

二、子宫

(一) 子宫的功能

1. 从青春期到绝经过渡期,子宫内膜受性激素影响发生周期性变化并产生月经。
2. 为精子到达输卵管的通道。
3. 是孕育胚胎、胎儿的部位。
4. 分娩时子宫收缩将胎儿及其附属物娩出。

（二）位置和形态

子宫位于盆腔中央，膀胱之后，直肠之前，呈前倾前屈位，为前壁略扁平而后壁稍隆起的倒置梨形。成年妇女长 7 ~ 8 cm，宽 4 ~ 5 cm，厚 2 ~ 3 cm，重约 50 g，宫腔容量约 5 mL。

子宫上部较宽称子宫体，其上端突起部分称子宫底。子宫底两侧与输卵管相通的部分称为子宫角。子宫体的内腔称子宫腔，呈上宽下窄的三角形。子宫下部较窄呈圆柱形的部分称为子宫颈。子宫颈的内腔呈梭形称子宫颈管，成年妇女长约 3 cm；下端称子宫颈外口，通入阴道。子宫颈在阴道以上的部分称子宫颈阴道上部，子宫颈伸入阴道内的部分称子宫颈阴道部。未产妇的子宫颈外口为圆形，已产妇的子宫颈外口为“一”字形横裂状（图 2 – 3）。子宫体与子宫颈的比例，婴儿期为 1∶2，成年妇女为 2∶1。

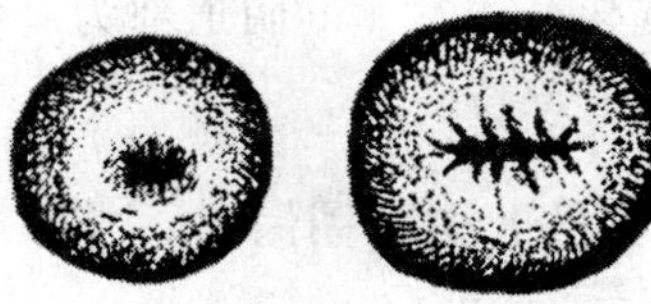

(1)　　(2)

图 2 – 3　子宫颈外口形态

（1）未产型；（2）已产型

子宫体与子宫颈之间的狭窄部分称子宫峡，非妊娠期长约 1 cm，妊娠后逐渐伸展至 7 ~ 10 cm，形成子宫下段。子宫峡上端因解剖上较狭窄，称解剖学内口；下端因黏膜组织在此处由宫腔内膜转变为宫颈内膜，称组织学内口（图 2 – 4）。

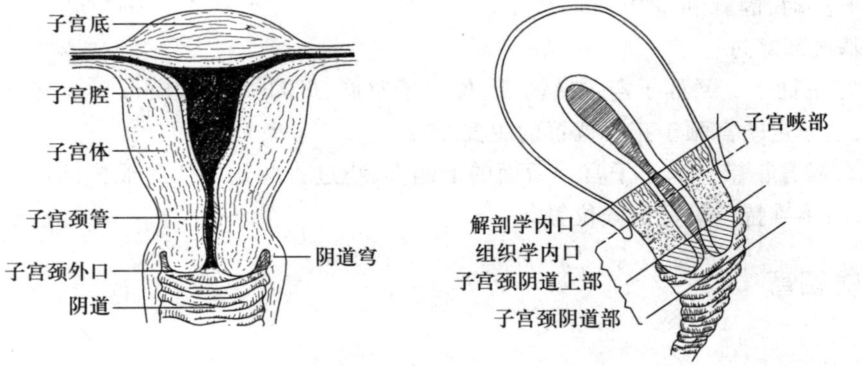

(1)　　(2)

图 2 – 4　子宫各部

（1）子宫冠状断面观；（2）子宫矢状断面观

（三）组织结构

1. 子宫体　子宫体的壁分为 3 层，从外向内由浆膜层、肌层、黏膜层构成。

（1）浆膜层　即脏腹膜，与肌层相贴。其在子宫前面接近子宫峡处，向前反折覆盖膀胱，形成膀胱子宫陷凹；在子宫后面于子宫颈后方及阴道后穹处，向后反折覆盖直肠前壁，形成直肠子宫陷凹。

（2）肌层　为子宫壁最厚的一层，非妊娠期厚约 0.8 cm。肌层由平滑肌束及弹性纤维组成。肌束纵横交错排列，外层纵行，内层环行，中层多方交织。血管贯穿其中，子宫收缩时压迫血管，能有效制止出血。

(3) 黏膜层　即子宫内膜。表面 2/3 从青春期开始受卵巢激素影响能发生周期性变化，称功能层；余下 1/3 的内膜靠近子宫肌层，无周期性变化，称基底层。

2. 子宫颈　主要由结缔组织组成，也含有血管、平滑肌及弹性纤维。子宫颈管黏膜为单层高柱状上皮，黏膜层有很多腺体，能分泌碱性黏液，受性激素影响子宫颈分泌的黏液有周期性变化。子宫颈的阴道部为复层鳞状上皮。子宫颈外口柱状上皮与鳞状上皮交界处是宫颈癌的好发部位。

（四）子宫韧带

子宫韧带共 4 对(图 2 - 5)。

1. 子宫圆韧带　起于两侧子宫角的前面，向前下方伸展达骨盆壁，然后经过腹股沟管终止于大阴唇的前端，维持子宫呈前倾位。

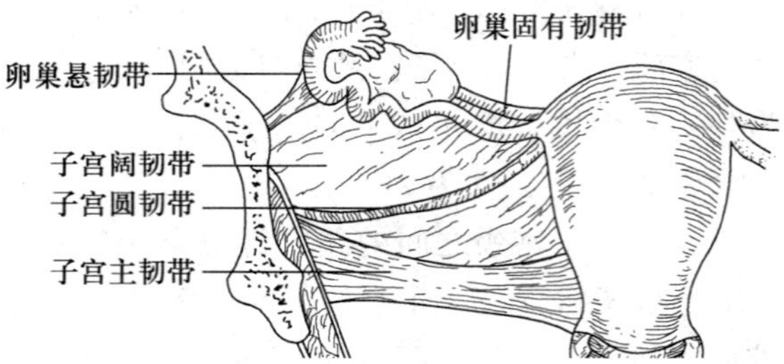

图 2 - 5　子宫韧带

2. 子宫阔韧带　为一对翼形的腹膜皱襞，自子宫两侧延伸达骨盆壁，将骨盆分为前、后两部分，维持子宫在盆腔的正中位置。子宫动、静脉和输尿管均从子宫阔韧带的基底部穿过。

3. 子宫主韧带　又称子宫颈横韧带，位于子宫阔韧带的下部，横行于子宫颈两侧与骨盆侧壁之间，是固定子宫颈于正常位置的主要结构。

4. 子宫骶骨韧带　起于子宫颈后面的上侧方，绕过直肠达第 2、3 骶椎前面。使子宫颈向后上牵引，间接维持子宫呈前倾位置。

三、输卵管

（一）形态与功能

输卵管为一对细长而弯曲的管道，内侧连通于子宫角，外侧游离。全长 8 ~ 14 cm。从内向外分为间质部、峡部、壶腹部、伞部(图 2 - 6)。输卵管漏斗在输卵管的末端，膨大呈漏斗状。漏斗的周缘有多数放射状不规则的突起，称为输卵管伞。输卵管伞中最长的一个突起，称为卵巢伞，与卵巢表面相连，有拾卵作用。输卵管是受精的场所，也是运送受精卵的管道。

（二）组织结构

输卵管壁分为 3 层，外层为浆膜层，即阔韧带上缘；中层由平滑肌组成，其收缩能引起输卵管由远端向近端蠕动；内层为单层高柱状上皮组成的黏膜，部分上皮细胞有纤毛。输卵管蠕动及纤毛摆动有助于运送受精卵。输卵管黏膜受性激素影响有周期性变化。

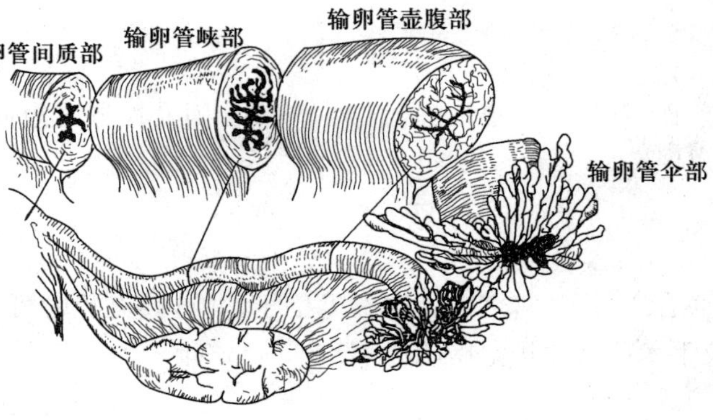

图 2－6 输卵管各部及其横断面

四、卵巢

（一）形态与功能

卵巢为一对扁椭圆形的性腺，具有产生卵子和分泌性激素的功能。卵巢位于输卵管的后下方，附着于子宫阔韧带后叶，外侧以卵巢悬韧带（骨盆漏斗韧带）连于骨盆壁，内侧以卵巢固有韧带连接于子宫。成年妇女的卵巢大小约为 4 cm×3 cm×1 cm，重 5～6 g，呈灰白色，青春期后因排卵卵巢表面凹凸不平，绝经后卵巢萎缩变小、变硬。

（二）组织结构

卵巢表面无腹膜，由单层立方上皮覆盖称生发上皮。其内为卵巢组织，分皮质和髓质两部分。皮质在外层，含有数以万计的原始卵泡和致密结缔组织；髓质无卵泡，位于卵巢的中心部分，含有疏松结缔组织及丰富的血管、神经、淋巴管等（图 2－7）。

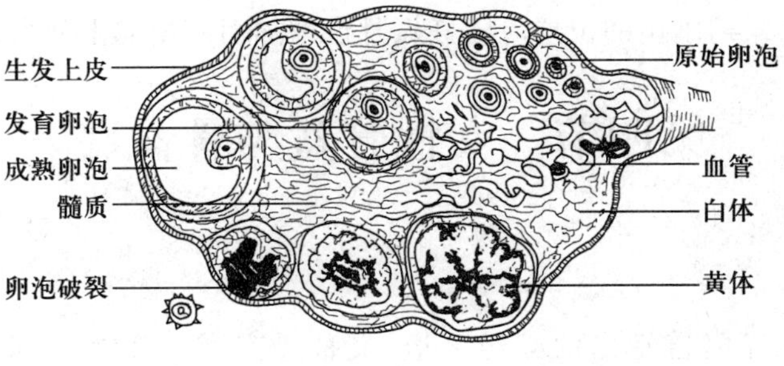

图 2－7 卵巢的构造（切面）

第三节 邻近器官

女性生殖器官与盆腔其他器官不仅位置相邻近，且血管、神经、淋巴也有相互联系。当某一器官有病变时，易累及邻近器官。

一、尿道

尿道位于阴道前面，开口于阴道前庭，长 4 ~ 5 cm。因女性尿道短而直，又接近阴道，易发生泌尿系感染。

二、膀胱

膀胱位于耻骨联合之后，子宫之前。空虚时位于盆腔内，充盈时可升至腹腔，而影响子宫位置，故妇科检查及手术前必须排空膀胱。

三、输尿管

输尿管为一对肌性圆索状长管，位于腹膜后，从肾盂开始下行，进入盆腔，在子宫阔韧带底部于子宫颈旁约 2 cm 处，在子宫动脉的后方与之交叉，然后向前、向内进入膀胱。妇科手术时须防止误伤输尿管（图 2 – 8）。

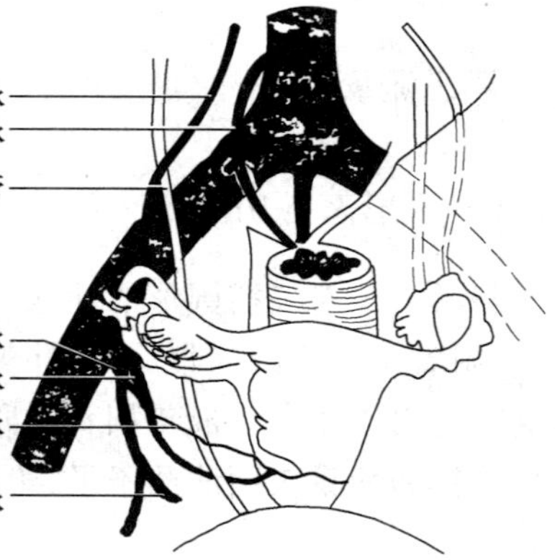

图 2 – 8　输尿管与子宫动脉的关系

四、直肠

直肠下 2/3 与阴道后壁紧贴，其间仅隔一层结缔组织和筋膜，因此，阴道后壁损伤时可累及直肠，发生粪瘘。妇科手术及分娩处理时均应避免损伤直肠。

五、阑尾

阑尾位于右髂窝内，与右侧输卵管及卵巢相邻，因此，妇女患阑尾炎时可能累及子宫附件，应注意鉴别诊断。妊娠期阑尾的位置可随妊娠月份增加而逐渐向上外方移位。

第四节　女性骨盆与骨盆底

一、骨盆

女性骨盆是胎儿经阴道娩出的必经之道，又称骨产道。其大小、形态对分娩有着直接影响。

（一）骨盆的构成

1. 骨盆的骨骼　骨盆由骶骨、尾骨和左右两块髋骨组成。骶骨由 5 ~ 6 块骶椎合成，尾骨由 4 ~ 5 块尾椎合成，每块髋骨由髂骨、坐骨及耻骨融合而成（图 2 – 9）。

2. 骨盆的关节　骶骨与髂骨之间为骶髂关节，骶骨与尾骨之间为骶尾关节，两耻骨之间的纤维软骨形成耻骨联合。

3. 骨盆的重要韧带　在骶、尾骨与坐骨结节之间为骶结节韧带，骶、尾骨与坐骨棘之间为骶棘韧带（图 2－10）。妊娠期由于激素的影响，韧带较松弛，各关节的活动性稍增加，有利于分娩。

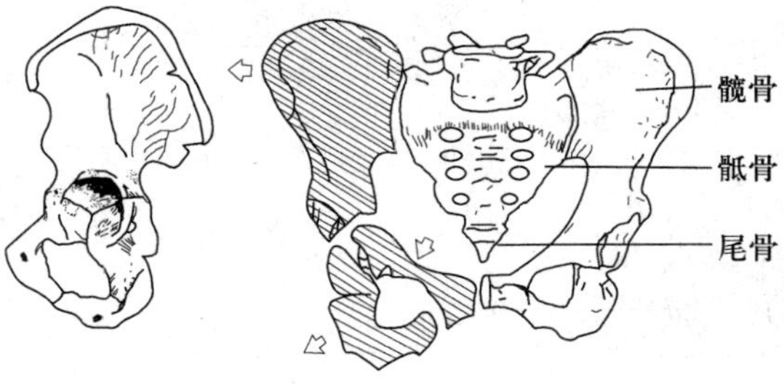

图 2－9　正常女性骨盆

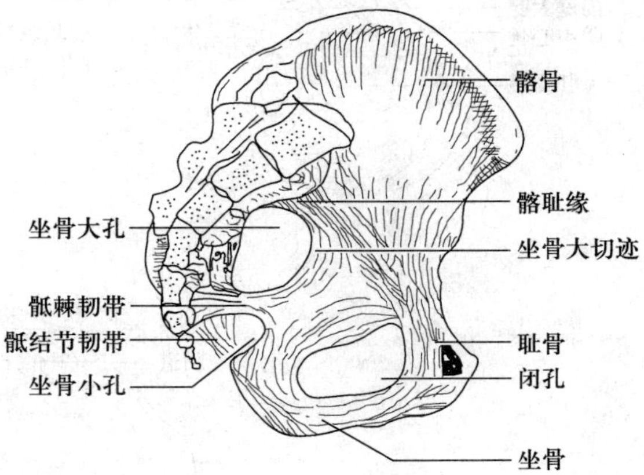

图 2－10　骨盆的韧带（侧面观）

（二）骨盆的分界（大小骨盆的分界线）

以耻骨联合上缘、髂耻缘及骶岬上缘的连线为界，可将骨盆分为假骨盆（大骨盆）和真骨盆（小骨盆）。假骨盆位于骨盆的分界线之上，与分娩无直接关系，但通过测量其径线可间接了解真骨盆的大小。真骨盆位于骨盆的分界线之下，是胎儿娩出的通道，故又称骨产道。真骨盆上为骨盆上口（又称骨盆入口），下为骨盆下口（又称骨盆出口），两口之间为骨盆腔。

二、骨盆底

骨盆底由外、中、内 3 层肌肉及相应的筋膜构成（图 2－11）。中间有尿道、阴道和直肠通过。骨盆底封闭骨盆出口，承载、支撑和扶托盆腔脏器并保持其正常位置与功能。

（一）外层（浅层）

外层由会阴浅筋膜、球海绵体肌、坐骨海绵体肌、会阴浅横肌和肛门外括约肌组成。肌肉的肌腱会合于阴道外口与肛门之间，形成会阴中心腱。

（二）中层（泌尿生殖膈）

中层由上、下两层强韧的筋膜和位于其间的左右会阴深横肌及尿道括约肌构成。

（三）内层（盆膈）

内层为骨盆底最深、最坚韧的一层，由两侧漏斗状的肛提肌及其筋膜组成。每侧肛提肌由耻尾肌（前内侧）、髂尾肌（居中）和坐尾肌（外后方）3 部分组成。筋膜为外层的肛筋膜和内层的盆筋膜。

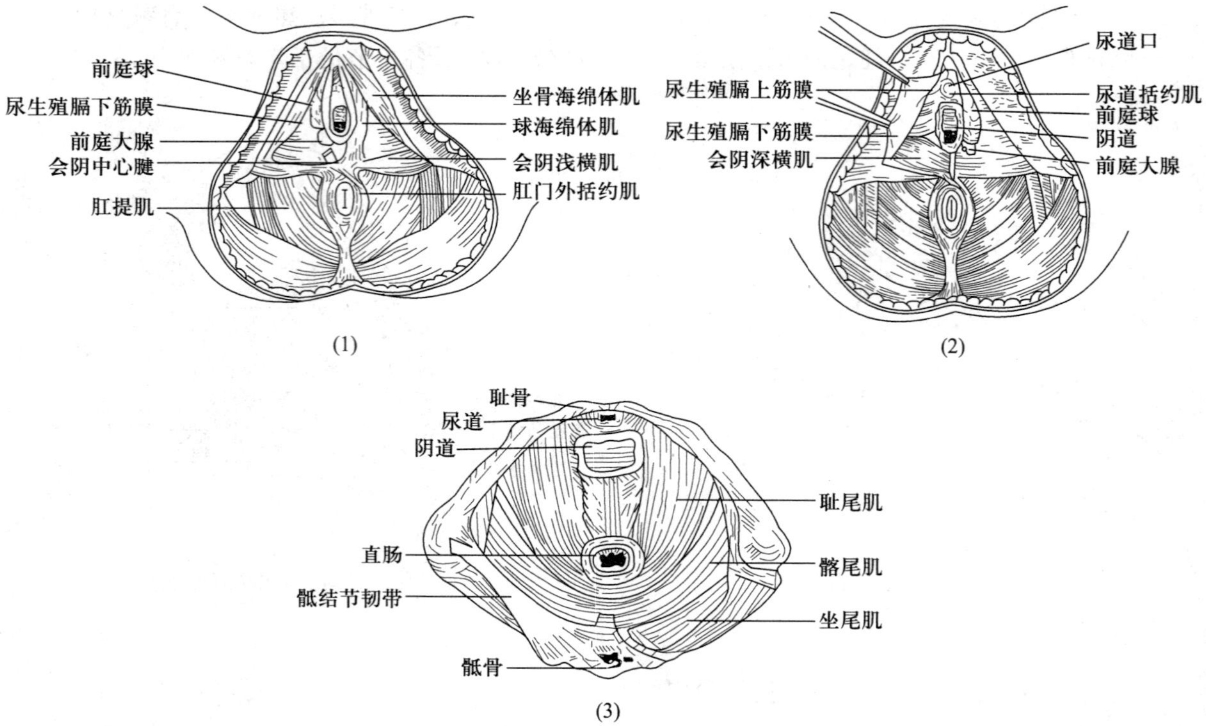

图 2－11 骨盆底组织

（1）骨盆外层；（2）骨盆中层；（3）骨盆内层

（四）会阴

广义的会阴指封闭骨盆出口的所有软组织。狭义的会阴指阴道外口与肛门之间的软组织，厚 3～4 cm，由外向内逐渐变窄呈楔形。包括皮肤、筋膜、部分肛提肌及会阴中心腱（又称会阴体）。会阴伸展性较大，妊娠后组织变软，有利于分娩，但分娩时承受的压力也较大，若处理不当，可发生不同程度的撕裂伤，而影响盆腔器官的位置与功能，如子宫脱垂、膀胱阴道瘘（尿瘘）、直肠阴道瘘（粪瘘）等，分娩时应注意保护。

自 测 题

一、以下每道考题下面有 A、B、C、D、E 五个备选答案，请从中选择一个最佳答案。（A1、A2 型题）

1. 外生殖器中极为敏感的部分是（　　）。

A. 大阴唇　　B. 阴道前庭　　C. 小阴唇

D. 阴阜　　E. 阴蒂

2. 有关阴道的描述，错误的是（　　）。

A. 损伤后易形成血肿　　B. 受激素的影响有周期性变化

C. 阴道黏膜有腺体　　D. 阴道后穹较深

E. 阴道上宽下窄

3. 女性内生殖器的组成中不包括(　　)。

A. 阴道前庭　　B. 子宫　　C. 阴道

D. 卵巢　　E. 输卵管

4. 有关子宫的解剖描述,错误的是(　　)。

A. 子宫腔容积为 10 mL　　B. 非妊娠期子宫峡长约 1 cm

C. 呈前倾前屈位　　D. 子宫位于盆腔中央

E. 子宫颈的内腔称子宫颈管

5. 17 岁少女,骑单车时不慎摔倒,外阴出现肿痛,检查发现血肿出现的部位是(　　)。

A. 小阴唇　　B. 大阴唇　　C. 阴阜

D. 阴蒂　　E. 会阴

6. 女性内生殖器邻近器官不包括(　　)。

A. 尿道　　B. 膀胱　　C. 输尿管

D. 横结肠　　E. 阑尾

7. 一妇女 29 岁,于 3 年前经阴道自然分娩一健康男婴,现进行妇科检查,其宫颈正常,则形状应该是(　　)。

A. 圆形　　B. 横椭圆形　　C. 横裂状

D. 纵椭圆形　　E. 菱形

8. 子宫颈外口鳞状上皮与柱状上皮交界处是哪种癌的好发部位(　　)。

A. 阴道癌　　B. 宫颈癌　　C. 子宫体癌

D. 子宫内膜癌　　E. 输卵管癌

9. 妊娠后形成子宫下段的部分是(　　)。

A. 子宫体部　　B. 子宫角部　　C. 子宫底部

D. 子宫峡部　　E. 宫颈阴道部

10. 关于会阴的叙述,下列正确的是(　　)。

A. 会阴无肌肉,只有皮肤和筋膜　　B. 会阴弹性很好,分娩时不易裂伤

C. 会阴很薄,仅 3 ~ 4 mm　　D. 会阴又称外阴

E. 会阴是指位于阴道口与肛门之间的软组织

11. 丁某,30 岁,孕$_3$产$_1$,1 年前剖宫产一男婴,现来院行妇科普查,护士评估发现其子宫颈外口形状呈(　　)。

A. 椭圆形　　B. 圆形　　C. 纵裂状

D. 横裂状　　E. 不规则形

二、以下提供若干组考题,每组考题共同使用在考题前列出的 A、B、C、D、E 五个备选答案。请从中选择一个与考题关系密切的答案。每个备选答案可能被选择一次、多次或不被选择。(B 型题)

(1 ~ 4 题共用备选答案)

A. 子宫圆韧带　　B. 子宫阔韧带　　C. 子宫主韧带

D. 子宫骶骨韧带　　E. 骶结节韧带

1. 位于子宫阔韧带的下部，横行于子宫颈两侧与骨盆侧壁之间，固定子宫颈的正常位置的是(　　)。

2. 起于两侧子宫角的前面，向前下方伸展，终止于大阴唇的前端，维持子宫前倾位的是(　　)。

3. 自子宫两侧延伸达骨盆壁，维持子宫在盆腔的正中位置的是(　　)。

4. 自子宫颈侧后方，绕过直肠达第2、3骶椎前，间接维持子宫前倾位置的是(　　)。

三、以下每道考题下面有A、B、C、D、E五个备选答案，请从中选择所有正确的答案。(X型题)

1. 关于内生殖器的邻近器官，描述正确的是(　　)。
   A. 尿道位于阴道前方，开口于阴道前庭
   B. 分娩时充盈的膀胱可影响子宫收缩
   C. 膀胱排空与否影响妇科检查
   D. 阑尾有感染时可引起右侧附件炎
   E. 可通过直肠做检查以了解盆腔情况

2. 下列有关前庭大腺的描述，正确的是(　　)。
   A. 正常情况下妇科检查可扪及
   B. 位于大阴唇的后部
   C. 属于女性性腺
   D. 如黄豆大小，又称巴氏腺
   E. 可形成脓肿或囊肿

3. 关于子宫峡的描述，正确的是(　　)。
   A. 其下端为组织学内口，上端为解剖学内口
   B. 是子宫颈与子宫体之间最狭窄的部分
   C. 在妊娠晚期形成子宫下段，可达7～10 cm
   D. 其黏膜与宫颈黏膜相同
   E. 其内膜可随月经周期而有周期变化

(王娅莉)

第三章　女性生殖系统生理

学习要点

1. 了解女性一生各阶段的生理特点。
2. 熟悉卵巢的周期性变化及其性激素的功能。
3. 熟悉子宫内膜的周期性变化。
4. 熟悉月经生理情况，了解性周期的调节。

第一节　女性一生各阶段的生理特点

女性一生从出生到衰老是一个渐进的生理过程，可按年龄分为6个时期，但并无截然界限，可因遗传、营养、环境等因素的影响而有个体差异。

一、新生儿期

（一）概念

出生后4周内称新生儿期。

（二）生理特点

女性胎儿由于受母体产生的女性激素影响，子宫、卵巢、乳房均有一定程度的发育。新生儿在生后几天可出现乳房稍肿大，甚至分泌少量乳汁，阴道可有少量血性分泌物，这些都是生理现象，随着血液中女性激素量迅速下降、消失，这些现象短期内可自然消失。

二、幼年期

（一）概念

出生4周至12岁左右称幼年期。

（二）生理特点

1. 女性8岁前体格生长发育快，生殖器为幼稚型。阴道上皮薄，酸度低，易发生炎症；子宫、输卵管及卵巢均位于腹腔内。

2. 女性8岁后卵巢内有少量卵泡发育，但不能发育成熟，故不排卵。乳房和生殖器开始发育，子宫、输卵管及卵巢由腹腔逐渐向盆腔内下降，女性其他特征开始出现。

三、青春期

（一）概念

女性从月经初潮至生殖器官逐渐发育成熟的时期称青春期。世界卫生组织（World Health Organization,WHO）规定青春期为10～19岁。

（二）生理特点

1. 体格显著增长。
2. 生殖器官发育迅速,由幼稚型变为成人型,子宫增大,尤其子宫体明显增大,使子宫体占子宫全长的2/3。卵巢内的卵泡可以发育成熟并排卵,但不规则。
3. 月经来潮。月经初潮是青春期开始的一个重要标志。因卵巢功能尚不健全,故初潮后月经周期常不规律,经2～4年调整,月经逐渐正常。
4. 女性第二性征发育明显,音调变高,乳房丰满,长出阴毛及腋毛,皮下脂肪增多,骨盆横径大于前后径,呈女性体态。
5. 少女思想情绪及心理状态常不稳定,应注意关心和心理疏导。

四、性成熟期

（一）概念

性成熟期又称生育期,从18岁左右开始,持续30年左右,是卵巢生殖功能与内分泌功能最旺盛的时期。

（二）生理特点

1. 有规律的周期性排卵及行经。
2. 是生育功能最旺盛的时期。
3. 生殖器各部及乳房也都有不同程度的周期性变化。

五、绝经过渡期

（一）概念

从开始出现绝经趋势直至最后一次月经的时期称绝经过渡期。可始于40岁,历时短可1～2年,长达10～20年。

（二）生理特点

1. 卵巢功能逐渐减退,易发生卵泡发育不全。
2. 月经周期不规则,常为无排卵型月经,最终卵巢功能衰竭,月经永久性停止,妇女一生中最后一次月经称绝经。80%女性的绝经年龄为44～54岁。

六、绝经后期

（一）概念

绝经后的生命时期称绝经后期。

（二）生理特点

1. 卵巢功能已完全衰竭，生殖器官萎缩老化。
2. 骨代谢失常引起骨质疏松，易发生骨折。

第二节 卵巢的周期性变化及其内分泌功能

一、卵巢的周期性变化

（一）卵泡的发育和成熟

女性自青春期开始，在腺垂体促卵泡激素的作用下，卵巢中的原始卵泡（图 3-1）开始发育，形成生长卵泡。每一月经周期发育一批卵泡，一般只有一个优势卵泡可达完全成熟，称成熟卵泡（图 3-2），直径可达 10 mm，其结构从外向内依次为卵泡外膜、卵泡内膜、颗粒细胞、卵泡腔、卵丘、放射冠、透明带。其余卵泡发育到一定程度即自行退化，称卵泡闭锁。卵泡在发育过程中分泌雌激素。

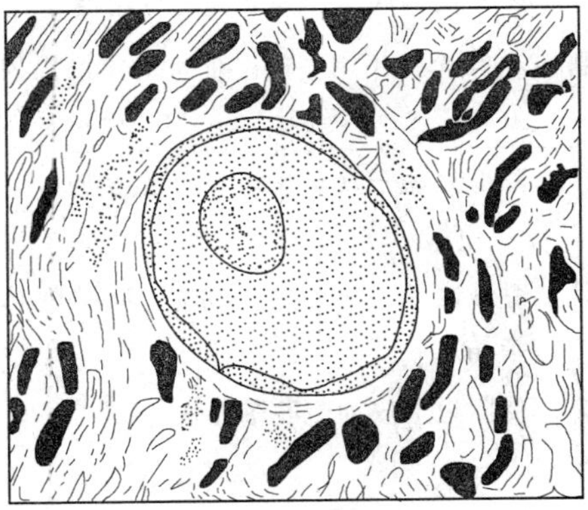

图 3-1 原始卵泡

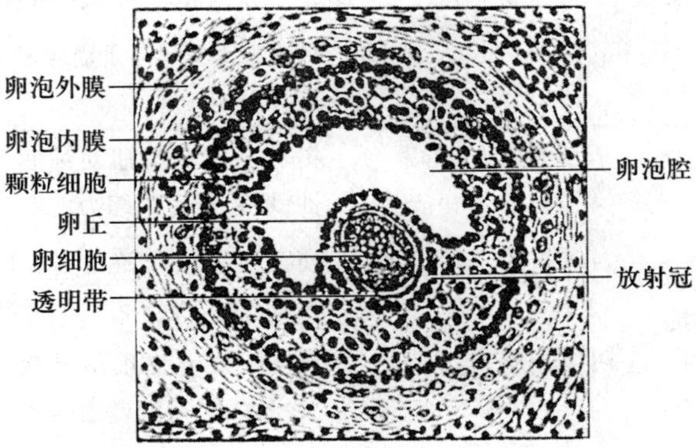

图 3-2 发育成熟的卵泡

（二）排卵

卵细胞及其周围的卵丘颗粒细胞一起被排出的过程称排卵。随着卵泡的发育成熟，其逐渐向卵巢表面移行并向外突出，当接近卵巢表面时，该处表层细胞变薄，最后破裂，出现排卵。排卵多发生在下次月经来潮前 14 d 左右。一般两侧卵巢交替排卵，也可由一侧卵巢连续排卵。

（三）黄体的形成和退化

排卵后，卵泡壁塌陷，卵泡膜血管破裂，血液流入卵泡腔凝成血块，称血体。在腺垂体分泌的黄体生成素的作用下，残留的颗粒细胞变大，细胞质内含黄色颗粒状的类脂质，此时血体变为黄体（图 3－3）。排卵后 7～8 d，黄体发育达高峰。黄体分泌孕激素和雌激素。排出的卵子若未受精，黄体在排卵后 9～10 d 开始萎缩而形成纤维化的白体。黄体平均寿命为 14 d。排出的卵子若受精，黄体继续发育成为妊娠黄体，至排卵后约 12 周开始萎缩。

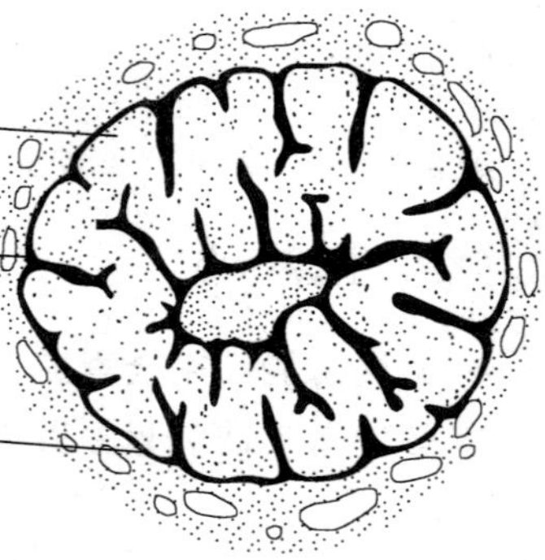

图 3－3　卵巢黄体

二、卵巢分泌的激素

卵巢可合成及分泌雌激素、孕激素和少量的雄激素。

（一）雌激素、孕激素的生理作用

雌激素、孕激素的生理作用见表 3－1。

表 3－1　雌激素、孕激素的生理作用

作用	项目	雌激素	孕激素
协同作用	子宫内膜	使子宫内膜呈现增生期变化	使子宫内膜由增生期变为分泌期
	乳房	使乳腺管增生，大量雌激素可抑制乳汁分泌	在雌激素作用基础上促进乳房的腺泡发育
拮抗作用	子宫收缩力	提高子宫平滑肌对缩宫素的敏感性，增强子宫收缩力	降低妊娠子宫对缩宫素的敏感性
	宫颈黏液	使宫颈黏液分泌增多，质稀薄，易拉成丝状，见羊齿植物叶状结晶	黏液减少变稠，拉丝易断，见椭圆体结晶
	阴道上皮	促进阴道上皮细胞增生、角化，糖原增多，阴道酸度增强	使阴道上皮细胞脱落加快
	输卵管	促进输卵管的发育，增强蠕动	抑制输卵管的蠕动
	水钠代谢	促进水钠潴留	促进水钠排泄
其他作用	对下丘脑和垂体的反馈调节	对下丘脑和垂体产生正、负反馈调节	对下丘脑和垂体产生负反馈调节
	基础体温及发育等	促进子宫及卵泡的发育，促进骨中钙盐沉着	使排卵后的基础体温升高 0.3～0.5 ℃

(二)雄激素的生理作用

1. 是合成雌激素的前体。
2. 维持女性第二性征,促进阴毛和腋毛的生长。
3. 促进蛋白质合成和骨骼的发育。

第三节 子宫内膜的周期性变化

随着卵巢的周期性变化,在卵巢激素的作用下,子宫内膜的功能层也发生相应的周期性变化。可分为以下三期。

一、增生期

增生期为月经周期的第 5 ~ 14 d,相当于卵泡发育成熟阶段。在雌激素的作用下,子宫内膜增生、增厚,腺体增多,血管增生延长弯曲呈螺旋状。

二、分泌期

分泌期为月经周期的第 15 ~ 28 d。月经周期的第 15 ~ 23 d,相当于黄体形成阶段。在孕激素和雌激素的共同作用下,子宫内膜继续增厚,腺体增大弯曲,分泌大量黏液,间质水肿疏松,血管继续增长明显卷曲,子宫内膜供血充足,适宜受精卵的植入和发育。月经周期的第 24 ~ 28 d,即月经前期或分泌晚期,相当于黄体退化阶段。黄体萎缩,雌激素、孕激素分泌减少,子宫内膜腺体萎缩,细胞变性,内膜变薄。

三、月经期

月经期为月经周期的第 1 ~ 4 d。雌激素、孕激素水平下降,螺旋小动脉痉挛收缩,子宫内膜组织缺血、缺氧而发生局灶性坏死,坏死的内膜组织剥脱与血液混合排出,形成月经。月经来潮既是子宫内膜周期性变化的结束,又是新周期的开始。

第四节 月 经

一、月经的定义

随着卵巢的周期性变化,子宫内膜周期性的脱落及出血称月经。

二、月经的生理特点

(一)月经初潮

第一次月经来潮称月经初潮。年龄多在 13 ~ 15 岁,但可早在 11 ~ 12 岁,或迟至 15 ~ 16 岁。16 岁以后月经尚未来潮者应当引起临床重视。初潮的早、迟可受身体素质、营养状况、遗传、气候环境等因素影响。

（二）月经周期

两次月经第 1 d 的间隔时间为一个月经周期，一般为 28 ~ 30 d。提前或延后 3 d 左右仍属正常。周期的长短因人而异，但每位女性的月经周期有自己的规律性。

（三）月经持续时间及月经量

月经持续流血的天数称经期，一般为 2 ~ 7 d。每次月经出血量约 50 mL，超过 80 mL 为病理状态，一般月经第 2 ~ 3 d 的出血量最多。

（四）月经血的特点

月经血呈暗红色，碱性、黏稠、不凝固。月经血刚离开血液循环时是凝固的，脱落的子宫内膜中含有能使血中纤溶酶原成为纤溶酶的激活因子，导致经血中的纤维蛋白溶解而液化，出血多时可出现血凝块。月经除血液外尚含有子宫内膜碎片、宫颈黏液及脱落的阴道上皮细胞等。

（五）经期症状

一般经期无特殊症状。少数女性可出现下腹坠胀、腰酸、头痛、失眠、疲倦、精神不振、乳房胀痛、易激动、鼻黏膜出血、恶心、腹泻或便秘等，一般不会影响工作和生活。

三、经期健康教育

月经是一种生理现象，应解除不必要的思想顾虑，保持精神愉快。经期盆腔充血，子宫颈口松弛，全身及生殖器官抵抗力降低，故应注意经期卫生。注意防寒保暖，忌食辛辣，禁盆浴、坐浴、游泳、性生活，避免剧烈运动和重体力劳动。保持外阴清洁，勤换卫生垫及内裤。

第五节　其他生殖器官的周期性变化

一、阴道黏膜的周期性变化

排卵前，在雌激素的作用下，阴道上皮底层细胞增生，逐渐演变为中层和表层细胞，使阴道上皮增厚；表层细胞出现角化，其程度在排卵期最明显。细胞内含有丰富的糖原，在阴道杆菌的作用下，糖原分解成乳酸，使阴道内保持一定的酸度，可抑制致病菌的繁殖。

排卵后，在孕激素的作用下，阴道上皮表层细胞大量脱落。临床上可根据阴道脱落细胞的变化来了解卵巢功能。

二、宫颈黏液的周期性变化

在卵巢激素的作用下，子宫颈腺细胞分泌的黏液其分泌量及理化性质有明显的周期性变化。月经干净时，雌激素水平低，子宫颈管分泌的黏液量很少。随着卵泡的发育，雌激素水平不断提高，黏液分泌量不断增加，至排卵期分泌量达高峰，黏液稀薄、透明似蛋清，拉丝度可达 10 cm 以上。涂片检查可见羊齿植物叶状结晶，此结晶在月经周期的第 6～7 d 出现，排卵期最典型。排卵后，在孕激素的作用下，黏液分泌量逐渐减少，质地变黏稠而混浊，拉丝易断裂。涂片检查结晶逐渐模糊，至月经周期第 22 d 左右完全消失，被椭圆体结晶所代替。

第六节 下丘脑－垂体－卵巢的相互关系

女性生殖系统的周期性变化称为性周期，即月经周期。月经是这个周期性变化的显著标志。性周期的调节是在中枢神经系统控制下，通过下丘脑－垂体－卵巢三者（又称下丘脑－垂体－卵巢轴）之间作用的结果。

一、下丘脑对脑垂体的调节作用

下丘脑分泌促性腺激素释放激素（gonadotropin-releasing hormone，Gn-RH），即促卵泡激素释放素（follicle stimulating hormone-releasing hormone，FSH-RH）和促黄体素释放素（luteinizing hormone releasing hormone，LH-RH），通过垂体门脉系统进入腺垂体，促使腺垂体产生促性腺激素，即促卵泡激素（follicle stimulating hormone，FSH）和黄体生成素（luteinizing hormone，LH）。

二、脑垂体对卵巢的调节作用

脑垂体分泌 FSH 和 LH，两者直接控制卵巢的周期性变化。能促进卵泡发育及成熟，并分泌雌激素；刺激成熟卵泡排卵，促进排卵后的卵泡形成黄体，并分泌孕激素和雌激素。

三、卵巢激素的反馈调节

卵巢分泌雌激素和孕激素，作用于子宫内膜及其他生殖器官，使其发生周期性变化。卵巢激素受脑垂体促性腺激素的调节，同时其分泌量对下丘脑和脑垂体又产生反馈作用，雌激素有正、负两方面的反馈作用，孕激素只有负反馈作用。

四、性周期的调节

性周期的调节是一个非常复杂的过程，当前次周期的黄体萎缩后，雌激素、孕激素浓度降低，月经来潮，同时解除了对下丘脑和脑垂体的抑制，下丘脑开始分泌 Gn-RH，作用于脑垂体，垂体分泌促性腺激素（FSH 和 LH），卵泡逐渐发育成熟，并分泌雌激素，雌激素使子宫内膜发生增生期变化。在卵泡期，循环中的雌激素浓度 <200 pg/mL 时，雌激素会抑制下丘脑、垂体的 GnRH 和 FSH、LH 分泌（负反馈）。随着卵泡发育，雌激素水平逐渐升高，负反馈作用逐渐加强。当卵泡发育近成熟时，卵泡分泌的雌激素达高峰，循环中雌激素浓度 $\geqslant 200$ pg/mL 时，刺激下丘脑、垂体的 GnRH 和 FH、LH 大量分泌（正反馈），形成排卵前 LH、FSH 峰，刺激成熟的卵泡排卵并形成黄体，分泌孕激素和雌激素，使子宫内膜在增生的基础上进入分泌期（图 3－4）。大量的孕激素和雌激素产生负反馈作用，抑制下丘脑分泌 FSH-RH 和 LH-RH，进而垂体分泌 FSH

和 LH 减少，黄体萎缩，雌激素、孕激素明显减少，子宫内膜失去卵巢激素的支持而萎缩、坏死、出血、剥脱，月经来潮。因雌激素、孕激素的减少，解除了对下丘脑和脑垂体的抑制作用，新的周期又将开始，如此周而复始（图 3－5）。

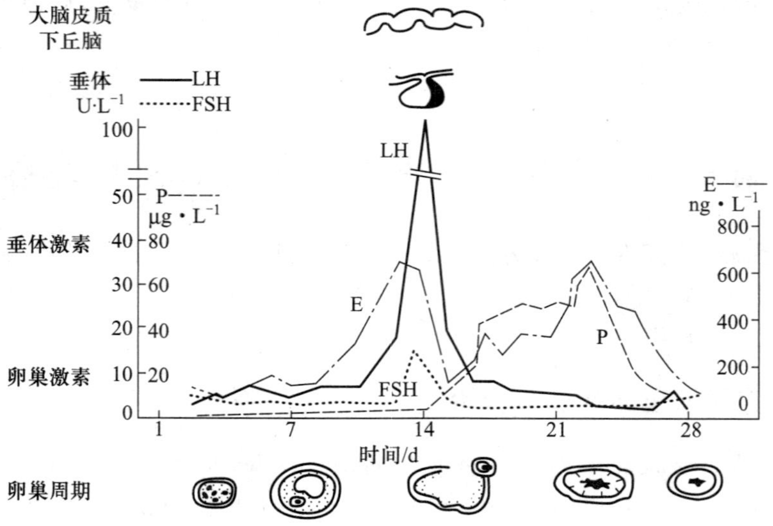

图 3－4　月经调节激素的周期性变化

LH：黄体生成素；FSH：促卵泡激素；P：孕激素；E：雌激素

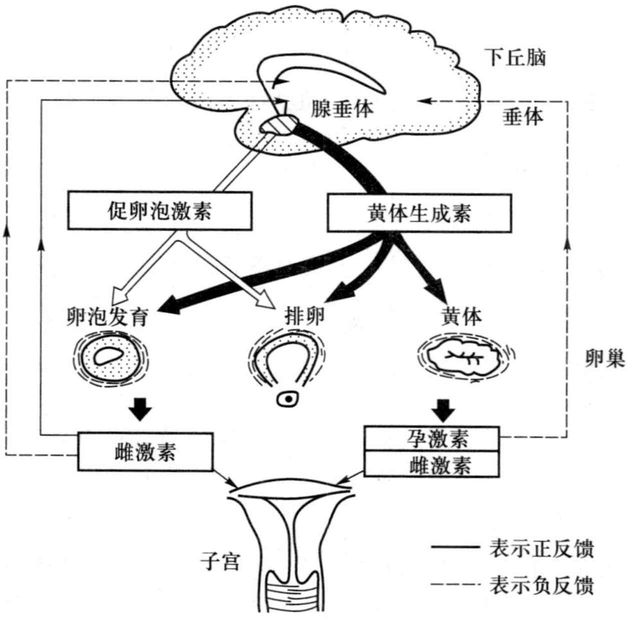

图 3－5　下丘脑－垂体－卵巢的相互关系

其他内分泌腺及前列腺素也与性周期的调节密切相关。所有这些生理活动又受大脑皮质的控制和调节。

自 测 题

一、以下每道考题下面有 A、B、C、D、E 五个备选答案,请从中选择一个最佳答案。(A1、A2 型题)

1. 患者,女,28 岁,平素月经规律,周期 34 d,排卵应在月经周期的(　　)。

A. 第 14 d　　B. 第 16 d
C. 第 18 d　　D. 第 20 d
E. 第 22 d

2. 关于卵巢分泌的激素对下丘脑、垂体的反馈作用,正确的是(　　)。

A. 雌激素只产生负反馈　　B. 雌激素只产生正反馈
C. 孕激素只产生正反馈　　D. 雌孕激素协同产生正反馈
E. 雌激素既产生正反馈又产生负反馈

3. 周女士,26 岁,下列说明周女士正受孕激素影响的是(　　)。

A. 宫颈黏液分泌增多　　B. 乳腺管增生
C. 子宫对缩宫素的敏感性提高　　D. 阴道上皮细胞增生、角化
E. 基础体温升高 0.3 ~ 0.5 ℃

4. 黄体发育达高峰,在排卵后(　　)。

A. 5 ~ 6 d　　B. 7 ~ 8 d
C. 9 ~ 10 d　　D. 11 ~ 12 d
E. 13 ~ 14 d

5. 使子宫内膜出现增生期变化的激素是(　　)。

A. 雌激素　　B. 孕激素
C. 黄体生成素　　D. 绒毛膜促性腺激素
E. 促卵泡激素

6. 某妇女,月经周期为 28 d,LMP 是 2013 年 6 月 23 日,排卵日大约在 7 月(　　)。

A. 1 日　　B. 3 日　　C. 5 日
D. 7 日　　E. 9 日

7. 与性周期调节无关的是(　　)。

A. 子宫内膜　　B. 卵巢　　C. 腺垂体
D. 下丘脑　　E. 大脑皮质

8. 新生儿出生 3 d,洗澡时妈妈发现其两侧乳腺均有蚕豆大小肿块,轻挤有白色液体流出。正确的处理方法是(　　)。

A. 用手挤压　　B. 挑割肿块　　C. 手术切除
D. 抗生素抗感染　　E. 无需处理

9. 某产妇因胎儿死亡,产后需退奶,可给予(　　)。

A. 雌激素　　B. 孕激素　　C. 雄激素
D. 促卵泡激素　　E. 黄体生成素

10. 李某,女,平素月经规律,周期为 30 d。现在月经周期的第 22 d 取子宫内膜检查所见,

腺体增大，腺腔内含大量糖原，内膜间质水肿，该内膜为（　　）。

A. 增生期　　B. 分泌早期　　C. 分泌期

D. 月经期　　E. 月经前期

11. 新生儿，女，1周。妈妈在换尿布时，发现其尿布上有少量血丝。检查其他无异常表现。该新生儿出血的原因最可能是（　　）。

A. 血尿　　B. 下消化道出血　　C. 假月经

D. 肛裂　　E. 痔疮

12. 某女士婚后4年不孕，为其做功能检查，连续3个月每日清晨测得基础体温成一规则水平线，说明其（　　）。

A. 有排卵　　B. 无排卵　　C. 黄体功能不全

D. 子宫发育不良　　E. 子宫内膜脱落不全

二、以下提供若干组考题，每组考题共同使用在考题前列出的A、B、C、D、E五个备选答案，请从中选择一个与考题关系密切的答案。每个备选答案可能被选择一次、多次或不被选择。（B型题）

（1～3共用备选答案）

A. 月经期　　B. 增生期　　C. 分泌期

D. 月经初潮　　E. 分泌晚期

1. 月经第1～4 d为（　　）。
2. 月经第15～28 d为（　　）。
3. 月经第24～28 d为（　　）。

三、以下每道考题下面有A、B、C、D、E五个备选答案，请从中选择所有正确的答案。（X型题）

1. 受性激素的影响有周期性变化的是（　　）。

A. 阴道黏膜　　B. 输卵管黏膜　　C. 子宫内膜基底层

D. 卵巢　　E. 宫颈黏液

2. 有关经期卫生指导，正确的是（　　）。

A. 保持外阴清洁　　B. 阴道冲洗以预防感染

C. 避免寒冷刺激，忌食辛辣　　D. 月经量少可盆浴

E. 劳逸结合，避免精神紧张

3. 关于女性青春期特征，正确的是（　　）。

A. 女性第二性征出现　　B. 月经初潮

C. 有规律性排卵　　D. 生殖器官迅速发育

E. 思想情绪常不稳定

4. 下列与阴道自净作用有关的是（　　）。

A. 阴道内的乳酸杆菌　　B. 雌激素、孕激素

C. 阴道黏膜上皮糖原含量　　D. 阴道pH

E. 宫颈黏液

5. 16岁女学生，向护士咨询月经正常生理状况，护士回答正确的是（　　）。

A. 经期应保持外阴清洁
B. 经期全身及局部抵抗力均降低
C. 月经量约 50 mL
D. 月经血暗红色不凝固
E. 月经周期为本次月经干净至下次月经来潮

（王娅莉）

第四章　妊娠期妇女的护理

学习要点

1. 了解受精及受精卵的发育和植入，熟悉胎儿附属物的形成。掌握胎儿附属物的功能。
2. 了解不同妊娠周数胎儿的主要生理特点，熟悉胎头结构。
3. 熟悉妊娠期母体的生理变化。
4. 掌握妊娠早、中、晚期妇女的护理及妊娠期妇女的管理。

妊娠期妇女的护理

第一节　妊娠生理

胚胎和胎儿在母体内发育成长的过程称妊娠(pregnancy)。卵子受精是妊娠的开始，胎儿及其附属物从母体内排出是妊娠的终止，全过程约 266 d。若以末次月经的第 1 d 开始计算，则约 280 d，即 40 周，或 10 个妊娠月(1 个妊娠月为 4 周)。

一、受精及受精卵的发育、输送与着床

(一) 受精

精子与卵子结合的过程称为受精(图 4－1)。受精一般发生在排卵后的 12 h 内。卵子从卵巢排出后经输卵管伞进入输卵管内，停留在输卵管壶腹与输卵管峡的连接处，与从阴道经子宫颈管及子宫腔到达输卵管的获能精子相遇而结合。受精后的卵子称为受精卵或孕卵，标志新生命的诞生。

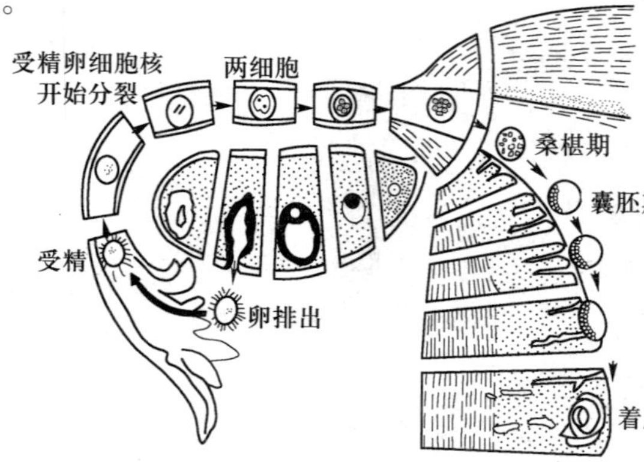

图 4－1　卵子受精与受精卵着床

(二) 受精卵的发育与输送

输卵管的蠕动和纤毛的摆动使受精卵向子宫腔方向移动，同时受精卵不断进行有丝分裂，受精后第 3 d，分裂成由 16 个细胞组成的实心细胞团，形似桑椹称为桑椹胚，也称早期囊胚。受精后第 4 d，桑葚胚进入子宫腔并继续分裂发育成晚期囊胚。晚期囊胚外层的细胞称为滋养层，中间的腔称为囊胚腔，腔内一侧的细胞团称为内细胞团。

（三）受精卵的着床

晚期囊胚侵入子宫内膜的过程称为着床，也称植入。着床需经过定位、黏着和穿透3个阶段。着床的部位大多数在子宫体腔上部的后壁、前壁或子宫底，以后壁最多见。着床在受精后第6～7 d开始，11～12 d结束。着床必须具备的条件是：① 透明带消失；② 囊胚滋养层分化出合体滋养层细胞；③ 子宫内膜和囊胚同步发育并相互配合；④ 有足够量的孕酮。子宫有一个极短的敏感期允许受精卵着床。

胎盘的形成

二、胎儿附属物的形成与功能

胎儿附属物包括胎盘、胎膜、脐带和羊水。

（一）胎盘

1. 胎盘的形成 胎盘由底蜕膜、叶状绒毛膜和羊膜构成。

（1）蜕膜 受精卵植入分泌期的子宫内膜后，子宫内膜进一步增厚称蜕膜（图4－2）。依蜕膜与受精卵、子宫壁的关系可分为以下3部分。

底蜕膜 位于受精卵与子宫肌层之间的蜕膜，构成胎盘的母体部分。

包蜕膜 覆盖在受精卵表面的蜕膜，随着受精卵的发育逐渐凸向子宫腔，约在妊娠12周时，与壁蜕膜贴近并融合，形成胎膜的一部分。

壁蜕膜 除底蜕膜、包蜕膜外，覆盖在子宫腔表面的蜕膜，又称真蜕膜。

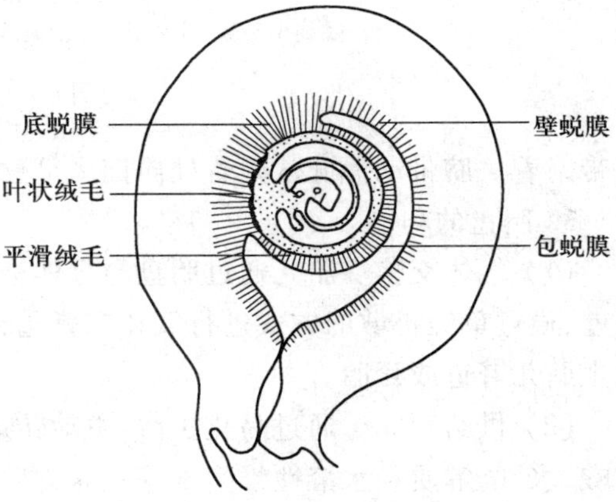

图4－2 早期妊娠子宫蜕膜与绒毛的关系

（2）绒毛膜 是胎盘的主要部分。囊胚着床后，其外层细胞（即滋养层）增厚，表面形成许多毛状突起称绒毛（图4－3）。此时的滋养层称绒毛膜。与底蜕膜接触的绒毛因血供丰富发育良好，呈树枝状反复分支，称为叶状绒毛膜，构成胎盘的胎儿部分。与包蜕膜接触的绒毛因血供不足，绒毛逐渐退化而变光滑，称平滑绒毛膜，构成胎膜的一部分。绒毛滋养层合体细胞溶解周围的蜕膜形成绒毛间隙。底蜕膜的螺旋小动脉和小静脉受滋养层合体细胞的侵蚀而直接开口于绒毛间隙，借动脉压差将动脉血注入绒毛间隙，再经蜕膜小静脉开口回流母体血液循环。胎儿血自脐动脉流入绒毛毛细血管网，再经脐静脉流入胎儿体内。绒毛间隙中的母血与绒毛血管内的胎血不直接相通，中间隔着绒毛中的毛细血管壁、绒毛间质及绒毛上皮。主要靠渗透、扩散作用进行物质交换（图4－4）。

（3）羊膜 构成胎盘的胎儿部分，是胎盘最内层。羊膜附着于绒毛膜板表面，为半透明、有弹性的光滑薄膜。其上无血管、神经及淋巴。

2. 胎盘的结构 胎盘约在孕12周末基本成形。足月妊娠时，胎盘呈盘状，多为椭圆形或圆形，重450～650 g，直径16～20 cm，厚1～3 cm，边缘薄，中间厚。分为母体面与胎儿面。母体面粗糙，暗红色，有15～20个胎盘小叶。胎儿面光滑，灰白色，由羊膜覆盖，中央或稍偏处有

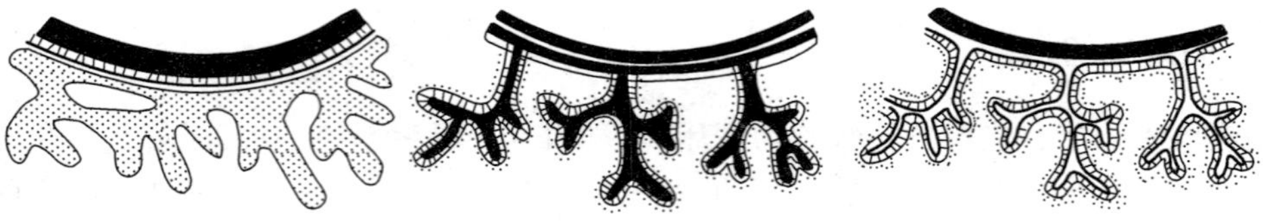

图 4－3　绒毛发育三阶段模式图

（1）一级绒毛；（2）二级绒毛；（3）三级绒毛

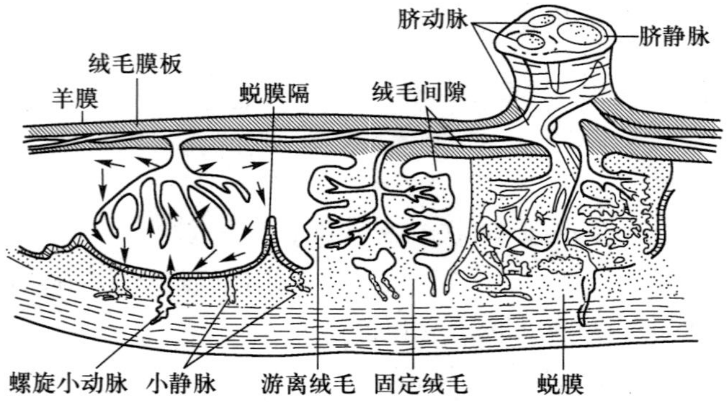

图 4－4　胎盘模式图

脐带附着。脐带动静脉从附着处向四周呈放射状分布，分支伸入胎盘小叶，直达胎盘边缘。

3. 胎盘的功能

（1）气体交换　胎儿通过胎盘与母体进行气体交换，利用胎血与母血中氧和二氧化碳分压差，通过单纯扩散的方式进行氧和二氧化碳的交换。当胎盘血液循环受阻时，可因缺血缺氧发生胎儿窘迫或死胎。

（2）供给营养　通过易化扩散、主动转运等方式，经胎盘将来自母体的葡萄糖、氨基酸、脂肪酸、水、电解质和水溶性维生素等营养物质供给胎儿。

（3）排泄废物　胎儿的代谢产物如肌酐、肌酸、尿素、尿酸等，经胎盘进入母血而排出。

（4）防御功能　母血中免疫抗体（如 IgG）能通过胎盘，使胎儿在出生后短时间内获得被动免疫力。胎盘能阻止母血中某些有害物质进入胎儿血中，但其屏障功能很有限，各种病毒（如风疹病毒、巨细胞病毒等）可以通过胎盘进入胎儿血；某些病原体（如衣原体、弓形体、螺旋体、结核分枝杆菌、疟原虫等）通过破坏绒毛结构后，再进入胎儿血中感染胎儿；母体的抗 A、抗 B、抗 Rh 等血型抗体同样也能进入胎儿血中，造成胎儿溶血和死胎；某些药物（如巴比妥类、吗啡、氯丙嗪、乙醚、抗生素、奎宁、砷剂等）。可通过胎盘进入胎儿体内，故孕妇用药时应考虑对胎儿的影响。

（5）合成功能　胎盘可合成多种激素及酶。激素有蛋白激素（如人绒毛膜促性腺激素和人胎盘催乳素等）和类固醇激素（雌激素、孕激素），酶有缩宫素酶和耐热性碱性磷酸酶等。

人绒毛膜促性腺激素（human chorionic gonadotrophin，HCG）　由合体滋养细胞分泌，在受精后 10 d 左右即可用放射免疫法或单克隆抗体酶标免疫法自母体血清中测出，成为诊断早期妊娠的敏感方法之一。妊娠 8～10 周时分泌达高峰，妊娠 12 周后显著下降，产后 2 周内消失。

其作用是使月经黄体继续发育成妊娠黄体,营养黄体,维持妊娠,维持受精卵生长发育。

人胎盘催乳素(human placental lactogen,HPL) 于妊娠5~6周可用放射免疫法自母体血清中测出。主要功能是促进蛋白质合成、促使胎儿生长及促进孕妇乳腺腺泡发育,为产后泌乳作准备。

雌激素和孕激素 妊娠早期由妊娠黄体产生,于妊娠8~10周起,由胎盘合成。主要功能为共同参与妊娠期母体各系统的生理变化,雌激素水平高低还与分娩发动相关。

(二)胎膜

胎膜由平滑绒毛膜和羊膜组成。胎膜内层为羊膜,与覆盖胎盘胎儿面及脐带的羊膜层相连形成羊膜腔,贮存羊水。胎膜外层为平滑绒毛膜,妊娠晚期与羊膜紧密相贴,但能与羊膜完全分开。胎膜具有防止病原体进入羊膜腔的功能,同时还具有物质交换、参与羊水循环等功能。

(三)脐带

脐带一端附着于胎盘的胎儿面,另一端连接于胎儿腹壁脐轮。足月胎儿的脐带长30~70 cm,平均为50 cm。外层为羊膜,中央有一条管腔较大、管壁较薄的脐静脉,两侧有两条管腔较小、管壁较厚的脐动脉,血管周围有保护脐血管的胚胎结缔组织称华通胶。脐带连接胎儿与胎盘,是母体与胎儿进行气体交换、营养物质供应及代谢产物排出的通道。脐带一旦受压,使血运受阻、缺氧,可致胎儿窘迫,甚至危及胎儿生命。

(四)羊水

充满于羊膜腔内的液体称羊水。妊娠早期的羊水是由母体血清经胎膜进入羊膜腔的透析液。妊娠中期后,胎儿尿液成为羊水的重要来源。羊水在羊膜腔中,通过胎盘、胎膜、胎儿消化道、呼吸道和泌尿道以及角化前的皮肤等,不断进行液体交换,保持羊水量的动态平衡。随着胚胎的发育,羊水量逐渐增加,孕38周约为1 000 mL;以后逐渐减少,孕42周后锐减。妊娠足月时羊水量约800 mL,呈弱碱性(pH为7.20),略混浊,内含胎脂、上皮细胞、毳毛、少量激素和酶。

羊水的功能为:使胎儿在宫腔内有一定的活动度;防止胎体粘连;保持羊膜腔恒温恒压;保护胎儿免受外来损伤;减少胎动给母体带来的不适感;穿刺抽取羊水检查,可监测胎儿成熟度、性别及某些遗传性疾病;分娩时可扩张宫口,并使子宫收缩时的压力均匀分布,避免胎儿局部受压;破膜后可冲洗、润滑产道。

三、胎儿

(一)胎儿发育的特征

妊娠8周末前称胚胎,是主要器官分化形成时期;从第9周起称胎儿,是各器官逐渐发育成熟的时期。胎儿各周发育的特征如下(图4-5)。

8周末 胚胎初具人形,各内脏器官的原基已形成。超声显像可见早期心脏形成及胎心搏动。此期前,胎儿感染病毒,受放射线或某些药物的影响,可引起胎儿畸形。

12 周末　胎儿外生殖器已发育，部分可分辨性别。

16 周末　从外生殖器可确定胎儿性别，部分孕妇自觉有胎动。

20 周末　临床检查可听到胎心音。全身有毳毛。出生后有心搏、呼吸及吞咽运动。妊娠满 20 周至满 28 周前娩出的胎儿，称有生机儿。

24 周末　各内脏器官均已发育，皮下脂肪开始沉积。

28 周末　胎儿体重约 1 000 g，身长约 35 cm。出生后能啼哭、会吞咽，但生活能力弱，加强护理可存活。

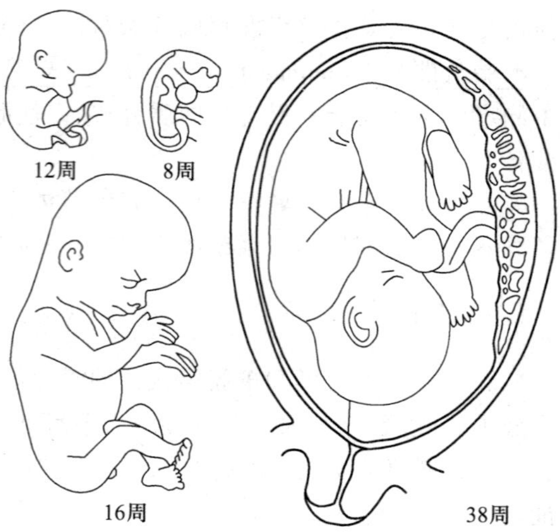

图 4－5　胎儿的发育

32 周末　胎儿体重约 1 700 g，身长约 40 cm，面部毳毛已落。出生后有一定的生活能力，注意护理可以存活。

36 周末　胎儿体重约 2 500 g，身长约 45 cm，皮下脂肪发育好。出生后能啼哭及吸吮，生活能力好，此时出生基本能存活。

40 周末　胎儿体重 3 000 g 以上，身长 50 cm，胎儿已成熟。皮肤粉红色，外观体形丰满，指（趾）甲超过指（趾）端。女性阴唇发育良好，男性睾丸下降至阴囊。出生后哭声响亮，吸吮力强，四肢活动好，生活能力强，能很好地存活。

（二）胎头

足月胎头是胎体最大的部分，其大小、硬度、形状及姿势均可影响分娩进展。

1. 胎头结构

（1）颅骨　胎头颅骨由 2 块顶骨、2 块额骨、2 块颞骨及 1 块枕骨共 7 块扁骨组成。

（2）颅缝　是指颅骨之间的缝隙。两顶骨之间为矢状缝，是确定胎位的重要标志；额骨与顶骨之间为冠状缝；两额骨之间为额缝；枕骨与顶骨之间为人字缝。

（3）囟门　颅缝交界空隙较大处称囟门。位于胎头前方的菱形空隙称前囟门（大囟门），由矢状缝、冠状缝与额缝汇合而成。位于胎头后方的三角形空隙称后囟门（小囟门），由矢状缝与人字缝汇合而成（图 4－6）。

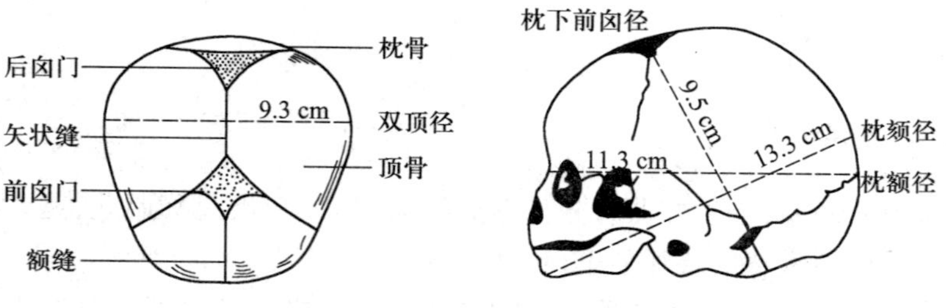

图 4－6　胎头颅骨、颅缝、囟门及径线

临产后通过检查胎头的矢状缝及前囟门、后囟门等与骨盆前后左右横的关系，可以判断胎位有无异常。颅缝与囟门均有软组织遮盖，在分娩过程中通过颅骨轻度重叠，头颅变形缩小，有利于胎头的娩出。

2. 胎头径线

（1）双顶径　为两顶骨隆突间的距离，平均9.3 cm。是胎头的最大横径，B型超声测定此值可判断胎儿大小。

（2）枕下前囟径　为自前囟门中点至枕骨隆突下方的距离，平均9.5 cm。分娩时胎头俯屈后以此径线娩出。

（3）枕额径　为自鼻根至枕骨隆突的距离，平均11.3 cm。胎头衔接时的径线。

（4）枕颏径　为自颏骨下方中点至后囟门顶部的距离，平均13.3 cm。

知识库

胎儿的循环系统

胎儿血液循环、营养供给和代谢产物排出均需由脐带血管经过胎盘、母体来完成。

1. 解剖学特点

（1）脐动脉2条　来自胎儿氧含量较低的混合血，经脐动脉流入胎盘与母血进行物质交换。

（2）脐静脉1条　来自胎盘氧含量较高、营养较丰富的血液，经脐静脉进入胎体。

（3）卵圆孔　位于左右心房之间，生后数分钟开始关闭，多在出生后6～8周完全闭锁。

（4）动脉导管　位于肺动脉及主动脉弓之间。新生儿肺循环建立后，肺动脉血液不再流入动脉导管，故闭锁为动脉韧带。

2. 血液循环特点

（1）来自胎盘的血液沿胎儿腹前壁进入体内分为3支：一支直接入肝，一支与肝门静脉汇合入肝，此两支的血液最后由肝静脉入下腔静脉；另一支为静脉导管，直接入下腔静脉。

（2）卵圆孔的开口处正对下腔静脉入口，下腔静脉入右心房的血液，绝大部分经卵圆孔进入左心房。上腔静脉进入右心房的血液，流向右心室，随后进入肺动脉。

（3）肺循环阻力较高，肺动脉血液大部分经动脉导管流入主动脉，只有约1/3的血液通过肺静脉入左心房。左心房含氧量较高的血液进入左心室，继而入升主动脉，先直接供应心、脑及上肢；小部分左心室的血液进入降主动脉至全身，后经腹下动脉，再经脐动脉进入胎盘，与母血进行交换。

四、妊娠期母体的变化

妊娠期为了适应胎儿生长发育和分娩的需要，同时为产妇哺乳做好准备，母体各系统发生一系列适应性的解剖和生理变化。

（一）生殖系统的变化

1. 子宫

（1）子宫体　随妊娠月份逐渐增大、变软。妊娠12周后，增大的子宫超出盆腔，在耻骨联合上方可触及。妊娠晚期，因盆腔左侧有乙状结肠占据，故子宫呈不同程度的右旋。足月时，子宫体积可达35 cm×22 cm×25 cm，宫腔容积达5 000 mL，质量达1 000 g。子宫血流量为500～700 mL/min。

（2）子宫峡　非孕时长约1 cm，随妊娠进展逐渐伸展、拉长、变薄，临产时达7～10 cm，形成子宫下段，成为软产道的一部分。

（3）子宫颈　因充血、组织水肿，子宫颈肥大、变软，呈紫蓝色。宫颈黏膜腺体分泌增多，形成栓塞于子宫颈管内的黏液栓，可防止病原体侵入子宫腔。受雌激素影响子宫颈外口柱状上皮外移，形成假性宫颈糜烂。

2. 输卵管　充血、水肿、变长。有时黏膜基质中可见蜕膜细胞。

3. 卵巢　略增大，停止排卵。一侧卵巢可见妊娠黄体，妊娠10周前由其产生雌激素和孕激素以维持妊娠，妊娠10周后其功能由胎盘取代。在妊娠3～4个月时黄体开始萎缩。

4. 外阴、阴道　外阴色素沉着，组织软。阴道黏膜呈紫蓝色，皱襞增多，伸展性增强；阴道分泌物增多，上皮细胞含糖原增加，乳酸含量增加，有利于防止致病菌生长。

（二）乳房的变化

乳房腺管、腺泡增生，乳房增大。乳头、乳晕着色，皮脂腺肥大形成散在的小隆起，称蒙氏结节。妊娠后期尤其近分娩期挤压乳房，可见少许黄色液体，称初乳。

（三）血液循环系统的变化

1. 血容量　自妊娠6周起开始增加，妊娠32～34周时达高峰，约增加35%，其中血浆约增加1 000 mL，红细胞约增加500 mL，使血液相对稀释，呈现生理性贫血。血红蛋白值下降至100 g/L时，考虑为病理性贫血。

2. 血液成分　足月妊娠时血红蛋白的值约为110 g/L，红细胞计数约为3.6×10^{12}/L。妊娠后期白细胞可增至$(10\sim15)\times10^{9}$/L。妊娠期因纤维蛋白原和球蛋白含量增加，使血液黏稠度增加，处于高凝状态。红细胞沉降率增快，可达正常的4～5倍。

3. 心脏　妊娠期血容量及新陈代谢增加，使心排血量增加，心率加快，每分钟增加10～15次。子宫增大使膈肌上抬，心脏向左、前上方移位，大血管扭曲，多数孕妇在心尖区及肺动脉区可听到1～2级柔和的吹风样收缩期杂音，产后自然消失。

4. 血压及静脉压　妊娠期收缩压无明显变化，舒张压因外周血管扩张、血液稀释以及子宫胎盘循环的建立形成动静脉短路而稍降低，脉压增大。妊娠期回流入下腔静脉的血量增多，加之增大子宫的压迫，下肢、外阴和直肠的静脉压升高、静脉管壁扩张，因此，易发生下肢、外阴静脉曲张或痔。孕妇长时间仰卧，增大的子宫可压迫下腔静脉，使回心血量和心排血量均减少，导致血压下降等，称仰卧位低血压综合征。

（四）其他系统的变化

1. 消化系统　妊娠早期约50%的孕妇出现不同程度的早孕反应。胃排空时间延长易出现上腹饱满感。妊娠中、晚期胃肠平滑肌张力下降，胃内酸性内容物可反流至食管下部，产生“烧心”感。肠蠕动减弱，易出现肠胀气或便秘。

妊娠期胆囊排空时间延长，致胆汁稍黏稠淤积，易诱发胆石症。受雌激素影响，牙龈易充血、水肿、出血，牙齿易松动或出现牙龈炎及龋齿。

2. 呼吸系统　妊娠早期，上呼吸道黏膜充血、水肿，使局部抵抗力减低，易发生感染；妊娠后期，因膈肌上升，平卧时有呼吸困难感。

3. 泌尿系统　妊娠期肾血流量及肾小球滤过率增加，尿中可出现少量蛋白。约15%的孕妇饭后可出现糖尿。妊娠12周前增大的子宫压迫膀胱，以及妊娠末期胎先露压迫膀胱均可引起尿频。受孕激素影响，输尿管轻度扩张，张力下降，蠕动减弱，尿流缓慢，易发生急性肾盂肾炎。由于右侧输尿管受右旋子宫的压迫，故以右侧肾盂肾炎多见。

4. 内分泌系统　妊娠期垂体、肾上腺、甲状腺有不同程度的增大，分泌量增多，但无功能亢进表现。

5. 其他

（1）体重　妊娠13周后逐渐增加，平均每周增加350 g，至妊娠足月时，体重共约增加12.5 kg。妊娠期体重增加过多或过少，均可影响孕妇与新生儿的健康。妊娠前体重过低的孕妇应适当多增加一些体重。

（2）水代谢　妊娠期机体水分平均约增加7 L，水钠潴留与排泄形成适当比例而不引起水肿。但至妊娠末期组织间液增加1～2 L，可致水肿。

（3）矿物质　胎儿生长发育需要大量的钙、磷、铁。妊娠末期胎儿体内所含钙、磷，大部分是妊娠最后2个月内的积累，故应于妊娠最后3个月适量补充维生素D和钙；并要注意补充外源铁，以防发生缺铁性贫血。

（4）皮肤　妊娠期因垂体分泌促黑色素细胞激素增加以及雌激素、孕激素明显增多，孕妇面颊、乳头、乳晕、（腹）白线及外阴等处出现色素沉着。面颊呈蝶形分布的褐色斑称妊娠斑。随妊娠子宫增大，腹壁皮肤弹性纤维过度伸展而断裂，使皮肤出现紫色或淡红色条状裂纹，称妊娠纹。产后变成银白色，持久不退。

（5）骨骼、韧带　部分孕妇可感觉腰骶部及肢体疼痛不适，可能与骨盆关节、韧带松弛有关。妊娠期如严重缺钙，可引起骨质疏松，出现骨骼疼痛。

第二节　早期妊娠妇女的护理

一、概述

根据妊娠不同时期特点，临床上将妊娠全过程分为3个时期，妊娠12周末以前称早期妊娠，妊娠第13～27周末称中期妊娠，妊娠28周及以后称晚期妊娠。

二、护理评估

（一）健康史

询问孕妇年龄、月经史及孕产史，注意月经周期是否规律，末次人工流产时间、末次分娩时间以及有无异常，采用何种避孕措施；询问有无服药、"感冒"史，是否接触射线、毒物等；询问有无其他内科疾病，有无遗传病家族史。

（二）身体评估

1. 停经　是妊娠最早、最重要的症状。月经规律且有性生活史的生育年龄妇女，一旦月经过期 10 d 或以上，应首先考虑妊娠。停经达 8 周，妊娠的可能性更大。详细评估末次月经情况及停经时间。停经不一定都是妊娠，应与精神、环境因素等引起的闭经相鉴别。哺乳期妇女月经虽未来潮，亦有可能再次妊娠。

2. 早孕反应　约半数孕妇出现晨起恶心、呕吐、乏力、嗜睡、食欲减退和偏食等现象，称早孕反应。停经 6 周左右出现，多于妊娠 12 周左右自然消失。评估孕妇是否有早孕反应及其出现时间、程度等。

3. 尿频　了解孕妇是否出现尿频症状及严重程度。因增大的子宫压迫膀胱引起。在妊娠 12 周左右，增大的子宫升入腹腔，不再压迫膀胱，尿频症状消失。

4. 乳房变化　了解孕妇有无自觉乳房轻度胀痛及乳头刺痛等症状。评估乳房情况，了解有无乳房增大，乳头及乳晕着色现象，乳晕周围是否出现深褐色蒙氏结节。

5. 妇科检查　评估生殖系统的变化。妊娠 6～8 周阴道黏膜及子宫颈充血，呈紫蓝色。子宫增大、变软，子宫峡极软，双合诊检查感觉子宫体与子宫颈似不相连，称黑加征（Hegar sign）。妊娠 12 周时，在耻骨联合上方可触及子宫底。

（三）心理社会资料

大部分早期妊娠妇女感到惊喜、震惊，并开始专注于自己的身体，以自我为中心。但部分妇女因计划外妊娠，出现矛盾心理。因出现早孕反应，或早孕反应过重，部分妇女感到焦虑、不安，担心影响胎儿发育。

（四）辅助检查

1. 妊娠试验　受精卵着床后滋养细胞分泌人绒毛膜促性腺激素（HCG），进入母血、尿中。妊娠 7～9 d 可用放射免疫法测定孕妇血 β-HCG 诊断早期妊娠。临床多用早早孕诊断试纸法检测孕妇尿液，若为阳性，在白色显示区上下呈现两条红色线，表明受检者尿中含 HCG，可协助诊断早期妊娠。阴性结果应在 1 周后复测。

2. 超声检查

（1）B 型超声检查　是诊断早期妊娠快速而准确的方法。妊娠 5 周后可见增大的子宫轮廓，其中有圆形妊娠环；妊娠 8 周在妊娠环内可见有节律的胎心搏动。

（2）超声多普勒仪检查　能听到有节律、单一高调的胎心音，胎心率 120～160 次/min，可确诊为早期妊娠、活胎。最早出现在妊娠7周时。

(3) 宫颈黏液检查　宫颈黏液黏稠、量少,涂片干燥后光镜下可见排列成行的椭圆体,无羊齿植物叶状结晶,早期妊娠的可能性较大。

(4) 黄体酮试验　疑为早期妊娠的妇女,每日肌内注射黄体酮20 mg,连用3 d。如停药后2~7 d内出现阴道流血,可排除早期妊娠。如停药后超过7 d仍未出现阴道流血,可能为妊娠。

(5) 基础体温测定　经较长时间睡眠(6 h以上)醒来,未进行任何活动之前,测量体温5 min(口腔体温),并记录于基础体温单上,按日连成曲线。具有双相型体温的妇女,停经后高温相持续18 d以上不见下降者,可能为早期妊娠;高温相持续3周以上,早期妊娠的可能性更大。

三、护理诊断/合作性问题

1. 知识缺乏　缺乏妊娠早期保健知识。
2. 营养失调:低于机体需要　与早孕反应有关。
3. 焦虑、紧张　与妊娠妇女担心自己和胎儿的健康,以及思考如何做好母亲有关。

四、护理目标

1. 能说出早期妊娠的自我保健知识。
2. 能进食,早孕反应减轻或消失。
3. 对妊娠充满信心,愉快、顺利地度过早期妊娠阶段。

五、护理措施

(一) 一般护理

1. 活动与休息　居住环境应舒适安静,卧室空气新鲜,室内清洁。坚持户外散步,妊娠早期活动量不要太大,避免劳累,以免引起流产。保证每晚8 h睡眠,中午1~2 h午休。

2. 饮食与营养　早期妊娠妇女大多数会出现恶心、呕吐、食欲减退等,这些都属于生理现象,但应避免过饱或空腹,避免进食难以消化的食物。应少量多餐,饮食清淡、多样化,注意增加营养,摄取易消化吸收的蛋白质、维生素、矿物质,以确保胎儿生长发育的需要。若恶心、呕吐较严重者及时到医院就诊,防止水电解质失衡及酸中毒。

3. 尿频、尿急　因膀胱受压引起的尿频、尿急现象在孕12周后逐渐消失,不需要特殊处理。指导孕妇不必限制液体摄入量,有尿意时应及时排空,以免诱发感染。临睡前可适当减少饮水量。

4. 清洁和舒适　妊娠期新陈代谢旺盛,出汗多,应注意个人卫生,勤洗澡、勤换衣,避免盆浴。白带增多是妊娠期常见生理变化,但应排除滴虫、假丝酵母菌、淋菌、衣原体等感染。嘱孕妇保持外阴部清洁干燥,每日清洗外阴,以避免分泌物刺激,严禁行阴道冲洗。穿透气性好的全棉内裤,并经常更换。

(二) 心理护理

向孕妇及家属解释妊娠是一个生理过程,减轻他们焦虑、不安的情绪。告之孕妇,母体是胎儿生活的小环境，孕妇的生理、心理活动可通过循环系统和内分泌调节的改变而对胎儿产生影响。孕妇经常心境不佳、焦虑、恐惧、紧张或悲伤等，将影响胎儿脑部发育，甚至造成胎儿大脑发育畸形，也易引起妊娠期和分娩期并发症。孕妇应正确对待妊娠，保持心情愉快，轻松、顺利地度过妊娠阶段。

（三）健康教育

1. 指导妊娠妇女做到“三早” 即早期发现、早期检查、早期确诊。告诉有生育要求的育龄妇女，在停经 40 d 后，到医疗单位进行早期妊娠检查。确诊早期妊娠后即到有关部门进行登记，建立围生保健卡。

2. 避免影响优生的不良因素 妊娠早期是胚胎组织分化、发育的关键时期，严重的急性感染可直接造成流产、死胎，宫内病毒感染、放射线、药物等诸多影响优生的不良因素可致胎儿畸形、流产、死胎等。因此，应注意以下几点。

（1）早期妊娠妇女应少去公共场所，尤其是在疾病流行季节，避免感染。

（2）不宜养猫、狗，防止弓形虫及病毒感染。

（3）避免接触有害物质如铅、汞、有机磷农药、放射线，禁用有毒化妆品。

（4）禁忌吸毒、吸烟、饮酒，同时要避免被动吸烟。

（5）孕妇用药应慎重，最好不用，必须用药时，应在医生指导下进行，以免导致胎儿畸形。

（6）原则上禁止性生活，以防流产及感染。

六、护理评价

1. 孕妇掌握早期妊娠的相关保健知识，能科学应对早孕反应症状。

2. 母儿平安，胎儿发育正常，无并发症出现。

第三节 中期及晚期妊娠妇女的护理

一、概述

根据有早期妊娠的经过，子宫逐渐增大，自觉胎动、扪到胎体、听到胎心等可诊断为中晚期妊娠。此时，还应对胎儿的发育、胎位等作出判断。

二、护理评估

（一）健康史

询问孕妇早期妊娠过程及胎动出现时间、胎动情况，了解有无阴道流血、腹痛、头痛、眼花、胸闷、心悸、气短、阴道流液等征象。

（二）身体评估

1. 子宫增大 随妊娠进展，子宫逐渐增大。通过手测或尺测宫底高度（表 4－1，图 4－7），可评估子宫增大情况，初步判断妊娠周数与胎儿大小。

表 4－1 不同妊娠周数的宫底高度

妊娠周数	手测宫底高度	尺测宫底高度/cm
12 周末	耻骨联合上 2～3 横指	
16 周末	脐耻之间	
20 周末	脐下 1 横指	18(15.3～21.4)
24 周末	脐上 1 横指	24(22.0～25.1)
28 周末	脐上 3 横指	26(22.4～29.0)
32 周末	脐与剑突之间	29(25.3～32.0)
36 周末	剑突下 2 横指	32(29.8～34.5)
40 周末	脐与剑突之间或略高	33(30.0～35.3)

2. 胎动　胎儿在子宫内的活动称胎动。妊娠 16～20 周时孕妇开始自觉有胎动，每小时 3～5 次。妊娠周数越多，胎动越活跃，但妊娠末期胎动逐渐减少。妊娠晚期 12 h 胎动计数不少于 10 次。详细了解孕妇胎动出现时间、次数等。

3. 胎心音　于妊娠 18～20 周，用听筒在孕妇腹壁上可以听到胎心音，呈双音，第一音和第二音相接近，似钟表的“滴答”声，速度较快，每分钟 120～160 次。监测胎心音变化并判断是否正常。

4. 胎体　妊娠 20 周以后，腹部检查可触及子宫内的胎体；妊娠 24 周以后，用四步触诊法可以区分胎头、胎背、胎臀和胎儿四肢的位置，从而判断胎产式、胎先露、胎方位。

(1) 胎产式　即胎体纵轴与母体纵轴的关系。两纵轴平行者称纵产式，占妊娠足月分娩总数的 99.75%。两纵轴垂直者称横产式，仅占妊娠足月分娩总数的 0.25%（图 4－8）。两纵轴交叉称斜产式，属于暂时现象，在分娩过程中大多数转为纵产式，极少数转为横产式。

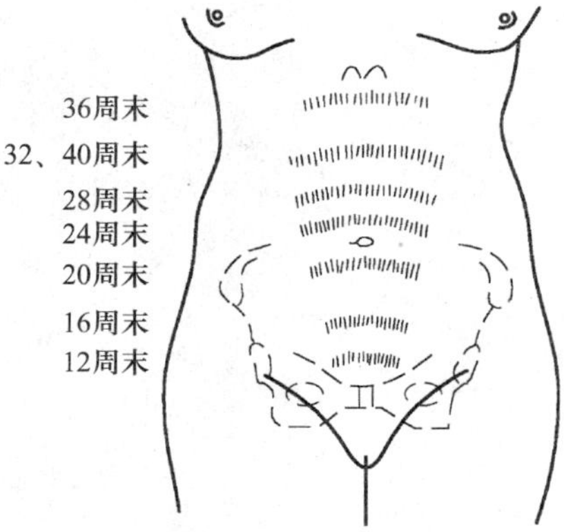

图 4－7　不同妊娠周数的宫底高度

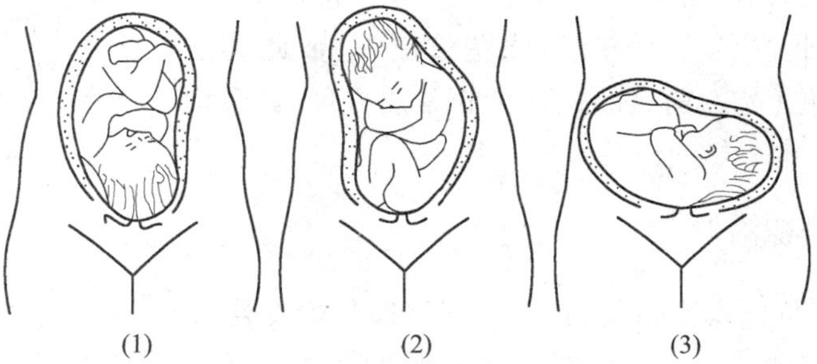

胎产式

图 4－8　胎产式

(1) 纵产式(头先露)；(2) 纵产式(臀先露)；(3) 横产式(肩先露)

（2）胎先露　即最先进入骨盆入口的胎儿部分。纵产式有头先露和臀先露，横产式为肩先露。头先露可因胎头伸屈程度不同分为枕先露、前囟先露、额先露和面先露（图 4－9）。臀先露可因入盆的先露部分不同分为混合臀先露、单臀先露、膝先露和足先露（图 4－10）。偶可见头先露或臀先露与胎手或胎足同时入盆，称复合先露（图 4－11）。

胎先露

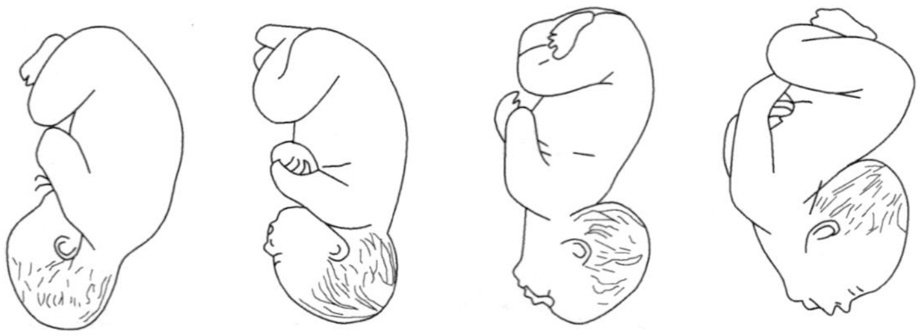

(1)　(2)　(3)　(4)

图 4－9　头先露的种类

（1）枕先露；（2）前囟先露；（3）额先露；（4）面先露

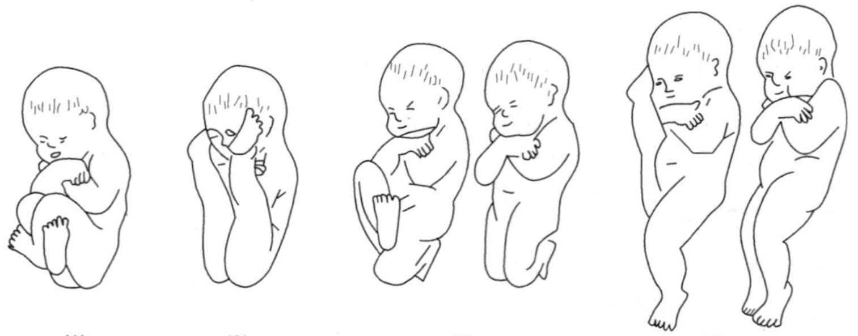

(1)　(2)　(3)　(4)

图 4－10　臀先露的种类

（1）混合臀先露；（2）单臀先露；（3）膝先露；（4）足先露

（3）胎方位　即胎儿先露部的指示点与母体骨盆的关系，简称胎位。枕先露以枕骨，面先露以颏骨，臀先露以骶骨，肩先露以肩胛骨为指示点。根据指示点与母体骨盆前、后、左、右、横的关系而有不同的胎位（表 4－2）。枕前位时，胎头枕骨位于母体骨盆的左前方，为枕左前位，余依此类推（图 4－12）。枕前位（枕左前、枕右前）为正常胎方位，其余均为异常胎方位。

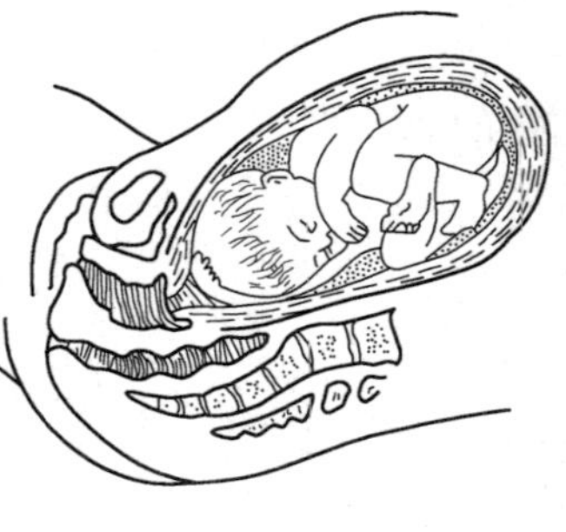

图 4－11　复合先露

（三）心理社会资料

胎动出现之后，孕妇真实感受到胎儿的存在，开始怜爱胎儿，希望能得到家庭及社会的支持。孕妇常因缺乏妊娠期保健知识或因接近预产期，担心不能顺产而感焦虑或恐惧。

表 4－2 胎产式、胎先露和胎方位的关系及种类

胎产式	胎先露		胎方位		
纵产式（99.75%）	头先露（95.75%～97.75%）	枕先露（95.55%～97.55%）	枕左前（LOA）	枕左横（LOT）	枕左后（LOP）
			枕右前（ROA）	枕右横（ROT）	枕右后（ROP）
		面先露（0.2%）	颏左前（LMA）	颏左横（LMT）	颏左后（LMP）
			颏右前（RMA）	颏右横（RMT）	颏右后（RMP）
	臀先露（2%～4%）		骶左前（LSA）	骶左横（LST）	骶左后（LSP）
			骶右前（RSA）	骶右横（RST）	骶右后（RSP）
横产式	肩先露（0.25%）		肩左前（LScA）	肩左后（LScP）	
			肩右前（RScA）	肩右后（RScP）	

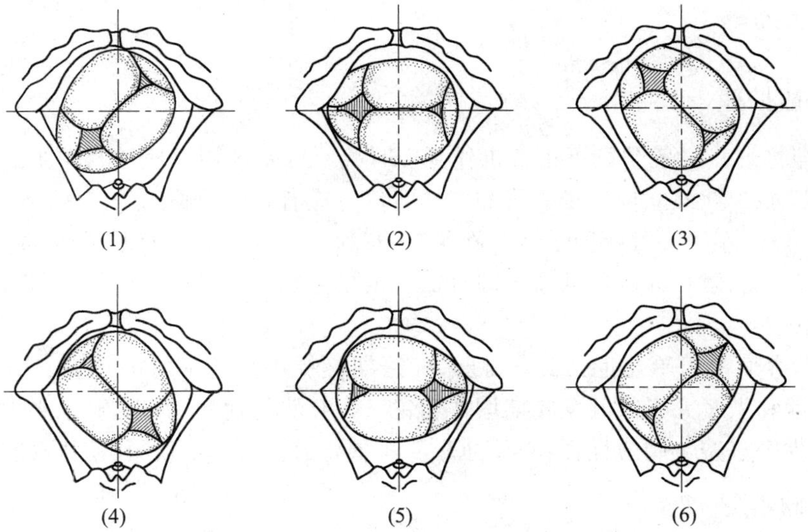

胎方位

图 4－12 枕先露的胎方位

（1）枕左前；（2）枕左横；（3）枕左后；（4）枕右前；（5）枕右横；（6）枕右后

（四）辅助检查

1. 超声检查

（1）B 型超声检查　可显示胎儿数目、胎儿发育情况、胎位、胎心搏动、羊水量、胎盘位置，可测定胎头双顶径、股骨长度、腹围等以判断胎儿发育情况，并可观察胎儿有无畸形。

（2）超声多普勒仪检查　可探测胎心音、胎动音、脐带血流音及胎盘血流音。

2. 胎儿心电图检查　目前国内常用间接法检测胎儿心电图，常于妊娠 12 周以后显示较规律的图形，妊娠 20 周后的成功率更高。

三、护理诊断/合作性问题

1. 知识缺乏　缺乏妊娠中晚期保健知识。

2. 焦虑、恐惧　与妊娠、惧怕分娩有关。

3. 便秘　与妊娠引起肠蠕动减弱有关。

4. 体液过多、水肿　与妊娠子宫压迫下腔静脉或水钠潴留有关。

5. 睡眠型态紊乱　与胎动频繁、子宫增大有关。

四、护理目标

1. 孕妇及其家属可说出妊娠中晚期保健知识。

2. 孕妇情绪稳定,对分娩充满信心。

3. 孕妇大便通畅。

4. 孕妇体液过多的状况减轻或消失。

5. 孕妇能安静入睡。

五、护理措施

(一)一般护理

1. 活动与休息　一般孕妇可正常工作到28周。妊娠28周后应适当减少工作量,避免夜班及重体力劳动、长期站立或过于紧张的工作。每日应有8 h睡眠,中午1~2 h午休。妊娠中期后宜左侧卧位。左侧卧可改善子宫右旋状态,有利于子宫胎盘血液循环,同时减轻增大子宫对下腔静脉的压迫,防止仰卧位低血压综合征。根据孕妇情况,适当开展妊娠期运动,如散步、做孕妇保健操。

2. 合理营养　由于胎儿生长发育需要,妊娠期应提供高于平时的热量、优质蛋白质、钙、铁、各种维生素和微量元素。妊娠晚期增加含钙、铁、叶酸的食物,如牛奶、水果、豆类、果仁、动物肝、鱼及虾皮等。避免刺激性食物,如油炸及油脂高的食物。不饮酒,不饮含有咖啡的饮料。

(二)症状护理

1. 贫血　增加含铁食物的摄入,如蛋黄、动物肝脏、瘦肉、豆类等。如病情需要补充铁剂时,宜用水果汁或温水送服,以促进铁的吸收。应在餐后20 min服用,以减轻对胃肠的刺激。向孕妇解释,服用铁剂后大便可能会变黑,或可能导致便秘或轻度腹泻。

2. 失眠　坚持户外活动,如散步。睡前用温水洗脚,梳子梳头,喝热牛奶等,可帮助入睡。

3. 便秘　嘱孕妇养成每日定时排便的习惯,多吃蔬菜、水果等含纤维素多的食物,增加每日饮水量,注意适当地活动。未经医生允许不可随便使用大便轻泻剂或软化剂。

4. 体液过多　妊娠后期出现轻度水肿,经休息后水肿减轻或消失者,属于正常情况,不需要处理。可嘱孕妇左侧卧位,下肢稍抬高,避免长时间地站或坐,以免加重水肿的发生。如需要长时间站立,则两侧下肢轮流休息,以利血液回流。适当限制盐的摄入,但不必限制水分。出现下肢明显凹陷性水肿或经休息后不消退者,应及时诊治,警惕发生妊娠期高血压疾病。

5. 下肢痉挛　多因缺钙所致。指导孕妇饮食中增加钙的摄入,避免腿部受凉或疲劳,伸腿时避免脚趾尖伸向前方,走路时脚跟先着地。发生下肢肌肉痉挛,可采取局部按摩或热敷,直至痉挛消失。必要时按医嘱口服钙剂。

6. 腰背痛　妊娠中晚期坐姿应保持上身直立靠背,避免长时间弯腰,应经常按摩、轻柔腰背部。疼痛严重者,必须卧床休息,局部热敷。产后6~8周,腰背痛可自然消失。

7. 下肢、外阴静脉曲张及痔疮　应避免长时间的站立、下蹲，穿弹力裤或袜，睡觉时取左侧卧位，下肢稍抬高，以促进血液回流。

8. 仰卧位低血压综合征　左侧卧位后症状可以自然消失，关键在于避免仰卧位。

9. 尿频、尿急　妊娠晚期胎先露压迫膀胱所致。嘱孕妇有尿意时及时排空尿液。

（三）心理护理

告诉孕妇妊娠中晚期可能出现的情况，如子宫逐渐增大，体型随之改变，属于生理现象，产后可逐渐恢复。鼓励孕妇说出内心的忧虑，针对其需要解决的问题，告诉孕妇一些分娩的先兆症状及分娩知识，使孕妇树立信心，解除焦虑、恐惧心理，愉快地度过妊娠期。

（四）健康教育

1. 异常症状的判断　告知孕妇如出现异常表现应立即到医院就诊，如阴道出血、腹痛、头痛、眼花、胸闷、气急、心悸、胎动计数突然减少、阴道突然流液等。

2. 衣着　宜宽松、柔软、舒适、保暖，乳房和腰、腹部不可束紧，以免影响乳房发育、母体血液循环及胎儿活动导致胎位异常。宜穿轻便舒适的平跟鞋，避免穿高跟鞋，以免引起身体失平衡及腰背痛。

3. 乳房准备　孕 24 周开始，每日用手轻轻揉捏乳头数分钟，每日用温开水擦洗乳头（不宜用肥皂）直至分娩，以免产后哺乳时发生皲裂。妊娠 28 周后应每天进行数次乳房按摩，有利于产后哺乳（图 4－13）。乳头过于平坦或内陷，应进行以下的准备：① 乳头伸展练习：将两拇指平行地放在乳头两侧，慢慢地由乳头向两侧外方拉开，牵拉乳晕皮肤及皮下组织，使乳头向

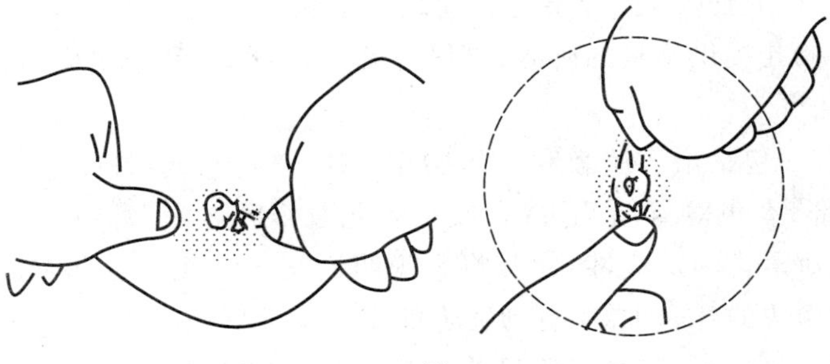

(1)

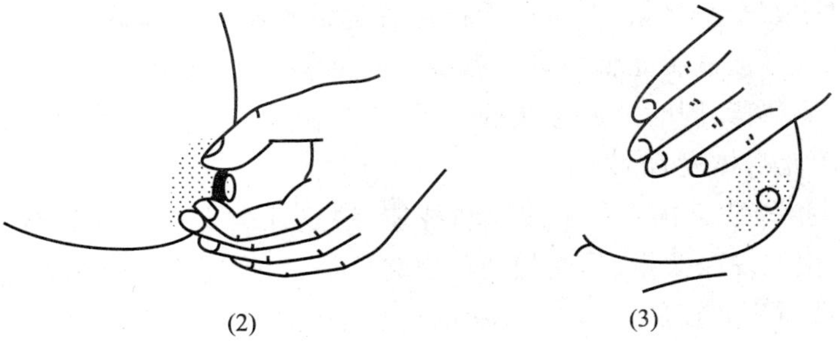

(2)　(3)

图 4－13　乳房准备

（1）平坦乳头纠正法；（2）内陷乳头纠正法；（3）乳房按摩

外突出。随后将两拇指分别放在乳头上、下侧，由乳头向上、下纵行拉开。此练习重复多次做满 5 min，每日 2 次。② 乳头牵拉练习：用一手托乳房，另一手的拇指和中、示指抓住乳头向外牵拉，重复 10 ~ 20 次，每日 2 次。③ 吸引乳头：使用吸乳器或用空针筒抽吸，利用负压吸引作用使乳头突出。④ 吸吮顺序：哺乳时先吸吮凹陷的一侧，因为此时婴儿的吸吮力强，易吸住乳头和大部分乳晕。⑤ 配置乳头罩：从妊娠 7 个月起佩戴，对乳头周围组织起稳定作用。孕妇宜佩戴合适的胸罩，既可防止乳房下垂，又有利于乳房血液循环。向孕妇及家属宣传母乳喂养的重要性。

4. 性生活指导　妊娠 32 周后，原则上禁止性生活，以防胎膜早破、早产及感染。

5. 妊娠期自我监护　胎心音计数和胎动计数是孕妇自我监护胎儿子宫内情况的一种重要手段。

（1）听胎心音　教会孕妇及家庭成员于妊娠 20 周后，用木制听筒或听诊器在孕妇腹壁听胎心音并作记录，可了解胎儿宫内情况，和谐孕妇与家庭成员之间的亲情关系。听前孕妇先排尿，仰卧，每次听诊 1 min。正常胎心 120 ~ 160 次/min。每次计数均做好记录。若每分钟少于 120 次或多于 160 次，或不规则，表示胎儿宫内缺氧，应及时就诊。

（2）数胎动　指导孕妇从妊娠 28 周开始，每日早、中、晚各数 1 h 胎动，3 次相加总和乘 4 即为 12 h 胎动数。正常胎动 3 ~ 5 次/h，或胎动 >10 次/12 h。若胎动 ≥30 次/12 h，胎儿状况良好。胎动 <10 次/12 h，提示子宫胎盘功能不足，表示胎儿有缺氧，应及时就诊。

6. 胎教　是有计划、有目的地为胎儿的生长发育实施最佳保健措施。现代研究发现，胎儿具有感知觉、记忆力等精神、神经活动能力，如胎儿的眼睛能随送入的光亮而活动，触及其手、足可产生收缩反应；孕 24 周后胎儿有听觉，外界音响可传入胎儿听觉器官，并能引起心率的改变。另外现代研究还发现，母亲与胎儿之间依赖一定的神经内分泌通路进行情感交流。因此通过胎教，给胎儿提供优良的刺激，可促进胎儿发育，有利于出生后的健康成长。主要有以下两种胎教方法。

（1）音响胎教　包括语言胎教和音乐胎教。① 语言胎教：妊娠 24 周后孕妇或其丈夫可定时贴近孕妇腹部，大声对着胎儿讲话，或给胎儿取个乳名，经常叫喊，让胎儿常听父母的语言，促进胎儿大脑对语言的适应性，使其将来聪明而又情绪稳定。② 音乐胎教：妊娠 24 周后对胎儿进行轻松、愉快的音乐训练，有利智力的发展和性格的活泼。

（2）运动胎教　包括触摸和动觉刺激。① 触摸：妊娠 16 周后即自觉胎动后，对胎儿进行抚摸训练。训练时孕妇全身放松，然后用手指在腹部常有胎动的地方，轻轻按下、抬起、按下、抬起，每天轻按数次，可促进胎儿脑的发育和机体的灵敏。② 动觉刺激：一是妊娠 24 周后，每天轻轻推动胎儿的头和背，同时播放轻快的音乐；二是做孕妇操，带动胎儿运动，锻炼胎儿肢体肌肉力量，有利于胎儿身体发育。

7. 产前准备　指导缺乏抚养孩子知识和技能、缺乏社会支持系统的准父母，准备好新生儿及产妇用物。新生儿皮肤柔嫩，易受损伤而引起感染，因此新生儿衣物宜宽大，便于穿脱，衣缝应在外面（不摩擦新生儿皮肤）。衣服、尿布宜选用质地柔软，吸水、透气性好的纯棉织品。备睡袋、毛巾被、小毛巾、婴儿浴液、爽身粉、面盆、澡盆等。产妇应备卫生巾、卫生纸、合适的衣服、毛巾，必要时准备好吸奶器等。还可采用上课、看录像等形式，宣传母乳喂养的好处。妊娠期培训孕妇如何给新生儿洗澡、换尿布、新生儿抚触等。

8. 先兆临产的判断 在分娩发动前，出现一些预示孕妇不久将要临产的症状，称为先兆临产。

（1）胎儿下降感 临产前2周，胎先露进入骨盆入口，子宫底下降，初产妇多感觉上腹轻松，进食增多，呼吸较轻快。

（2）假临产 分娩发动之前，孕妇常出现不规律子宫收缩，其特点是子宫收缩持续时间短（常少于30 s）且不恒定，强度也不逐渐增加；间歇时间长且不规律。子宫收缩时仅下腹部轻微胀痛，常于夜间出现，清晨消失。子宫颈管不消失，宫口无明显扩张。给予镇静剂能抑制此不规律子宫收缩。

（3）阴道血性分泌物 俗称见红，是指在分娩开始前24～48 h，由于子宫颈内口附近的胎膜与该处的子宫壁分离，毛细血管破裂而经阴道排出少量血液，又因子宫颈管开始扩张，子宫颈管内原有的黏液栓与少量血液相混而排出，这是分娩即将开始的一个比较可靠的征象。

指导临近预产期的孕妇识别分娩先兆，如出现阴道血性分泌物或阵发性腹痛即规律子宫收缩（间歇5～6 min，持续30 s左右），应尽快到医院就诊。如阴道突然大量液体流出，则为破膜，孕妇应立即平卧，由家属送往医院，以防脐带脱垂而危及胎儿生命。

六、护理评价

1. 孕妇掌握中晚期妊娠的相关保健知识，心情愉快，对妊娠、分娩充满信心。
2. 母儿平安，胎儿发育正常，无并发症出现。

第四节 妊娠期妇女的管理

一、围生医学概要

（一）概述

围生医学（perinatology）又称围产医学，是研究在围生期内加强孕产妇及围生儿的卫生保健，也是研究胚胎的发育、胎儿的生理、病理及新生儿和孕产妇疾病的诊断与防治的一门科学。

（二）围生期概念

国际上对围生期的规定有4种，我国现阶段采用围生期Ⅰ，即从妊娠满28周（胎儿体重≥1 000 g或身长≥35 cm）至产后1周。

（三）围生期保健的意义

围生期保健以围生医学理论为指导，对孕产妇、胎儿和新生儿进行系统管理和研究；对高危孕妇和胎儿生长发育进行监护；防治妊娠、分娩期并发症；降低孕产妇、围生儿病死率和病残儿出生率，提高健康素质。

（四）围生期保健的内容

1. 妊娠期保健　确诊妊娠，保护胎儿，筛选高危妊娠，定期产前检查，监护母儿。
2. 分娩期保健　加强分娩时监护，提高接生技术，减少分娩期并发症。
3. 产褥期保健　加强对母体、新生儿的监护，预防并发症。

二、产前检查

（一）产前检查的目的

1. 明确孕妇和胎儿的健康状况。
2. 及时发现并处理妊娠合并症和并发症。
3. 及时发现胎儿异常、胎位异常，并纠正异常胎位。
4. 进行孕期卫生指导。
5. 初步确定分娩方案，做好产前准备。

（二）产前检查的时间

从确定妊娠时进行登记。应在妊娠12周内建立围生期保健卡，并开展第一次检查（体重、血压、血常规、尿常规及全身体格检查等）。于妊娠20周开始系列产前检查，妊娠20～36周每4周检查1次，自妊娠36周起每周检查1次，即于妊娠20、24、28、32、36、37、38、39、40周各检查1次，共9次。凡属于高危妊娠者，应酌情增加检查次数。

（三）首次产前检查的内容和方法

1. 询问病史

（1）一般情况　询问孕妇姓名、年龄、籍贯、职业、地址、结婚年龄、丈夫姓名等一般情况。

（2）推算预产期（expected date of confinement，EDC）　询问末次月经日期（last menstrual period，LMP），推算预产期。从末次月经第1 d算起，月份减3或加9，日数加7。实际分娩日期与推算的预产期可以相差1～2周。孕妇记不清末次月经日期者，可根据早孕反应出现的时间、胎动开始时间、宫底高度、胎儿大小，B型超声测量胎儿双顶径等，粗约估计预产期。

（3）本次妊娠情况　了解有无早孕反应，病毒感染及用药史；首次胎动时间，有无阴道流血、流液，有无头痛、气短、心悸、下肢水肿等症状。

（4）月经史及孕产史　询问初潮年龄及以往月经情况。了解既往妊娠、分娩及产后情况，有无流产、难产史，死胎、死产史，经产妇分娩方式以及有无产后出血史，询问末次分娩或流产时间及处理情况。

（5）既往史及手术史　着重了解与妊娠有关的重要脏器疾病，如心脏病、高血压、糖尿病、血液病、肝肾疾病，注意其发病时间及治疗情况，并了解有无手术史。

（6）家族史　了解家族中有无高血压、糖尿病、传染病、双胎及其他遗传性疾病。

（7）丈夫健康状况　询问有无烟酒嗜好及遗传性疾病等。

2. 全身检查

(1) 观察发育及营养,注意身高及步态,身材矮小(140 cm 以下)者常伴有骨盆狭窄。

(2) 检查心肺有无病变,注意乳房发育情况,乳头大小及有无凹陷,检查脊柱及下肢有无畸形。

(3) 测量血压,正常孕妇血压不应超过 18.7/12.0 kPa(140/90 mmHg),或与基础血压相比不超过 4.0/2.0 kPa(30/15 mmHg)。

(4) 测量体重,妊娠晚期孕妇体重每周增加不应超过 0.5 kg,超过者应考虑水肿(显性或隐性)、双胎或羊水过多。

3. 产科检查　包括腹部检查、骨盆测量、阴道检查、肛门检查和绘制妊娠图。

(1) 腹部检查　孕妇排尿后仰卧于检查床上,头部稍垫高,露出腹部,双腿屈曲分开,使腹肌放松。检查者站于孕妇右侧进行检查。

视诊　注意腹形和大小,腹部有无手术瘢痕、妊娠纹和水肿等。腹部过大者有双胎妊娠、巨大胎儿、羊水过多的可能,腹部过小可能为胎儿生长受限、妊娠周数推算错误等。腹部向前突出(尖腹,多见于初产妇)或腹部向下悬垂(悬垂腹,多见于经产妇),可能伴有骨盆狭窄。

触诊　注意腹肌紧张度、羊水多少及子宫肌敏感程度。用手或尺测子宫长度及腹围值。并用四步触诊法了解子宫大小、胎产式、胎先露及胎先露是否衔接。在完成前三步手法时,检查者面向孕妇;完成第四步手法时,检查者面向孕妇足端(图 4－14)。

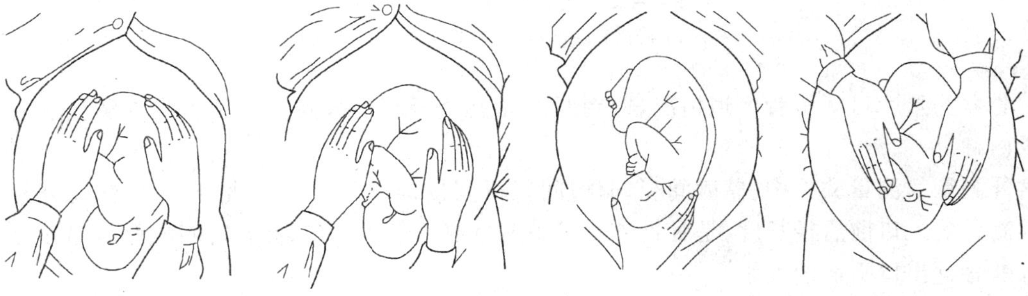

腹部四诊法

(1)　(2)　(3)　(4)

图 4－14　四步触诊法

(1) 第一步触诊;(2) 第二步触诊;(3) 第三步触诊;(4) 第四步触诊

第一步:检查者两手置于子宫底部,判断宫底高度,了解子宫外形,估计胎儿大小与妊娠周数是否相符。同时判断子宫底处是胎儿何部,胎头硬而圆、有浮球感,胎臀则软而宽且形状不规则。

第二步:检查者两手分别置于腹部两侧,一手固定,另一手轻轻深按触摸,两手交替。平坦饱满者是胎背,高低不平、大小不等、可变形的部分是胎儿肢体。

第三步:检查者右手拇指与其余 4 指分开,置于耻骨联合上方握住胎先露部,查清先露是胎头还是胎臀,并左右推动以确定是否入盆。先露浮动,提示未入盆;先露不能被推动,示已入盆。

第四步:检查者两手分别置于胎先露部的两侧,向下深按,进一步核对先露部的判断是否正确及先露部入盆程度。

听诊　在近胎背上方腹壁听取胎心音最为清楚。妊娠后期,枕先露时,胎心在脐下左右两侧;臀先露时,胎心在脐上左右两侧;肩先露时,胎心在脐周围听得最清楚(图 4－15)。胎心音应与子宫动脉血流杂音、腹主动脉音、胎动音及脐带杂音相鉴别。子宫动脉血流杂音为吹风样低音响,腹主动脉音为单音调的咚咚样强音响,两种杂音均与孕妇的脉搏一致。胎动音为强弱不一的无节律音响。脐带杂音为脐带血流受阻时出现的与胎心音一致的吹风样低音响。

胎心音听诊

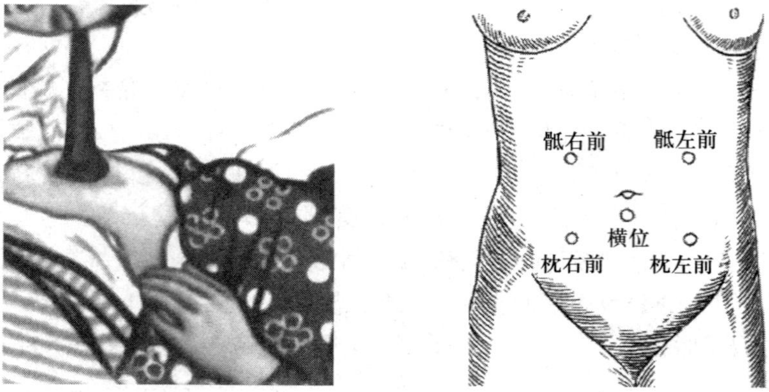

(1)　(2)

图 4－15　胎心音的听诊
(1) 听诊方法;(2) 听诊部位

(2) 骨盆测量　可了解骨产道情况,以判断胎儿能否经阴道分娩。包括骨盆外测量和骨盆内测量两种。

骨盆外测量　测量数据中,髂棘间径、髂嵴间径可间接推测骨盆入口横径长度,骶耻外径可间接推测骨盆入口前后径长度,是骨盆外测量中最重要的径线。坐骨结节间径、耻骨弓角度则用以判断骨盆出口平面的大小。

髂棘间径(interspinal diameter,IS)　孕妇取伸腿仰卧位,测量两髂前上棘外缘间的距离,正常值为 23～26 cm[图 4－16(1)]。

髂嵴间径(intercrestal diameter,IC)　孕妇取伸腿仰卧位,测量两髂嵴外缘间最宽的距离,正常值为 25～28 cm[图 4－16(2)]。

骶耻外径(external conjugate,EC)　孕妇取左侧卧位,右腿伸直,左腿屈曲,测量第 5 腰椎棘突下(相当于米氏菱形窝的上角或相当于两髂嵴后连线中点下 1.5 cm)至耻骨联合上缘中点的距离。正常值为 18～20 cm[图 4－16(3)]。

坐骨结节间径(intertuberous diameter)　即出口横径(transverse outlet,TO)。孕妇取仰卧位,双手紧抱双膝,测量两坐骨结节内缘间的距离,正常值为 8.5～9.5 cm[图 4－16(4)]。也可用拳头测量,若其间能容纳成人横置手拳,一般胎头可通过。如出口横径小于 8 cm 时,应测量后矢状径(坐骨结节间径中点至骶骨尖端的长度),其正常值为 8～9 cm。

耻骨弓角度(angle of subpubic arch)　用两手拇指尖斜着对拢,置于耻骨联合下缘,两手拇指平放在耻骨降支上,测量两拇指间的角度,即为耻骨弓角度,正常值为 90°,小于 80°为异常[图 4－16(5)]。

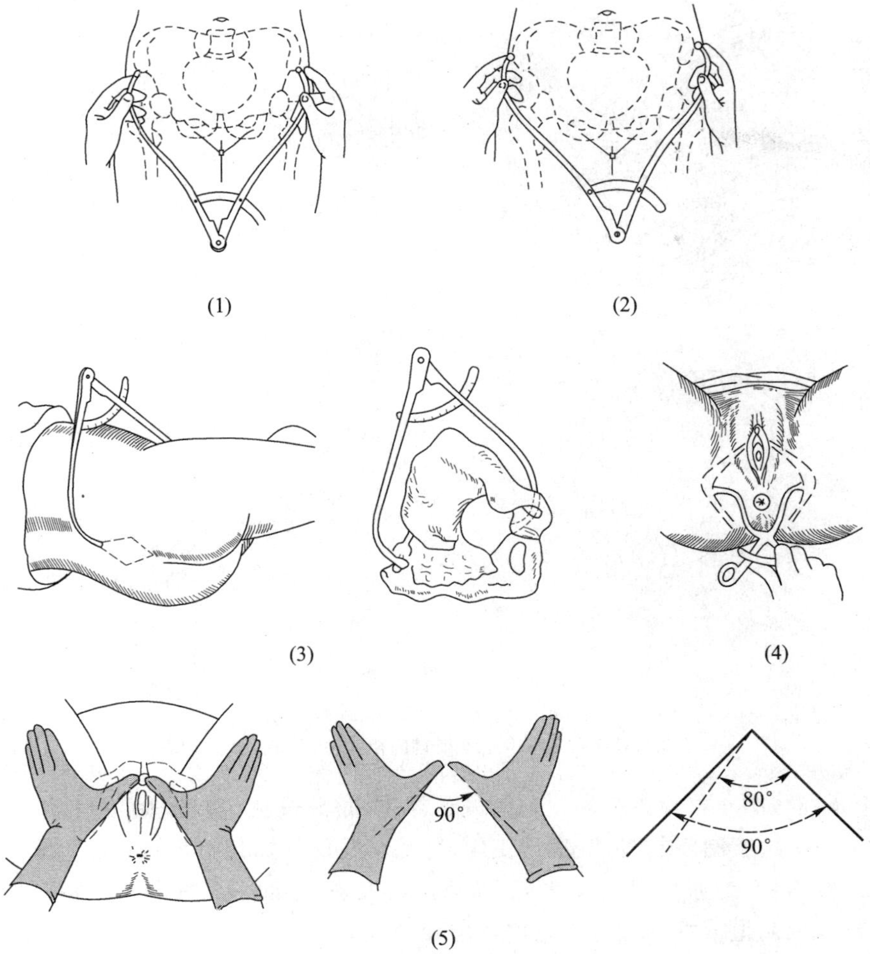

骨盆外测量

图 4－16 骨盆外测量

（1）测量髂棘间径；（2）测量髂嵴间径；（3）测量骶耻外径；

（4）测量坐骨结节间径；（5）测量耻骨弓角度

骨盆内测量 适用于骨盆外测量有狭窄者。宜在妊娠 24～36 周时进行。测量时孕妇取仰卧截石位，消毒外阴，检查者戴消毒手套并涂润滑油。主要检查下列径线（图 4－17）。

对角径（diagonal conjugate，DC） 即骶耻内径。为耻骨联合下缘至骶岬上缘中点的距离，正常值为 12.5～13 cm，此值减去 1.5～2 cm 为真结合径，即骨盆入口前后径长度。

坐骨棘间径（bi-ischial diameter，BD） 测量两坐骨棘间的距离，正常值为 10 cm。

坐骨切迹宽度 为坐骨棘与骶骨下部间的距离，即骶棘韧带宽度，正常值为 5～5.5 cm。

（3）阴道检查 孕妇在妊娠早期均应行阴道双合诊检查，了解产道、子宫、附件有无异常。妊娠最后 1 个月及临产后，应避免不必要的阴道检查，如确实需要，则需外阴消毒及戴消毒手套，以防感染。

（4）肛门检查 多用于分娩期。可了解胎先露、胎方位、宫口扩张及胎先露下降程度、骶尾骨弧度、坐骨棘间径、坐骨切迹宽度及骶尾关节活动度等。

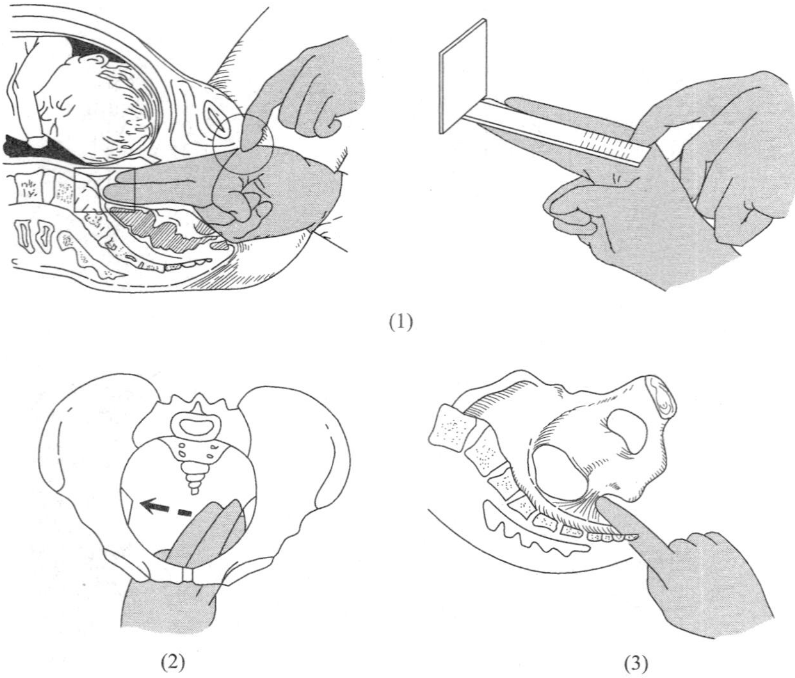

图 4－17　骨盆内测量

（1）测量对角径；（2）测量坐骨棘间径；（3）测量坐骨切迹宽度

（5）绘制妊娠图　将检查结果，包括血压、体重、宫底高度、腹围、胎位、胎心率等，填于妊娠图中（图 4－18），绘制成曲线，观察其变化，可及早发现孕妇和胎儿的异常情况。

4. 辅助检查　查血常规、尿常规、血型、出凝血时间、肝功能、乙型肝炎表面抗原（HBsAg），常规取阴道分泌物检查假丝酵母菌和滴虫。

（四）复诊

1. 询问上次产前检查之后有无异常情况，如头痛、水肿、阴道流血、胎动变化等，经检查后给予相应处理。

2. 测量血压及体重，检查有无水肿及其他异常。对上次辅助检查结果异常者进行复查。

3. 复查胎位，听胎心，注意胎儿大小、宫底高度及腹围，判断是否与妊娠周数相符。

4. 进行妊娠期保健宣传教育，预约下次复诊日期。

三、妊娠期保健指导

同妊娠早、中晚期健康教育。

四、孕妇管理

根据中华人民共和国国家卫生和计划生育委员会的要求，我国已普遍实行孕产期系统保健的三级管理，推广使用孕产妇系统保健手册，对高危妊娠进行筛查、监护和管理。

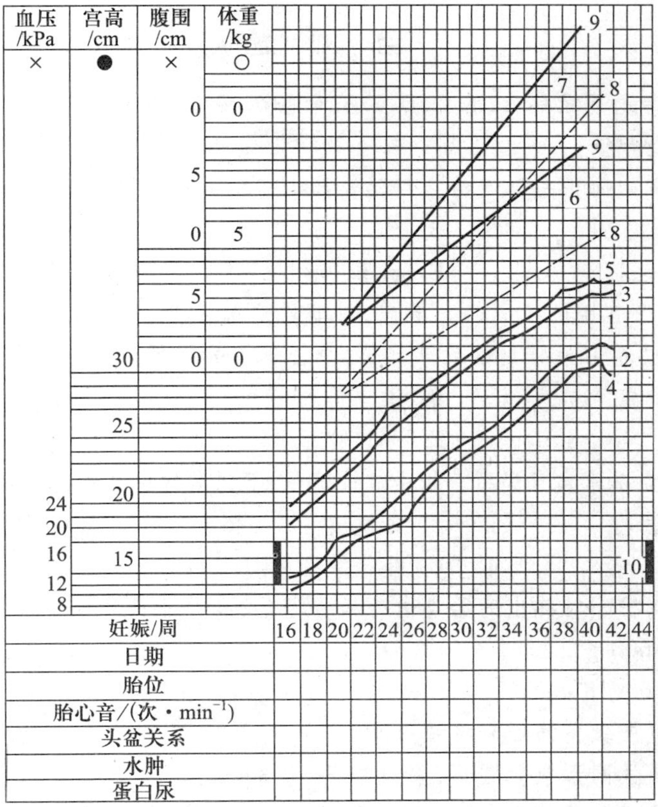

图 4－18 妊娠图

1. 宫高正常区 2. 胎龄小样儿宫高警戒区 3. 胎龄大样儿宫高警戒区
4. 胎龄小样儿宫高异常区 5. 胎龄大样儿宫高异常区 6. 腹围正常区
7. 体重正常区 8. 腹围警戒线 9. 体重警戒线 10. 血压正常区

（一）实行孕产期系统保健的三级管理

城市开展医院三级分工（市、区、街道）和妇幼保健机构三级分工（市、区、基层卫生院），实行孕产妇划片分级分工，并健全相互间挂钩、转诊等制度。农村也开展三级分工（县医院和县妇幼保健站、乡卫生院、村妇幼保健人员）。通过三级分工对全体孕产妇负责。

（二）使用孕产妇系统保健手册，加强对孕妇的系统管理

通过使用孕产妇系统保健手册，加强对孕妇的系统管理，以提高产科防治质量，降低三率（孕产妇病死率、围生儿病死率和病残儿出生率）。

（三）对高危妊娠的筛查、监护和管理

通过确诊早期妊娠时的初步筛查及每次产前检查，及时筛查出具有高危因素的孕妇，进行重点监护和管理。

自 测 题

一、以下每道考题下面有 A、B、C、D、E 五个备选答案，请从中选择一个最佳答案。(A1、A2 型题)

1. 孕 12 周的孕妇向护士询问临床可闻及胎心音的时间，护士回答正确的是(　　)。
   A. 孕 16 周　　B. 孕 20 周　　C. 孕 24 周
   D. 孕 28 周　　E. 孕 32 周
2. 受精卵可在子宫腔的不同部位着床，甚至在子宫腔以外着床，导致异位妊娠。一名早期妊娠的妇女咨询受精卵最常见的着床部位，护士正确的回答应是(　　)。
   A. 子宫腔前壁　　B. 子宫角　　C. 子宫颈
   D. 子宫底　　E. 子宫腔后壁
3. 孕 12 周，胎盘基本发育成型。护士应该清楚，下列结构中与胎盘形成无关的是(　　)。
   A. 羊膜囊壁　　B. 底蜕膜　　C. 滋养层
   D. 壁蜕膜　　E. 叶状绒毛膜
4. 足月分娩后，护士对娩出的胎盘进行检查评估，有关胎盘特点不包括(　　)。
   A. 重 500 ~ 600 g
   B. 直径为 16 ~ 18 cm
   C. 胎儿面中央或稍偏处有脐带附着
   D. 胎盘一般呈圆形或椭圆形，中间厚，边缘薄
   E. 分为母体面和胎儿面，母体面光滑，有 20 个左右的胎盘小叶
5. 孕妇向护士询问羊水有哪几项功能，下列回答不正确的是(　　)。
   A. 保护胎儿不受外来损伤　　B. 保持羊膜腔内温度恒定
   C. 使胎儿在宫内有一定的活动度　　D. 羊水可以抑制血液的凝固
   E. 破膜后羊水可润滑和清洁产道
6. 胎头有 7 块颅骨，骨与骨之间的颅缝汇合成囟门，其中前囟门由 4 条颅缝汇合而成，与前囟门无关的颅缝是(　　)。
   A. 冠状缝　　B. 矢状缝　　C. 额缝
   D. 人字缝　　E. 以上皆有关
7. 护士对刚出生的新生儿进行评估时发现，其身长约 45 cm，体重约 2 800 g，估计新生儿的孕龄为多少周(　　)。
   A. 32 周末　　B. 36 周末　　C. 40 周
   D. 40 周以上　　E. 不能估计
8. 护士应该清楚，下列不能用来确定妊娠的是(　　)。
   A. 胎心　　B. 胎动　　C. 子宫增大，HCG 阳性
   D. 黄体酮试验有阴道出血　　E. 黑加征
9. 为妊娠 8 周妇女进行护理评估检查，不会发现(　　)。
   A. 子宫颈软，呈紫蓝色
   B. 早孕反应

C. 妊娠试验阳性

D. B 型超声可见妊娠环

E. 子宫体增大，于耻骨联合上方可扪及

10. 妊娠 20～36 周的孕妇行产前检查，护士应指导其每几周检查 1 次(　　)。

A. 1　　B. 2　　C. 3

D. 4　　E. 5

11. 护士为孕 24^{+3} 周孕妇行产前检查，查及胎心率为 142 次/min，胎心位于左上腹，子宫底部触及一圆而硬的胎体，耻骨联合上方为胎臀，有关该孕妇情况的判断，正确的是(　　)。

A. 6^{+} 月孕，胎心异常

B. 6^{+} 月孕，臀位，胎心异常

C. 24^{+3} 周孕，胎心正常，胎位异常

D. 24^{+3} 周孕，胎心异常

E. 24^{+3} 周孕，胎位正常，胎心正常

12. 为孕妇行产前检查，护士根据四步触诊的检查结果进行预判，正确的是(　　)。

A. 第三步触及胎头者为臀先露

B. 第二步触及胎臀者为横位

C. 第三步触及软而宽的胎儿部分为头先露

D. 第一步触及圆而硬的胎儿部分为头先露

E. 第四步感觉胎头活动时为入盆较好的表现

13. 护士为一孕妇进行妊娠期指导，关于正常的胎心率，该孕妇的下列说法中表明她已理解了护士的指导的是(　　)。

A. 120～160 次/min　　B. 100～120 次/min　　C. 80～120 次/min

D. 100～160 次/min　　E. 160～180 次/min

14. 为孕 29 周妇女测量体重，护士发现每周体重增加超过的指标应报告医生的是(　　)。

A. 0.25 kg　　B. 0.5 kg　　C. 0.75 kg

D. 1.0 kg　　E. 1.25 kg

15. 张某，25 岁，末次月经为 2007 年 6 月 12 日，护士为其推算预产期，下列正确的是(　　)。

A. 2008 年 3 月 5 日　　B. 2008 年 3 月 19 日　　C. 2008 年 2 月 5 日

D. 2008 年 2 月 19 日　　E. 2008 年 3 月 21 日

二、以下提供若干个案例，每个案例下设若干个考题。请根据各考题题干所提供的信息，在每道下面的 A、B、C、D、E 五个备选答案中选择一个最佳答案。(A3 型题)

(1～3 题共用题干)

28 岁，初孕妇，行产前检查，护士评估时发现子宫底脐与剑突之间，胎背位于腹部左侧，头先露，固定。

1. 估计其妊娠周数为(　　)。

A. 孕 24 周　　B. 孕 28 周　　C. 34 周

D. 孕 36 周　　E. 孕 40 周

2. 估计该孕妇胎心听诊最清晰的位置应是(　　)。

A. 右上腹　B. 左上腹　C. 脐周围
D. 左下腹　E. 右下腹

3. 护士为上述孕妇听诊胎心音，有时还可闻及下列其他杂音，护士应该清楚，与母体脉搏频率相同的是（　　）。

A. 胎心音　B. 脐带血流杂音　C. 肠鸣音
D. 胎动杂音　E. 子宫血流杂音

三、以下提供若干组考题，每组考题共同使用在考题前列出的A、B、C、D、E五个备选答案，请从中选择一个与考题关系密切的答案。每个备选答案可能被选择一次、多次或不被选择。（B型题）

（1~3共用备选答案）

A. 孕5周　B. 孕12~16周　C. 孕16周
D. 孕20周　E. 孕24周

1. 子宫底在脐上一指，其妊娠周数大约为（　　）。
2. 可以在四步触诊时分辨胎儿胎头、胎臀、胎背及四肢的妊娠周数是（　　）。
3. B型超声可见妊娠环，其妊娠周数大约为（　　）。

（4~6共用备选答案）

A. 8.5~9.5 cm　B. 10 cm　C. 18~20 cm
D. 23~26 cm　E. 25~28 cm

4. 髂棘间径平均值为（　　）。
5. 骶耻外径平均值为（　　）。
6. 坐骨结节间径平均值为（　　）。

（7~8共用备选答案）

A. LOA　B. LOT　C. LSA
D. RSA　E. LSP

7. 孕36周，产前检查胎背位于母体腹部左侧，胎心位于左上腹，子宫底可触及浮球感，其胎方位有可能是（　　）。
8. 护士为产妇行肛口检查，发现矢状缝位于骨盆的右斜径上，前囟门位于骨盆的右后方，其胎位为（　　）。

四、以下每道考题下面有A、B、C、D、E五个备选答案，请从中选择所有正确的答案。（X型题）

1. 护士向孕妇解释胎盘的功能，下面观点正确的是（　　）。

A. 气体交换功能是经扩散作用进行的
B. 胎盘可将胎儿代谢废物排入母血而排出
C. 正常胎盘可防御一切病原体
D. 胎盘所分泌的HCG于停经8~10周达高峰值
E. 胎儿生长发育所需营养由母体经胎盘供给

2. 门诊护士为孕妇进行妊娠期保健宣传教育，叙述妊娠期母体血液系统生理变化，不正确的是（　　）。

A. 血容量增多，孕 36~40 周达高峰

B. 白细胞减少

C. 红细胞沉降率减慢

D. 血液处于低凝状态

E. 血细胞增多约 500 mL，血浆增多约 1 000 mL，血液相对稀释，呈现生理性贫血

3. 可以帮助护士估计骨盆出口平面大小的径线为(　　)。

A. 骶耻外径　　B. 坐骨棘间径　　C. 坐骨结节间径

D. 后矢状径　　E. 耻骨弓角度

五、病例分析

1. 女，28 岁，已婚。因"停经 45 d，自觉恶心、呕吐 3 d"就诊。该妇女既往月经规律，现停经 45 d，近 3 d 晨起后感恶心，时有呕吐，停经 40 d 曾行"早早孕"试纸检查，结果为阴性。查体：一般情况可，乳房发育正常。妇科检查：外阴、阴道着色、变软，子宫饱满、软，双附件未及异常。该妇女有生育要求。请问：

(1) 为明确诊断，应建议进行哪些辅助检查？

(2) 如何向该妇女进行健康宣传指导？

2. 女，27 岁，已婚。孕$_3$产$_2$，因"孕 5 月，要求产前检查"就诊。该孕妇既往月经规律。停经 40 d 余自觉恶心、呕吐，持续 2 个月后自行消失，在我院门诊诊断为"早期妊娠"，妊娠早期无阴道流血、无腹痛，无"感冒"发热服药史，无射线毒物接触史。停经 4 个多月自觉胎动。

请问：

(1) 如何协助医生完成孕妇的体格检查？

(2) 如何向该孕妇进行健康宣传指导？

(杨　峥)

第五章　分娩期妇女的护理

学习要点

1. 熟悉影响分娩的因素及其相互作用。
2. 掌握临产的判断。熟悉分娩机制。
3. 掌握产程的分期。能正确评估各个产程。掌握各产程的护理。
4. 掌握新生儿 Apgar 评分的内容及其方法。

分娩期妇女的护理

情景设置

王某,29 岁,孕$_1$产$_0$,孕 40 周。因阵发性下腹部疼痛 2 h 入院。查体:体温 36.8 ℃,脉搏 88 次/min,血压 13.3/9.3 kPa(100/70 mmHg)。神志清楚,心肺检查无异常。产科检查:宫底高度 32 cm,腹围 98 cm,胎位 LOA,胎心率 144 次/min,子宫收缩(40 ~ 45) s/(4 ~ 5) min。

作为一名护理人员,你认为:① 该孕妇是否已经临产? ② 据现有病史还需进一步收集评估哪些资料? ③ 该孕妇目前存在的护理问题有哪些? ④ 给予介绍病区环境及工作人员职责外,还应该为孕妇提供哪些护理措施?

分娩(delivery)是指妊娠满 28 周及其以后,胎儿及其附属物由母体全部娩出的过程。妊娠满 37 周至不满 42 周之间分娩者,称为足月产(term delivery);妊娠满 28 周至不满 37 周之间分娩者,称为早产(premature delivery);妊娠满 42 周及其以后分娩者,称为过期产(postterm delivery)。于此期间分娩的新生儿分别称为足月产儿、早产儿以及过期产儿。

第一节　影响分娩的因素

影响分娩的因素有 4 种,即产力、产道、胎儿及待产妇的心理因素。如果这 4 种因素均正常,并且能相互适应,胎儿顺利经产道自然娩出者,为正常分娩。

一、产力

产力是指将胎儿及其附属物从子宫内逼出的力量。包括子宫收缩力(简称宫缩)、腹肌及膈肌收缩力和肛提肌收缩力。

（一）子宫收缩力

正常宫缩是子宫体部不随意、有节律的阵发性收缩。宫缩是分娩的主要产力，贯穿于整个分娩过程中。宫缩的作用能够促使子宫颈管逐渐消失、宫口扩张、胎先露下降、胎儿及其附属物娩出。正常的宫缩具有节律性、对称性、极性和缩复作用等特点。

1. 节律性　宫缩的节律性是临产的重要标志之一。每次阵缩总是由弱渐强（进行期），并维持一定时间（极期），随后再由强渐弱（退行期），直到消失进入间歇期（图 5－1）。阵缩如此反复，直到分娩全过程结束。宫缩时子宫肌壁血管及胎盘受压，致使子宫血流量减少，对胎儿造成短暂的、轻微的缺氧状态；间歇期，子宫肌肉基本松弛，子宫血流量恢复到原来的水平，胎盘血液循环亦恢复。宫缩的节律性对胎儿有利。

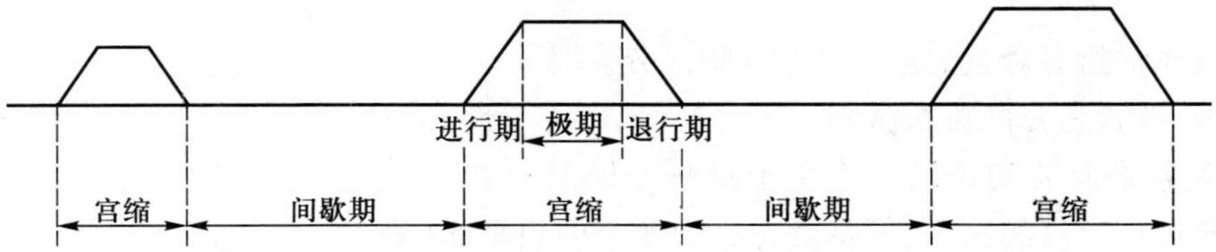

图 5－1　正常宫缩节律性示意图

临产开始时，宫缩持续约 30 s，间歇期 5～6 min，宫缩时宫腔压力升高至 3.3～4.0 kPa；随着产程进展，宫缩逐渐增强，表现为宫缩持续时间逐渐延长，强度逐渐增加，间歇期逐渐缩短。当宫口开全之后，宫缩持续可达 60 s，间歇期仅为 1～2 min，宫腔压力升高可达 13.3～20.0 kPa。

2. 对称性和极性　正常宫缩起自两侧子宫角，先以微波形式左右对称地迅速向子宫底中线集中，然后向子宫下段扩散，约 15 s 均匀遍及整个子宫，引起协调一致的宫缩，称为宫缩的对称性。宫缩时以子宫底部最强、最持久，向下则逐渐减弱，子宫底部收缩力的强度约是子宫下段的 2 倍，此为宫缩的极性（图 5－2）。

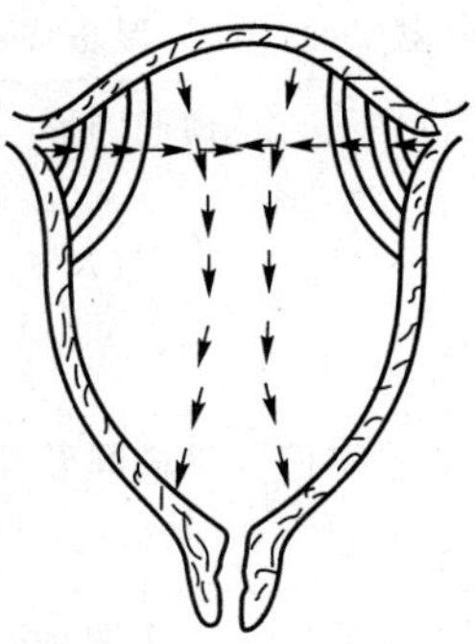

图 5－2　宫缩的对称性和极性

3. 缩复作用　每次宫缩时，子宫体部肌纤维短缩变宽；宫缩之后，肌纤维虽然重新松弛，但不能完全恢复到原来的长度。经过反复收缩，肌纤维越来越短，这种现象称为缩复作用。随着产程进展，缩复作用使子宫腔内容积逐渐缩小，迫使子宫颈管逐渐展平直至消失，子宫颈口逐渐开大和胎先露不断下降。

（二）腹肌、膈肌收缩力

腹肌、膈肌收缩力合称腹压，是第二产程时娩出胎儿的重要辅助力量。当宫口开全后，胎先露已下降至阴道。每当宫缩时，胎先露部或前羊水囊压迫骨盆底组织与直肠，反射性地引起排便动作，产妇主动屏气向下用力。腹肌及膈肌收缩使腹内压增高，辅助胎儿娩出（图 5－3）。产妇在第二产程，特别是第二产程末期配合宫缩时使用腹压，可顺利娩出胎儿；否则，易使产妇疲劳、子宫颈水肿，致使产程延长。腹压在第三产程还可以促使胎盘娩出。

(三)肛提肌收缩力

肛提肌收缩力能协助胎先露完成内旋转和仰伸等动作,协助胎头娩出。胎儿娩出后,肛提肌收缩力还能协助胎盘娩出。

二、产道

产道是胎儿娩出的通道,包括骨产道和软产道两部分。

(一)骨产道

骨产道通常指真骨盆,是产道的重要部分。骨产道的大小、形状与分娩关系密切。

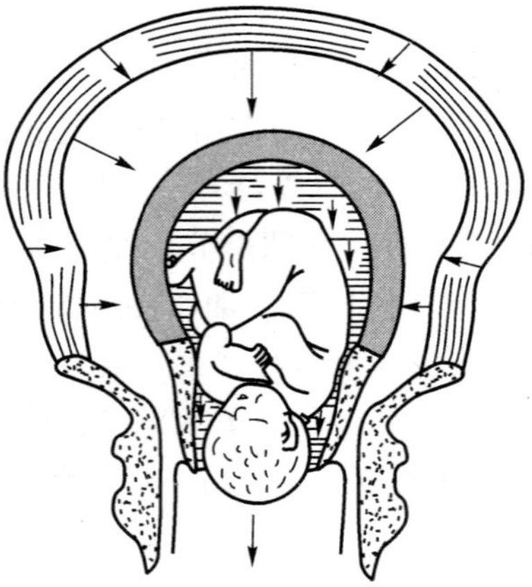
图 5-3 腹肌、膈肌收缩

1. 骨盆各平面及其径线 为便于理解分娩时胎先露部通过骨产道的过程,可将骨盆分为3个假想平面(表5-1)。

表 5-1 骨盆各平面形态特点及其主要径线

骨盆平面	形态特点	主要径线	平均值/cm	起点	止点
上口平面	横椭圆形	前后径(真结合径)	11	耻骨联合上缘中点	骶骨岬前缘正中
		斜径	12.75	骶髂关节	对侧髂耻隆突
		横径	13	左右两髂耻线间的最大距离	
中骨盆平面	纵椭圆形	前后径	11.5	耻骨联合下缘中点	骶骨下端
		横径	10	左侧坐骨棘	右侧坐骨棘
下口平面	两个共底边不同平面的三角形	前后径	9.5	耻骨联合下缘中点	骶尾关节
		横径	9	左侧坐骨结节	右侧坐骨结节
		前矢状径	6	耻骨联合下缘	出口横径中点
		后矢状径	8.5	骶尾关节	出口横径中点

(1)骨盆上口平面 即真假骨盆的分界面。有4条径线(图5-4)。其中,前后径亦称真结合径,平均值为11 cm,是胎先露部进入骨盆上口的重要径线,其长短与分娩关系密切。

(2)中骨盆平面 是骨盆腔内的最小平面或最狭窄平面。其前方为耻骨联合下缘,两侧为坐骨棘,后方为骶骨下端。此平面有前后径和横径两条径线(图5-5)。横径亦称坐骨棘间径,平均值约为10 cm,是产科临床重要的径线。

(3)骨盆下口平面 前为耻骨联合下缘,两侧边为耻骨降支和骶结节韧带,后为骶尾关节。它有4条径线(图5-6)。下口横径亦称坐骨结节间径,平均值约为9 cm,是胎先露部通过骨盆下口的重要径线。

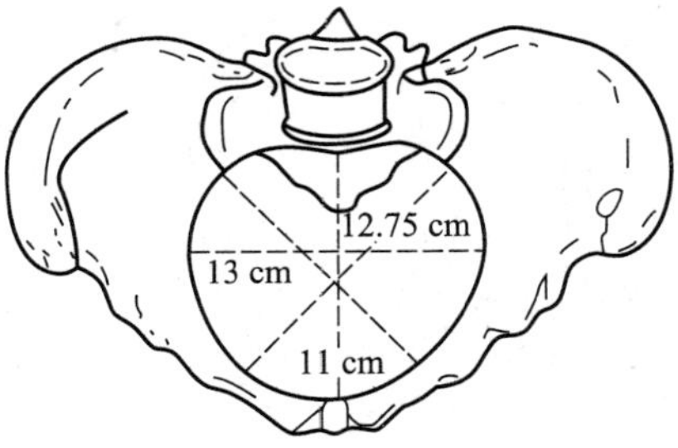

图 5－4 骨盆上口平面及径线

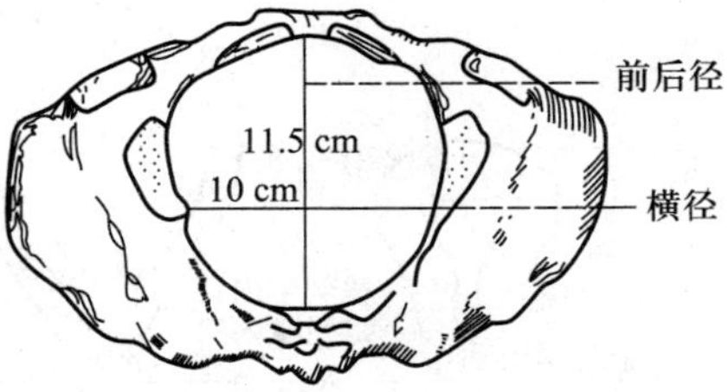

图 5－5 中骨盆平面及径线

若下口横径稍短，而下口后矢状径较长，两条径线值相加＞15 cm 时，正常大小的胎头可通过后三角区经阴道娩出。

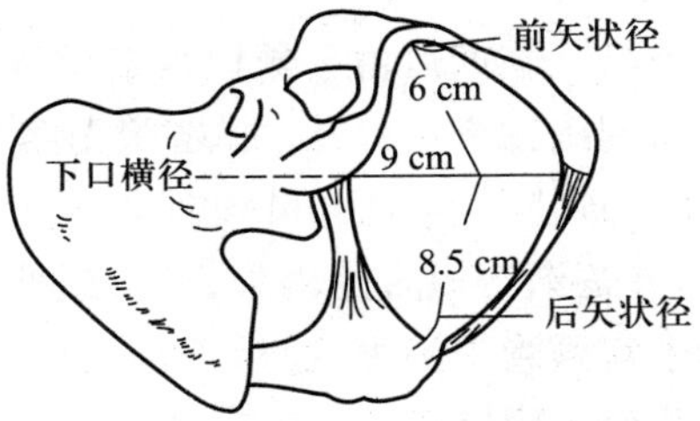

图 5－6 骨盆下口平面及径线

2. 骨盆轴与骨盆倾斜度

（1）骨盆轴 是连接骨盆各个假想平面中点的曲线，又称产轴。此轴上段向下向后，中段向下，下段向下向前（图 5－7）。分娩时胎儿即沿此轴娩出。

（2）骨盆倾斜度 妇女直立时，骨盆上口平面与地平面所形成的角度，称骨盆倾斜度，一般为 60°（图 5－8）。若角度过大，会影响胎头衔接。

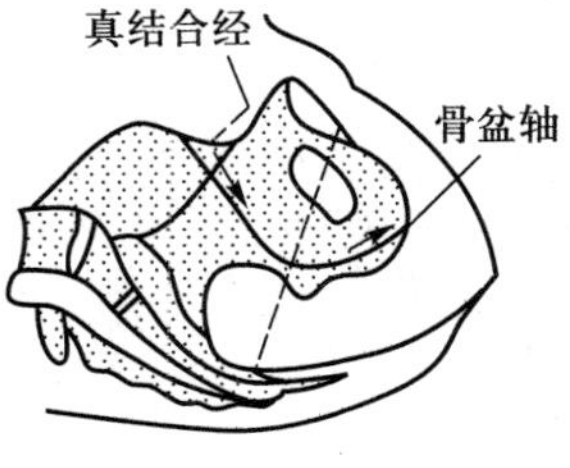

图 5－7 骨盆轴示意图

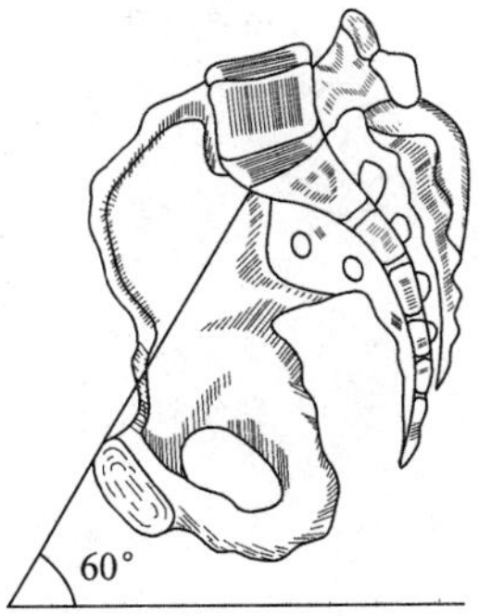

图 5－8 骨盆倾斜度示意图

（二）软产道

软产道是由子宫下段、子宫颈、阴道及骨盆底软组织构成的弯曲管道。

1. 子宫下段的形成 子宫下段由子宫峡部形成。子宫峡部在非妊娠时长约 1 cm，于妊娠 12 周后逐渐扩展成为子宫腔的一部分，至妊娠末期被拉长、变薄，形成子宫下段。临产后宫缩使子宫下段进一步拉长，达 7～10 cm，成为软产道的一部分。由于子宫肌纤维的缩复作用，子宫上段的肌层越来越厚，子宫下段被牵拉扩张越来越长（图 5－9）。由于子宫上、下段的肌壁厚薄不同，在两者之间的子宫内面有一环状隆起，称生理性缩复环（图 5－10）。

2. 子宫颈的变化 妊娠后子宫颈变软，初产妇的子宫颈外口仅容 1 指尖，经产妇则能容

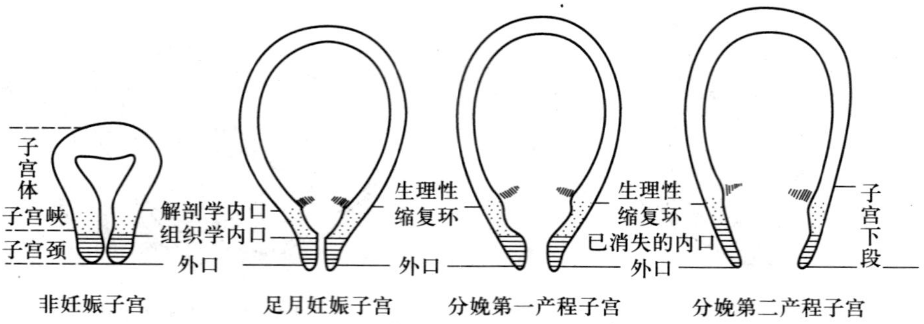

图 5－9 宫口扩张及子宫下段的形成

纳 1 指。临产后由于规律宫缩牵拉子宫颈内口的子宫肌及周围韧带的纤维，加之胎先露部支撑前羊水囊呈楔状，致使子宫颈内口向外扩张，子宫颈管形成漏斗形，并逐渐变短直至消失，子宫颈外口逐渐扩张。初产妇子宫颈管先消失，随后子宫颈外口扩张；而经产妇则多是两者同时进行（图 5－11）。胎膜多在宫口近开全时破裂。破膜后，胎先露部直接压迫子宫颈，使宫口进一步扩张。

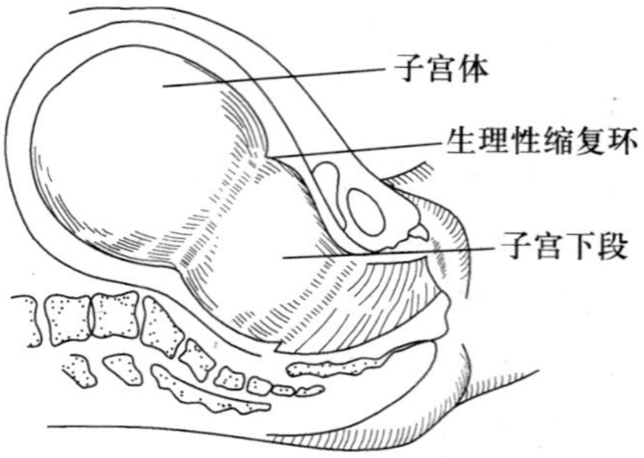

图 5－10 生理性缩复环

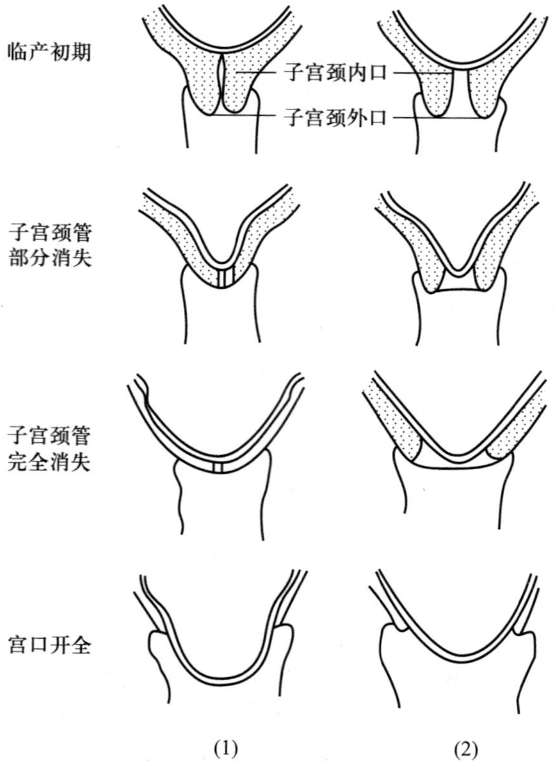

图 5－11 子宫颈管消失与宫口的扩张

（1）初产妇；（2）经产妇

3. 骨盆底、阴道及会阴的变化　胎先露部与前羊水囊将阴道上部撑开，破膜后胎先露下降直接压迫骨盆底，使软产道下段形成一个向前弯曲、后壁长、前壁短的筒，阴道外口开向前上方。肛提肌向下及向两侧扩展，使会阴中心腱变薄以利胎儿通过。阴道及骨盆底的结缔组织和肌纤维在妊娠期增生肥大，血管变粗，血运丰富，使会阴于临产后可承受一定压力。但是，分娩时如果保护会阴不当，也容易造成损伤。

三、胎儿

胎儿的发育和胎位也是影响分娩的重要因素，前者包括胎儿大小及有无畸形。

（一）胎儿大小

在分娩过程中，胎儿较大时其头径线亦大，或胎儿过熟时颅骨变硬，胎头的可塑性变小，即使骨盆径线正常，也可引起相对性头盆不称而造成难产。胎头是胎体的最大部位，也是胎儿通过产道最困难的部分。

（二）胎位

头位时，在分娩过程中颅骨重叠，使胎头变形、周径变小，较易通过产道，产程进展顺利。臀位时，胎臀先娩出，其周径小于胎头，产道不能充分扩张，且胎头娩出时无变形机会而致娩出困难。横位时，胎体纵轴与骨盆轴垂直，足月活胎不能通过产道，对母儿威胁极大。

（三）胎儿畸形

若胎儿畸形造成某一部分异常发育，如联体儿、脑积水等，由于胎体或胎头过大，通过产道常发生困难。

四、待产妇的心理因素

分娩虽然是一个生理过程，从比较生理学来看，社会、文化、心理因素对妊娠及分娩无疑是有重大影响的，而且随着分娩的临近，大多数产妇会担心自己能否顺利分娩，担心临产后是否能承受分娩的阵痛以及担心新生儿的健康等。所以分娩过程对母儿都是重大的心、身应激。母体对应激的反应主要是恐惧和焦虑，这些又可影响分娩过程。母体心理应激可经交感神经中介，影响子宫血液供应而影响胎儿的供氧。

英国产科医生 Rend 提出，要自然分娩须解除恐惧、紧张和疼痛综合征。产妇因恐惧而产生一种紧张的心理状态，而紧张会对分娩时的肌肉活动产生拮抗作用，造成肌肉痉挛并增加疼痛的感觉；疼痛引起更多的恐惧，恐惧又使产妇更加紧张，如此产生恶性循环。因此在分娩过程中，产妇的心理状态对分娩影响很大。如产妇了解分娩过程，掌握松弛的技巧，避免产生紧张、恐惧和疼痛综合征，将有助于产妇减轻宫缩引起的疼痛，较顺利地分娩。

第二节　正常分娩妇女的护理

正常分娩是从子宫有规律性收缩开始至胎盘娩出为止的生理过程。

一、枕先露的分娩机制

胎先露部通过产道娩出时，为了适应产道各个平面的大小及形态而被动地进行一系列适应性的转动，以其最小径线通过产道的全过程，称为分娩机制。它是胎儿、产道、产力矛盾交替转化统一的过程。临床上枕先露占 95.55% ~97.55%，又以枕左前位最多见，故此以枕左前位的分娩机制为例作详细说明（图 5－12）。

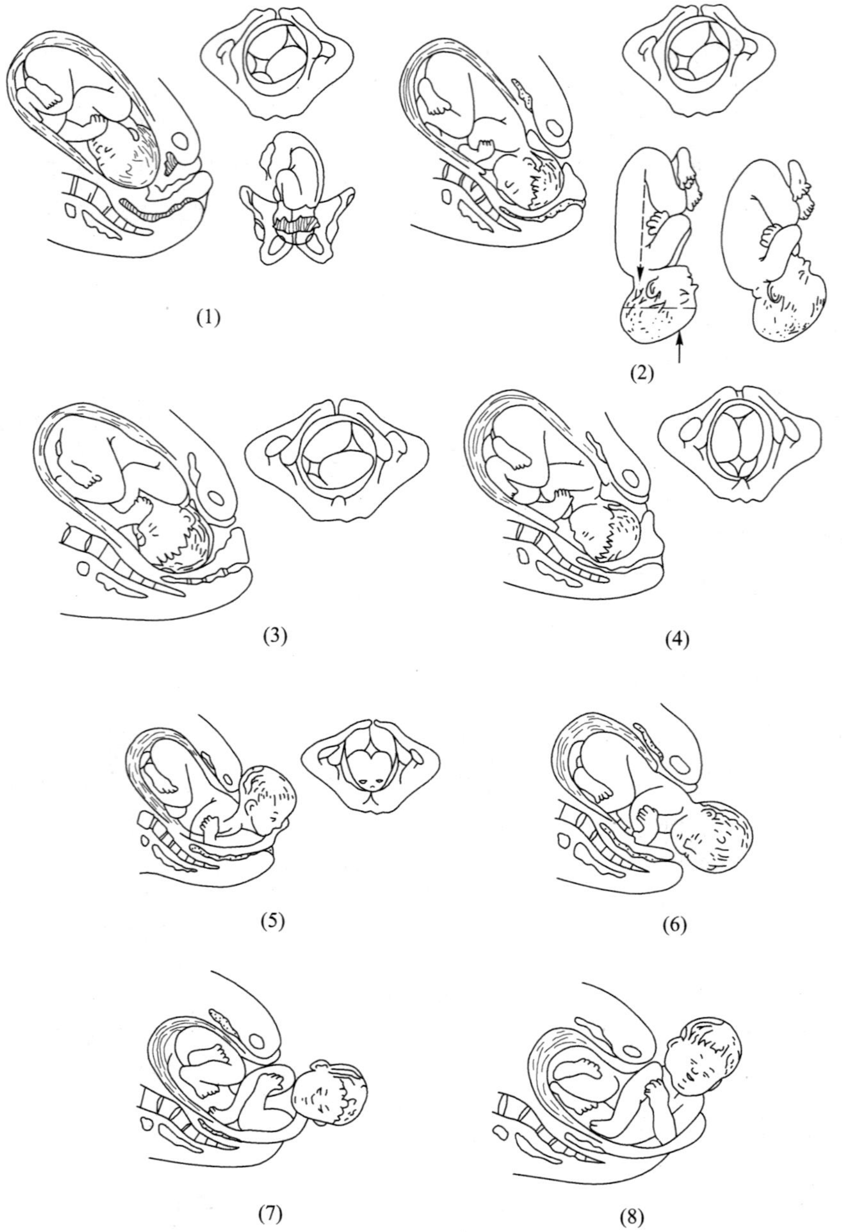

图 5－12 枕左前位的分娩机制

（1）衔接；（2）下降、俯屈；（3）继续下降及内旋转；（4）内旋转完成；（5）胎头仰伸；（6）胎头复位及外旋转；（7）前肩娩出；（8）后肩娩出

（一）衔接

衔接又称入盆，是指胎头双顶径进入骨盆入口平面，胎头颅骨最低点接近或达到坐骨棘水平[图5-12(1)]。胎头进入骨盆上口时呈半俯屈状态，以枕额径衔接。由于枕额径大于骨盆上口前后径，胎头矢状缝坐落在骨盆上口右斜径上，枕骨位于骨盆左前方。初产妇多在预产期前1~2周内衔接，如初产妇临产后胎头仍未衔接，应警惕是否有头盆不称；经产妇多在分娩开始后胎头衔接。

（二）下降

临产后，胎头沿骨盆轴前进的动作，称为下降。胎头下降的程度是判断产程进展的重要标志之一。下降动作呈间歇性，宫缩时前进，间歇期少许退回。初产妇因为宫口扩张缓慢和软组织阻力大，胎头下降速度较经产妇慢。

（三）俯屈

当胎头以枕额径进入骨盆腔后，继续下降至骨盆底时，处于半俯屈状态的胎头枕部遇到肛提肌的阻力，借杠杆作用进一步俯屈，变胎头衔接时的枕额径为枕下前囟径，以适应产道的最小径线，有利于胎头进一步下降[图5-12(2)]。

（四）内旋转

胎头围绕骨盆纵轴旋转，使其矢状缝与中骨盆及骨盆下口前后径相一致，称内旋转。内旋转使胎头适应中骨盆及骨盆下口前后径大于横径的特点，利于胎头进一步下降[图5-12(3)]。内旋转完成后，胎儿枕部自骨盆左前方向右前旋转至正枕前位，小囟门转至耻骨弓下方。胎头于第一产程末完成内旋转动作[图5-12(4)]。

（五）仰伸

胎头完成内旋转后，继续下降到达阴道外口时，宫缩、腹肌及膈肌收缩力继续迫使胎头下降，而肛提肌收缩力又将胎头向前推进，两者共同作用（合力）使胎头沿骨盆轴下段向下向前的方向转向上，胎头枕骨下部达耻骨联合下缘时，以耻骨弓为支点逐渐仰伸，胎头顶部、额、鼻、口、颏相继娩出[图5-12(5)]。

（六）复位及外旋转

胎头仰伸时，胎儿双肩径即进入骨盆上口左斜径，并沿骨盆左斜径下降。胎头娩出后，为使胎头与胎肩恢复正常关系，枕部向左侧旋转45°时，称为复位。胎肩在盆腔内继续下降，前（右）肩向前向中线旋转45°，使胎儿双肩径转成与骨盆下口前后径相一致的方向，枕部随之在外继续向左旋转45°，以保持胎头与胎肩的垂直关系，称为外旋转[图5-12(6)]。

（七）胎儿娩出

胎头完成外旋转后，胎儿前（右）肩在耻骨弓下娩出[图5-12(7)]；继之，后（左）肩从会阴前缘娩出[图 5-12(8)]。胎儿双肩娩出后,胎体及四肢也随之娩出。

二、临产诊断

临产开始的标志是有规律的宫缩且逐渐增强,同时伴随进行性子宫颈管消失、宫口扩张和胎先露下降。

三、产程分期

分娩全过程是从规律宫缩开始至胎儿胎盘娩出为止,简称总产程。临床上一般分为以下3个时期。

(一)第一产程(宫口扩张期)

从出现规律宫缩开始,到宫口开全为止。初产妇的宫口较紧,扩张速度较慢,需 11~12 h;经产妇的宫口较松,扩张速度较快,需 6~8 h。

(二)第二产程(胎儿娩出期)

从子宫口开全到胎儿娩出为止。初产妇需 1~2 h;经产妇一般数分钟即可完成,但也有长达 1 h 者。

(三)第三产程(胎盘娩出期)

从胎儿娩出到胎盘娩出为止。需 5~15 min,一般不超过 30 min。

四、第一产程妇女的护理

(一)护理评估

1. 健康史　护理人员通过询问或阅读产前检查记录,了解产妇一般资料、过去妊娠史、一般健康状况、家族史、此次妊娠经过,重点评估有无高危因素、阴道流血或流液以及规律宫缩开始的时间、频率及强弱。

2. 身体评估

(1)宫缩　评估宫缩的持续和间隔时间、强度以及特性是否正常等。临产初期,宫缩力弱,持续时间较短(约 30 s),间歇时间较长(5~6 min)。随着产程进展,宫缩不断增强,且持续时间逐渐延长(50~60 s),间歇时间逐渐缩短(2~3 min)。当宫口接近开全时,宫缩持续时间可达 60 s 或以上,而间歇期仅 1 min 或稍长。

(2)宫口扩张和胎先露下降　临床上可通过肛门检查或阴道检查来确定宫口扩张程度、胎先露下降程度以及胎位。随着宫缩逐渐增强,子宫颈管逐渐短缩、展平,宫口缓慢扩张。宫口开大 10 cm 称宫口开全,此时子宫颈口边缘消失,子宫下段及阴道形成宽阔的管腔,以便于胎头通过。

宫口扩张速度有一定的规律性,可分为潜伏期和活跃期。潜伏期是指从规律宫缩开始至宫口扩张 3 cm。此期宫口扩张较慢,平均每 2~3 h 开大 1 cm,需 8~16 h。活跃期是指宫口开大 3 cm 至宫口开全。此期宫口扩张明显加快,需 4~8 h。活跃期又分 3 期:① 加速期:即从宫口扩张 3 cm 至 4 cm，需 1.5 ~ 2 h；② 最大加速期：从宫口扩张 4 cm 至 9 cm，约需 2 h；③ 减速期：从宫口扩张 9 cm 至 10 cm，需 30 min。

宫口扩张的同时，胎先露逐渐下降，其下降程度是决定能否经阴道分娩的重要指征。判断胎先露下降程度时，以坐骨棘平面为标志。胎头颅骨最低点平坐骨棘平面时，以“0”表示；在坐骨棘平面上 1 cm 时，用“ -1”表示；在坐骨棘平面下 2 cm 时，用“ +2”表示，以此类推（图 5 -13）。

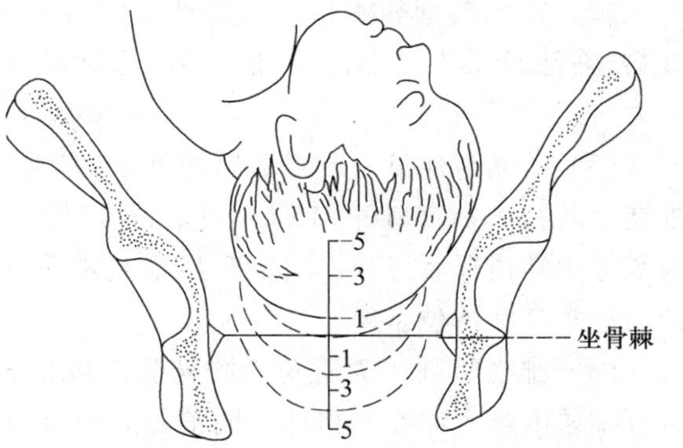

图 5 -13　胎先露高低的判定（单位/cm）

（3）胎心　评估胎心的频率、有无节律等。正常胎心率为 120 ~ 160 次/min。宫缩时因为子宫胎盘血流量减少，胎心率可减慢；宫缩间歇期，子宫肌壁完全放松，胎心率又恢复正常。

（4）胎膜破裂　宫缩时，子宫腔内的压力增高，胎先露下降，其周缘与骨盆腔紧贴，将羊水阻断为前、后两部分。在胎先露前面的羊水量不多，约 100 mL，称前羊水，形成前羊水囊。当宫缩继续增强时，前羊水囊的压力增加到一定程度，胎膜破裂，称破膜。破膜多发生在宫口接近开全时。评估胎膜是否破裂、破裂时间、羊水的性质和量等。

（5）疼痛　通过交谈，评估产妇对疼痛的敏感性和耐受性，有无呻吟、哭泣、喊叫不停等表现。评估产妇是否了解疼痛产生的原因及应对方法。

3. 心理社会资料　主要评估产妇对分娩的反应，如紧张、恐惧、焦虑；对分娩的期望以及家庭支持系统的状况。另外，心理社会的评估还包括产妇的年龄、产次、婚姻状况、社会地位、文化背景等。

4. 辅助检查　通过实验室检查，了解产妇有无贫血、肝肾功能异常等；利用胎儿监护仪监测胎儿宫内状况。

（二）护理诊断/合作性问题

1. 舒适改变　与宫缩、环境嘈杂、膀胱充盈、胎膜破裂等有关。
2. 疼痛　与宫缩有关。
3. 焦虑　与知识缺乏、担心胎儿和自身健康有关。

（三）护理目标

1. 产妇表现出较为放松的行为，自诉疼痛减轻，舒适感增加。
2. 产妇能说出正常分娩的过程，并主动参与和积极配合控制产程，焦虑程度减轻或消失。

（四）护理措施

1. 一般护理

（1）提供良好的休养环境　病房应保持安静、整洁，尽量减少探视。床单位保持干净平整。除了检查需要外，病房和待产室光线应柔和，尽量采用自然光或桌头灯。护理人员与产妇交流时，态度应和蔼，语气温和，语速适中。需要进行产科检查前，护理人员应做好解释工作，以缓解产妇紧张、焦虑的情绪。

（2）补充热量和水分　鼓励产妇在宫缩间歇期少量多次进食高热量、易于消化的清淡食物，并注意摄入足够的水分。不能进食者，必要时按医嘱静脉输液，以保证充沛的精力和体力。

（3）活动与休息　临产后宫缩不强、未破膜者，可指导产妇在室内适当活动，以促进产程进展。若初产妇宫口开大 5 cm 以上，经产妇宫口已开大 3 cm，或有胎膜早破、阴道流血、头晕、眼花等异常情况者，应卧床待产，尽量左侧卧位。为促进身体的舒适和放松，护理人员要协助产妇经常变换体位。

（4）排空膀胱　为避免膀胱充盈影响宫缩及胎头下降，应鼓励产妇每 2 ~ 4 h 排尿 1 次，自行排尿困难者应在严格的外阴消毒后予以导尿。

（5）灌肠　初产妇宫口扩张不足 4 cm，经产妇宫口扩张不足 2 cm 时，应给予温肥皂水灌肠，以避免在分娩时排便污染，同时通过反射作用刺激宫缩，加速产程进展。灌肠溶液为温度 39 ~ 42 ℃的 0.2% 肥皂水 500 ~ 1 000 mL。灌肠前，护理人员应向产妇解释灌肠的目的和过程。肛管插入之前，其前端应润滑，然后在宫缩间歇期缓慢插入。灌肠后，产妇有便意时，护理人员应陪伴其如厕，以免发生意外。若胎膜已破、胎位异常、胎先露部未衔接、胎儿窘迫、阴道流血、妊娠期高血压疾病、严重心脏病、有剖宫产史、宫缩过强及会阴陈旧性Ⅲ度撕裂伤等，均禁忌灌肠。

（6）清洁与舒适　一般初产妇常规行外阴备皮。频繁的宫缩使产妇全身用力而多汗，阴道分泌物及羊水外溢等使产妇感不适及疲劳，护理人员应及时帮助产妇洗脸、擦汗及更换衣服、床单、产垫，保持会阴部的清洁、干燥，以保证产妇感觉舒适并预防感染。

（7）监测生命体征　每 4 ~ 6 h 测体温、脉搏、呼吸、血压 1 次并记录。宫缩时常导致血压升高 0.67 ~ 1.3 kPa（5 ~ 10 mmHg），应在宫缩间歇时测量血压。有异常者增加测量次数并协助医生给予相应处理。

2. 观察产程

（1）观察宫缩　临床上观察宫缩的方法有 2 种，即腹部触诊和胎儿监护仪。腹部触诊的方法为：观察者将一手放于产妇腹壁上，可感觉到宫缩时子宫体部隆起变硬，持续一段时间，然后松弛变软进入间歇期。每次观察宫缩时必须连续观察 3 次宫缩，以判断宫缩持续时间、间歇时间及强度（图 5 - 14），并予以记录。使用胎儿监护仪进行监护，不仅可以描记宫缩强度、频率和持续时间，而且可以反映宫缩时胎心的变化，以确定胎儿在宫内的储备能力。

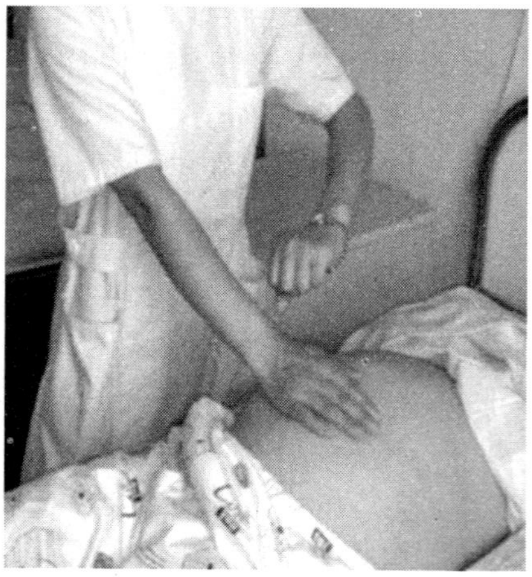
图 5 - 14　监测宫缩

（2）监测胎心音　用胎心听诊仪在宫缩间歇期听诊，听诊部位依据胎位决定，每次听诊1 min，注意胎心节律、速率及宫缩后胎心频率变化及恢复速度，并做好记录。潜伏期每 1 ~ 2 h 听一次胎心音，进入活跃期每 15 ~ 30 min 听一次，宫缩过强、过频或胎心音有异常者增加听诊次数。若胎心率持续低于 120 次/min 或高于 160 次/min 或不规律，均提示胎儿窘迫，立即协助产妇左侧卧位、吸氧，并联系医生作进一步处理。胎儿监护仪描记的胎心曲线可反映出胎心率的变异及与宫缩、胎动的关系。

（3）观察宫口扩张程度及胎先露下降程度　两者是判断产程进展的重要标志。通过肛门检查或阴道检查了解宫口扩张程度及胎先露下降程度，做好记录并绘制产程图。

肛门检查　临产后，根据胎产次、宫缩强度、产程进展情况，适时进行肛门检查（简称肛查）。初产妇临产初期隔 4 h 检查 1 次，宫缩较频者或经产妇间隔可缩短。① 肛查的目的及内容：肛查用于了解子宫颈软硬度、厚薄及宫口扩张程度，胎膜是否破裂，骨盆腔的大小，胎先露、胎位及先露下降程度。② 肛查的方法：产妇取仰卧位，两腿屈曲分开，检查者站产妇右侧。右手戴手套，或以消毒纸遮盖阴道口，示指润滑后轻轻伸入直肠内，指腹向上，沿直肠前壁触胎先露部。可在先露部中央附近摸到一圆形凹陷，来回触摸凹陷边缘即能估计宫口的开大程度（图 5 – 15），直径以 cm 或横指计算。宫口开全后，手指大多仅能触及胎先露部或羊膜囊，而摸不到子宫颈边缘。然后示指向两侧摸清坐骨棘，确定先露部的高低。③ 肛查的禁忌证：有异常阴道出血或怀疑前置胎盘者。

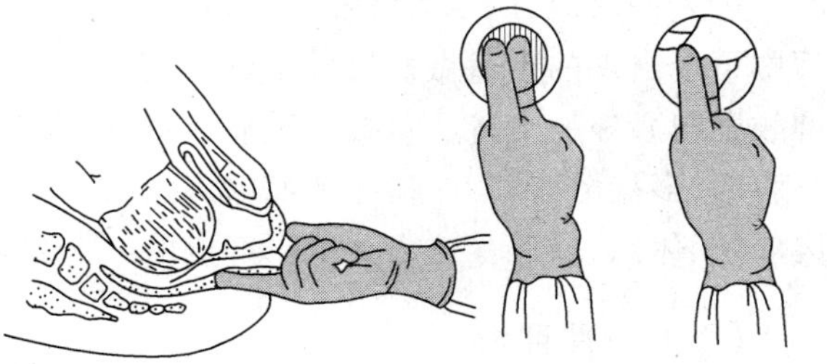

图 5 – 15　肛门检查方法

阴道检查　能直接触摸胎先露下降程度和宫口扩张程度，并能触清胎头矢状缝及前、后囟门位置确定胎位。阴道检查时必须严格消毒，避免宫内感染。

绘制产程图　以临产时间（h）为横坐标；以宫口扩张程度（cm）为纵坐标在左侧，胎先露下降程度在右侧，划出宫口扩张曲线和胎先露下降曲线绘制成产程图（图 5 – 16）。从而了解产程进展情况，以便指导产程的处理。

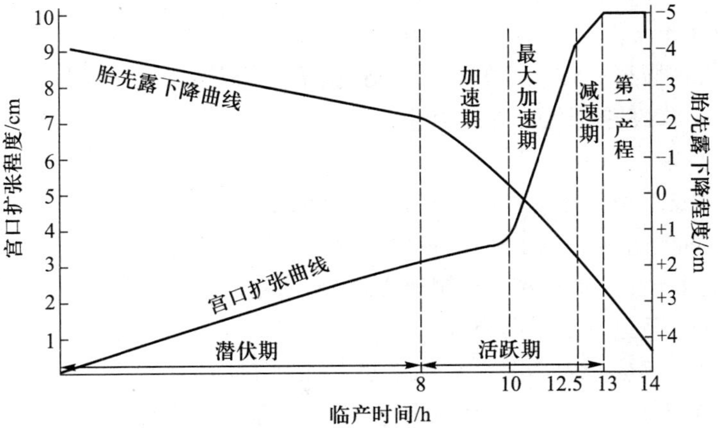

图 5 – 16　产程图

（4）破膜的护理　胎膜多在第一产程末自然破裂，前羊水流出。破膜时，应立即听胎心，并观察羊水的性状、颜色和量，记录破膜时间。若胎先露为头，羊水呈黄绿色，混有胎粪，提示胎儿窘迫，应及时给予吸氧和宫内复苏。破膜时若胎头浮动未入骨盆者，需卧床并将孕妇臀部抬高，预防脐带脱垂。破膜超过 12 h 尚未分娩者，按医嘱给予抗生素预防感染。宫口开全后胎膜仍未破裂，应行人工破膜以加速分娩，但必须注意无菌操作。

3. 心理护理　临产后产妇常见的情绪是焦虑和恐惧。护理人员要善于运用语言和非语言沟通方式，鼓励产妇诉说心中的感受并表示认同，然后给予针对性的心理疏导。待产过程中向产妇讲解分娩的过程、产程进展的状况，实施治疗、护理等操作之前应做好解释工作，对产妇及家属提出的问题给予明确而肯定的回答，以消除产妇的疑虑，鼓励产妇树立自然分娩的信心。进入产房后，应专人守护，严密观察产程进展和胎心状况，及时反馈产程进展情况。对产程中可能出现的不适做好解释工作，消除产妇不正确的认识及不良情绪，多陪伴产妇，加强精神鼓励与心理的支持。宫缩时腹痛加重，护理人员应指导产妇做均匀的腹式呼吸，或双手轻揉下腹部，多抚触产妇，或指导产妇家属进行按摩，以减轻疼痛。在宫缩间歇期，指导产妇全身肌肉放松、休息，以保存体力。取得产妇的配合，从而有利于产程的进展。

（五）护理评价

1. 产妇情绪稳定，积极配合控制产程过程。
2. 产妇疼痛减轻，舒适感增加。

五、第二产程妇女的护理

（一）护理评估

1. 健康史　详细了解第一产程的临床经过，宫口开全时间，羊水颜色、性状，膀胱是否充盈等情况。进一步确定胎方位、胎先露及先露下降程度。

2. 身体评估

（1）宫缩频而强　评估宫缩的频率及强度。胎膜破裂后，前羊水流出，胎先露下降，宫缩较前增强，可持续 1 min 以上，间歇 1 ~ 2 min。

（2）产妇屏气用腹压　评估产妇有无便意，是否主动向下屏气用力。当胎头下降至骨盆出口压迫直肠时，产妇有排便感，不自主地向下屏气用力，腹压增加，协同宫缩迫使胎头继续下降。

（3）胎头拨露及着冠　随着产程进展，会阴逐渐膨隆并变薄，肛门括约肌松弛。宫缩时胎头露出阴道口，在间歇期，胎头又缩回阴道内，称胎头拨露（图 5 – 17）。露出部分不断增大，当胎头双顶径越过骨盆出口，胎头暴露于阴道口，宫缩间歇期不再回缩，称胎头着冠（图 5 – 18）。评估胎头是否暴露于阴道口及暴露程度。

（4）会阴情况　评估产妇会阴中心腱长度、有无水肿、伸展性等。

3. 心理社会资料　进入第二产程，由于宫缩的增强和胎先露的压迫，产妇自觉不适程度加重，情绪烦躁，怀疑自己分娩的能力，自控能力下降，出现喊叫不停或不配合，担心产程延长对胎儿的健康造成影响，要求行剖宫产结束分娩。胎儿娩出后产妇先兴奋后安静。

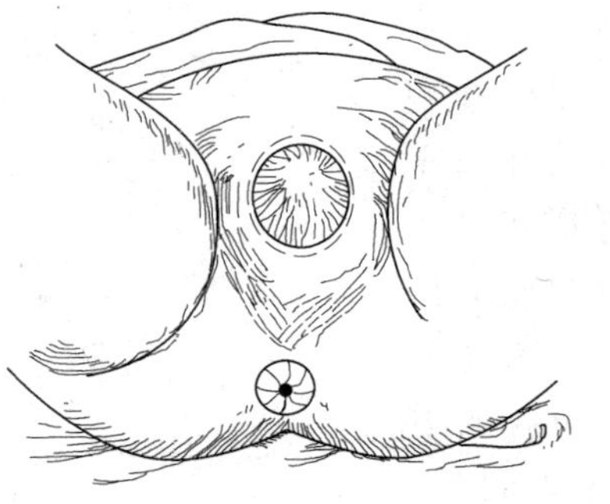

图 5-17 胎头拨露

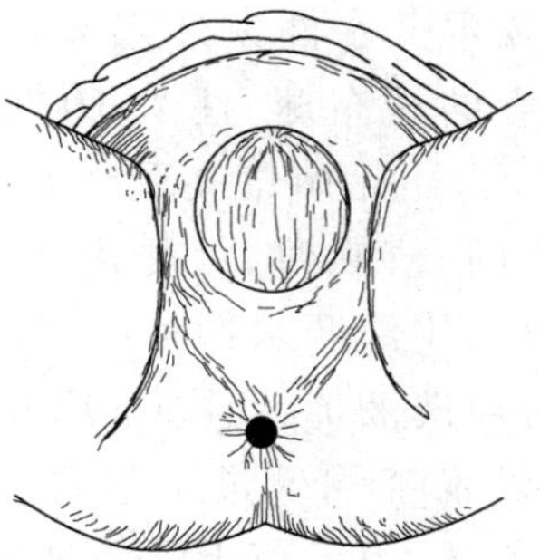

图 5-18 胎头着冠

4. 辅助检查 胎儿监护仪监测胎心率及其基线的变化，以及时发现异常情况。

（二）护理诊断/合作性问题

1. 焦虑 与缺乏顺利分娩的自信心及担心胎儿健康有关。
2. 知识缺乏 缺乏正确使用腹压的技巧。
3. 潜在并发症：胎儿窘迫。

（三）护理目标

1. 产妇情绪稳定，对分娩恢复信心。
2. 产妇能正确使用腹压，积极配合分娩过程。
3. 新生儿呼吸、心率、皮肤颜色等正常，哭声响亮。

（四）护理措施

1. 一般护理 专人守护，通过语言和非语言沟通，鼓励产妇，给予心理支持。产妇因阵痛加剧，出汗较多，应及时擦拭。在宫缩间歇期协助饮用热的饮料，必要时静脉补充能量和水分。

2. 严密观察产程 第二产程宫缩频而强，须严密监测胎心音，注意胎儿有无急性缺氧，一般 5～10 min 听胎心一次并记录，必要时用胎儿监护仪监测。如有异常，应配合医生快速行宫内复苏，尽早结束分娩。注意观察宫缩及胎先露下降情况。

3. 指导产妇正确运用腹压 腹压是第二产程重要的辅助力量，必须配合宫缩才可促进胎先露的下降。正确的方法为：产妇两足蹬在床架上，双手握住产床边的把手，当宫缩开始时，先深吸气屏住，然后如解大便样向下屏气均匀用力，以增加腹压；宫缩间歇时全身肌肉放松，安静休息。如果一次腹压用完，宫缩没有消失时，指导产妇保持腹部压力不变，再吸一口气屏气用力直至宫缩消失。每次宫缩来临时，护理人员都应指导产妇正确使用腹压的方法和技巧，并适当地给予肯定和赞扬。

4. 做好接生准备

（1）产妇准备 ① 准备接生：初产妇宫口开全，经产妇宫口开大 3～4 cm 且宫缩好，可护送产妇至产房准备接生。② 外阴清洁及消毒：产妇取仰卧位，双腿屈曲稍分开，臀下垫一便盆。用温开水洗去外阴部的血迹和黏液。无菌碗内放入已消毒的纱布球，注入10%消毒肥皂水或聚维酮碘（碘伏）浸泡，用无菌钳夹取纱布球擦洗外阴部，其顺序是小阴唇、大阴唇、阴阜、大腿内侧上1/3、会阴及肛门周围（图5－19）；用温开水冲掉肥皂水，无菌干纱布球堵住阴道口，以防冲洗液流入阴道；用0.1%苯扎溴铵溶液冲洗外阴或涂以聚维酮碘进行消毒，顺序同上。随后取下阴道口的纱布球，用无菌干纱布球同上顺序擦干外阴部，取出便盆，铺无菌单于臀下。

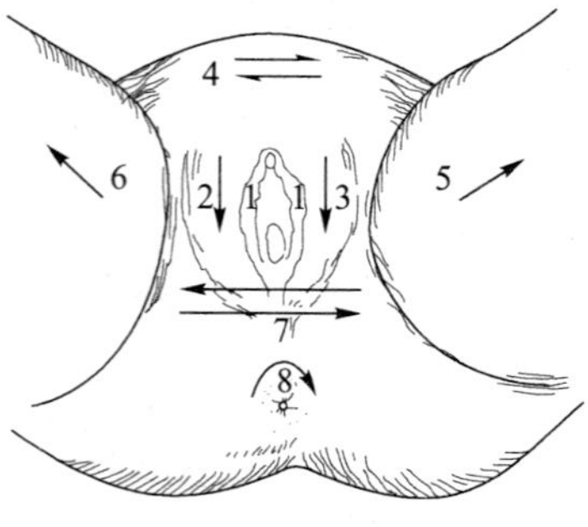

图5－19 外阴消毒顺序

（2）物品的准备 产包；新生儿吸痰管、衣物；会阴切开包和麻醉药品，预热辐射台，必要时开放暖箱等。

（3）接生者的准备 接生者按无菌操作常规洗手、穿手术衣、戴手套后，铺好无菌接生单准备接生。

5. 接生 接生者应该保证胎儿安全娩出，防止产道损伤。

（1）接生准备 对于会阴较紧张或胎儿较大，分娩中可能造成会阴撕裂的产妇，可行会阴切开术（图5－20）。

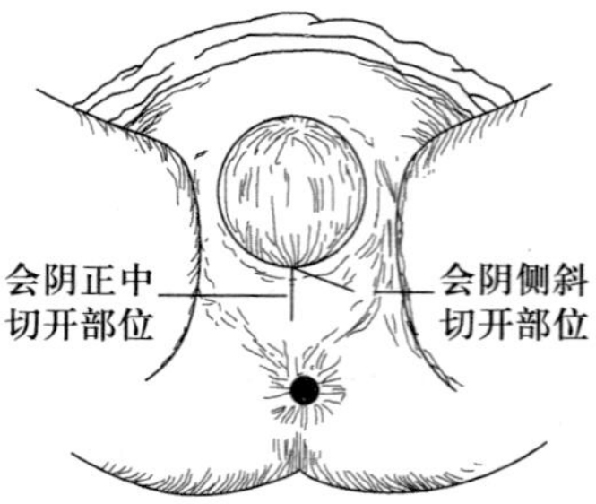

图5－20 会阴切开术的切口部位

（2）接生要领 预防会阴撕裂的关键是在保护会阴的同时，协助胎头俯屈，使胎头以最小径线（枕下前囟径）在宫缩间歇期缓慢通过阴道口，胎肩娩出时亦应防止损伤会阴。另外，接生者做好解释工作以取得产妇的配合也是非常重要的。

（3）接生步骤 接生时助产者站在产妇右侧。胎头部分露于阴道口时，若胎膜未破可于宫缩间歇期用血管钳夹破胎膜，使羊水缓慢流出。当胎头拨露使唇后连合紧张时，应开始保护会阴。

托住会阴部 在会阴部盖上一块无菌巾，助产者的右肘支撑在产床上，拇指与其余四指分开，利用手掌大鱼肌向上向内顶住会阴部。宫缩间歇时，保护会阴的手应放松，以免造成会阴水肿。

帮助胎头俯屈 每当宫缩时，向内上方托住会阴的同时，左手轻轻下压胎头枕部，协助胎头俯屈和缓慢下降（图5－21）。

协助胎头仰伸及娩出 当胎头着冠，枕骨在耻骨弓下露出时，嘱产妇宫缩时张口哈气解除腹压，宫缩间歇期稍向下屏气，右手抵住会阴，左手协助胎头仰伸（图5－22），并稍加控制，使胎头缓慢娩出。

清理呼吸道 胎头娩出后，右手仍应注意保护会阴，左手自鼻根向下颏挤压，挤出口鼻内的黏液和羊水。

协助胎头复位及外旋转 使胎儿双肩径与骨盆出口前后径相一致。

协助双肩娩出 将胎儿颈部向下轻压（图5－23），使前肩自耻骨弓下先娩出；继之再向上托颈部，使后肩从会阴前缘缓慢娩出（图5－24）。

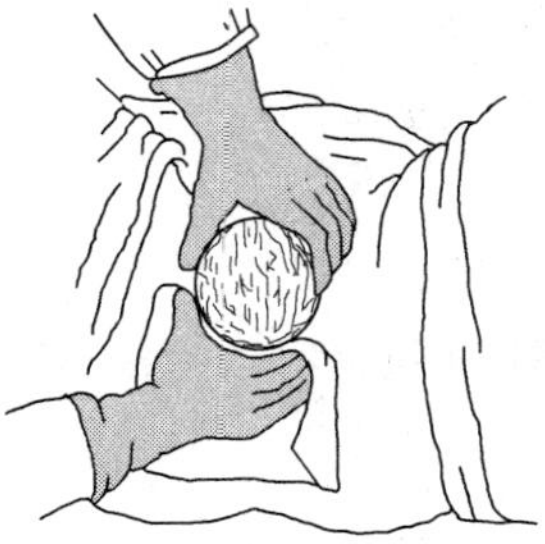

图 5－21 协助胎头俯屈

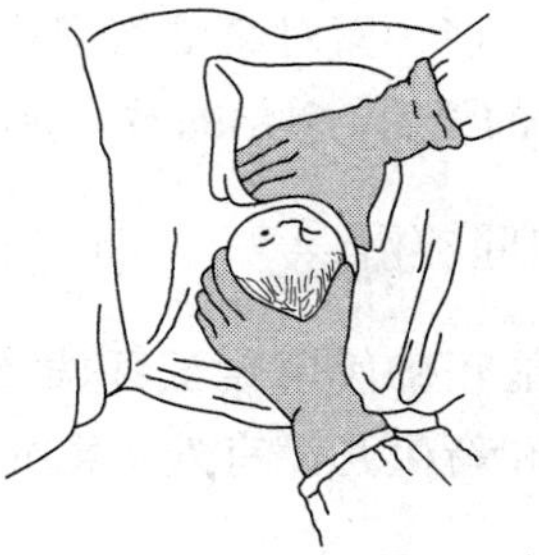

图 5－22 协助胎头仰伸

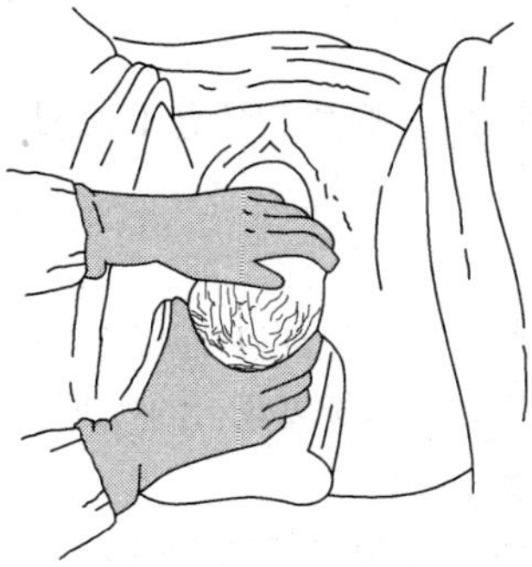

图 5－23 协助前肩娩出

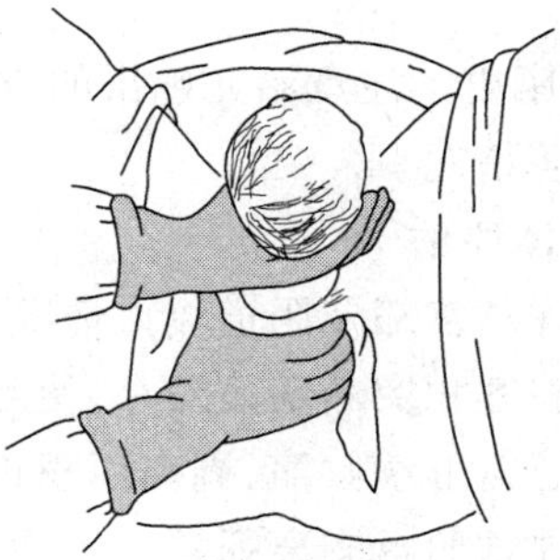

图 5－24 协助后肩娩出

胎体娩出 双肩娩出后，保护会阴的右手方可放松，最后双手协助胎体及下肢相继娩出。记录胎儿娩出的时间。给产妇臀下放弯盘接血，以评估出血量。正常分娩时出血量一般少于 300 mL。

再次清理呼吸道 胎儿娩出后立即用新生儿吸痰管清除新生儿口鼻腔的黏液和羊水，以免导致新生儿窒息和新生儿吸入性肺炎。

胎头娩出时，若发现脐带绕颈一周，且较松，可用手将脐带顺胎肩推上（图 5－25）或从胎头滑下（图 5－26）。若脐带绕颈过紧或绕两周以上，可先用两把血管钳将其一段夹住，从中剪断脐带（图 5－27），注意不要伤及胎儿颈部，松解脐带后再协助胎肩娩出。

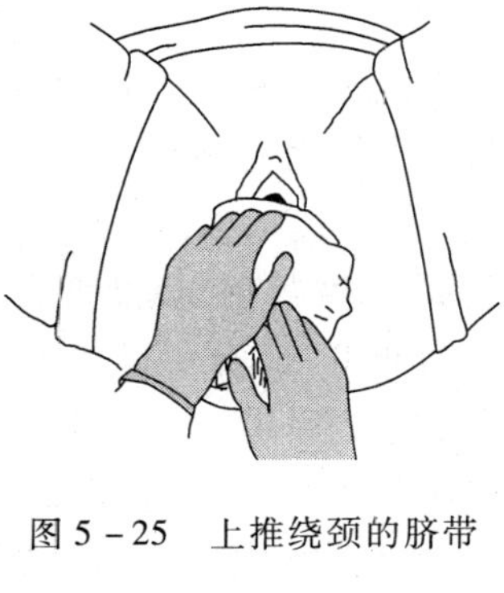

图 5－25 上推绕颈的脐带

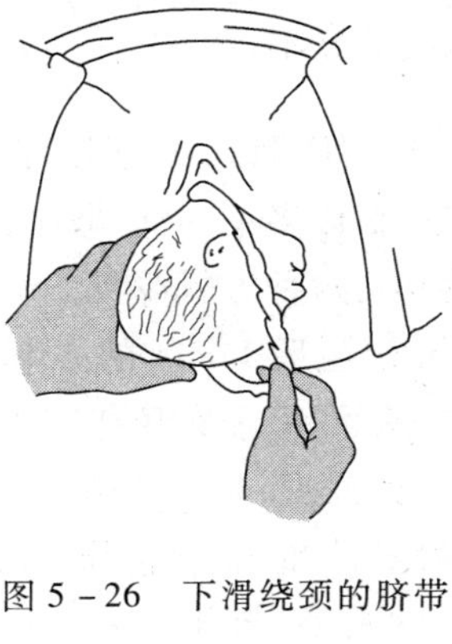

图 5－26 下滑绕颈的脐带

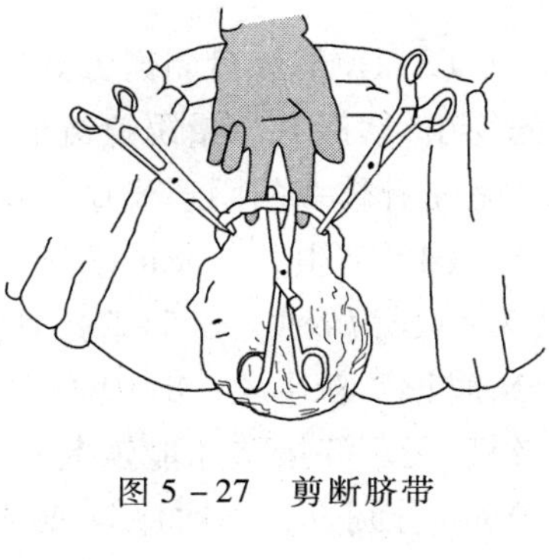

图 5－27 剪断脐带

6. 心理护理　面对第二产程产妇恐惧、急躁的心理特征，应给予产妇安慰和支持，用和蔼的态度、温顺的语言、娴熟的技术赢得产妇的信赖，增加其安全感。

（五）护理评价

1. 产妇能正确使用腹压，积极参与控制分娩过程，焦虑减轻或消失。
2. 产妇和新生儿没有发生意外损伤。

六、第三产程妇女的护理

（一）护理评估

1. 健康史　注意胎儿娩出的方式、时间，了解是否会阴切开、撕裂，阴道手术助产及宫缩、阴道流血等情况。

2. 身体评估

（1）评估宫缩及阴道流血情况　胎儿娩出后，子宫底降至脐平，宫缩暂停数分钟后重现。由于子宫腔容积突然明显缩小，使胎盘与子宫壁发生错位、剥离。剥离面出血，形成胎盘后血肿。由于子宫继续收缩，剥离面积扩大，致使胎盘完全剥离而排出。

（2）评估胎盘剥离征象　① 子宫体变硬呈球形，剥离的胎盘降至子宫下段，子宫体变窄、变长，子宫底上升至脐上。② 少量血液从阴道内流出。③ 露于阴道口外的脐带自行延长。④ 用左手掌尺侧在产妇耻骨联合上方轻压子宫下段时，子宫体上升而外露的脐带不见回缩（图 5－28）。

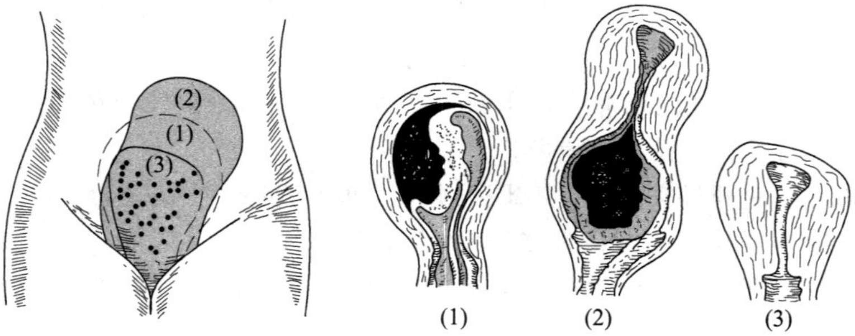

图 5－28　胎盘剥离征象

（1）胎盘剥离开始；（2）胎盘降至子宫下段；（3）胎盘娩出后

（3）评估胎盘剥离方式和排出方式　① 胎儿面娩出：胎盘胎儿面先娩出。其特点是胎盘先娩出，然后有少量阴道流血，这种方式临床多见。② 母体面娩出：胎盘母体面先娩出。其特点是先有较多的阴道流血，然后胎盘娩出，这种方式少见。

（4）新生儿 Apgar 评分　以新生儿出生后 1 min 的心率、呼吸、肌张力、喉反射、皮肤颜色 5 项体征为依据（表 5－2），评估新生儿有无窒息及窒息的严重程度。每项 0～2 分。满分 10 分，属正常新生儿。8～9 分只需进行一般处理；4～7 分缺氧较严重，需清理呼吸道、人工呼吸、吸氧、用药等措施才能恢复；0～3 分缺氧严重，需紧急抢救。凡 7 分以下者在出生后5 min、10 min分别进行再次评分，以判断复苏的效果，与预后关系密切。Apgar 评分以呼吸为基础，皮肤颜色是最灵敏的指标,心率是最终消失的指标。发生窒息时,其恶化顺序为皮肤颜色→呼吸→肌张力→反射→心率;复苏有效顺序依次为心率→反射→皮肤颜色→呼吸→肌张力,而且肌张力恢复越快,新生儿预后越好。

表 5-2 新生儿 Apgar 评分

体征	评分标准		
	0 分	1 分	2 分
心率/(次 · min^{-1})	0	少于 100	100 及以上
呼吸	0	浅慢且不规则	良好
皮肤颜色	全身苍白、口唇青紫	躯干红,四肢紫	全身红润
肌张力	松弛	四肢稍屈	四肢活动
喉反射	无	有些动作	咳嗽、恶心

3. 心理社会资料　评估产妇的情绪状态,对新生儿的性别、外形等是否满意,能否接受新生儿,有无进入母亲角色等。

4. 辅助检查　根据产妇及新生儿的实际情况,选择必要的血、尿常规,出、凝血时间,肝肾功能等检查。

(二) 护理诊断/合作性问题

1. 有产后出血的危险　与宫缩乏力、产道损伤、胎盘剥离不全等有关。
2. 疼痛　与宫缩、会阴损伤有关。
3. 有亲子依恋改变的危险　与产后疲惫、会阴伤口疼痛、新生儿性别不符合期望有关。
4. 潜在并发症:新生儿窒息。

(三) 护理目标

1. 产妇不发生产后大出血,表现为生命体征平稳。
2. 产妇疼痛缓解。
3. 产妇开始亲子间的互动。

(四) 护理措施

1. 新生儿的护理

(1) 清理呼吸道　胎儿娩出后,立即清理呼吸道,当呼吸道黏液和羊水确已吸净而仍无啼哭时,可用手轻拍新生儿足底促其啼哭。新生儿大声啼哭,表示呼吸道已畅通。

(2) 保暖　因产房环境温度与母体温度相差甚多,新生儿出生时全身潮湿,且新生儿体温调节功能尚不完善,在新生儿出生后应立即给予保暖。护理人员在产妇进入第二产程时预先将新生儿保暖处理台打开预热,为新生儿娩出后提供一个温暖的环境,并可在保暖处理台上进行所有的常规护理。新生儿娩出后用纱布擦干皮肤上的血迹和羊水。

（3）脐带处理

剪断脐带　两把止血钳在距脐根部 10～15 cm 处夹住脐带，在两钳之间剪断。75%乙醇消毒脐根部周围。

结扎脐带　① 气门芯结扎法：该法简便有效，目前临床上常用。用套有气门芯的血管钳于脐轮上约 0.5～1 cm 处钳夹，在血管钳上 0.5～1 cm 处剪断脐带，牵引气门芯上棉线，将气门芯绕过止血钳顶端，使气门芯套在脐轮稍上方，勿压脐轮，取下血管钳（图 5－29）。② 棉线结扎法：用粗棉线在脐轮上约 0.5 cm 结扎第一道，然后在其远端约 1 cm 处结扎第二道。注意松紧适中，以防滑脱出血或脐带断裂。在第二道结扎线上约 0.5 cm 处剪断脐带（图 5－30）。

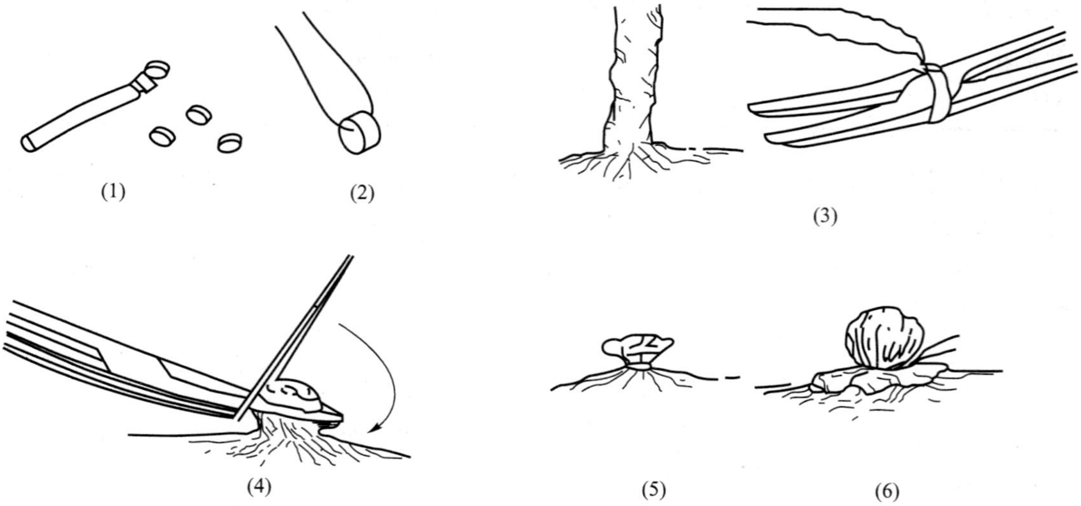

图 5－29　气门芯结扎法示意图

（1）将气门芯剪成小圈；（2）穿棉纱线；（3）将气门芯套在血管钳上；（4）钳夹、剪断脐带，拉绕气门芯；（5）消毒，取下血管钳后；（6）包扎脐带布

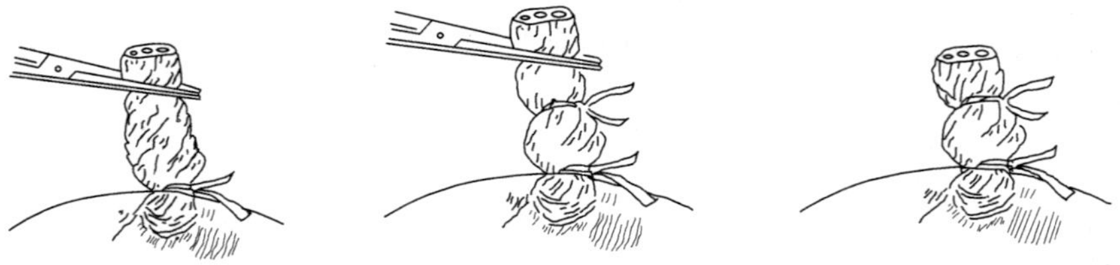

图 5－30　棉线结扎法

消毒包扎　挤净残端血液，纱布保护脐根部周围，用 2.5%碘酊及 75%乙醇消毒脐带残端；脐绷带固定或脐带卷包扎。也可用脐带夹、血管钳等方法结扎脐带。

（4）早接触、早哺乳　将新生儿抱示母亲，认清性别。如新生儿无异常，在娩出后 0.5 h 内，将裸体的新生儿俯卧于母亲胸前，进行皮肤早接触并吸吮母亲双侧乳头。早吸吮、早接触可促使乳汁分泌，预防产后出血，同时也建立了母婴情感的交流。

（5）身体检查　检查头部有无产瘤、血肿或产伤；四肢活动情况及有无损伤；有无畸形，如唇裂、多指(趾)、脊柱裂、无肛门、足内翻等。测体重、身长及头围,注意新生儿是否成熟,与妊娠周数是否相符。

(6) 眼部护理 用抗生素眼药水滴眼,预防新生儿眼结膜炎,尤其是淋球菌性结膜炎。

(7) 建立新生儿标记 擦净新生儿足底,打足印和母亲的拇指印于新生儿病历上。给新生儿手腕上系手圈,其上标明新生儿性别、体重、出生时间、母亲姓名和床号等。给新生儿穿好衣服,包好包被,将与手圈同样内容的记录牌挂在包被上。帮助新生儿取侧卧位,面朝向母亲,便于观察及母子亲情关系的建立。

2. 母体的护理 关键是正确处理胎盘及预防产后出血。

(1) 协助胎盘娩出 当确定胎盘已完全剥离时,护理人员左手按压子宫底部,同时右手轻拉脐带,协助胎盘娩出(图 5-31)。当胎盘娩出至阴道口时,接产者用双手捧住胎盘,向一个方向旋转并缓慢向外牵拉,协助胎膜完整剥离排出(图 5-32)。若发现胎膜部分断裂,可用血管钳夹住断端,再继续向原方向旋转,直至胎膜完全排出。胎盘、胎膜娩出后,按摩子宫刺激其收缩,减少出血。如宫缩不佳,可注射缩宫素。切忌在胎盘尚未完全剥离之前,用手按揉、下压子宫底或牵拉脐带,以免引起胎盘部分剥离而出血或拉断脐带,甚至造成子宫内翻。如果胎盘未剥离而出血量多时,应行徒手剥离胎盘术。

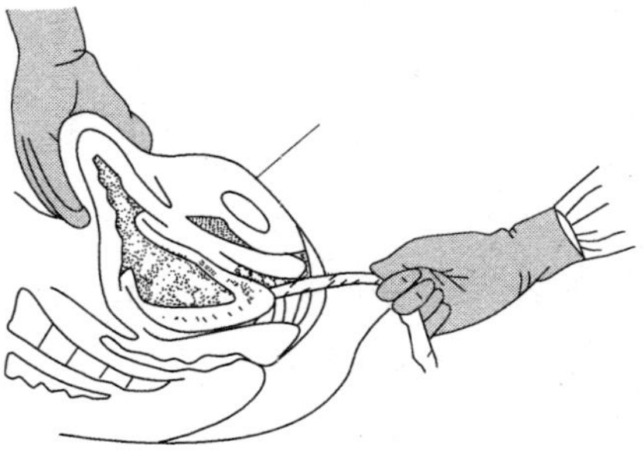

图 5-31 协助胎盘娩出

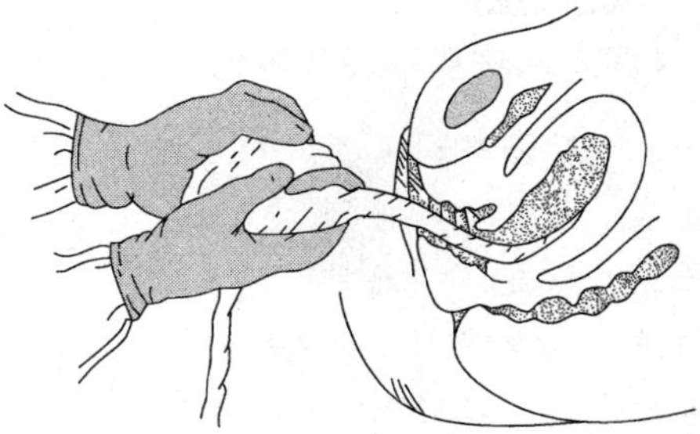

图 5-32 协助胎膜娩出

(2) 检查胎盘胎膜 将胎盘铺平,母体面向上,检查胎盘小叶有无缺损。然后将胎盘提起,检查胎膜是否完整以及胎盘边缘有无异常断裂血管,及时发现副胎盘(图 5-33)。如有副胎盘、胎盘组织残留或大部分胎膜残留子宫腔,须在严密消毒下,徒手或用器械进入子宫腔取出,以防产后出血、感染。如仅有小部分胎膜残留,可于产后使用缩宫素促其自然排出。

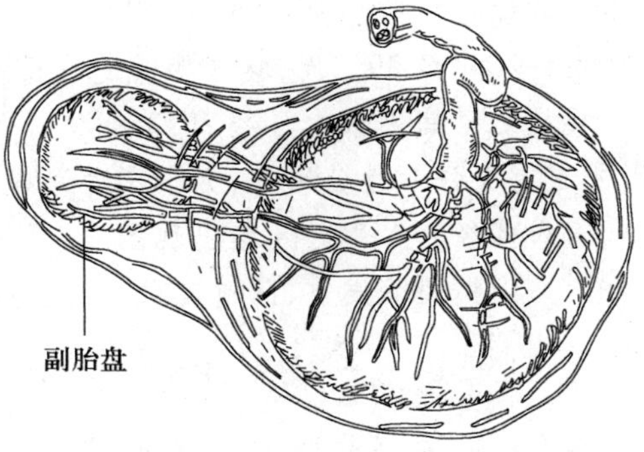

图 5-33 胎盘、副胎盘

(3) 检查软产道 产后常规依次检查会阴、阴道及子宫颈有无裂伤,如有裂伤,应立即缝合并常规行肛门指诊。

(4) 产后留产房观察 2 h 重点观察宫缩、宫底高度、阴道出血量、会阴或阴道有无血肿、膀胱充盈等情况,并测量脉搏、血压。如子宫体较软、轮廓不清,子宫底升高但阴道出血不多者，提示宫缩乏力、宫腔内积血，应挤压子宫底排出积血，按摩子宫，并按医嘱注射缩宫素。正常分娩过程中，阴道出血量不超过 300 mL。如果产妇诉肛门坠胀，应仔细检查有无外阴、阴道血肿，发现异常及时报告医生并协助处理。

（5）一般护理　第三产程结束后，给产妇擦浴，更换床单、衣服及会阴垫，并注意保暖，使产妇安静休息。产妇分娩后易感口渴及饥饿，应给予清淡、易消化、富含营养的温热流质饮食，补充一定的能量和液体，帮助产妇恢复体力。观察 2 h 无异常，携带母儿病历，将母子送回休养室，与病房护士做好交接班。产后完整记录分娩经过，填写母儿病历及各种登记本。整理产房用物，消毒备用。

（6）心理护理　产妇的心理状态受很多因素的影响，如新生儿的性别、健康状况等。护理人员应根据不同的情况给予针对性的心理疏导，协助产妇与新生儿尽早开始互动，鼓励产妇抚摸和拥抱新生儿，帮助产妇接受新生儿，以助于建立母儿亲情。

（五）护理评价

1. 产妇生命体征正常，阴道出血量不超过 300 mL。
2. 产妇能接受新生儿，开始与新生儿目光交流、皮肤接触和早哺乳。

病案分析

病人入院基本资料评估

一、一般资料

姓名　王某　　性别　女　　年龄　25 岁　　职业　干部

民族　汉族　　籍贯　湖北　　文化程度　大学　　婚姻状况　已婚

地址　××市慧仁路 69 号　　联系电话　1597××××566

末次月经　2013 年 9 月 12 日　　预产期　2014 年 6 月 19 日

入院日期　2014 年 6 月 16 日　　病历记录时间　2014 年 6 月 16 日

入院方式　步行

入院医疗诊断　孕$_1$产$_0$，孕 39^{+4}周，LOA，临产

主诉　停经 39^{+4}周，腹痛伴阴道少量流血约 3 h。

现病史　病人末次月经 2013 年 9 月 12 日，今晨 6 点出现阵发性腹部疼痛，伴腰骶部坠胀，阴道有少许血性分泌物，上午 9 时到本院门诊就诊，以孕$_1$产$_0$，孕 39^{+4}周，临产收入院。

病人停经约 6 周时开始出现恶心、嗜睡等早孕反应，10 周时消失。孕 18 周自觉有胎动感至今。妊娠期间无发热、阴道流血及皮肤瘙痒史。近期无头痛、头晕、眼花、胸闷等不适症状。

月经史　$14\frac{3\sim5}{28}$，量中，色暗红，无痛经，末次月经 2013 年 9 月 12 日。

婚育史　24 岁结婚，丈夫体健，孕$_1$产$_0$，未采取避孕措施。

既往史　平素身体健康，否认急、慢性传染病史，无药物过敏史。

家族史　无特殊病史。

二、生活习惯及自理能力

饮食　正常　　睡眠　正常　　大小便　正常

烟酒嗜好 无 活动能力 良好 心理状况 焦虑

三、家庭情况

家庭成员2人,夫妻关系良好,家庭经济较宽裕。

四、身体评估

(一)全身检查

体温36.5 ℃,脉搏80次/min,呼吸18次/min,血压16.1/10.7 kPa(120/80 mmHg),神志清楚,营养中等,五官无异常,体重62 kg,心肺无异常,未触及凹陷性水肿,膝反射存在。

(二)产科检查

1. 腹部检查 腹部膨隆,宫底高度35 cm,腹围100 cm,LOA,胎先露已入盆,胎心率146次/min,律齐。

2. 肛门检查 先露头,"$S^{-0.5}$",胎膜未破,子宫颈管消失,宫口开大约2 cm。

3. 骨盆测量 IS 25 cm,IC 28 cm,EC 20 cm,TO 9.5 cm。

(三)辅助检查

血、尿常规检查各项指标均属正常范围。

五、治疗措施

病人入院后按正常分娩处理。护理计划见表5-3。

表5-3 足月妊娠正常分娩妇女护理计划

护理诊断	护理目标	护理措施
1. 舒适改变 与宫缩、环境嘈杂、膀胱充盈、胎膜破裂有关	产妇表示不适程度减轻	1. 提供休息与放松的环境 2. 指导产妇室内活动,需卧床待产者,尽量左侧卧位,适当协助产妇经常变换体位 3. 督促和协助产妇排尿以保持膀胱处于空虚状态 4. 实施灌肠和肛查等护理操作前,应向产妇解释其目的和不适,并且动作轻柔 5. 更换床单和衣服,维持身体舒适 6. 协助或指导家属按摩产妇腰骶部
2. 疼痛 与宫缩、会阴损伤有关	1. 产妇能叙述宫缩痛的原因、特点 2. 维持产妇有效的宫缩 3. 产妇能主动参与和配合控制产程	1. 说明分娩是正常的生理过程,三个产程经历的时间、宫缩规律及分娩经过,使产妇有充分的心理准备 2. 解释宫缩痛的原因、规律、性质和持续时间 3. 观察宫缩的强度、持续时间和间歇时间,评估产妇宫缩时对疼痛的耐受力及疼痛反应程度 4. 指导产妇宫缩时做深呼吸,间歇期注意休息,提高其对疼痛的耐受力,保持体力 5. 及时、准确地缝合会阴伤口,动作轻柔 6. 分散产妇的注意力,与产妇交谈感兴趣的话题,引导产妇保持良好的情绪状态 7. 协助产妇进高蛋白质、高营养、高维生素、易消化的饮食,以保存体力

续表

护理诊断	护理目标	护理措施
3. 焦虑 与缺乏分娩知识和顺利分娩的信心，担心自身和胎儿安全有关	1. 产妇能叙说焦虑的心理感受 2. 产妇能尽快适应环境 3. 产妇能正确对待分娩，与医护配合	1. 介绍主管医生和主管护士、病区的环境设施及规章制度，帮助产妇适应病房环境 2. 提供适当的必需用品 3. 向产妇讲解分娩的过程、治疗和护理措施的目的，以及主动配合产程护理对母儿健康的重要性 4. 在需要实施护理等操作之前，向产妇解释目的和可能造成的不适，让产妇有心理准备 5. 及时通报产程进展情况，并适当地运用抚摸对产妇的行为表示赞同和尊重 6. 鼓励产妇提出有关分娩和胎儿安全问题，给予真实的答复，消除其顾虑 7. 鼓励产妇与已分娩产妇进行沟通，多了解分娩的有关知识 8. 观察产妇的情绪反应，鼓励其说出焦虑等心理感受，估计焦虑的程度，及时给予指导和帮助
4. 有母儿受伤、感染的危险 与分娩时产道扩张不充分，保护会阴不当，无菌观念不强等有关	1. 产妇无软产道撕裂伤发生 2. 减少手术产机会 3. 新生儿无骨折、出血、窒息 4. 母儿无感染发生	1. 指导产妇在分娩中积极与医护配合 2. 遵循各产程护理常规与注意事项 (1) 第一产程中每小时测血压 1 次，及时肛查，了解宫口开大和胎先露下降等情况。维持正常的产程进展 (2) 第二产程时指导产妇学会屏气用力，正确保护会阴，协助胎儿娩出。胎儿娩出后及时清理呼吸道 (3) 正确处理脐带，并注意新生儿的保暖 (4) 接生过程中严格遵守无菌操作要求
5. 有组织灌注量不足的可能 与可能发生产后出血有关	1. 产妇能叙说产后阴道出血的原因、量和性质 2. 产妇在胎儿娩出后 24 h 内阴道出血量小于 500 mL	1. 解释产后阴道出血的原因、量、性质和持续时间 2. 第一产程严密观察宫缩，保持良好的产力和体力储备 3. 第二产程中要掌握接生要领，避免产伤 4. 第三产程观察胎盘剥离的征象，正确协助胎盘娩出，按医嘱应用宫缩剂 5. 检查软产道有无损伤，有损伤者及时、正确缝合 6. 产后留产房观察 2 h，监测脉搏、呼吸、血压、宫缩和阴道出血情况，倾听产妇的主诉，发现异常及时报告医生 7. 提供温热饮食，并协助产妇产后 2 h 内排尿，以利于宫缩 8. 送产妇出产房时，与病房护士认真交班

续表

护理诊断	护理目标	护理措施
6. 有亲子依恋改变的危险　与产后疲惫、会阴伤口疼痛、新生儿性别不符合期望有关	产妇开始亲子互动	1. 协助产妇产后尽早进食,补充能量;安排舒适的休息环境,以消除疲惫 2. 胎儿娩出后,宜及早促进亲子间的互动。根据具体情况选择以下方法之一 (1) 鼓励产妇接受新生儿,并在 30 min 内进行早接触、早哺乳 (2) 抚慰劝说产妇,帮助产妇与新生儿皮肤的接触和目光的交流,协助产妇触摸和拥抱新生儿,尽早让新生儿吸吮 (3) 耐心解释其新生儿生理状况欠佳而需做其他生理支持性措施的原因,介绍其支持的方式,同时给予抚触

责任护士　李某

护士长　马某

自 测 题

一、以下每道考题下面有 A、B、C、D、E 五个备选答案,请从中选择一个最佳答案。(A1、A2 型题)

1. 王女士,孕$_1$产$_0$,孕 39^{+5}周,阵发性下腹部疼痛 2 h 入院。产妇询问护士有哪些因素可以影响正常分娩,护士的回答不应包括(　　)。

A. 胎儿大小　　B. 胎位　　C. 胎盘的位置

D. 骨盆大小　　E. 产力的强弱

2. 一新生儿出生后 1 min,护士采用 Apgar 评分对其进行评分,得分为 9 分,该新生儿最可能存在下列异常征象中(　　)。

A. 新生儿四肢活动良好　　B. 听诊时心率为 120 次/min

C. 呼吸规律,40 次/min　　D. 新生儿皮肤青紫

E. 清理咽喉部分泌物时,新生儿出现恶心现象

3. 新生儿娩出后,护士给予抗生素眼药水滴眼,产妇询问护士为什么她的孩子要用该药。护士应告诉其使用该药的目的是(　　)。

A. 防止出血　　B. 防止眼睛感染

C. 抑制胃肠菌群的生长　　D. 加强新生儿的免疫反应

E. 减少外界光线的刺激

4. 胎儿娩出后,护士在观察有无胎盘剥离征象,产妇询问护士胎盘多长时间可以娩出,护士最恰当的回答是(　　)。

A. 5 min 左右　　B. 一般需 5 ~ 15 min　　C. 20 min 左右

D. 30 min左右　　E. 60 min左右

5. 护士在评估产力时应重点评估(　　)。

A. 腹肌收缩力　　B. 子宫肌收缩力　　C. 膈肌收缩力

D. 骨骼肌收缩力　　E. 肛提肌收缩力

6. 张某,孕$_1$产$_0$,孕41周,临产4 h。护士根据产程进展情况准备给予灌肠,产妇问为什么灌肠以及采用什么灌肠时,护士的正确解释及指导不应包括(　　)。

A. "避免在分娩时排便污染"

B. "现在宫口开大约4 cm,是可以进行灌肠的"

C. "采用温肥皂水灌肠"

D. "灌肠可以促进宫缩,能加快产程的进展"

E. "初产妇都是可以进行灌肠的"

7. 一产妇,自然分娩后1 h,护士在观察产妇一般情况时,发现产妇面色苍白,臀下无菌垫被血液浸染,子宫底上升、软、轮廓不清,怀疑宫缩乏力,护士首要采取的护理措施是(　　)。

A. 肌内注射缩宫素或麦角新碱加强宫缩　　B. 开放静脉通道,快速输液

C. 按摩子宫底,挤压子宫腔内的积血　　D. 测量血压、脉搏、呼吸和心率

E. 阴道检查

8. 李某,34岁,孕$_2$产$_1$,孕39周,阵发性腹痛2 h入院。宫缩:35 s/(4～5) min,胎心率:132次/min,胎头浮,子宫口开大约2 cm。待产过程中突然出现阴道多量流液,色清。护士采取的护理措施错误的是(　　)。

A. 立即听胎心　　B. 观察流出羊水的量、性状

C. 记录破膜时间　　D. 嘱咐产妇卧床休息,不要下床活动

E. 汇报医生,建议立即剖宫产结束分娩

9. 新生儿娩出后,护士首要评估的内容是(　　)。

A. 心率　　B. 体重　　C. 皮肤的颜色

D. 体表有无畸形　　E. 呼吸道是否通畅

10. 王某,产后2 h。护士按压子宫底准备送产妇回休养室。产妇问"出血不多吧",护士回答"出血不多,无异常"。护士应明确正常分娩阴道出血量一般少于(　　)。

A. 100 mL　　B. 200 mL　　C. 300 mL

D. 400 mL　　E. 500 mL

11. 护士在评估产程有无进展时,最重要的标志是(　　)。

A. 子宫颈管消失的程度　　B. 宫缩的强弱　　C. 胎心音

D. 胎先露下降的程度　　E. 胎膜是否破裂

12. 一产妇对护士说"我可能真的要生了",下列哪项表明产妇对临产有了正确的理解(　　)。

A. "阴道分泌物增多了,颜色呈暗红色"

B. "胎动比较明显"

C. "宫口不断开大"

D. "破膜了,羊水从阴道内流出来"

E. “下腹部一阵阵的痛，而且越来越厉害了”

13. 临产后，护士应鼓励产妇(　　)排尿1次。

A. 0.5 h　　B. 1 h　　C. 1~2 h

D. 2~4 h　　E. 4~6 h

14. 护士在评估胎心是否正常时，下列错误的一项是(　　)。

A. 120~160次/min视为正常　　B. 应在宫缩间歇期听诊

C. 听诊部位均在脐下左或右　　D. 破膜后立即听胎心音

E. 听诊时间为1 min

15. 初产妇，妊娠40周住院待产。检查：规律宫缩，胎位ROA，胎心率140次/min，宫口开大9 cm。在产程护理中，护士提供的下列护理措施中不应包括的是(　　)。

A. 宫缩时不宜用腹压

B. 卧床休息时，指导产妇最好采取左侧卧位

C. 每隔1~2 h听1次胎心

D. 督促产妇每2~4 h排尿1次

E. 鼓励产妇进食高热量、高蛋白质、营养丰富的食物

16. 产程中产妇询问护士，什么时候才可以往下用劲，下列护士回答正确的是(　　)。

A. “等检查确认宫口已经开全了”　　B. “胎头暴露在阴道口”

C. “你有排便感时就可以用劲了”　　D. “等胎膜破裂，羊水流出就可以了”

E. “胎先露降至坐骨棘水平以下3 cm”

17. 王某，28岁，孕$_1$产$_0$，孕40周，阵发性腹痛3 h就诊。产检：宫缩50 s/(2~3) min，胎心率：146次/min，宫口开大约2 cm，“$S^{+0.5}$”，胎膜未破，骨盆各径线正常。护士采取的首要护理措施是(　　)。

A. 电子监护仪监测宫缩和胎心　　B. 告知产妇破膜后再住院

C. 立即协助产妇办理住院手续　　D. 急送产房消毒接产

E. 灌肠以减少污染

18. 护士对孕妇进行分娩知识宣传教育，关于产程的分期，下列说法错误的是(　　)。

A. 经产妇第二产程不超过1 h　　B. 初产妇第一产程需11~12 h

C. 初产妇第二产程不超过2 h　　D. 第三产程不超过30 min

E. 总产程是指规律性宫缩开始至胎儿娩出为止

二、以下提供若干组考题，每组考题共同使用在考题前列出的A、B、C、D、E五个备选答案，请从中选择一个与考题关系密切的答案。每个备选答案可能被选择一次、多次或不被选择。(B型题)

(1~2共用备选答案)

A. 从规律宫缩至胎盘娩出　　B. 从规律宫缩至宫口开全

C. 从规律宫缩至胎儿娩出　　D. 从胎儿娩出至胎盘娩出

E. 从宫口开全到胎儿娩出

1. 第一产程指(　　)。

2. 第二产程指(　　)。

(3~5 共用备选答案)

A. 分娩　　B. 足月产　　C. 早产

D. 流产　　E. 过期产

3. 孕满 28 周后,胎儿及其附属物从母体排出(　　)。

4. 张某,第一胎,离预产期还差 18 d,出现规律性宫缩,询问护士是不是早产,护士的正确回答是(　　)。

5. 孕满 42 周以上分娩者(　　)。

三、以下每道考题下面有 A、B、C、D、E 五个备选答案,请从中选择所有正确的答案。(X 型题)

1. 产妇询问新生儿娩出后如何才能判断正常与否,护士告知采用 Apgar 评分,满分 10 分,8~10 分为正常。Apgar 评分项目应包括(　　)。

A. 喉反射　　B. 体温　　C. 肌张力

D. 心率　　E. 呼吸

2. 第三产程中护士采取的措施,正确的是(　　)。

A. 胎儿娩出后即牵拉脐带,帮助胎盘娩出　　B. 检查胎盘小叶有无缺损

C. 检查胎膜是否完整　　D. 检查有无副胎盘

E. 检查软产道有无裂伤

3. 产后在产房观察 2 h,护士应评估的内容包括(　　)。

A. 宫底高度　　B. 阴道出血量　　C. 膀胱是否充盈

D. 血压　　E. 脉搏

4. 胎儿娩出后 10 min,产妇询问"胎盘怎么还没有娩出来",护士回答"要等胎盘剥离了才能协助娩出"。护士应该清楚胎盘剥离的征象包括(　　)。

A. 阴道出现少量出血

B. 子宫体变窄变长,子宫底上升至脐上

C. 露于阴道口外的脐带自行延长

D. 轻压子宫下段时,宫体上升而外露的脐带不见回缩

E. 轻压子宫下段时,宫体上升而外露的脐带随之回缩

5. 张某,26 岁,孕$_1$产$_0$,孕 39^{+4} 周,因阵发性下腹部疼痛 3 h 入院。护士经过评估后,认为该产妇已经临产,下述各项支持护士的判断的是(　　)。

A. 阴道流水　　B. 子宫颈管消失　　C. 宫口扩张

D. 胎儿头下降　　E. 有规律而逐渐增强的宫缩

6. 谢某,孕$_1$产$_0$,孕 40 周,临产。护士在进行心理护理时指导产妇一定要配合医护人员,避免产道损伤,产妇询问软产道包括哪些,护士的正确回答应包括(　　)。

A. 子宫体部　　B. 子宫下段　　C. 子宫颈部

D. 阴道　　E. 骨盆底软产道

7. 临产后,护士评估宫缩的状况,应包括(　　)。

A. 有无节律性　　B. 极性　　C. 对称性

D. 持续和间歇时间　　　　E. 强度

四、病例分析

1. 张某,36岁,孕$_1$产$_0$,孕40^{+5}周,阵发性下腹部疼痛3 h于早10点入院。检查:胎位LOA,胎心率148次/min,宫缩40 s/(4～5) min,宫口开大2 cm,先露头,"S^0",先露前可触及羊膜囊。请问:

(1) 该产妇是否临产?

(2) 护士还应评估哪些内容?该产妇可能存在哪些护理问题?

(3) 护士应为产妇提供哪些护理措施,以促进产程进展?

2. 王某,28岁,孕$_1$产$_0$,孕39周,于上午8点在会阴切开下娩一男婴,体重3 800 g,产时因宫缩乏力,出血较多,约400 mL,给予缩宫素。在产房观察2 h无异常,母婴回休养室。请问:

(1) 该产妇可能存在哪些护理问题?

(2) 护士在观察病情时,应重点评估哪些内容?

(3) 产后应采取哪些护理措施?

(李金芝)

第六章　产褥期妇女的护理

学习要点

1. 掌握产褥期的一般护理和常见问题的护理措施。
2. 掌握母乳喂养的护理措施。
3. 熟悉产褥期母体生殖系统的变化特征。
4. 了解母乳喂养的意义。

正常产褥产妇的护理

第一节　产褥期妇女的身心调适及护理

从胎盘娩出至产妇全身各器官(除乳腺外)恢复或接近正常非孕状态所需的时间,称为产褥期,一般为6周。在产褥期,产妇身体的各系统特别是生殖系统有较大的生理变化,同时伴随新生儿的出生,产妇及其家庭经历着心理的和社会的适应过程。

一、产褥期妇女的身心调适

(一)生殖系统的变化

1. 子宫　在产褥期变化最明显。胎盘娩出后的子宫逐渐恢复至非孕状态的过程,称为子宫复旧。子宫复旧主要是子宫体和子宫颈复旧。

(1) 子宫体　子宫体复旧的主要表现是子宫肌纤维缩复和子宫内膜再生。① 子宫肌纤维缩复:子宫体逐渐缩小,产后第1 d子宫底平脐,以后每天下降1~2 cm,于产后1周子宫缩小至约妊娠12周大小,产后第10 d子宫降至骨盆腔内,直至产后6周恢复到正常非孕大小。② 子宫内膜再生:胎盘娩出后,子宫的胎盘附着面立即缩小至手掌大,面积仅为原来的一半,残留的子宫内膜基底层逐渐再生新的功能层,子宫腔表面均由新生的内膜修复。约于产后第3周,除胎盘附着处以外的子宫内膜修复完全,而胎盘附着处全部修复需至产后6周。

(2) 子宫颈及子宫下段　分娩后的子宫颈松软、紫红色,壁薄,皱起如袖口。产后2~3 d,子宫口仍可容2指;产后1周,子宫颈内口关闭,子宫颈管形成,子宫口仅容1指尖;产后4周,子宫颈恢复至正常形态。由于分娩时常在3点和9点处有轻度(1~2 cm)裂伤,使初产妇的子宫颈外口由产前的圆形(未产形)变为产后的“一”字形横裂(已产形)。产后子宫下段收缩逐渐恢复为非孕时的子宫峡。

2. 阴道、外阴及盆底组织　产后阴道壁肌张力逐渐恢复,阴道腔逐渐缩小,约在产后3周重新出现黏膜皱襞,但不能完全恢复到孕前的紧张度。

分娩后处女膜被撕裂直达基底部，形成残缺不全的痕迹，称为处女膜痕。外阴因高度伸展而发生充血、水肿，产后 2 ~ 3 d 内自行消退。会阴部若有轻度撕裂，或会阴切口缝合术后，均能在 3 ~ 5 d 内愈合。

盆底肌肉及筋膜在分娩时过度伸展致弹性减弱，且常伴有部分肌纤维的断裂。如产褥期能坚持做产后健身操，盆底肌可恢复至接近未孕状态。

（二）乳房的变化

乳房的主要变化是泌乳，包括乳汁的产生和射乳。分娩后，由于体内雌激素、孕激素、胎盘催乳素水平急剧下降，解除了对垂体催乳素功能的抑制，乳汁开始分泌。因为吸吮动作可反射性地引起神经垂体释放更多的催乳素和催产素（缩宫素），促使乳汁分泌和排出。

（三）血液循环系统的变化

妊娠期的血容量增加和生理性贫血，可于产后 2 ~ 3 周恢复至未孕状态。但在产后最初 3 d 内，因胎盘循环停止和子宫缩复，大量血液从子宫涌入体循环，加之妊娠期过多组织间液的回吸收，会使血容量增加 15% ~ 25%，尤其在产后 24 h 内心负荷加重，心脏病产妇此时极易发生心力衰竭。

产褥早期血液仍处于高凝状态，有利于胎盘剥离面迅速形成血栓，而减少产后出血量。纤维蛋白原、凝血酶、凝血酶原于产后 2 ~ 4 周恢复正常。红细胞计数及血红蛋白值日渐增加，白细胞总数在产褥早期仍较高，可高达 $(15 \sim 30) \times 10^9/L$，中性粒细胞及血小板增加，约产后 1 周恢复正常；红细胞沉降率于产后 3 ~ 4 周降至正常。

（四）消化系统的变化

产后 1 ~ 2 d 内常感口渴，喜进流质或半流质，但食欲欠佳，以后逐渐好转。产褥期卧床多，活动少，腹直肌及盆底肌松弛，使肠蠕动减弱，易发生便秘。

（五）泌尿系统的变化

产后 1 周内尿量明显增多。尿中氨基酸、肌酐、肌酸增加，约产后 1 周恢复正常。妊娠期发生的肾盂、输尿管生理性扩张于产后 4 ~ 6 周恢复正常。在分娩过程中膀胱受压致黏膜充血、水肿，肌张力降低，对膀胱内压的敏感性下降，以及会阴伤口的疼痛，不习惯于床上排尿等原因，容易出现排尿不畅及尿潴留。

（六）内分泌系统的变化

月经复潮及排卵时间受哺乳影响。不哺乳产妇平均产后 6 ~ 8 周月经复潮，约产后 10 周恢复排卵。哺乳产妇平均产后 6 ~ 10 个月月经复潮，产后 4 ~ 6 个月恢复排卵，部分妇女在哺乳期间月经一直不来潮，但在首次月经来潮前可有排卵，故哺乳产妇未见月经来潮也有受孕的可能。

（七）产褥期妇女的心理调适

新生儿的出生使家庭在结构、功能上发生了巨大的变化，产妇需要从妊娠、分娩的疲劳中恢复，树立做母亲的信心。Rubin 在 1960 年提出，产后妇女对新角色的适应要经过 3 个时期，分别是依赖期、依赖 - 独立期和独立期。

二、护理评估

（一）健康史

评估分娩过程中的出血量、有无会阴撕裂、新生儿窒息等。认真阅读此次妊娠及分娩的记录、用药史，特别注意异常情况及其处理经过。

（二）身体评估

1. 一般状况

（1）评估生命体征　产后产妇的体温多数在正常范围内。若产程延长致产妇过度疲劳时，体温可在产后最初 24 h 内略升高，一般不超过 38 ℃。产后由于胎盘循环停止和卧床休息等因素，脉搏可略缓慢，为 60 ~ 70 次/min，1 周后恢复正常。产后腹压降低，膈肌下降，由妊娠期的胸式呼吸变为腹式呼吸，呼吸变深而慢，为 14 ~ 16 次/min。产褥期血压较稳定。妊娠期高血压疾病的产妇，产后血压可有较大幅度下降。产后 24 h 内应密切观察体温、脉搏、呼吸、血压的变化。一般住院期间每日测体温、脉搏、呼吸、血压 2 次，若发现体温超过 38 ℃，脉率明显增快等异常情况，应及时通知医生。

（2）产后宫缩痛　产褥早期因宫缩引起下腹部阵发性剧烈疼痛称产后宫缩痛。一般于产后1 ~ 2 d 出现，持续 2 ~ 3 d 后自然消失。经产妇多见。评估产后妇女对宫缩痛的反应。

（3）褥汗　产褥早期，皮肤汗腺排泄功能旺盛，借以排泄妊娠期体内所积存的水分，故排出大量汗液，尤以夜间睡眠及初醒时出汗较多，不属于病态。于 1 周后逐渐好转。评估褥汗出现的时间及多少。

（4）泌尿增多和排尿困难　产后应重视评估膀胱充盈情况。产后 2 ~ 3 d 内，产妇往往多尿，且因分娩过程中膀胱受压使其黏膜水肿、充血，肌张力下降，会阴切口疼痛，易出现排尿困难。产后第一次排尿后需评估尿量，若尿量少应再次评估膀胱充盈情况，预防尿潴留。

（5）体重减轻　分娩后因胎儿、胎盘、羊水等排出，加上出汗、排尿、子宫复旧等，体重可减轻 11 ~ 14 kg。

2. 生殖系统状况

（1）评估子宫复旧过程　每日在同一时间评估子宫复旧情况。评估前，嘱产妇排空膀胱，平卧，双膝稍屈曲，腹部放松，按摩子宫，刺激宫缩，在腹部触诊子宫底后，用手测或尺测宫底高度，以了解子宫复旧情况。正常产后子宫圆而硬，位于腹部中央。若子宫质地软，要考虑有无产后宫缩乏力；若子宫偏向一侧，要考虑有无尿潴留。

（2）评估恶露情况　产后随着子宫蜕膜的脱落，血液、坏死蜕膜组织经阴道排出，称为恶露（lochia）。正常恶露有血腥味，但无臭味，持续 4 ~ 6 周，总量为 250 ~ 500 mL。恶露分为 3

种。① 血性恶露:含大量血液,色鲜红,量多,有时有小血块及坏死的蜕膜组织和少量胎膜。血性恶露持续3~4 d。如血性恶露持续2周以上者,常提示胎盘或胎膜残留、子宫复旧不全。② 浆液性恶露:含多量的浆液,色淡红,有较多的坏死蜕膜组织、宫腔渗出液、宫颈黏液,并有细菌。浆液性恶露约持续10 d。③ 白色恶露:黏稠,色泽较白,含大量白细胞、坏死蜕膜组织、表皮细胞及细菌。白色恶露约持续3周干净。每日应评估恶露量、颜色、气味。若恶露增多,色红且持续时间延长,提示子宫复旧不全、宫缩乏力或胎盘残留;若恶露有臭味且子宫有压痛,提示有宫腔感染。

(3) 评估会阴局部　阴道分娩者产后会阴有轻度水肿,多于产后2~3 d自行消退;若有会阴切口或撕裂修补,会阴部会有疼痛。若疼痛严重,局部有肿胀、发红、皮肤温度高,要注意有无会阴切口感染。

3. 乳房　具体评估内容见本章第二节。

(三) 心理社会资料

评估产妇对分娩的感受、对产后形体变化的看法及母亲对护理婴儿知识的掌握程度。产褥期是产妇生理和心理变化较大的一个阶段。身体不适及社会角色的转换使产妇易出现情绪波动,甚至会出现产后精神抑郁症。评估产妇的社会支持系统(如丈夫及其他家人等的关心),良好的支持系统有助于产妇的心理适应。

三、护理诊断/合作性问题

1. 舒适改变　与产后宫缩、会阴部切口、褥汗等有关。
2. 知识缺乏　与缺乏护理婴儿的知识和技能有关。
3. 亲子依附关系改变　与产后疲惫、会阴疼痛有关。
4. 有感染的危险　与产后体质虚弱、生殖道有创面及自然防御功能下降有关。

四、护理目标

1. 产妇诉舒适感增加。
2. 产妇在护理婴儿时表现出自信和满足。
3. 产妇体温正常,恶露无异常,会阴伤口愈合良好。

五、护理措施

(一) 一般护理

1. 提供良好的环境　室内阳光充足,空气新鲜,经常通风换气,保持床单位的清洁、整齐、干燥。

2. 饮食　产后1 h可给产妇流质或半流质,以后给予普通饮食。食物应富含营养、提供足够热量和水分。哺乳者,应多进蛋白质和多进流质饮食,并适当补充维生素和铁剂。

3. 休息与活动　正常分娩后24 h内以卧床休息为主,24 h后鼓励产妇下床活动。会阴切开或剖宫产的产妇,可适当推迟活动时间。早期下床活动有利于子宫复旧、恶露排出、会阴伤口愈合及大小便通畅,并可预防下肢静脉血栓形成。

4. 清洁卫生　产褥期应每天梳头刷牙,要勤用热水擦身或淋浴,勤换衣裤、会阴垫及床单等。

5. 排尿　产后 4 ~ 6 h 要鼓励产妇及时排尿,防止尿潴留。若排尿困难,除鼓励产妇坐起排尿外,还可选用以下诱尿方法:① 置热水袋于下腹部刺激膀胱肌收缩。② 用热水熏洗外阴,温开水冲洗尿道外口周围诱导排尿。③ 针刺关元、气海、三阴交、阴陵泉等穴位。④ 肌内注射新斯的明 1 mg 或加兰他敏注射液 2.5 mg,兴奋膀胱逼尿肌促其排尿。经上述处理仍无效,应在无菌操作下导尿,必要时留置导尿管 1 ~ 2 d,并给予抗生素预防感染。

6. 排便　鼓励产妇早期下床活动,做产后体操,多饮水,多吃含纤维素的食物,以保持大便通畅。若发生便秘,应服用缓泻剂,或开塞露塞肛,或肥皂水灌肠。

（二）局部护理

1. 会阴护理　保持外阴清洁,用 2‰苯扎溴铵(新洁尔灭)或 0.5% 聚维酮碘冲洗或擦洗会阴,每日 2 次。产后产妇会阴切口疼痛剧烈或有肛门坠胀感,应及时检查,以排除阴道壁及会阴水肿。会阴水肿者,用 50% 硫酸镁或 95% 乙醇湿热敷。产后 24 h 后可用红外线照射外阴。会阴部有侧切伤口者取健侧卧位,勤换会阴垫。一般产后 3 ~ 5 d 拆线,使用可吸收缝线者则不必拆线。若伤口感染应提前拆线引流。产后 7 ~ 10 d 后可行高锰酸钾溶液坐浴。

2. 子宫复旧护理　每日观察恶露量、颜色、气味。正常恶露有血腥味,但无臭味。若子宫复旧不全,恶露增多,色红且持续时间延长,应及时给予宫缩剂;若合并感染,恶露有臭味且子宫有压痛,应给予抗生素控制感染。

3. 乳房护理　详见本章第二节。

（三）心理护理

1. 热情沟通,建立良好关系　产妇入病房后,热情接待,让产妇充分休息。耐心倾听,积极回答。了解产妇对婴儿及新家庭的想法,尊重风俗习惯,提供正确的产褥期生活方式。

2. 提供帮助　产后 3 d 内,主动帮助或指导产妇家人完成产妇及婴儿的日常生活护理,避免产妇劳累。让产妇更多地接触婴儿,逐渐参与婴儿的日常生活护理,培养亲子感情。

3. 提供自我及婴儿护理知识　指导产妇进行新生儿喂养、新生儿沐浴和抚触。同时给予产妇自我护理指导,如对常见问题(褥汗、乳房胀痛、宫缩痛等)的护理,以减少产妇的无助感。

（四）健康教育

1. 饮食起居　合理、均衡地安排食谱,保证产妇自身的营养需要及泌乳的需要。居室应安静、清洁、通风,以保证产妇的休息。冬天应防感冒,夏天应防中暑。

2. 计划生育指导　产褥期内禁止性生活。产后 42 d 起应采取避孕措施。原则是哺乳者以工具避孕为宜,未哺乳者可选用药物避孕。哺乳期无月经者也要坚持避孕。

3. 产褥期保健操

(1) 产褥期保健操的作用　产褥期保健操能促进腹壁、盆底肌肉张力的恢复及加强,防止尿失禁，膀胱、直肠膨出及子宫脱垂；促进血液循环、预防血栓性静脉炎；促进肠蠕动，增进食欲和预防便秘。

（2）指导产褥期保健操 ① 腹式深呼吸：仰卧，深吸气，收腹部，然后呼气[图6－1(1)]。② 缩肛运动：仰卧，两臂直放于身旁，进行缩肛与放松动作[图6－1(1)]。③ 抬腿运动：仰卧，两臂直放于身旁，两腿轮流上举或并举，与身体成直角[图6－1(2)]。④ 抬臀运动：仰卧，髋与腿放松，分开稍屈，脚底蹬在床上，两臂直放于身旁用力，尽量抬高臀部与背部[图6－1(3)]。⑤ 仰卧起坐：见图6－1(4)。⑥ 转腰运动：跪姿，双膝分开，肩肘垂直，双手平放床上，腰部进行左右旋转动作[图6－1(5)]。⑦ 全身运动：跪姿，双臂支撑在床上，左右腿交替向背后高举[图6－1(6)]。

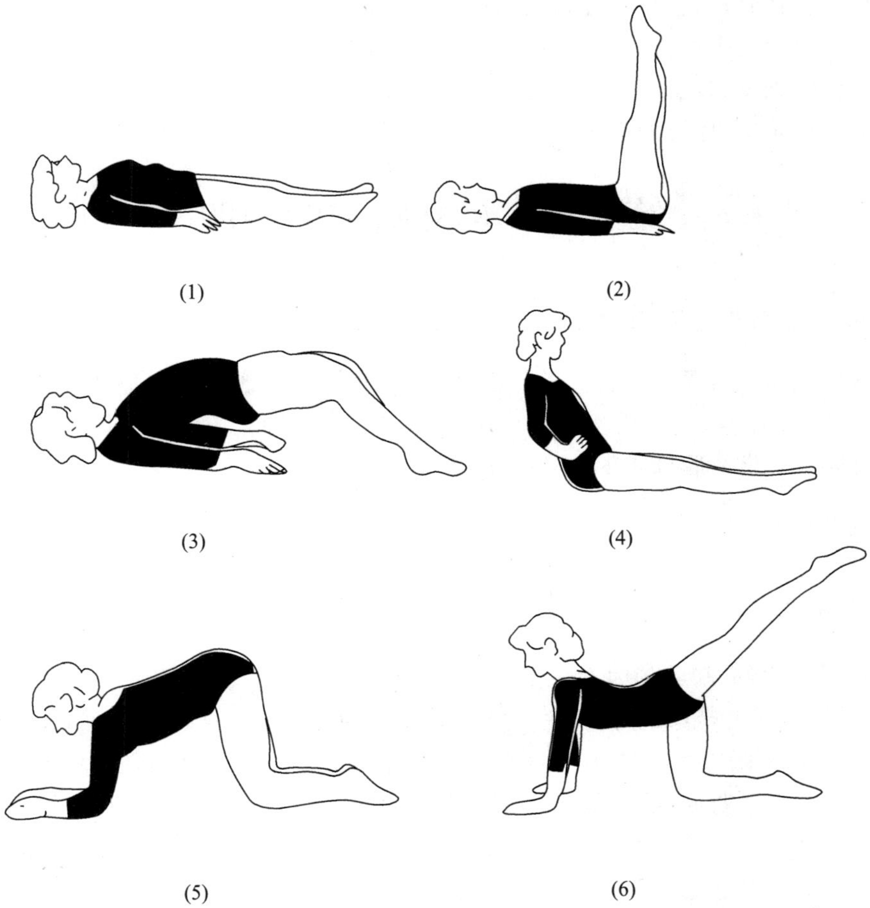

图6－1 产褥期保健操

（1）腹式深呼吸、缩肛运动；（2）抬腿运动；（3）抬臀运动；（4）仰卧起坐；（5）转腰运动；（6）全身运动

一般在产后第2 d开始进行产褥期保健操。产妇应根据自己的情况，由弱到强，循序渐进地进行，避免过于劳累。运动时有出血或不适感时，应立即停止。剖宫产妇女可先执行促进血液循环的项目，如深呼吸运动，其他项目待伤口愈合后再逐渐执行。

4. 产后复查　包括产后访视和产后健康检查。产后访视至少 3 次，分别在出院后 3 d 内、产后第 14 d、产后第 28 d。主要了解产褥妇女及新生儿健康状况，包括产褥妇女的饮食、睡眠、大小便、子宫复旧及恶露、哺乳、会阴或剖宫产腹部伤口愈合情况等，发现异常及时给予指导。产后第 42 d 应到医院做产后健康检查。包括：① 一般检查：测血压、体重，查血、尿常规，腹壁紧张度检查以及剖宫术后腹壁切口愈合情况。② 妇科检查：会阴伤口愈合情况，阴道创口有无肉芽组织增生，阴道分泌物及其性状，子宫颈是否闭合，子宫大小、位置，会阴及盆底组织恢复情况等，若有异常，及时给予处理。

六、护理评价

1. 产妇诉身体舒适，会用正确方法减轻疼痛，睡眠良好。
2. 产妇喂养婴儿方法正确，新生儿体重增长理想。
3. 产妇体力恢复，具有一定的自我护理及婴儿护理的知识和技能。
4. 产妇恶露正常，体温处于正常范围。

第二节　母乳喂养的护理

一、纯母乳哺养与母婴同室

1. 纯母乳哺养　指婴儿从出生至产后 4 ~ 6 个月，除给母乳外不给婴儿其他食品及饮料，包括水（除药品、维生素、矿物质外）。

2. 母婴同室　指产后母婴 24 h 在一起，母婴分离不应超过 1 h。

二、护理评估

（一）健康史

了解有无影响母乳喂养的因素存在。

1. 生理因素　① 严重的心脏病、子痫、肝炎、获得性免疫缺陷综合征（简称艾滋病）。② 营养不良。③ 失眠或睡眠欠佳。④ 会阴或腹部伤口疼痛，乳头疼痛或损伤、乳头凹陷、乳腺炎等。⑤ 使用某些药物，如麦角新碱、可待因、安乃近、地西泮、巴比妥类。

2. 心理因素　① 不良的分娩过程。② 分娩及产后疲劳。③ 缺乏信心，焦虑、抑郁等。

3. 社会因素　① 产后支持系统欠佳。② 工作负担过重。③ 婚姻问题。④ 青少年母亲、单身母亲、离家工作。⑤ 多胎，母婴分离。⑥ 知识缺乏。

（二）身体评估

1. 评估乳房类型　注意乳房外形是否正常及有无乳房胀痛、乳头凹陷、乳头皲裂等。

2. 评估乳汁的质和量　初产妇产后 3 d，经产妇产后 2 d 开始泌乳。产后 2 ~ 3 d，乳房充血肿胀，有时形成硬块，腋下淋巴结可有肿大。产后 7 d 内所分泌的乳汁称初乳，质稠、半透明。产后 3 d 新生儿每日可吸出初乳 2 ~ 20 mL，初乳中含有丰富的蛋白质、β-胡萝卜素、IgA

等物质，脂肪和乳糖则相对较少，是新生儿理想的天然早期食物。产后 7～14 d 所分泌的乳汁为过渡乳，蛋白质含量逐渐减少，脂肪、乳糖含量逐渐增多。产后 14 d 以后所分泌的乳汁为成熟乳，呈白色，其中含蛋白质 2%～3%，脂肪 4%，糖类 8%～9%，矿物质 0.4%～0.5%，还有维生素等。100 g 母乳与 100 g 牛乳成分比较见表 6－1。

表 6－1　100 g 母乳与牛乳主要成分比较

成分	蛋白质/g	脂肪/g	糖类/g	钙/mg	磷/mg	铁/mg	水/mg	维生素 D/U	能量/kJ
人乳	0.9	3.8	7.0	34	15	0.05	88	22	290
牛乳	3.3	3.5	4.8	117	92	0.05	88	14	290

3. 乳房胀痛及乳头皲裂　产后哺乳延迟或没有及时排空乳房，产妇可出现乳房胀痛、触痛，且乳房坚硬。初产妇在最初几日哺乳后易产生乳头皲裂。

4. 乳腺炎　产后妇女要注意评估是否患有乳腺炎。乳房出现胀痛或呈现搏动性疼痛，哺乳时加剧，乳房有痛性硬块，局部皮肤出现红肿、发热，化脓时有波动感，脓肿破溃后脓液排出，患侧腋窝淋巴结肿大，严重时可出现寒战、高热，甚至败血症表现。血常规检查时白细胞计数及中性粒细胞比例升高。

（三）心理社会资料

评估有无焦虑，对周围的事不感兴趣，不愿抱新生儿等抑郁表现。了解产妇的文化知识背景及对母乳喂养的认识，观察其喂养的动作等。

三、护理诊断/合作性问题

1. 母乳喂养无效　与产妇焦虑、知识缺乏及技能不熟练有关。
2. 情境性自我贬低　与产妇缺乏护理婴儿的知识和技能有关。

四、护理目标

1. 婴儿获得足够营养，体重增长理想。
2. 产妇能正确叙述喂养知识，表现出熟练的喂养行为。

五、护理措施

（一）指导母乳喂养

向产妇推荐母乳喂养，介绍母乳喂养的优点和知识，指导产妇掌握正确的喂养方法是产褥期护理的主要内容之一。

1. 乳房清洁　分娩后第一次哺乳前用温水毛巾清洁乳头和乳晕，切忌用肥皂或乙醇类擦洗，以免引起局部皮肤干燥、皲裂。乳头处若有痂垢应先将油脂浸软后再用温水洗净。以后每次哺乳前、后用温水毛巾将乳头和乳晕擦洗干净，母亲洗净双手。

2. 哺乳时间　产后 30 min 内开始哺乳，做到按需哺乳，是指当婴儿需要或母亲感到乳房充盈时即进行哺乳。最初间隔时间短，哺乳只需 3～5 min，以后哺乳时间逐渐延长至 15～20 min。

3. 哺乳姿势　哺乳时母亲和婴儿均应选择舒适的位置，采取坐位或卧位（图 6－2）。喂哺前柔和地按摩乳房，刺激排乳反射，然后将乳头放在婴儿舌的上方，让其含住乳头和大部分乳晕，用一手扶托并挤压乳房，协助乳汁排出，防止乳房堵住婴儿鼻孔。吸空一侧乳房后再吸另一侧，每次哺乳让婴儿吸空乳汁，乳汁过多不能吸尽者，应将余乳挤出。哺乳结束时，用示指轻轻向下按压婴儿下颏取出乳头。避免在口腔负压情况下拉出乳头而引起局部疼痛或损伤。每次哺乳后，将婴儿抱起轻拍背部 1～2 min，排出胃内空气（图 6－3），以防溢奶。

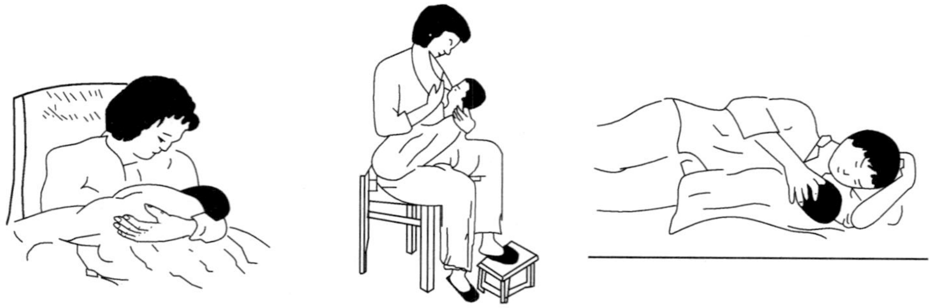

图 6－2　哺乳姿势

（二）乳房异常情况的护理

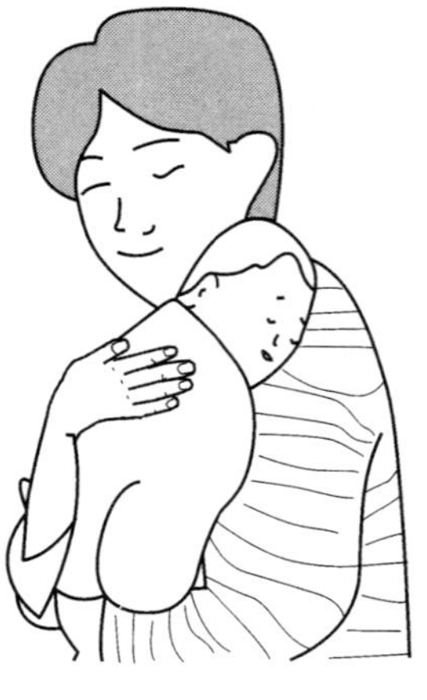

图 6－3　排出新生儿胃内空气

1. 平坦及凹陷乳头护理　相关内容见第四章第三节。

2. 乳头皲裂护理　采取正确的哺乳姿势。哺乳前湿热敷乳房和乳头 3～5 min，同时按摩乳房，挤出少量乳汁使乳晕变软而易被婴儿含吮。先哺健侧，以减轻对患侧乳房的吸吮力。增加哺乳次数，缩短每次喂哺时间。哺乳后，挤出少许乳汁涂在乳头和乳晕上，短暂暴露并使乳头干燥。因乳汁具有抑菌作用且含有丰富蛋白质，能起到修复表皮的作用。疼痛严重时用乳罩间接哺乳或将乳汁挤出、吸出后用小勺喂哺婴儿。

3. 乳房胀痛和乳腺炎护理　乳房肿胀约出现在产后 1 周。乳腺管畅通后自然消失，也可用下述方法缓解：① 尽早哺乳，按需哺乳，促进乳汁通畅。② 哺乳前热敷，使乳腺管畅通，两次哺乳的中间冷敷乳房以减少局部充血、肿胀。③ 按摩乳房，从乳房边缘向乳头按摩，轻轻拍打和抖动乳房，使乳腺管畅通。④ 每次哺乳应充分吸空乳房，挤出或吸出多余的乳汁。⑤ 哺乳时先哺患侧，因婴儿饥饿吸引力强，有利于吸通乳腺管。⑥ 佩戴乳头罩，托住乳房，减轻疼痛。⑦ 用生面饼外敷乳房或用中药散结通乳。

4. 退乳护理　因病或其他原因不能哺乳者，应尽早退乳。限制进汤类食物，停止吸吮、挤奶。按医嘱给予己烯雌酚。若已泌乳可用芒硝退奶：用芒硝 250 g 碾碎装布袋分敷于两乳上并固定，变湿后应更换再敷，直至乳房不胀痛为止。同时可用生麦芽 50 g 泡茶饮，每日 3 次，连服 3 d，配合退奶。

（三）健康教育

1. 宣讲母乳喂养知识，让产妇知道母乳优点，了解无论乳房大小，都能同样泌乳，母乳喂养不会损坏乳房外形。对产妇进行母乳喂养知识和技能的评估，如有不足则需补课。告知上班的产妇可于上班前将乳汁挤出存放于冰箱内，婴儿需要时由他人喂哺，下班后仍要坚持母乳喂养。

2. 指导哺乳母亲学会手工挤奶方法。挤奶前彻底洗净双手，将已消毒的挤奶容器靠近乳房，拇指及示指放在乳晕上，两指相对，其他手指托住乳房，用拇指及示指向胸壁方向轻轻下压，压力作用于乳晕下方的乳窦上，反复一压一放。挤压乳晕的手指不可压得太深，否则将引起乳腺导管阻塞。应从各个方向挤压乳晕，使每个乳窦的乳汁都被挤出，避免滑动或摩擦动作。一侧乳房至少挤压 3 min，待乳汁少了则可挤另一侧。

3. 哺乳母亲应注意合理营养，饮食宜清淡，尤其是上班期间要特别注意摄取足够水分和营养。保证充分的休息，教会产妇与婴儿同步休息，规律生活。保持精神愉快，注意乳房卫生。

4. 婴儿一般从 4 ~ 5 个月起逐渐添加一些辅食，以增加营养素的供给，并为断奶做准备。一般于 10 ~ 12 个月完全断奶，母乳多时可适当延迟到 1 岁半完全断奶。

5. 告知产妇及家人遇到喂养问题的咨询方法，如医院的热线电话，门诊、保健、社区支持组织的具体联系方法和人员。

六、护理评价

1. 产妇能正确哺乳新生儿，新生儿体重增长理想。

2. 产妇能自我护理，并熟练地护理婴儿。

自 测 题

一、以下每道考题下面有 A、B、C、D、E 五个备选答案，请从中选择一个最佳答案。（A1、A2 型题）

1. 产妇咨询何为产褥期，护士正确的回答应是(　　)。
   A. 从胎盘娩出至产妇全身各器官（除子宫外）恢复或接近正常未孕状态所需的一段时期
   B. 从胎盘娩出至产妇全身各器官（除乳腺外）恢复或接近正常未孕状态所需的一段时期
   C. 从胎儿娩出至产妇全身各器官恢复或接近正常未孕状态所需的一段时期
   D. 从胎盘娩出至产妇全身各器官恢复或接近正常未孕状态所需的一段时期
   E. 从胎盘娩出至生殖系统恢复或接近正常未孕状态所需的一段时期

2. 护士对产妇进行护理评估，能说明为产褥期正常恶露的是(　　)。
   A. 浆性恶露持续 3 周左右
   B. 正常情况下，血性恶露持续 3 d
   C. 正常恶露持续 4 ~ 8 周
   D. 产褥晚期有较多的红色恶露出现属正常

E. 正常恶露含有血液及细菌,并有血腥味和臭味

3. 护士应该清楚,关于子宫复旧过程是指产后子宫底每天下降( )。

A. 1~2 cm B. 2~3 cm C. 4~5 cm D. 6~7 cm E. 8~9 cm

4. 一会阴侧切的产妇咨询会阴创口拆线的时间,护士的回答应是( )。

A. 1~2 d B. 3~5 d C. 5~7 d D. 7~9 d E. 10 d

5. 护士指导产妇进行产褥期保健操,开始锻炼的时间应为产后( )。

A. 第1周 B. 第2周 C. 第3周 D. 第1 d E. 第2 d

6. 为产妇实施乳房的护理,下列护理措施不对的是( )。

A. 哺乳前应将乳房、乳头清洗干净 B. 婴儿吸吮力不足时,可延长哺乳时间

C. 乳房胀痛在哺乳前应热敷乳房 D. 如果要退奶可挤奶

E. 每次哺乳应充分吸空乳汁

7. 某产妇,产后10 h,仍不能自行排尿,评估发现产妇子宫底在脐上,子宫底下方可扪及囊性包块,表明有尿潴留,下列护士提供的护理措施中不妥的是( )。

A. 热水袋热敷下腹部 B. 针刺关元穴

C. 肌内注射新斯的明 D. 帮助其下床排尿

E. 首先导尿

8. 护士在评估一位产后第5 d的产妇时,发现其一侧乳房胀痛,低热,下列护理措施中不妥的是( )。

A. 按需哺乳 B. 哺乳时先哺健侧

C. 按摩乳房 D. 饮食宜清淡

E. 两次哺乳期间冷敷乳房,减少充血

9. 初产妇,从分娩后第2 d起,体温在37.5 ℃左右持续3 d,宫缩好,无压痛,会阴伤口红肿、疼痛,恶露淡红色、无臭味,双乳软、无硬结。下列发热原因中护士首先要考虑的是( )。

A. 会阴伤口感染 B. 乳腺炎 C. 泌尿系感染

D. 上呼吸道感染 E. 乳头皲裂

10. 李某,经产妇,1 d前经阴道顺产一正常男婴。目前诉说乳房胀痛,下腹阵发性轻微疼痛。身体评估:乳房胀痛、无红肿,子宫硬,子宫底在腹正中、脐下2指,阴道出血同月经量。护士首选的护理措施应是( )。

A. 用芒硝退奶 B. 少喝汤水 C. 生麦芽煎汤喝

D. 让新生儿多吸吮 E. 用吸奶器吸乳

11. 一采用母乳喂养的产妇,护士与她讨论正确的母乳喂养方法,下列表明她已经理解护士指导的说法是( )。

A. "在产后第1周内,我哺乳时隔次使用乳头罩。"

B. "在每次哺乳前我用肥皂和清水清洁乳头。"

C. "我每次哺乳后,都将婴儿抱起轻拍背部1~2 min。"

D. "在每次哺乳完后我会在乳头上涂抹抗生素软膏。"

E. "早吸吮即产后2 h内开始哺乳。"

12. 胎盘娩出后,护士评估发现产妇的子宫软、轮廓不清。护士首选的护理措施应是( )。

A. 按摩产妇的子宫底

B. 产妇排尿时，在子宫底施加向上的压力

C. 检查产妇恶露的特征

D. 与医生讨论给产妇使用缩宫素的必要性

E. 给缩宫素

13. 一名分娩后 12 h 的产妇，护士在评估其宫底高度时，正常情况应是（　　）。

A. 脐水平　B. 脐和耻骨联合中间　C. 脐上 1 cm

D. 脐上 2 cm　E. 脐下 3 cm

14. 一名产后 2 d 的产妇向护士诉说她在夜间大量流汗。护士下列解释中最恰当的是（　　）。

A. 处在产褥期　B. 正常的产后反应　C. 感染表现

D. 肾盂肾炎的初期表现　E. 血容量下降

二、以下提供若干个案例，每个案例下设若干个考题。请根据各考题题干所提供的信息，在每道下面的 A、B、C、D、E 五个备选答案中选择一个最佳答案。（A3 型题）

（1 ~ 2 题共用题干）

产妇，37 岁，孕$_1$产$_0$，孕 38 周，行会阴左侧切开术。产后第 3 d，护理评估时发现，会阴侧切处红肿，且有少许压痛。

1. 责任护士应采取的护理措施是（　　）。

A. 红外线照射　B. 流质饮食　C. 床脚抬高

D. 药液温水坐浴　E. 绝对卧床休息

2. 为促进会阴切口愈合，责任护士给予健康指导，需要产妇认真配合的是（　　）。

A. 减少大便次数　B. 增加起床活动量　C. 增加饮水量

D. 多向右侧卧位　E. 减少家属探视

（罗　琼）

第七章　新生儿的护理

学习要点

1. 掌握正常新生儿的护理方法。
2. 熟悉手术产新生儿的护理特点。

第一节　正常新生儿的护理

胎龄满37周至不满42周，体重2 500～4 000 g，身长≥47 cm，无任何畸形和疾病的活产新生儿称正常足月新生儿。从胎儿出生后断脐到满28 d内，是新生儿逐渐适应子宫外生活的过渡阶段，称为新生儿期。由于新生儿为适应分娩后生活环境的骤然改变，各系统特别是呼吸及循环系统均发生了显著的变化，但其适应能力又不完善，发病率及病死率均较其他各年龄组为高。因此，必须重视其护理工作。

一、护理评估

（一）健康史

了解母亲有无高危妊娠，胎儿期发育情况、分娩情况、出生体重、Apgar评分及出生后即刻检查结果。核对新生儿记录是否完整、正确。

（二）身体评估

评估新生儿的外观特征及生理特点等，具体参见《儿科护理学》。

二、护理诊断/合作性问题

1. 有体温失调的危险　与新生儿体温调节中枢发育不完善有关。
2. 有窒息的危险　与溢乳及吸入呕吐物有关。
3. 有感染的危险　与新生儿免疫力低及皮肤黏膜屏障功能差有关。
4. 有皮肤完整性受损的危险　与新生儿皮肤薄嫩，易受损伤、感染有关。
5. 母乳喂养无效　与母亲缺乏母乳喂养知识有关。

三、护理目标

1. 新生儿体温维持在正常范围，宫外环境适应良好。
2. 新生儿呼吸道通畅，未发生窒息。

3. 新生儿脐带无出血及感染。

4. 新生儿皮肤保持完整,无感染及红臀。

5. 家长获得喂养新生儿及护理相关知识,新生儿体重如期增加。

四、护理措施

(一) 维持体温稳定

1. 提供良好的环境　使新生儿处于“适中温度”(又称中性温度,是指机体耗氧量最低,蒸发散热最少,新陈代谢最低,并能维持正常温度的最佳环境温度)。保持室温在 22 ~ 24 ℃、相对湿度 55% ~65% 为宜。母婴室阳光充足、空气新鲜,床单元(一张母亲床加一张婴儿床及其活动范围)所占面积不应少于 6 m^2。

2. 保暖　新生儿出生后立即擦干身体,用温暖的毛毯包裹或置于母亲的怀抱,减少体热散失。维持体温在 36 ~ 37 ℃,每日测体温 2 次。如高于 37.5 ℃或低于 36 ℃,应每 4 h 测量 1 次。冬季注意保暖,夏季防止中暑。若环境温度过高,应松解衣服、更换过厚的盖被、补充足够的水分,防止新生儿因散热增加导致脱水、血液浓缩而发热(脱水热)。如环境温度过低,可采取放置温箱、远红外辐射床等有效的保暖措施。使用热水袋时要防止烫伤,接触新生儿的手、仪器、物品等均应预热,避免过分暴露新生儿。同时,放置温箱应根据新生儿出生体重、日龄选择所需的温度(表 7 - 1)。

表 7 - 1　不同出生体重日龄新生儿的温箱温度

出生体重/kg	箱温			
	35 ℃	34 ℃	33 ℃	32 ℃
1.0	初生 10 d 内	10 d ~ 3 周	3 ~ 5 周	5 周以后
1.5		10 d 内	10 d ~ 4 周	4 周以后
2.0		2 d 内	2 d ~ 3 周	3 周以后
>2.5			2 d 内	2 周以后

(二) 保持呼吸道通畅

新生儿娩出后,立即用新生儿吸痰管清除口、鼻腔的黏液及羊水,防止吸入性肺炎或窒息的发生。新生儿分娩时如吞下较多的羊水,出生后 1 ~ 2 d 内常出现呕吐。故新生儿应左、右交替侧卧,有利于分泌物、呕吐物的排出。哺乳后将新生儿竖起并轻拍背部,取右侧卧位、头偏向一侧,以防溢乳误吸而发生窒息。专人看护,避免衣被阻挡口鼻、压迫胸部及分泌物阻塞呼吸道。

(三) 提供安全措施

1. 新生儿出生后在病历上盖上其右脚印及其母亲右拇指手印。

2. 新生儿手(脚)上,系上手(脚)圈,正确写上母亲姓名、新生儿性别、出生时间、住院号、床号。

3. 新生儿床上禁放锐角玩具、过烫的热水袋等危险物品。

4. 新生儿床应铺有床垫,配有床围。

(四)预防感染

1. 每个房间应备有洗手设备或消毒溶液,医护人员或探访者在接触新生儿前洗净或消毒双手,避免交叉感染。

2. 工作人员必须身体健康,有感染性疾病或带菌(病毒)者应暂时调离接触新生儿的岗位。

3. 新生儿患有传染性疾病,如脓疱疮、脐部感染、流行性腹泻时,必须立即采取相应的消毒隔离措施,以免疾病蔓延。

(五)脐部护理

1. 出生后 24 h 内密切观察脐部有无渗血或出血,如有渗血,可压迫止血,如出血较多,需重新结扎。

2. 保持脐带残端局部清洁干燥。尿布使用时注意勿让其超越脐部,以免尿粪污染脐部。每日沐浴后用 75% 乙醇消毒脐带残端及脐轮周围,无菌纱布覆盖包扎。脐部有分泌物,可用乙醇消毒后涂 1% 甲紫使其干燥。如有脓性分泌物,先用 3% 过氧化氢溶液清洗后涂聚维酮碘。

3. 脐带一般在出生后 3 ~7 d 脱落。

4. 脐带脱落处有肉芽形成,可用 2% ~5% 硝酸银点灼后用生理盐水棉球擦拭,注意勿灼伤正常组织。

5. 脐部红肿,分泌物有臭味,提示脐部感染,除局部清洁消毒处理外,应同时按医嘱全身使用抗生素。

(六)皮肤护理

1. 保持皮肤的清洁、完整性,分娩后 6 h 内或第 1 次沐浴时用消毒植物油拭去皱褶处过多的胎脂。剪去过长的指甲,以防发生甲沟炎及抓伤。体温稳定后,每日沐浴 1 次。

2. 新生儿衣物和尿布宜用清洁、吸水性强的软棉布制作。衣着多少视季节气候而定,并保持清洁、干燥、平整、宽松。尿布、衣物在第 1 次使用前,均应进行热开水泡洗或太阳暴晒等处理,以后每次以温水单独手洗,一般不用洗涤剂。

(七)臀部护理

为防止发生红臀(尿布疹),应及时更换尿布,大便后用温开水洗净臀部,拭净后涂 5% 鞣酸软膏,包兜不可过紧或过松,不宜垫橡皮或塑料布。如发现红臀,除勤换尿布,保持臀部清洁、干燥外,局部可用 25 W 灯泡或红外线照射(距臀部 30 cm 左右),每次 10 ~20 min,每日 2 次。注意防止皮肤烫伤。如臀部皮肤破溃、糜烂、表皮脱落,可用消毒植物油或鱼肝油涂敷患处,并口服维生素 C 等。

（八）眼、耳、口、鼻的护理

眼部如有分泌物，可用生理盐水或3%硼酸棉球由内眦向外轻轻拭净，再滴0.25%氯霉素眼药水或涂金霉素眼药膏，每日2次。新生儿口腔黏膜柔软，不宜擦洗，以免损伤、感染。如发生鹅口疮，可于哺乳后0.5 h，用过氧化氢溶液棉签拭洗后涂制霉菌素混悬液（10万U/mL），或口服制霉菌素5万U，每8 h 1次。如耳鼻有污物，可用温开水棉签轻轻揩净。

（九）心理护理

1. 居室常播放轻柔的音乐，新生儿床周配置亮丽的床围，床的上方变换悬挂色彩鲜艳的玩具。

2. 母婴同室，促进情感建立。指导、鼓励父母及家庭成员与新生儿进行情感交流，经常用充满爱心和情感的语言对新生儿讲话，与新生儿面对面、眼对眼的接触、交流，鼓励产妇多抚摸和拥抱新生儿，通过抚摸皮肤、目光交流、言语沟通培养母子亲情。鼓励母亲在生理状况许可的情况下主动、积极地参与护理新生儿的活动，让产妇尽早更多地接触孩子。

（十）健康指导

由于新生儿缺乏自我护理能力，父母又可能缺乏护理新生儿的知识和经验，产妇产后还需要生理上的康复等，所以护士既要承担新生儿的日常护理工作，又要承担指导父母的责任，以备出院后父母能进行家庭的自我护理。

1. 母乳喂养　提倡母乳喂养及产后早期喂奶。母乳在免疫学、营养学、生殖生理学和心理学等方面有着特殊的功能。护理人员应对产妇进行母乳喂养知识和技能的特别宣传教育及指导。做好早接触、早吸吮、早开奶工作。具体参见第六章第二节。

2. 睡眠　新生儿每天睡眠一般20 h左右，宜左右侧卧，经常更换卧位，防止局部皮肤受压。

3. 沐浴　可清洁皮肤、预防感染、促进血液循环及新陈代谢，促进新生儿舒适、安静。同时可评估身体状况，以及时发现异常。每天早晨沐浴1次，沐浴方法包括淋浴、盆浴、床上擦浴等。

（1）沐浴准备

环境　关好门窗，调节室温为26～28 ℃，水温为38～40 ℃，或手腕测试至较暖即可。

用物　体温计、水温计、磅秤、大小毛巾、浴巾、尿布、婴儿衣物、婴儿浴液、婴儿爽身粉、75%乙醇、5%鞣酸软膏、消毒植物油、棉签、指甲剪、无菌敷料、沐浴台（上铺垫子、塑料布并罩清洁被单）、沐浴装置。淋浴池内壁光滑，池底放一头高脚低的木质或铝质垫架，上置海绵垫，外包塑料布（图7－1）。盆浴时准备一只浴盆，以长椭圆形为宜，内挂一头高脚低倒“T”型的布吊带（图7－2）。

操作者　修剪指甲，穿清洁工作服，检查衣服口袋内有无坚硬、尖锐物，戴口罩、帽子，系上围裙，洗净双手。

新生儿　沐浴前0.5 h不要哺乳。护士进入母婴休养室向母亲了解新生儿情况，将新生

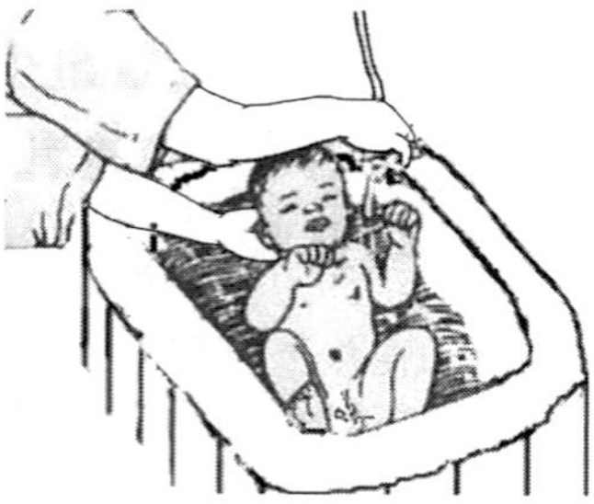

图 7-1　淋浴池

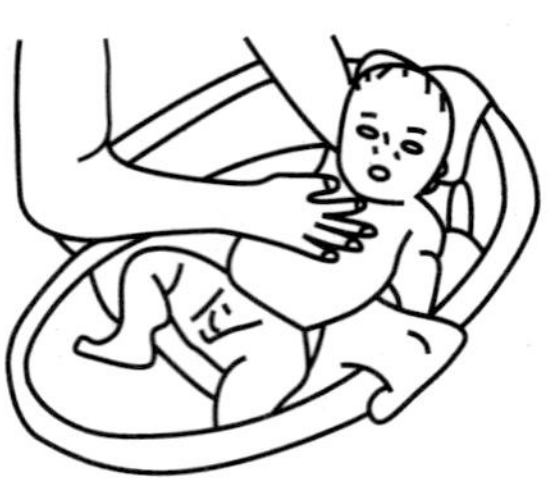

图 7-2　浴盆

儿抱至沐浴室。第一次沐浴时，用蘸消毒植物油的棉签擦去新生儿颈下、腋下、四肢皱褶、腹股沟、女婴阴唇间隙等处堆积的胎脂。

(2) 操作步骤

解衣，核对标记　将新生儿置于沐浴台上，解开包被、衣服、尿布，检查手圈，核对姓名、床号。

沐浴方法

淋浴：在医院以淋浴为主，方便、安全、省时、省力。① 准备淋浴垫：淋浴垫上垫干净无菌巾，用手腕内侧再次测水温并温热沐浴床垫。② 洗净脸部：将新生儿的头枕在操作者左手腕上，并抓住其左上臂，右手握两小腿和脚，轻轻将新生儿抱至淋浴池浴垫上。左手托住头部，先用小毛巾不同部位洗净脸部，顺序为眼（从内眼角向外眼角擦拭）、鼻、面部、下颌。③ 洗头和全身：用浴水湿润头发及全身，将浴液抹于新生儿身上，按先上后下，先对侧后近侧的原则，先洗净头颈部，擦干后，再洗胸、腋下、上肢、腹股沟、外生殖器和下肢，注意洗净皮肤皱褶处。再用右手支托新生儿左腋下，身体前倾，倚靠在操作者右手臂上，擦洗后背及臀部，用温水冲净。

盆浴：家庭中以盆浴为主。① 洗脸：将大浴巾包裹的新生儿置沐浴台上，温湿小方毛巾横竖两叠成4叶，分别擦洗净新生儿的眼、鼻、面部、下颌。② 洗头：操作者用左前臂托住新生儿背部，左手托住头部，左腋下夹住躯干和下肢，移至盆边（图7-3），用右手抹浴液洗头、颈、耳后，然后用清水冲洗干净，用大毛巾擦干。③ 洗全身：撤去大浴巾、新生儿衣服、尿布，将新生儿的头枕在左手腕上，并抓住其左上臂，右手握两小腿和脚，轻轻将新生儿举起放在浴盆内，左手仍抓住其左上臂不放，用浴水湿润全身，将浴液抹于新生儿身上，然后全身洗净。原则及顺序同淋浴。

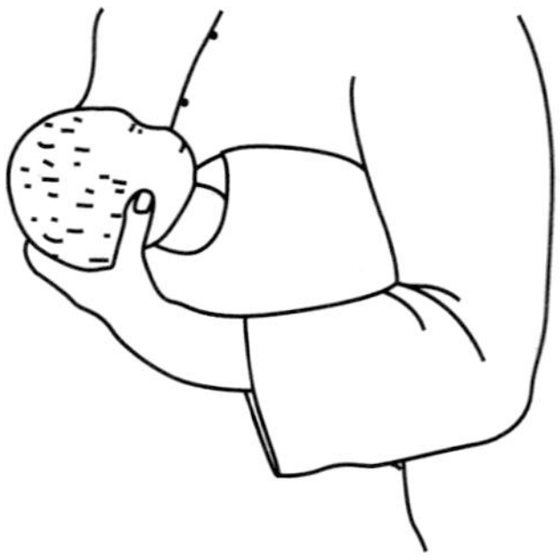

图 7-3　盆浴抱姿

床上擦浴：多应用于需静卧的新生儿。自上而下进行擦浴，动作轻柔。注意保暖，水温可以较高，以不烫伤新生儿为宜。

浴后护理　洗毕，将新生儿抱至沐浴台上，用大毛巾擦干全身，称体重；脐部消毒，更换敷料；颈部、腋下和腹股沟等处扑婴儿爽身粉，臀部擦5%鞣酸软膏；穿衣，兜好尿布，检查手圈字迹是否清晰，脱落者补上，裹好包被，用干棉签清洁耳鼻，修剪指甲，将新生儿抱送给母亲；详细记录护理单，清洁整理用物。全体新生儿沐浴完成后，用消毒液浸泡浴池、浴垫或浴盆。

（3）沐浴注意事项

注意观察　操作过程中注意观察新生儿全身及四肢活动情况，观察皮肤有无红肿、糜烂等感染灶，如有异常情况及时报告医生。

操作熟练、正确　洗头时用手掩盖耳孔，防止水流入耳内（图7-4）；防止浴水误入新生儿眼、鼻；淋浴洗腹部时，尽量避免沾湿脐部；扑爽身粉时，用手遮盖眼睛和呼吸道，避免扑粉进入眼内和吸入呼吸道。

动作轻柔敏捷，防止新生儿受凉和损伤　注意安全，沐浴过程中操作者不能离开新生儿，并始终用手接触和保护新生儿。

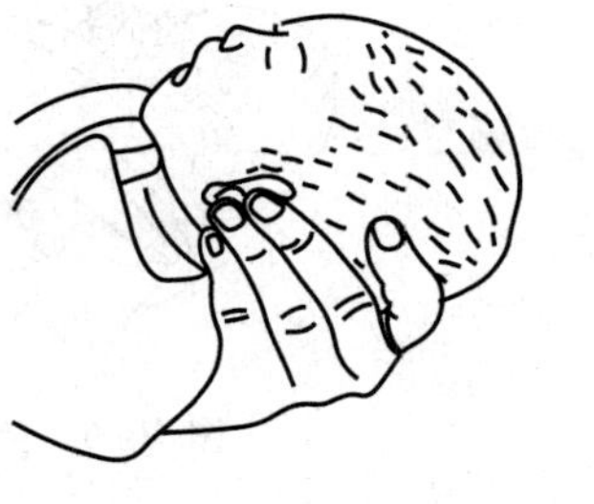

图7-4　用手托住新生儿头并掩盖耳孔

4. 抚触

（1）目的　可促进新生儿体格、智力的发育；促进新生儿与抚触者之间的交流，使新生儿感受到爱护和关爱，获得安全感、满足感；增强抵抗力，改善消化，增强睡眠。

（2）抚触时间　出生24 h后开始对新生儿进行抚触，宜在沐浴后，两次喂奶之间，安静、清醒时进行。每天2次，每次10～15 min。

（3）抚触前准备

用物准备　抚触台、润肤油、毛巾、新生儿衣服、尿布等。

环境准备　室温26～30 ℃，室内播放轻柔优美的音乐，调节气氛，使母儿保持愉快的心情。

抚触者准备　修剪指甲，洗净并温暖双手，倒适量润肤油于掌心润滑双手。抚触者充满爱意，用情、用心抚触新生儿，手法温柔流畅，边抚触边与新生儿进行感情上和语言上的交流。

（4）抚触手法　下述前4步抚触时，新生儿仰卧于床上。

抚触头面部　用两拇指从新生儿的前额正中向两侧滑动至太阳穴［图7-5(1)］；然后从下颌中央向外上滑动，让上下唇呈微笑状［图7-5(2)］；两手掌面从前额发际向上后滑动，并停止于两耳后乳突处，轻轻按压［图7-5(3)］。

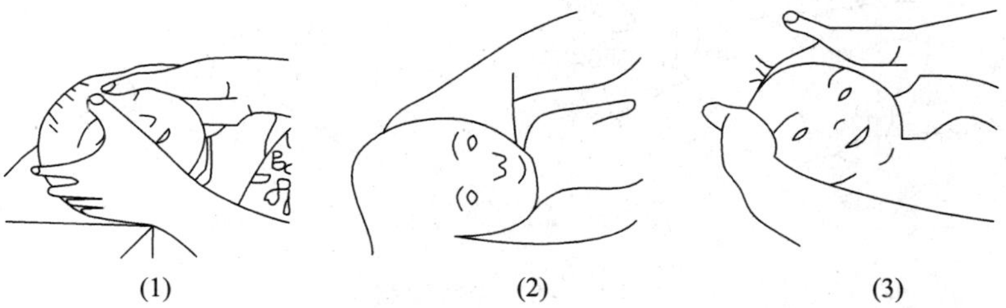

(1)　(2)　(3)

图7-5　抚触头面部

（1）抚触额部；（2）抚触颌部；（3）抚触头部

抚触胸部　两手分别从新生儿的胸部的外下侧向对侧滑动至肩，避开乳头（图7-6）。

抚触腹部　两手依次从新生儿的右下腹经上腹抚至左下腹移动，即沿升结肠、横结肠、降结肠、乙状结肠方向移动（图7-7）。

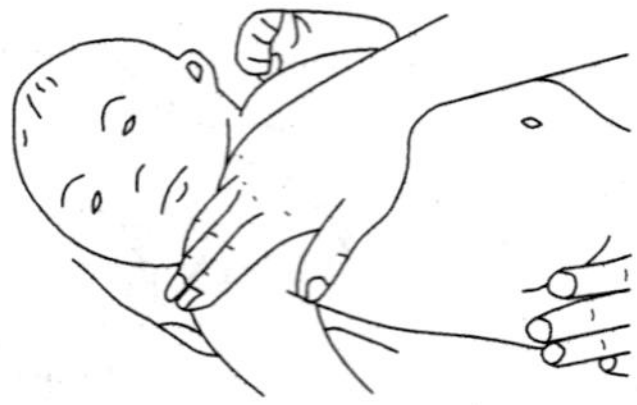

图 7－6　抚触胸部

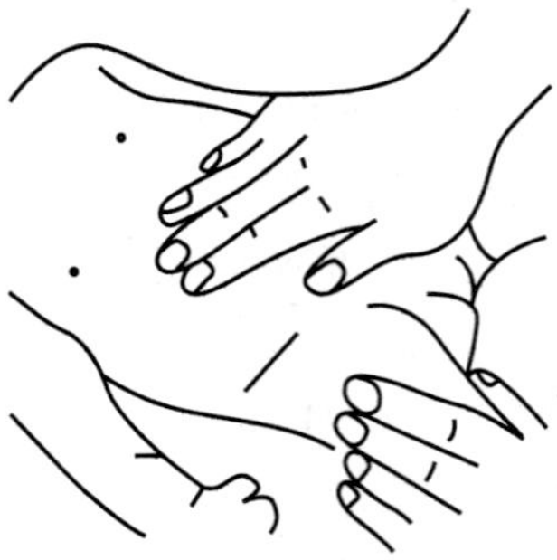

图 7－7　抚触腹部

抚触四肢　双手抓上臂像挤牛奶样交替从近端向远端滑行达腕部，然后在重复滑行过程中节段性用力，挤压肢体肌肉[图 7－8(1)]；再从近至远抚触手掌、手背，再抚触每个手指[图 7－8(2)]；同法抚触下肢[图 7－8(3)、图 7－8(4)]。

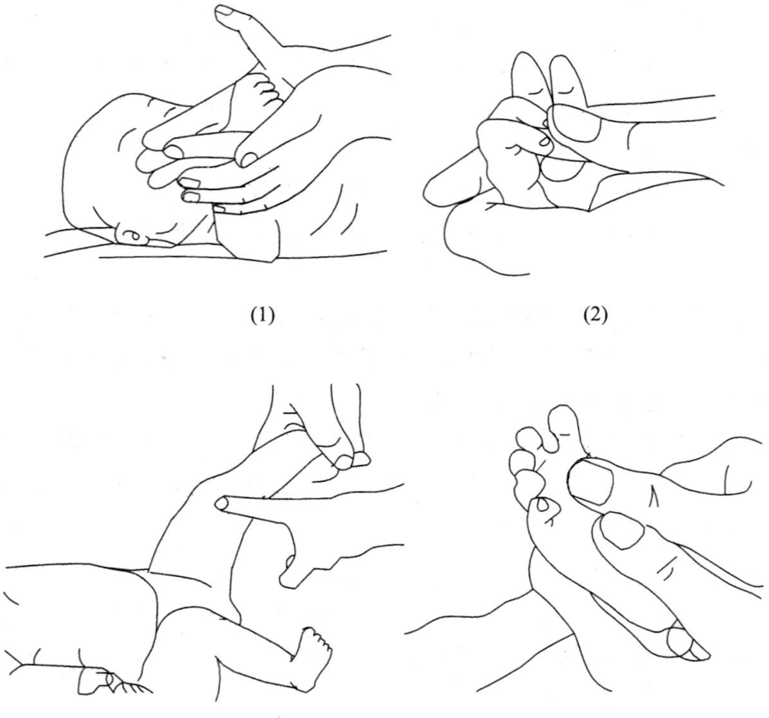

(1)　(2)　(3)　(4)

图 7－8　抚触四肢

(1) 抚触臂部；(2) 抚触手部；(3) 抚触腿部；(4) 抚触足部

抚触背部　新生儿呈俯卧位，头偏向一侧，双手示、中、环指指腹以其脊柱为起点，向外侧滑行，从上到下，然后从下到上抚触脊柱两侧(图 7－9)。

抚触臀部　新生儿呈俯卧位，头偏向一侧，双手示、中、环指指腹从其两臀的内侧向外侧做环形滑动(图 7－10)。

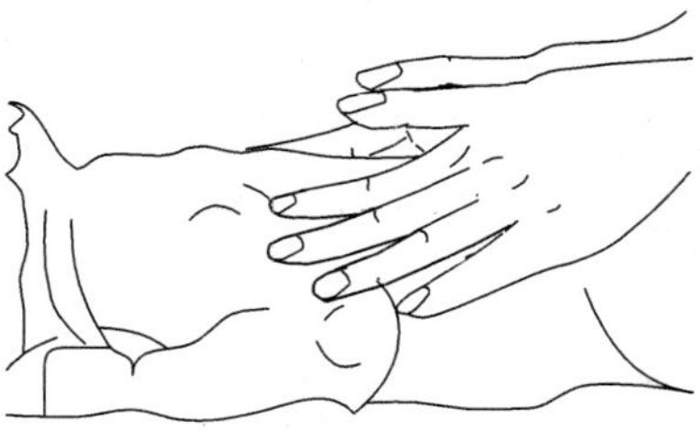

图 7 - 9 抚触背部

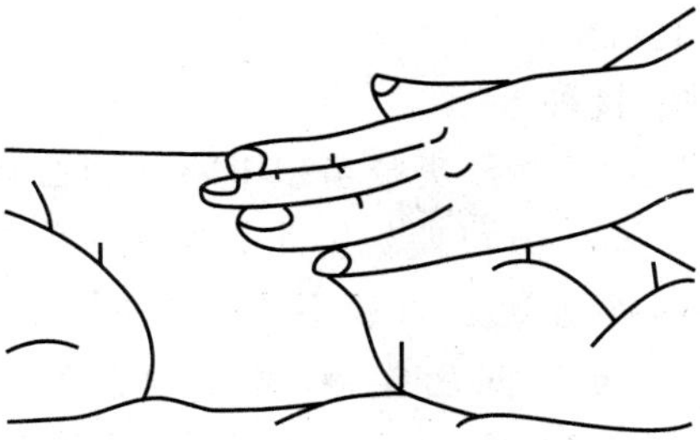

图 7 - 10 抚触臀部

练习爬行 动作结束后，可将手轻轻抵住新生儿的小脚，使其顺势向前爬行。新生儿做 1 ~ 2 个爬行动作即可。

（5）抚触注意事项 抚触时用力要适当，最初轻柔为主，然后渐渐增加用力，在抚触过程中要密切观察新生儿的反应，出现哭闹、肌张力增高，皮肤颜色发生变化，马上停止抚触。抚触时应避开乳头和脐部。

5. 新生儿游泳训练 研究结果表明，游泳训练有利于新生儿的生长和发育，促进身体灵活性和协调性的发展，提高新生儿大脑对外界环境的反应能力和应急能力。有条件的地方，在新生儿出生 24 h 后即可进行游泳训练。游泳训练的全过程应在家长和护理人员的陪伴下，并用特制的小型游泳圈稳妥地固定在新生儿的颈部，用防水胶布密封脐带残端，将新生儿放置在温暖的水池里（水温 37 ℃）进行自主的全身运动。一次游泳时间一般在 15 min 左右，操作时应避免淹水和脐部感染。

6. 识别新生儿特殊生理现象 指导母亲观察、识别新生儿的几种特殊生理现象，但不要随意自行处理。

（1）生理性黄疸 大多数新生儿出生后 2 ~ 3 d 出现黄疸，4 ~ 5 d 达高峰，14 d 内消退，且一般情况良好。若黄疸出现过早、程度较重、持久不退或退而复现应考虑病理性黄疸，需进一步查找原因，及时治疗。

（2）生理性体重下降 一般新生儿出生后 2 ~ 4 d 体重可下降 3% ~ 9%，但不超过 10%，4 ~ 5 d 体重开始回升，7 ~ 10 d 恢复到初生时的体重。

（3）“马牙、螳螂嘴” “马牙”是口腔上腭中线和齿龈部位因上皮细胞堆积而形成的黄白色小颗粒，数周后自然消退。“螳螂嘴”是在新生儿的颊部隆起的脂肪垫，利于新生儿吸乳。“马牙”和“螳螂嘴”不可挑刮，以免引起感染。

（4）粟粒疹 新生儿出生后，可在鼻尖、鼻梁、前额等处出现因皮脂腺堆积所致黄白色粟粒大小的斑点。

（5）乳腺肿大、假月经 男、女新生儿均可在出生后 3 ~ 5 d 出现乳腺增大，但多在 2 ~ 3 周自然消退。部分女婴在生后 5 ~ 7 d 可出现阴道少许血性分泌物，持续 1 ~ 3 d 自行停止。乳腺肿大和假月经均系来自母体的雌激素影响中断所致，一般无须处理。

（6）脱水热 少数新生儿在出生后 3 ~ 4 d 有一过性发热，体温骤升，但一般情况良好，夏季多见。若补充水分后体温可在短时间内恢复正常。

7. 按时接受新生儿随访 在 1 个月内应得到儿保人员的访视 2 ~ 3 次，以了解健康、喂养和疾病等情况。

8. 预防接种

(1) 注射乙型肝炎疫苗(HBVac)和乙型肝炎高效价免疫球蛋白(HBIg)

目的　HBVac可使新生儿获得主动免疫,避免感染乙型肝炎病毒;HBIg则使新生儿出生后即刻获得被动免疫,并暂不受病毒感染。

用法　新生儿出生后24 h内注射HBVac 10 μg,生后1个月、6个月分别再注射10 μg。注射部位在上臂三角肌内,亦可与HBIg联合使用,先注射HBIg 1针(0.5 mL),2周后开始注射HBVac,第二、三针疫苗注射间隔时间同上。乙型肝炎表面抗原(HBsAg)阳性母亲的新生儿,需用30 μg的HBVac注射,使用间隔时间同上,如与HBIg联合使用,效果则更佳。

(2) 接种卡介苗

目的　出生24 h后接种卡介苗,预防结核病。

接种方法　有划痕法和皮内注射法两种。

划痕法:在新生儿左臂三角肌外缘上端,消毒皮肤后,滴上菌苗1～2滴,用左手绷紧皮肤,右手持三角针与皮肤呈45°,透过菌苗在皮肤上划如"++"字,每条长1 cm,间距0.5 cm,深度以皮肤出现红痕而无出血为宜。划后将菌苗轻轻拨匀涂开,放松皮肤,等菌苗干后穿衣。

皮内注射法:消毒新生儿左臂三角肌外缘下端皮肤,然后作皮内注射,剂量为0.05 mg,注射不宜过深,以免引起重度不良反应。

注意事项　卡介苗应保存在冷藏处(2～8 ℃),出箱后应立即接种,否则会影响阳性率;注射器(1 mL)应无菌、干燥,每人一筒一针,用后消毒处理;不能在阳光下接种;接种前需摇匀菌苗,注射剂量要准确;卡介苗为低度毒性活结核分枝杆菌,多余的菌苗应焚毁,不可乱丢;凡有体温高于37.5 ℃、腹泻、皮疹的新生儿和早产儿暂缓接种。

五、护理评价

1. 新生儿平稳完成从宫内到宫外的过渡,宫外环境适应良好。体温维持在正常范围。
2. 新生儿呼吸道通畅,呼吸平稳,频率在正常范围。
3. 新生儿脐部清洁干燥,未出现其他感染征象。
4. 新生儿皮肤保持完整,未发生红臀及感染。
5. 家长熟练掌握喂养及护理新生儿的相关知识和技能,新生儿体重如期增加。

第二节　手术产新生儿的护理

手术产新生儿是指经产钳术、胎头吸引术、臀位牵引术、剖宫产术等助产术分娩的新生儿。手术产新生儿入住特殊新生儿室,或母婴同室但床头设有明显标示卡。

一、护理评估

（一）健康史

了解母亲是否属于高危妊娠，妊娠期、分娩期有无胎儿窘迫，分娩方式及施行何种助产手术。

（二）身体评估

手术产新生儿重点评估是否存在颅内出血、血肿、脏器损伤及感染等危险。余同正常新生儿。

二、护理诊断/合作性问题

1. 潜在并发症：颅内出血。
2. 有窒息的危险　与手术产有关。
3. 组织完整性受损　头皮损伤、头颅血肿，与手术产有关。
4. 有感染的危险　与手术产，头皮损伤、头颅血肿有关。

三、护理目标

1. 新生儿颅内出血能得到及时发现和防治。
2. 新生儿呼吸平稳，面色红润。
3. 新生儿头皮损伤、头颅血肿得以痊愈。
4. 新生儿感染被及时发现和防治。

四、护理措施

在正常新生儿护理的基础上，还要注意以下几方面。

（一）一般护理

1. 新生儿取侧卧位，保持绝对安静。更换尿布动作应轻柔，3 d 内不予淋浴，可行床上擦浴。
2. 减少探视，避免感染。
3. 推迟开奶时间，乳汁不足者，可添加母乳库奶。必要时按医嘱静脉补液。

（二）加强观察及护理

1. 保持呼吸道通畅，注意有无呕吐、发绀。随时吸出呼吸道内的分泌物、呕吐物，必要时给氧气吸入。
2. 严密观察面色、哭声、呼吸、体温、四肢活动及精神状况。
3. 头皮损伤、头颅血肿的护理。头皮出现水疱或破损，局部可涂擦 1% 甲紫，保持干燥。头颅血肿早期可冷敷，不可揉按，禁忌穿刺，以防感染。

（三）治疗配合

按医嘱给予维生素 K 和维生素 C 肌内注射，每日 1 次，共 3 d，防治出血。给予抗生素预防感染。

（四）健康教育

向产妇及其家属解释手术产新生儿可能发生颅内出血、感染等并发症，说服产妇及其家属配合护理工作，争取获得满意的防治效果。

五、护理评价

1. 通过正确的护理，新生儿颅内出血能得到及时的预防和发现，头皮损伤、头颅血肿得以痊愈。
2. 新生儿呼吸平稳，面色红润，无缺氧表现。
3. 新生儿平稳适应宫外环境，体温维持在正常范围。
4. 新生儿未发生感染。

自　测　题

一、以下每道考题下面备有 A、B、C、D、E 五个备选答案，请从中选择一个最佳答案。(A1、A2 型题)

1. 女婴，出生体重 3 500 g，胎龄 38 周，顺产后 1 h，无异常。下列护理问题首先应该考虑的是（　　）。

A. 排泄方式改变　　B. 营养状况变化
C. 体温调节能力低　　D. 皮肤完整性受损
E. 发生感染的危险

2. 护士应该清楚，新生儿出生后 24 h 护理措施，下列错误的是（　　）。

A. 必须采取保暖措施　　B. 严密观察呼吸、面色
C. 注意呕吐情况　　D. 呕吐频繁属于生理情况
E. 密切观察脐部有无渗血

3. 产妇，35 岁，今顺产一女婴，护士对产妇及家属进行健康指导，告知他们母婴室最适宜温度应是（　　）。

A. 14 ~ 16 ℃　　B. 18 ~ 20 ℃　　C. 24 ~ 26 ℃
D. 26 ~ 28 ℃　　E. 30 ~ 32 ℃

4. 男婴，足月产后 3 d，现体重 3 200 g，出生时体重 3 500 g，护士向产妇及家属解释，此现象为生理性体重下降，恢复到出生时体重的时间为（　　）。

A. 2 ~ 4 d　　B. 4 ~ 5 d　　C. 7 ~ 10 d
D. 11 ~ 14 d　　E. 15 ~ 21 d

5. 男婴，足月顺产后 2 d，产妇初次给新生儿沐浴，选择下列何种水温说明产妇已正确掌握了护士的指导（　　）。

A. 30～33 ℃　　B. 33～36 ℃　　C. 38～40 ℃
D. 41～42 ℃　　E. 42～43 ℃

6. 护士对产妇及家属进行健康指导，告知他们新生儿脐带脱落时间一般是在出生后(　　)。

A. 1～2 d　　B. 3～7 d　　C. 8～10 d
D. 11～14 d　　E. 15～21 d

7. 产妇，28 岁，于今日正常顺产一女婴。为做好早接触、早吸吮、早开奶工作，护士对产妇及家属进行指导，下列说法中正确的是(　　)。

A. 产后 0.5 h 即可开奶
B. 每间隔 1～3 h 哺乳 1 次
C. 鼓励纯母乳喂养 6～12 个月
D. 每周称体重 1 次
E. 最初哺乳时间 10～15 min，以后逐渐延长至 25～30 min

8. 男婴，3 900 g，手术产新生儿，术后接受维生素 K 治疗的目的是(　　)。

A. 预防眼睛感染　　B. 预防出血
C. 增强免疫反应　　D. 刺激胃肠菌群的生长
E. 预防呼吸道分泌物增多

9. 刘某，第一胎，孕 39 周，胎儿娩出后，产妇询问助产人员"孩子健康吗"，护士经过评估后回答"健康"，下列对此不支持的是(　　)。

A. 新生儿皮肤红润　　B. 呼吸浅慢，18 次/min
C. 新生儿吸氧时出现恶心现象　　D. 体重 3 000 g，体表未发现畸形
E. 新生儿哭声响亮，四肢活动好

10. 一名正常分娩的产妇，产后 3 d 打电话到医院产科，告诉护士，洗澡时发现儿子乳腺肿大，护士下列回答中最恰当的是(　　)。

A. 无须处理　　B. 用力挤压　　C. 手术切除
D. 使用抗生素　　E. 挑割肿块

11. 一出生 5 d 的女婴，食欲及精神较好，母亲在给其换尿布时发现其会阴部有血性分泌物，护士告知产妇这是(　　)。

A. 尿道出血　　B. 肉眼血尿　　C. 生理现象
D. 肛门出血　　E. 直肠出血

二、以下提供若干组考题，每组考题共同使用在考题前列出的 A、B、C、D、E 五个备选答案，请从中选择一个与考题关系密切的答案。每个备选答案可能被选择一次、多次或不被选择。(B 型题)

(1～3 题共用备选答案)

A. 可涂 75% 乙醇
B. 先用 3% 过氧化氢溶液清洗后涂聚维酮碘
C. 涂擦 5% 鞣酸软膏
D. 消毒植物油或鱼肝油涂敷

E. 5% ~10% 硝酸银点灼后用生理盐水棉球擦拭

1. 新生儿脐部有脓性分泌物时正确的护理方式为(　　)。
2. 新生儿脐部有肉芽形成时正确的护理方式为(　　)。
3. 新生儿臀部皮肤糜烂、破溃、表皮脱落,正确的处理方式为(　　)。

(王庆军)

第八章　妊娠期并发症妇女的护理

学习要点

1. 熟悉妊娠期高血压疾病的分类标准及治疗原则。
2. 掌握妊娠期高血压疾病的护理评估及护理措施。
3. 熟悉流产、异位妊娠、前置胎盘、胎盘早剥的定义。
4. 掌握流产、异位妊娠、前置胎盘、胎盘早剥的护理评估及护理措施。
5. 了解双胎妊娠、羊水过多、羊水过少的定义、治疗原则、护理评估和护理措施。
6. 熟悉早产、过期妊娠的定义、治疗原则、护理评估和护理措施。

情景设置

余某,26 岁,初孕妇,停经 32 周。下肢水肿 2 周,头痛 2 d。孕妇末次月经时间为 2007 年 3 月 10 日,妊娠早期和中期均无异常。2 周前无明显诱因出现双下肢水肿,压之呈凹陷型,休息后不消退,近 2 d 自觉头痛、头晕,伴恶心,无呕吐,傍晚明显,休息后好转。今来院检查,血压 20.0/13.3 kPa(150/100 mmHg),尿蛋白(++),而收入院。

思考:该孕妇出现了什么异常情况?孕妇和胎儿有生命危险吗?作为一名护理人员,我们应怎样帮助她?

第一节　妊娠期高血压疾病

一、概述

妊娠期高血压疾病(hypertensive disorder complicating pregnancy)(以往称妊娠高血压综合征),是妊娠期特有的疾病,包括妊娠期高血压、子痫前期、子痫、慢性高血压并发子痫前期及慢性高血压。我国发病率为 9.4%。多数病例在妊娠期出现一过性高血压、蛋白尿等症状。该病严重威胁母儿健康,是孕产妇和围生儿死亡的重要原因。

(一)高危因素与病因

妊娠期高血压疾病的病因至今尚未完全阐明。

1. 高危因素　子宫张力过高(如多胎妊娠、羊水过多、葡萄胎等);有慢性肾炎、慢性高血压、糖尿病病史,或营养不良(如贫血、低蛋白血症)者;有高血压家族史者;年轻或高龄初产妇、体型矮胖者,精神过度紧张、寒冷季节或气温变化过大等。

2. 病因　可能与免疫机制、血管内皮细胞受损、胎盘浅着床、营养缺乏、遗传、胰岛素抵抗等因素有关。

（二）病理生理变化

本病的基本病理生理变化是全身小动脉痉挛，全身各系统各脏器灌流减少，由此而导致了高血压、蛋白尿、水肿及心、肝、脑、肾、胎盘等功能受损的表现，甚至母儿死亡（图 8－1）。

全身小动脉痉挛
- →周围小血管阻力增加→血压升高
- →肾小球血管痉挛
  - →血管壁缺氧→管壁通透性增加→蛋白渗漏→蛋白尿
  - →肾小球滤过率降低→水钠排泄减少→水肿
- →小动脉和毛细血管壁缺氧→通透性增加→体液渗漏→水肿
- →
  - →心冠状小动脉痉挛→心肌缺血、坏死→心力衰竭
  - →外周阻力增加、血液黏稠度增加→心脏负担加重→心力衰竭
- →脑血管痉挛→脑组织缺氧、水肿→头痛、呕吐、抽搐、昏迷、脑出血
- →肝小动脉痉挛→肝细胞缺血、坏死、出血→上腹部不适、黄疸
- →眼视网膜小血管痉挛→视网膜缺血、水肿、渗出、出血→眼花、视物模糊、突然失明
- →子宫血管痉挛
  - →胎盘供血不足→胎儿宫内发育迟缓、胎儿窘迫
  - →螺旋小动脉痉挛、栓塞、坏死→底蜕膜坏死、出血→胎盘早剥

图 8－1　妊娠期高血压疾病的主要病理生理变化

二、护理评估

（一）健康史

询问孕妇既往有无高血压病史及家族史，有无慢性肾炎及糖尿病病史，是否存在妊娠期高血压疾病高危因素。

（二）身体评估

1. 评估血压、蛋白尿、水肿程度及有无上腹部不适、头痛、视力改变等症状，以了解妊娠期高血压疾病的分类。本病的分类，国内外尚未统一。为了与国际接轨，对妊娠期高血压疾病我国现采用新的分类方法（表 8－1）。

表 8－1　妊娠期高血压疾病分类及临床表现

分类	临床表现
妊娠期高血压	血压≥18.7/12.0 kPa（140/90 mmHg），妊娠期首次出现，并于产后 12 周恢复正常；尿蛋白（－），患者可伴有上腹部不适或血小板减少，产后方可确诊
子痫前期	
轻度	血压≥18.7/12.0 kPa（140/90 mmHg），妊娠 20 周以后出现；尿蛋白≥300 mg/24 h或（＋），可伴有上腹部不适、头痛等症状
重度	血压≥21.3/14.7 kPa（160/110 mmHg）；尿蛋白≥2.0 g/24 h 或（＋＋），血肌酐＞106 μmol/L；血小板＜100×10^9/L；微血管病性溶血[血乳酸脱氢酶（LDH）升高]；血清丙氨酸转氨酶（ALT）或门冬氨酸转氨酶（AST）升高；持续性头痛或其他脑神经或视觉障碍，持续性上腹部不适

续表

分类	临床表现
子痫	子痫前期孕妇抽搐不能用其他原因解释
慢性高血压并发子痫前期	高血压孕妇妊娠20周以前无尿蛋白，若妊娠20周后出现尿蛋白≥300 mg/24 h；高血压孕妇妊娠20周后突然尿蛋白增加，血压进一步升高或血小板<100×10^9/L
妊娠合并慢性高血压	血压≥18.7/12.0 kPa(140/90 mmHg)，妊娠前或妊娠20周以前或妊娠20周后首次诊断高血压并持续到产后12周后

注：① 通常正常妊娠、贫血及低蛋白血症均可发生水肿，妊娠期高血压疾病之水肿无特异性，因此不能作为妊娠期高血压疾病的诊断标准及分类依据；② 血压较基础血压升高4.0/2.0 kPa(30/15 mmHg)，但低于18.7/12.0 kPa(140/90 mmHg)时，不作为诊断依据，须严密观察；③ 重度子痫前期是血压升得更高，或有明显的尿蛋白，或肾、脑、肝和心血管系统等受累引起的临床症状。

体重异常增加是许多妊娠期高血压疾病患者的首发症状，孕妇体重突然增加≥0.9 kg/周或2.7 kg/月是子痫前期的信号。

本病水肿的特点是自踝部逐渐向上延伸的凹陷性水肿(图8－2)，经休息后不缓解。水肿按轻重程度分为4度，以“＋”表示。

Ⅰ度“＋” 水肿局限于膝以下。

Ⅱ度“＋＋” 水肿延及大腿。

Ⅲ度“＋＋＋” 水肿延及外阴和腹壁。

Ⅳ度“＋＋＋＋” 指全身水肿或伴有腹水者。

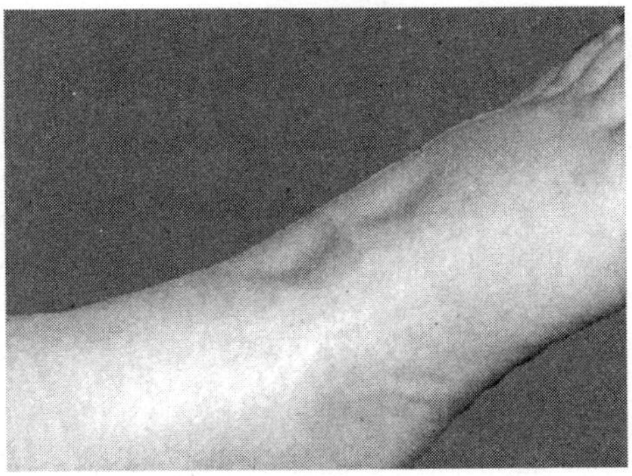

图8－2 妊娠期高血压疾病的凹陷性水肿

子痫大多数发生于妊娠晚期或临产前，称产前子痫；少数发生于分娩过程中，称产时子痫；个别发生于产后24 h内，称产后子痫。

知识库

妊娠高血压综合征分类及临床表现

妊娠高血压综合证分类及临床表现见表8－2。

表8－2 妊娠高血压综合征分类及临床表现

分类	临床表现		
	高血压	蛋白尿	水肿
轻度妊娠高血压综合征	18.7/12.0 kPa(140/90 mmHg)≤血压<20.0/13.3 kPa(150/100 mmHg)或较基础压升高4.0/2.0 kPa(30/15 mmHg)	可伴有轻微蛋白尿<0.5 g/24 h	和(或)水肿

续表

分类	临床表现		
	高血压	蛋白尿	水肿
中度妊娠高血压综合征	20.0/13.3 kPa（150/100 mmHg）≤血压<21.3/14.6 kPa（160/110 mmHg）	蛋白尿(+)或≥0.5 g/24 h	和（或）水肿
重度妊娠高血压综合征	血压≥21.3/14.6 kPa（160/110 mmHg）	蛋白尿(++)~(+++)或≥5 g/24 h	和（或）水肿
先兆子痫	在高血压、蛋白尿等基础上出现头痛、眼花、胸闷、恶心、呕吐等自觉症状		
子痫	在先兆子痫的基础上进而出现抽搐或伴昏迷		

2. 评估有无并发症存在。妊娠期高血压疾病，尤其是重度妊娠期高血压疾病患者可引起胎盘早剥、心力衰竭、肺水肿、肾衰竭、脑出血、凝血功能障碍、胎儿窘迫等严重并发症。

（三）心理社会资料

孕妇及家属对妊娠期高血压疾病缺乏认识，病情较轻时，孕妇由于身体未感明显不适而不予重视；随病情发展，当出现自觉症状时，则担心自身及胎儿的安危而产生自责、紧张、焦虑、恐惧的心理。

（四）辅助检查

1. 尿液检查　行尿常规、尿相对密度检查，当尿相对密度≥1.020时说明尿液浓缩，尿蛋白(++++)时尿蛋白含量5 g/24 h。重度妊娠期高血压疾病者应每2 d检查1次尿蛋白。

2. 血液检查　测定血红蛋白含量、血细胞比容、全血黏度，了解有无血液浓缩；查血小板计数、纤维蛋白原、凝血酶原时间等，了解有无凝血功能异常。根据病情轻重可反复检查。

3. 肝、肾功能测定　检查血尿素氮、肌酐、尿酸、谷丙转氨酶等，判断有无肝肾功能受损。重度子痫前期和子痫应测定电解质与二氧化碳结合力，以早期发现酸中毒。

4. 眼底检查　观察视网膜小动脉痉挛程度可了解全身小动脉痉挛程度，是反映妊娠期高血压疾病严重程度的一项重要标志。眼底动静脉比例可由正常的2∶3变为1∶2，甚至1∶4，或出现视网膜水肿、絮状渗出或出血等。

5. 其他检查　酌情可做心电图、胎儿电子监护、胎儿成熟度、胎盘功能、B型超声等检查。

三、护理诊断/合作性问题

1. 有孕妇受伤的危险　与妊娠期高血压疾病引起的血压升高、子痫抽搐或硫酸镁治疗有关。

2. 有胎儿受伤的危险　与子宫胎盘灌注下降或胎盘早剥有关。

3. 焦虑　与孕妇对疾病缺乏了解，担心胎儿和自身的健康有关。

4. 潜在并发症：胎盘早剥、心力衰竭、肾衰竭、凝血功能障碍、脑出血。

四、护理目标

1. 未发生母体损伤及硫酸镁中毒现象,子痫抽搐得到及时控制。
2. 胎儿窘迫得到有效防治。
3. 孕妇自觉焦虑减轻,主动参与执行护理计划。
4. 护士能及时发现胎盘早剥、心力衰竭、肾衰竭等并发症,并积极配合抢救。

知识库

妊娠期高血压疾病预测诊断

对具有妊娠期高血压疾病发生高危因素的孕妇,在妊娠中期可开展妊娠期高血压疾病的预测工作,预测结果为阳性者应密切随诊。

1. 平均动脉压(mean arterial pressure,MAP)测定 MAP=(收缩压+舒张压×2)÷3,当MAP≥11.3 kPa(85 mmHg)表示有发生子痫前期倾向;当MAP≥18.7 kPa(140 mmHg)时,易发生脑血管意外,导致孕妇昏迷或死亡。

2. 翻身试验 孕妇左侧卧位测血压直至血压稳定后,翻身仰卧5 min再测血压,若仰卧位舒张压较左侧卧位≥2.7 kPa(20 mmHg),提示有发生子痫前期倾向。

3. 尿钙测定 妊娠期高血压疾病患者尿钙排泄量明显降低,若尿钙/肌酐≤0.04时有预测子痫前期的价值。

4. 血液流变学试验 低血容量及血液黏度高是发生妊娠期高血压疾病的基础,当血细胞比容≥0.35,全血黏度>3.6,血浆黏度>1.6时,提示有发生子痫前期倾向。

五、治疗原则和护理措施

(一)治疗原则

1. 妊娠期高血压 门诊或住院治疗。予以休息、调节饮食、间断吸氧,必要时给予镇静药,密切监护母儿状态。

2. 子痫前期 住院治疗,防止发生子痫及并发症。治疗原则:解痉、镇静、降压,合理扩容和必要时利尿,密切监测母体和胎儿状态,适时终止妊娠。

3. 子痫 是妊娠期高血压疾病最严重的阶段,是导致母儿死亡的最主要原因,应积极处理。处理原则:控制抽搐,纠正缺氧和酸中毒,控制血压,及时终止妊娠。

(二)护理措施

1. 病情监护

(1)血压 定时监测血压,尤其是舒张压的变化。

(2)蛋白尿 按医嘱定时送检尿常规及尿蛋白等。

(3)水肿 每日测体重,观察水肿程度。

（4）自觉症状　随时观察和询问孕妇有无头痛、眼花、视物模糊、上腹部不适等症状出现。一旦发现，应及时报告医生，并准备好抢救物品，如压舌板、开口器、气管插管、吸痰器、氧气等。

（5）抽搐和昏迷　注意观察抽搐发作的次数、持续时间、间歇时间、神志情况等。

（6）并发症　重症病例注意观察有无胎盘早剥、心力衰竭、肾衰竭、凝血功能障碍等并发症发生，发现异常，应立即配合医生做好相应紧急处理。

（7）胎儿情况监护　定期听胎心，指导孕妇自测胎动，必要时行胎儿电子监护、B 型超声检查监测胎儿宫内情况，以及时发现胎儿缺氧，做好胎儿窘迫的防治。

2. 治疗配合

（1）解痉　首选药物是硫酸镁。

硫酸镁的药物知识　① 镁离子能抑制运动神经末梢释放乙酰胆碱，阻断神经和肌肉间的传导，从而使骨骼肌松弛。② 使平滑肌细胞内钙离子水平下降，从而解除血管痉挛，减少血管内皮损伤。③ 刺激血管内皮细胞合成有扩张血管作用的依前列醇增多，血压下降。④ 提高孕妇和胎儿血红蛋白的亲和力，改善氧代谢。

用药方法　静脉给药结合肌内注射。① 静脉给药：首次负荷量 25% 硫酸镁 20 mL 加入 10% 葡萄糖注射液 20 mL，缓慢静脉注射，5 ~ 10 min 注完；继以 25% 硫酸镁 60 mL 加入 10% 葡萄糖注射液 500 mL 静脉滴注，滴速为 15 ~ 30 滴/min，1 ~ 2 g/h。② 肌内注射：根据血压情况可加用 25% 硫酸镁 20 mL 加 2% 利多卡因 2 mL，臀部深部肌内注射，每日 1 ~ 2 次。每日总量为 20 ~ 30 g。

毒性反应　硫酸镁的治疗浓度与中毒浓度相近，若过量会出现中毒现象。首先为膝反射消失，随着血镁浓度的增加，进一步出现全身肌张力减退及呼吸困难、语言不清，严重者可出现呼吸肌麻痹，甚至呼吸、心搏骤停，危及生命。

注意事项　① 注意检测指标：在每次用药前及用药过程中均应检测以下指标：膝反射必须存在（图 8 – 3）；呼吸不少于 16 次/min，尿量不少于 600 mL/24 h（或不少于 25 mL/h）。② 备用解毒剂：硫酸镁治疗时，必须备有 10% 葡萄糖酸钙 10 mL 作为解毒剂，一旦出现中毒现象，立即停用硫酸镁，并按医嘱给予解毒剂静脉注射。③ 加强观察：静脉滴注硫酸镁期间，护士应注意观察孕妇情况，严格掌握药物用量及控制滴速，嘱孕妇及其家属不得擅自改变滴速，并教会孕妇自测镁离子中毒症状，如有异常及时报告医护人员。

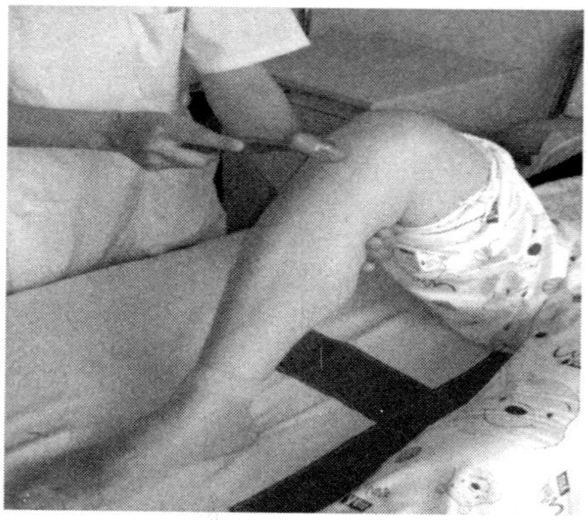

图 8 – 3　检查膝反射

（2）镇静　适当镇静可消除孕妇的精神紧张和焦虑，达到降低血压、缓解症状和预防子痫发作的作用。常用地西泮口服或肌内注射，对胎儿和新生儿影响较小。冬眠合剂仅应用于硫酸镁治疗效果不佳者。这些药物可通过胎盘抑制胎儿呼吸，临产后慎用。冬眠合剂可致血压急速下降，用药期间应严密观察血压变化，并嘱孕产妇绝对卧床休息，以防发生直立性低血压，突然跌倒发生意外。

（3）降压　适用于血压≥21.3/14.7 kPa（160/110 mmHg）或舒张压≥14.7 kPa（110 mmHg），原发性高血压、妊娠前高血压已用降压药的孕妇。常用药物有肼屈嗪、拉贝洛尔、硝苯地平等。

因血压大幅度升降会影响胎盘血供而危及胎儿，用药期间应注意胎心监护及血压监测，根据血压调节药物滴速。

（4）扩容　一般不主张应用扩容剂，仅用于贫血、严重的低蛋白血症。常用人血白蛋白、全血、血浆等。因扩容可增加心脏负荷导致肺水肿和心力衰竭的发生，在用药过程中护士应注意液体出入量及速度，密切观察孕妇的生命体征和尿量的变化，若出现胸闷、心慌、呼吸困难、发绀等不适，应及时报告医生，迅速处理。

（5）利尿　一般不主张应用利尿药，因可加重血液浓缩和电解质失衡，故仅用于急性心力衰竭、肺水肿、脑水肿或全身水肿的孕妇。常用药物呋塞米、甘露醇等。用药期间严密监测孕妇的水和电解质平衡情况，准确记录液体出入量，注意孕妇有无乏力、腹胀等低血钾的表现。

（6）适时终止妊娠　妊娠期高血压疾病是孕产妇特有的疾病，一旦妊娠终止，病情可自行缓解，终止妊娠是治疗妊娠期高血压疾病的有效措施。

终止妊娠的指征　子痫控制后 2 h；子痫前期孕妇经积极治疗 24～48 h 仍无明显好转者；子痫前期孕妇孕龄已超过 34 周；子痫前期孕妇孕龄不足 34 周，胎盘功能减退而胎儿已成熟者；子痫前期孕妇孕龄不足 34 周，胎盘功能减退而胎儿尚未成熟者，用地塞米松促胎肺成熟后终止妊娠。

终止妊娠的护理　妊娠期高血压疾病孕妇根据母儿的情况选择剖宫产或经阴道分娩终止妊娠。经阴道分娩者：① 第一产程：保持安静，密切监测产妇的血压、脉搏、尿量、胎心及宫缩情况。注意询问有无自觉症状，有异常时及时与医生联系。② 第二产程：应尽量缩短产程，避免产妇用力，必要时行手术助产。③ 第三产程：防止产后出血，胎儿前肩娩出后，立即注射缩宫素（禁用麦角新碱），注意宫缩情况，检查胎盘、胎膜是否及时完整娩出。④ 产褥期：产后 24 h至 5 d 内仍有发生子痫的可能，故不可放松防治及护理。产后 48 h 内应每 4 h 测量血压 1 次；继续进行解痉、镇静等治疗；注意观察子宫复旧情况和阴道出血量；加强会阴护理，防止感染发生。

3. 子痫孕妇的护理　子痫为妊娠期高血压疾病最严重的阶段，直接关系到母儿安危，因此，子痫孕妇的护理极为重要。

（1）专人特护　做好特别护理记录，详细记录病情观察、检查结果和治疗经过，作为医生拟订下一次治疗方案的参考。

（2）避免刺激　任何刺激均可诱发孕妇再次抽搐，应将孕妇安置在单间暗室，空气流通，保持绝对安静，避免声光刺激，护理操作尽可能集中进行，动作轻柔。

（3）防止外伤　床边应加床挡，以防孕妇坠地受伤。不可用暴力强行制止抽搐，以免发生骨折。将开口器或包纱布的压舌板置于孕妇上、下磨牙之间，以防抽搐时舌唇咬伤。

（4）保持呼吸道通畅　将昏迷孕妇头偏向一侧，及时吸出呼吸道分泌物及呕吐物，以免引起窒息或吸入性肺炎。必要时吸氧。孕妇昏迷或未完全清醒时应禁食、禁水和禁口服药。

（5）配合检查和药物治疗　按医嘱及时准确应用解痉、镇静、降压等药物，迅速控制抽搐，同时注意观察疗效及不良反应。协助医生进行各种检查。

（6）严密观察病情　每小时测血压、脉搏、呼吸 1 次，观察抽搐的持续时间、间歇时间、次数和昏迷时间。留置尿管，记 24 h 出入量。抽搐可促使宫缩的产生，加速产程的进展，因此必须同时注意产科情况，如胎心音、产程进展情况等。

（7）其他　定时翻身，按摩受压部位，做好皮肤护理，防止压疮；定时进行口腔护理、外阴护理，防止感染。

4. 一般护理

（1）休息　嘱孕妇注意保证充足的休息和睡眠，必要时给予镇静药。若有头晕、眼花，则应立即平卧或坐下休息，以防摔倒。休息时宜采取左侧卧位，以解除右旋子宫对下腔静脉的压迫，改善胎盘血液循环。

（2）饮食　指导孕妇摄入高蛋白质、高维生素和富含铁、锌、钙等微量元素的食品。食盐不必严格限制，以免引起低钠血症，导致产后血液循环衰竭或因影响孕妇食欲而减少蛋白质的摄入，对母儿均不利。全身水肿者适当限制食盐摄入量。

（3）加强产前检查　门诊治疗的妊娠期高血压疾病孕妇，应根据病情需要，增加产前检查的次数，密切注意病情变化，防止发展为重症。

5. 心理护理　指导孕妇保持心情愉快，有助于抑制妊娠期高血压疾病的发展。告知孕妇有关配合治疗和预后的知识，并说明妊娠期高血压疾病及时治疗可以取得较好疗效，且产后多能恢复，解除其思想顾虑，使其增强信心，积极配合治疗。嘱孕妇听音乐、与人交谈，鼓励家属给予爱的表达，取得家属的支持，以减轻孕妇紧张、忧虑的情绪。

6. 健康教育

（1）强调加强妊娠期监护的重要性，使孕妇自觉定期接受产前检查。指导孕妇合理饮食，增加蛋白质、维生素及富含铁、钙、锌的食物，减少过量脂肪和盐分摄入。从妊娠 20 周开始，每日补充钙剂 2 g。嘱孕妇取左侧卧位休息，保持心情愉快，均有助于妊娠期高血压疾病的预防。

（2）对血压尚未正常的产妇应告知坚持用药治疗，定期随访，防止病情发展及转为原发性高血压。

（3）做好计划生育指导，对无子女者，再次妊娠应在半年以后。虽然下次妊娠时不一定发生妊娠期高血压疾病，但她们仍属高危人群，应提醒她们在下次妊娠时予以重视，尽早接受妊娠期保健指导，加强妊娠期检查。

六、护理评价

1. 孕产妇没有因护理不当而发生母儿损伤，治疗中孕产妇未出现硫酸镁中毒现象。
2. 孕产妇情绪稳定，积极配合治疗及护理。
3. 孕产妇病情得以控制，未出现子痫及并发症。

第二节　流　　产

流产妇女的护理

一、概述

凡妊娠不足 28 周，胎儿体重不足 1 000 g 而终止妊娠者，称流产（abortion）。发生在妊娠 12 周末以前的流产，称早期流产；发生在妊娠 12 周至不足 28 周的流产，称晚期流产。多数为早期流产。流产又分为自然流产和人工流产，本书内容仅限于自然流产。流产是妇产科常见病，如不及时处理或处理不当，则可发生急性出血或感染，影响妇女健康，甚至威胁生命。

（一）病因

1. 染色体异常　是引起早期流产的主要原因，多见于染色体数目及结构的异常。

2. 母体因素

（1）全身性疾病　如心脏病、重度贫血、慢性高血压、肾炎、急性感染等。

（2）内分泌失调　如黄体功能不全、糖尿病、甲状腺功能减退症。

（3）生殖器官疾病　如子宫畸形、肿瘤、感染、子宫颈内口松弛。

3. 其他　母儿双方免疫不适应、外伤、手术刺激、胎盘因素、接触某些有害物质等，均会造成流产。

（二）病理变化

早期流产时胚胎多数先死亡，继之底蜕膜出血，胚胎的绒毛与蜕膜层剥离，引起宫缩而被排出。妊娠 12 周后，流产过程与足月分娩相似，表现为先腹痛，然后排出胎儿、胎盘。

二、护理评估

（一）健康史

询问患者平时月经是否规律，末次月经时间，早孕反应情况；既往妊娠情况及有无流产史；患者有无外伤及手术史；有无过度吸烟或饮酒等，评估是否有诱发流产的病因因素存在。

（二）身体评估

停经后出现阴道流血和腹痛是流产的主要临床症状。通过评估患者阴道流血情况，腹痛的部位、性质、程度及妊娠子宫大小、子宫颈情况等，判断流产类型（表 8－3）。

1. 先兆流产　经休息或治疗后有希望继续妊娠者。

2. 难免流产　由先兆流产发展而来，流产已不可避免。

3. 不全流产　妊娠物部分已排出体外，尚有部分残留在子宫腔内（图 8－4），从而影响宫缩，致使阴道出血不止，严重时可引起失血性休克。

4. 完全流产　胚胎及附属物已全部排出（图 8－5）。

表 8－3　流产的临床类型及表现

流产类型	症状			妇科检查		辅助检查	
	阴道流血	腹痛	组织物排出	子宫颈口	子宫大小	妊娠试验	B 型超声检查妊娠征象
先兆流产	少量	轻或无	无	闭	与妊娠周数相符	阳性	有
难免流产	增多	加剧	无或破膜羊水流出	已扩张或见组织物堵塞	与妊娠周数相符或略小	阳性或阴性	有或无
不全流产	少量持续或大量，休克	减轻	部分	已扩张	小于妊娠周数	阴性或阳性	无
完全流产	少或停止	消失	全部	闭	接近正常	阴性	无
稽留流产	少或无	轻或无	无	闭	小于妊娠周数	阴性	无

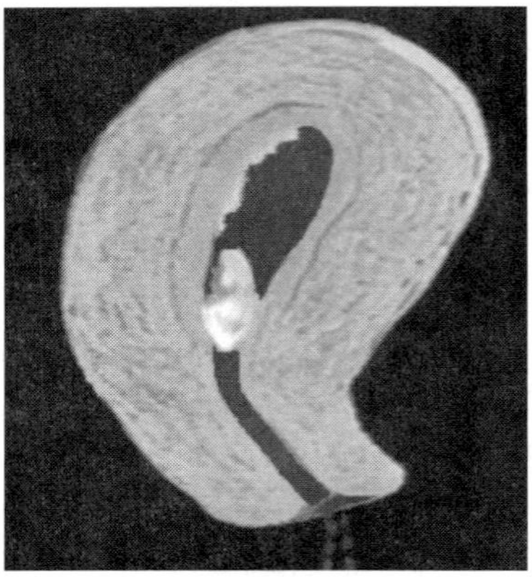

图 8－4 不全流产

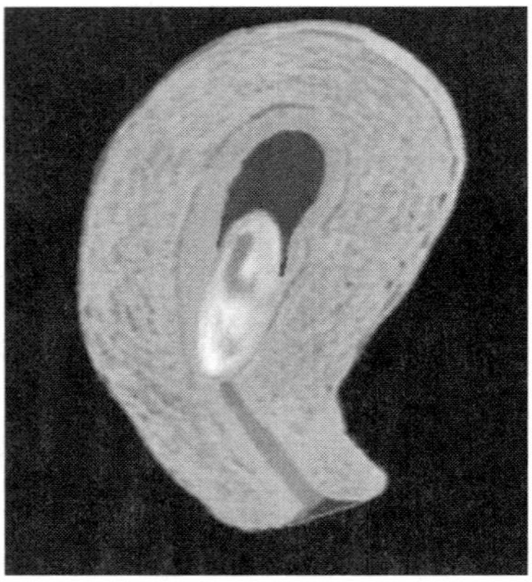

图 8－5 完全流产

5. 稽留流产（过期流产） 指胚胎或胎儿已死亡，但仍滞留子宫腔内，尚未自然排出者。多数孕妇曾有早孕反应或先兆流产症状，胚胎或胎儿死亡后子宫不再增大或反而缩小。胚胎死亡在子宫内稽留时间较久，导致组织机化、粘连或引起弥散性血管内凝血或雌激素不足，使稽留流产在排空子宫腔时易发生大量出血。

6. 习惯性流产 指自然流产连续发生 3 次或 3 次以上者。每次流产常发生在同一妊娠月份，其临床经过与一般流产相同。

7. 流产感染 流产过程中可能引起宫腔感染，严重时可并发盆腔炎、腹膜炎、败血症及感染性休克等，称流产感染。可发生于各种类型流产，以不全流产多见。除有各型流产的表现外，尚有感染的表现，如寒战、高热、下腹痛、排出物呈脓性或脓血性，有臭味。子宫及附件明显压痛。

各种类型流产的发展过程及相互关系见图 8－6。

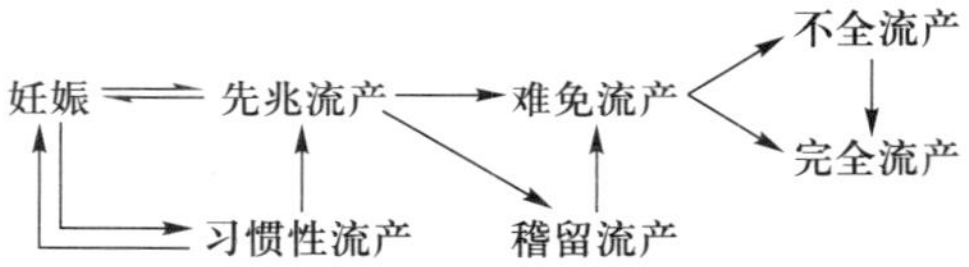

图 8－6 各种类型流产的发展过程及相互关系

（三）心理社会资料

患者面对阴道流血和腹痛往往不知所措，因担心自身及胎儿的安危而焦虑不安。需要手术治疗的患者可能会出现紧张、恐惧的心理。评估患者及其家属的心理感受及情绪反应。

（四）辅助检查

1. 实验室检查 多采用放射免疫法对人绒毛膜促性腺激素、人胎盘催乳素、雌激素进行定量测量，若低于正常值提示有流产的可能。检查血常规及出凝血时间，了解有无贫血和感染。

2. B 型超声检查 可显示有无胎囊、胎心、胎动等。

三、护理诊断/合作性问题

1. 有组织灌流量改变的危险 与出血有关。

2. 有感染的危险　与反复或长时间出血，宫腔手术操作有关。

3. 焦虑　与担心胎儿健康等因素有关。

4. 自理能力缺陷　与先兆流产需要卧床休息有关。

四、护理目标

1. 患者出血得到控制，生命体征正常。

2. 患者未发生感染。

3. 患者能叙述焦虑的原因，自觉焦虑减轻。

4. 患者卧床期间生活需要得到满足。

五、治疗原则和护理措施

（一）治疗原则

1. 先兆流产　保胎治疗。若经 2 周治疗症状无改善，提示可能有胚胎发育异常，应进一步检查以决定是否继续保胎治疗。

2. 难免流产、不全流产、稽留流产　及时、完整地排出宫腔内容物，防止出血和感染。稽留流产处理前应做凝血功能检查。

3. 完全流产　一般不需要特殊处理。

4. 习惯性流产　查明原因，并予以纠正和治疗。若已妊娠者行保胎治疗。

5. 流产感染　积极控制感染，尽快清除宫腔内感染组织。

（二）护理措施

1. 病情监护

（1）观察阴道出血量及持续时间，注意有无组织物排出。出现大量阴道出血时严密监测生命体征变化，并采取相应护理措施防治休克。

（2）观察患者有无腹痛及腹痛的部位、性质、程度等。

（3）注意监测患者体温及阴道分泌物的性质、颜色、气味等，及时发现感染征象。

2. 治疗配合

（1）先兆流产患者的护理　禁性生活，禁用肥皂水灌肠，慎做妇科检查，以减少各种刺激；按医嘱给予对胎儿危害小的镇静药；黄体功能不足的患者给予黄体酮肌内注射。经治疗 2 周后，若临床症状加重或 B 型超声检查发现胚胎发育不良或已死亡应及时终止妊娠。

（2）难免流产、不全流产、稽留流产患者的护理　① 完成术前准备。子宫小于妊娠 12 周者，行吸宫术或钳刮术；子宫大于妊娠 12 周者，静脉滴注缩宫素，促进宫缩，排出胎儿及附属物，必要时行清宫术。护士术前按手术种类和要求做好患者的准备，手术器械及其他用物的准备；做好输液、输血准备；稽留流产的患者，按医嘱口服己烯雌酚以提高子宫对缩宫素的敏感性。配合医生完成凝血功能检查，有异常者纠正后再行手术。② 术中严密监测患者的生命体征，积极协助医师完成手术过程。③ 术后注意观察患者的血压、体温、阴道流血量及宫缩情况。刮出物及时送病理检查。

（3）流产感染患者的护理　① 出血不多，先控制感染，后行清宫术。② 出血量多，在输血和抗感染的同时，将宫腔内的感染组织夹出，术后继续按医嘱使用抗生素和宫缩药，待感染控制后再行彻底清宫。

3. 一般护理

（1）休息　先兆流产的患者绝对卧床休息，并告知卧床的重要性，为患者提供日常生活护理。流产感染者嘱半卧位，以利于炎症局限及分泌物排出。

（2）饮食　合理饮食，加强营养，增强机体抵抗力。

（3）加强会阴护理　每日擦洗会阴 2 次，保持会阴清洁。严格执行无菌操作规程，防止感染。

4. 心理护理　耐心向患者介绍疾病的有关知识，听取患者的诉说，并给予同情和支持，解除其紧张心理，稳定情绪，使患者能积极配合治疗。鼓励家属关心体贴患者，给予心理支持。

5. 健康教育

（1）指导患者加强营养，纠正贫血，增强机体抵抗力。

（2）嘱清宫术后患者若出现阴道出血多于月经量或持续 10 d 以上，甚至有发热、腹痛时应及时到医院就诊。注意保持外阴清洁，禁止盆浴和性生活 1 个月。

（3）与患者及其家属共同讨论本次流产的原因，向他们讲解流产的相关知识，指导下一次妊娠。有习惯性流产史的患者，下一次妊娠应在妊娠早期即采取积极措施进行干预，其保胎治疗期必须超过以往发生流产的妊娠月份。

六、护理评价

1. 患者生命体征、血象正常，阴道流血停止，无感染征象。
2. 患者及其家属能说出焦虑的原因，自觉焦虑减轻。
3. 住院治疗期间患者的生活需要得到满足。

第三节　异位妊娠

情景设置

张某，28 岁。停经 50 d，药物流产后 5 d，突发腹痛 3 h。患者末次月经时间为 2007 年 7 月 2 日，停经 40 d 出现早孕反应，在某医院确诊为早期妊娠后即行药物流产。服药 2 d 后阴道排出少量组织及血块，自认为流产结束而未再到医院就诊。3 h 前突发右下腹剧痛，伴心慌、出冷汗，阴道少量出血而急诊入院。查体：面色苍白，脉搏细速，血压 9.3/6.0 kPa（70/45 mmHg）。全腹压痛、反跳痛，尤以右下腹压痛为明显。急查尿 HCG（+）。

思考：① 初步判断该患者发生了什么情况？根据所获得的病史资料，还需收集哪些评估资料？② 该患者目前存在哪些护理诊断？应制定哪些护理目标？③ 我们应该如何对该患者实施紧急抢救和护理？④ 从该病例中我们应吸取哪些教训？

一、概述

正常妊娠时受精卵着床于子宫体腔内膜。当受精卵在子宫体腔以外着床发育称为异位妊娠(ectopic pregnancy),习惯上称宫外孕。异位妊娠是妇产科常见的急腹症,起病急、病情重,若不及时诊断和抢救,可因严重内出血危及生命。近年来,异位妊娠的发生率有上升趋势。异位妊娠的发生部位如图 8-7 所示,其中以输卵管妊娠最常见。本节主要介绍输卵管妊娠。输卵管妊娠以壶腹部最多见,峡部次之,再次为伞部,间质部最少见,但间质部妊娠破裂的症状往往比较严重。

(一)病因

任何妨碍受精卵正常进入子宫腔的因素,均可造成输卵管妊娠。

1. 输卵管炎症　是最常见的原因。输卵管黏膜或输卵管周围炎,使输卵管扭曲、管腔狭窄、黏膜纤毛缺损及输卵管蠕动减弱,而影响受精卵的运行。

2. 输卵管发育异常或功能异常　如输卵管过长、过细、肌层发育不良、黏膜纤毛缺乏,或因内分泌失调、神经精神功能失调引起输卵管蠕动功能障碍等,均可成为输卵管妊娠的原因。

3. 其他　如输卵管周围肿瘤的压迫,受精卵游走,输卵管手术后,子宫内膜异位症等,均可导致输卵管妊娠的发生。

(二)病理

1. 输卵管妊娠的结局　因输卵管管腔狭小、管壁薄,不能形成完好的蜕膜,不适应胚胎的生长发育,因此,当输卵管妊娠发展到一定时期将发生下列不同的结局。

(1) 输卵管妊娠流产　多见于输卵管壶腹部妊娠。胚胎部分或全部从输卵管壁剥离,经输卵管逆蠕动排入腹腔,形成输卵管不完全流产或完全流产(图 8-8)。完全流产时,出血不多;如不完全流产,可发生反复或大量的腹腔内出血。

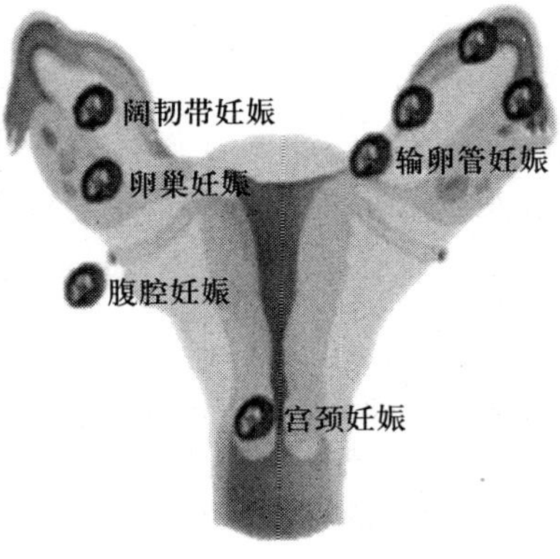

图 8-7　异位妊娠发生的部位

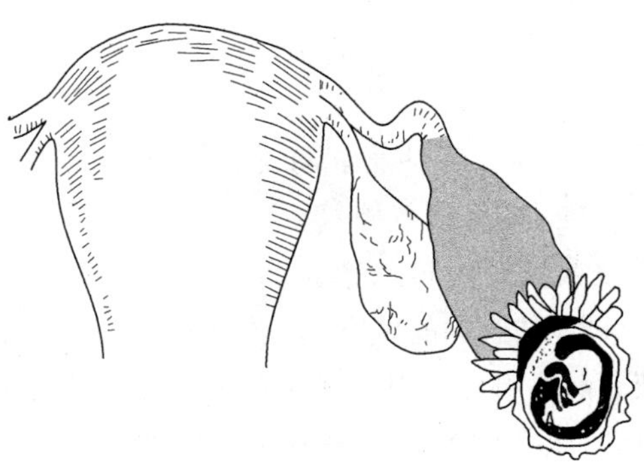

图 8-8　输卵管妊娠流产

(2) 输卵管妊娠破裂　多见于输卵管峡部妊娠。当囊胚生长时,绒毛向管壁侵蚀肌层及浆膜层,最后将管壁穿破,形成输卵管妊娠破裂(图 8-9)。输卵管肌层血管丰富,故可因大量腹腔内出血而使孕妇发生休克。输卵管间质部妊娠(图 8-10)破裂时间较晚,一般在妊娠

12～16周，但出血极为严重，往往在极短时间内发生致命性腹腔内出血。

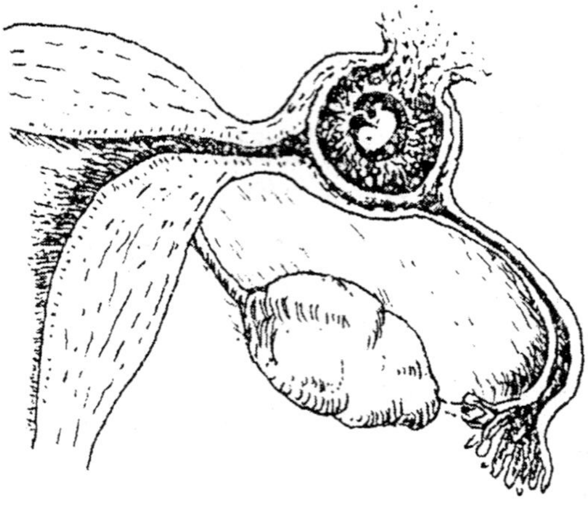

图 8－9 输卵管妊娠破裂

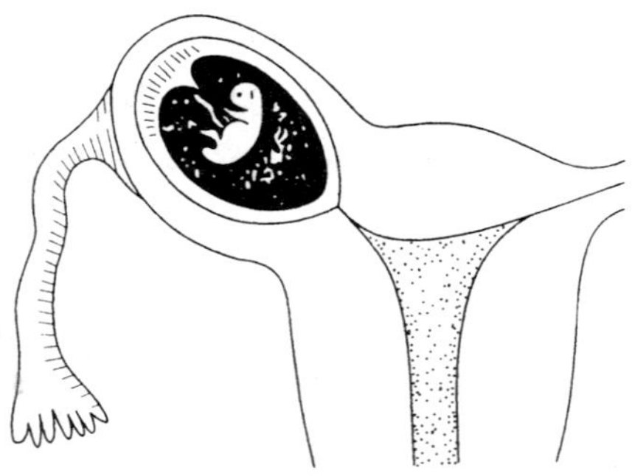

图 8－10 输卵管间质部妊娠

（3）陈旧性异位妊娠　输卵管妊娠流产或破裂后，若囊胚死亡机化、与周围组织粘连成包块，即形成陈旧性异位妊娠。

（4）继发腹腔妊娠　流产或破裂后若囊胚存活，绒毛组织种植于原附着处或腹腔脏器、大网膜等处而获得营养，可继续生长发育，形成继发腹腔妊娠。

2. 子宫的变化　输卵管妊娠后，由于内分泌影响，子宫增大、变软，子宫内膜呈蜕膜变化。受精卵死亡后，激素水平下降，蜕膜从宫壁剥离，随阴道流血排出三角形的蜕膜管型或蜕膜碎片。

二、护理评估

（一）健康史

评估患者有无慢性输卵管炎及发生异位妊娠的其他高危因素存在。

（二）身体评估

1. 停经　评估患者有无停经史及停经时间的长短。70%～80%的异位妊娠患者有长短不一的停经史，多数停经 6～8 周，输卵管间质部妊娠停经时间为 12～16 周。少数患者也可无停经史或仅月经过期数天。

2. 评估腹痛的性质、部位、程度　腹痛是输卵管妊娠孕妇就诊的最主要症状。输卵管妊娠流产或破裂前可出现下腹一侧隐痛、胀痛。当发生输卵管妊娠流产或破裂时，患者突感下腹一侧有撕裂样疼痛，伴恶心、呕吐。随着病情发展，血液积聚在不同部位而出现不同的症状（图 8－11）。

输卵管妊娠破裂或流产→
- →血液积聚直肠子宫陷凹→肛门坠胀感
- →血液积聚病变区→下腹疼痛
- →血液流向全腹→全腹痛
- →血液刺激膈肌→肩部放射痛

图 8－11 血液积聚部位与症状的关系

3. 评估阴道出血的量、色及阴道排出物的性质　胚胎死亡后常有不规则少量阴道出血，深褐色点滴状，一般不超过月经量。可伴有蜕膜管型或蜕膜碎片排出。

4. 评估有无晕厥和休克　因剧烈腹痛及急性腹腔内出血，患者出现头晕、眼花、面色苍白、四肢厥冷、脉搏细速、血压下降等晕厥和休克的表现，其严重程度与腹腔内出血速度及出血量成正比，但与阴道出血量不成比例。

5. 评估腹部检查情况　患者下腹部有明显的压痛及反跳痛，尤以患侧为甚；出血多时，叩诊有移动性浊音；有些患者下腹部可触及包块。

6. 评估妇科检查情况　阴道穹饱满、触痛；子宫颈举痛明显，子宫稍大而软；内出血多时检查子宫有漂浮感；一侧附件区或子宫后方可触及肿块，边界不清，压痛明显。

（三）心理社会资料

由于患者在较短时间内经历剧烈腹痛、晕厥、休克等，面临着死亡的威胁，承受失去胎儿的悲伤，担心未来再次受孕能力，突如其来的变化，使患者及其家属都难以接受，常处于极度的恐惧及忧伤之中而表现出哭泣、自责、无助、抑郁等行为。

（四）辅助检查

1. 阴道穹穿刺　是一种简单而可靠的诊断方法（图 8－12）。在阴道穹后部穿刺，若抽出暗红色不凝固血液，提示腹腔内有出血。但穿刺阴性也不能排除输卵管妊娠。

腹部检查有移动性浊音时可经腹腔穿刺。

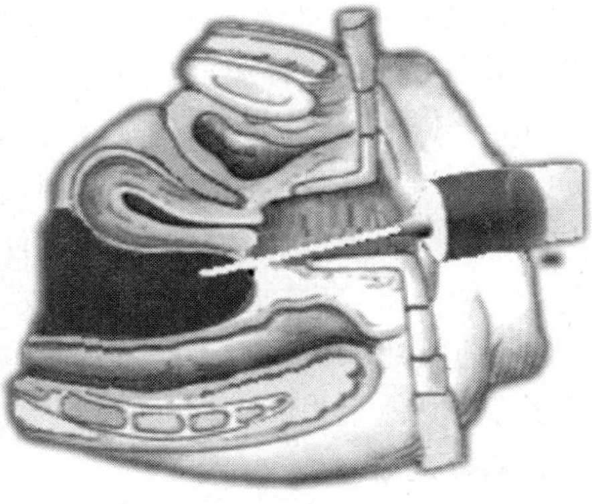

图 8－12　阴道穹穿刺

2. B 型超声检查　子宫腔内无妊娠囊而在输卵管的部位看到妊娠囊或胎心搏动即可确诊。

3. HCG 测定　β-HCG 测定是早期诊断异位妊娠的重要方法。异位妊娠时，患者体内 HCG 水平较宫内妊娠低，需采用灵敏度高的放射免疫法测定血 β-HCG，该试验可进行定量测定，对保守治疗的效果评价具有重要意义。若能将 β-HCG 测定与 B 型超声相配合，对确诊帮助很大。

4. 腹腔镜检查　是异位妊娠诊断的金标准，诊断准确性可达 99%，而且可在确诊的情况下起到治疗作用。尤其适用于输卵管妊娠尚未破裂或流产的早期患者。大量腹腔内出血或伴有休克者禁做腹腔镜检查。

5. 子宫内膜病理检查　将子宫腔排出物或刮出物做病理检查，见到绒毛可诊断为宫内妊娠，仅见蜕膜未见绒毛有助于诊断异位妊娠。

三、护理诊断/合作性问题

1. 潜在并发症：出血性休克。
2. 疼痛　与输卵管妊娠流产或破裂时的内出血刺激有关。

3. 恐惧 与患者担心生命安危及接受手术治疗有关。

四、护理目标

1. 患者生命体征恢复正常,未发生出血性休克。
2. 患者自述疼痛减轻,舒适感增加。
3. 患者情绪稳定,主动积极配合治疗和护理。

五、治疗原则和护理措施

(一)治疗原则

1. 手术治疗 是主要的治疗方法。输卵管妊娠流产和破裂急性内出血时,在积极纠正休克的同时进行急诊手术。行输卵管切除术或保守性手术。

2. 非手术治疗 未发生输卵管妊娠流产或破裂,无明显内出血且要求保留生育功能者,可在严密观察下采取中药或化学药物全身或局部用药的方法非手术治疗。

(二)护理措施

1. 病情监护 非手术治疗期间严密观察病情变化,随时做好抢救和手术的准备。若治疗过程中有严重内出血征象或怀疑输卵管间质部妊娠或胚胎继续生长,应及时手术。

(1)严密监测患者生命体征及神志变化,注意有无贫血和休克征象。

(2)密切观察患者腹痛及腹腔内出血情况,注意腹痛的部位、性质、程度。

(3)观察阴道出血量、颜色,尤其注意阴道出血量常与腹腔内出血量不成比例。观察阴道有无组织物排出,有排出物送病理检查。

(4)重视患者的主诉,并告知患者病情发展的指征,如出现出血增多、腹痛加剧、肛门坠胀感明显等应立即报告医生,并配合医生进行抢救处理。

2. 治疗配合

(1)急性大出血或休克患者的护理 ① 患者立即平卧位、吸氧、保暖。② 迅速建立静脉通道,及时给予输液,行交叉配血试验,做好输血准备。③ 按医嘱及时补充血容量、纠正酸中毒和给予抗休克药物治疗。④ 严密监测生命体征。每隔 10 ~ 15 min 测量血压、脉搏、呼吸 1 次;观察患者的神志、面色、肢体温度、尿的颜色及尿量的变化,注意休克早期症状并详细做好记录。

(2)急诊手术患者的护理 迅速完成腹部急诊手术常规术前准备,如嘱患者禁食、禁水,行普鲁卡因皮肤试验、交叉配血、备皮、留置导尿管、给术前基础麻醉药、家属签字、送手术通知单等。术中配合及术后护理的有关内容参照第二十一章第一节。

(3)检查的护理 向患者解释各项检查的目的,协助医生完成各项检查。做好阴道穹穿刺或腹腔穿刺术的术前准备工作和术中配合;护送患者做 B 型超声检查;协助正确留取血、尿标本送检,以监测病情及治疗效果。阴道排出物或手术切除组织注意及时送病理检查。

(4)治疗配合 按医嘱应用活血、化瘀、消瘕、止血的中药或化学药物甲氨蝶呤治疗。甲氨蝶呤可抑制滋养细胞增生,破坏绒毛,使胚胎组织坏死、脱落、吸收从而不必手术。有关内容参照第二十章第三节。

3. 一般护理

（1）休息　非手术治疗的患者，嘱其绝对卧床休息。加强巡视，及时发现患者需要，并提供相应的日常生活护理。

（2）饮食　指导患者摄取高营养的食物，尤其是富含铁蛋白的食物；多食含粗纤维的食物，保持大便通畅，避免吃不洁或刺激性强的食物，以防发生便秘或腹泻，诱发活动性大出血。

（3）避免刺激　忌随意搬动患者及按压患者下腹部，禁止性生活，禁止灌肠。嘱患者避免突然变换体位、用力排便、咳嗽等增加腹压的动作，以免诱发活动性出血。

4. 心理护理　向患者及其家属解释病情、治疗计划及手术必要性，减少和消除患者的紧张、恐惧心理，协助其接受治疗方案。对因为失去孩子而又担心不能再孕而悲观、自责的患者，运用有关妊娠生理方面的知识，解释再次怀孕的机会，向患者介绍成功病例，以增强其对治疗的信心。

5. 健康教育

（1）帮助制订和落实出院后家庭休养的计划，包括休息、活动、饮食等。

（2）教育患者保持良好的卫生习惯，注意经期卫生，保持外阴清洁，勤洗浴，性伴侣稳定，防止发生盆腔感染。患盆腔炎后必须立即彻底治疗，以免延误病情。

（3）由于输卵管妊娠者中有10%再发生率和50%～60%不孕率，护士应告诫患者，下次妊娠时须及时就医，并且不宜轻易终止妊娠。已生育者应积极采取避孕措施，防止再次发生异位妊娠。

六、护理评价

1. 患者生命体征平稳。
2. 患者舒适感增加，生活需求得到及时满足。
3. 患者能正确认识疾病及预后情况，积极配合治疗及护理。

第四节　前置胎盘

一、概述

正常胎盘附着于子宫体部。妊娠28周后，胎盘附着于子宫下段甚至胎盘下缘达到或覆盖子宫颈内口，其位置低于胎儿先露部，称为前置胎盘（placenta praevia）。前置胎盘是妊娠晚期出血最常见的原因，若不及时处理或处理不当，则可危及母儿生命。

（一）病因

前置胎盘病因不清，可能与下列因素有关。

1. 子宫内膜病变　孕妇由于多次人工流产、剖宫产、多产、产褥感染等损伤子宫内膜或引起子宫内膜炎，使子宫蜕膜血管发育不良，为了摄取足够的营养，胎盘面积扩大，向下延伸到子宫下段形成前置胎盘。

2. 胎盘面积过大 如多胎妊娠时胎盘面积过大,或有副胎盘,延伸至子宫下段或覆盖在子宫颈内口,形成前置胎盘。

3. 受精卵滋养层发育迟缓 当受精卵到达子宫腔时,滋养层尚未发育到着床阶段而继续下移,着床于子宫下段形成前置胎盘。

(二) 分类

以胎盘边缘与子宫颈内口的关系,可将前置胎盘分为以下 3 种类型(图 8-13)。

1. 完全性(中央性)前置胎盘 子宫颈内口全部被胎盘组织所覆盖。

2. 部分性前置胎盘 子宫颈内口一部分被胎盘组织所覆盖。

3. 边缘性(低置性)前置胎盘 胎盘边缘附着于子宫下段甚至达子宫颈内口,但其边缘不超越子宫颈内口。

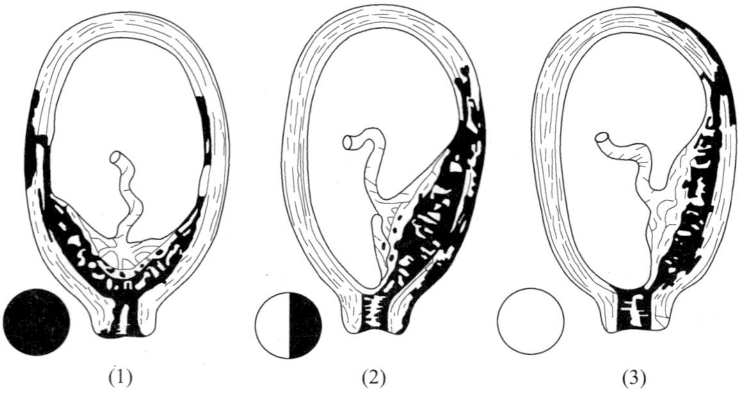

图 8-13 前置胎盘的类型

(1) 完全性前置胎盘;(2) 部分性前置胎盘;(3) 边缘性前置胎盘

二、护理评估

(一) 健康史

了解孕妇是否属于高危人群,如高龄产妇(>35 岁)、经产妇及多产妇,是否有吸烟及吸毒史。评估孕妇有无剖宫产术、人工流产术及子宫内膜炎等前置胎盘的易发因素存在。

(二) 身体评估

1. 评估阴道出血情况 妊娠晚期或临产时,反复发生无诱因、无痛性阴道出血是前置胎盘的主要症状。在妊娠晚期或临产后,子宫下段逐渐伸展,子宫颈管消失、宫口扩张,而附着于子宫下段或子宫颈内口的胎盘不能相应地伸展,导致前置部分的胎盘与附着处发生错位剥离,血窦破裂而出血。剥离处血液凝固后,出血可暂时停止。但随着子宫下段的不断伸展,出血常反复发生,出血量越来越多。阴道出血发生时间的早晚、次数及出血量的多少,与前置胎盘的类型有关(表 8-4)。

表 8-4 前置胎盘类型与阴道出血的关系

类型	初次出血时间	出血量	反复出血次数
完全性前置胎盘	早(孕 28 周左右)	多	频
边缘性前置胎盘	晚(孕 37~40 周或临产后)	少	稀
部分性前置胎盘	均介于两者之间		

2. 评估贫血及休克情况　由于反复多次或大量阴道出血,孕妇可出现贫血征象,贫血程度与阴道出血量成正比。严重者可呈现面色苍白、脉搏微弱、血压下降等休克征象。

3. 评估腹部检查情况　前置胎盘时子宫软、无压痛,子宫大小与妊娠周数相符,胎位、胎心清楚。如出血量多可导致胎儿窘迫,甚至死亡。因胎盘前置,使胎先露入盆受阻,故易发生胎先露高浮或胎位异常。

(三) 心理社会资料

孕妇和家属可因突然阴道大量出血而感到恐惧或焦虑,既担心孕妇的生命,又担忧胎儿的安危,而显得紧张、手足无措。

(四) 辅助检查

1. 超声检查　B 型超声检查可以诊断前置胎盘并明确类型,胎盘定位准确率达 95% 以上,是目前最安全有效的首选辅助检查方法,而且可重复检查,国内外均已广泛应用,已基本取代了其他辅助检查方法,如阴道检查、放射性核素扫描定位、间接胎盘造影等。

2. 阴道检查　有扩大胎盘剥离面引起大出血的危险。近年来 B 型超声检查已广泛普及,故阴道检查已很少采用。若无 B 型超声设备,需要通过阴道检查明确诊断;或为终止妊娠决定分娩方式时,则必须在输液、输血和做好手术准备的情况下(图 8-14)方可进行阴道检查。怀疑前置胎盘者禁止做肛查和灌肠。

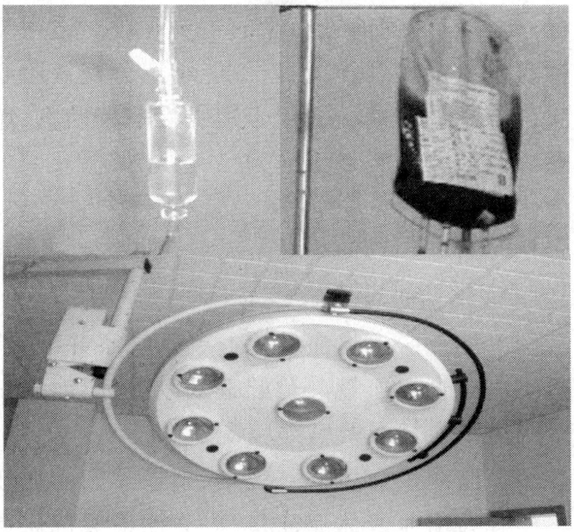

图 8-14 做好输液、输血和手术准备

3. 产后检查胎盘及胎膜　胎盘的前置部分可见陈旧血块附着,呈紫黑色或暗红色,若这些改变位于胎盘边缘且胎膜破口距胎盘边缘在 7 cm 以内,则为前置胎盘。

三、护理诊断/合作性问题

1. 组织灌注量改变　与前置胎盘所致的出血有关。
2. 有胎儿受伤的危险　与母体失血、胎儿供氧不足有关。
3. 恐惧　与反复阴道出血甚至大出血,威胁孕妇自身和胎儿的安危有关。
4. 自理能力缺陷　与前置胎盘需绝对卧床休息有关。

5. 有感染的危险　与胎盘剥离面接近子宫颈口，细菌易从阴道侵入胎盘剥离面，及出血多导致机体抵抗力下降有关。

四、护理目标

1. 孕妇的出血得到有效控制，生命体征稳定。
2. 胎儿窘迫能及时得到控制。
3. 孕妇主诉恐惧症状减轻。
4. 孕妇卧床期间，基本生活需求能够得到满足。
5. 孕妇住院期间无感染发生，体温和外周血象正常。

五、治疗原则和护理措施

（一）治疗原则

前置胎盘的治疗原则是制止出血、补充血容量和预防感染。根据出血量多少、妊娠周数、产道及胎儿情况等综合分析，制订治疗方案。

1. 期待疗法　在保证孕妇安全的前提下，尽量使胎儿达到或接近足月，提高胎儿成活率。适用于孕妇一般情况尚好，阴道出血不多，妊娠不足 37 周，估计胎儿体重小于 2 300 g 者。

2. 终止妊娠　适用于阴道大量出血、反复多次出血或期待疗法期间又发生大出血者。抗休克的同时立即终止妊娠，选择剖宫产术或阴道分娩。

（1）剖宫产术　剖宫产术能在短时间内娩出胎儿，并可达到迅速止血的目的，对母儿均较安全，是目前处理前置胎盘的主要手段。适用于完全性前置胎盘、部分性前置胎盘及边缘性前置胎盘出血量多、短时间内不能结束分娩及胎心异常者。

（2）阴道分娩　适用于边缘性前置胎盘，胎先露为头位，临产后产程进展顺利，估计在短时间内能结束分娩者。

（二）护理措施

1. 病情监护

（1）注意阴道出血情况　严密观察并准确记录孕妇的阴道出血量、次数、时间。保留 24 h 会阴垫以观察出血量。孕妇睡眠以后，应加强夜间巡视，以及时发现异常情况。产后注意继续观察阴道出血情况及宫缩情况。

（2）监测生命体征　观察、记录孕妇的血压、脉搏、神志、面色等情况，注意休克的早期症状。如有大出血或休克征象，应立即采取抗休克的护理措施并迅速做好手术准备。

（3）胎儿宫内情况的监护　监测胎心率的变化，必要时行胎心监护。指导孕妇自测胎动，如有异常情况，及时报告医护人员。

（4）及时发现感染征象　定时测量体温、脉搏、呼吸，注意观察阴道分泌物的性状、气味，以及时发现感染征象。

2. 治疗配合

（1）期待疗法期间的护理　按医嘱给予药物治疗。① 沙丁胺醇、硫酸镁抑制宫缩，可延长妊娠周数，预防早产，并阻止因宫缩产生的胎盘错位分离。② 地塞米松促胎儿肺成熟。③ 服用铁剂、叶酸、维生素 C 及钙剂等纠正贫血，必要时输血。④ 抗生素预防感染。⑤ 适当给予地西泮等镇静药。⑥ 止血药如酚磺乙胺（止血敏）、维生素 K_1 等。

（2）终止妊娠的护理　① 迅速采取抗休克的护理措施（有关内容参照本章第三节）。② 决定行剖宫产术者，迅速做好腹部急诊手术的术前准备。③ 阴道分娩者协助行人工破膜，使胎先露下降压迫胎盘止血，并可加强宫缩；按医嘱静脉滴注缩宫素以加强宫缩；严密观察宫缩、胎心、阴道出血情况和产程进展情况；胎儿娩出后及早按医嘱使用宫缩药预防产后出血；分娩后注意检查子宫颈有无裂伤，有裂伤及时缝合。

（3）预防感染　加强会阴护理，保持会阴清洁、干燥，每天用消毒溶液擦洗会阴 2 次。严格执行无菌操作规程，杜绝医源性感染的发生。

3. 一般护理

（1）休息　嘱孕妇绝对卧床休息，以左侧卧位为佳。做好日常生活护理。定时间断吸氧，每日 3 次，每次 0.5 h，以提高胎儿血氧供应。

（2）饮食　加强饮食指导，建议孕妇多摄入高蛋白质、高维生素及含铁丰富的食物，如动物肝脏、绿叶蔬菜及豆类等，以纠正贫血，增强机体抵抗力；多食粗纤维食物，保持大便通畅，禁止用力排便，以防诱发出血。

（3）避免刺激　期待疗法期间禁止做阴道检查、肛查和灌肠；少做腹部检查，必要时应操作轻柔；禁止性生活，以防刺激引起再次大出血。

4. 心理护理　加强与孕妇及其家属的沟通，给予精神安慰，引导孕妇说出恐惧的心理感受。讲解本病的知识，满意解答有关问题，使孕妇及其家属获得所需要的知识和信息，消除顾虑，充满信心，积极主动地配合治疗和护理。鼓励家属给予爱的表达。

5. 健康指导

（1）告知孕妇在妊娠期间若发生阴道出血，无论量多少均应及时就医。指导产妇出院后注意休息，加强营养，纠正贫血，增强抵抗力，预防产后出血和感染的发生。

（2）指导避孕措施，避免多次刮宫或宫腔感染，注意经期卫生，以免子宫内膜受损或发生子宫内膜炎，减少前置胎盘的发生机会。

六、护理评价

1. 孕妇生命体征维持在正常范围，出血得到有效控制。
2. 孕妇身心舒适、恐惧减轻，生活需求得到满足。
3. 孕妇出院时体温、白细胞计数、恶露均正常。
4. 母儿平安出院。

第五节　胎盘早剥

胎盘早剥妇女的护理

一、概述

妊娠 20 周以后或分娩期，正常位置的胎盘在胎儿娩出前，部分或全部从子宫壁剥离，称胎盘早剥(placental abruption)。它是妊娠晚期的一种严重并发症,往往起病急、进展快,如处理不及时,会严重威胁母儿生命。

(一)病因

胎盘早剥发病机制尚未完全阐明,可能与下列因素有关。

1. 血管病变　重度妊娠期高血压疾病、慢性高血压、慢性肾疾病患者常并发胎盘早剥。其原因是由于底蜕膜螺旋小动脉痉挛或硬化,引起远端毛细血管缺血、坏死,破裂出血,形成血肿,导致胎盘与子宫壁剥离。

2. 机械性因素　如腹部受撞击、挤压;脐带绕颈或脐带过短,胎儿下降娩出时过度牵拉脐带等,均会引起胎盘早剥。

3. 子宫腔内压力骤减　羊水过多破膜时羊水流出过快,或双胎第一胎娩出过速,使子宫腔内压力骤然降低,子宫腔体积缩小,导致胎盘与附着处子宫壁发生错位而剥离。

4. 子宫静脉压突然升高　妊娠晚期或临产后,孕产妇若长时间处于仰卧位,则增大的妊娠子宫压迫下腔静脉,使静脉血回流受阻,子宫静脉压升高,导致蜕膜层静脉淤血或破裂,形成蜕膜层血肿,胎盘与子宫壁分离而发生胎盘早剥。

(二)病理及类型

胎盘早剥的主要病理变化是底蜕膜层出血,形成血肿,使胎盘自附着处剥离。依出血特点可分为以下 3 种类型。

1. 显性出血(即外出血)　胎盘从边缘剥离或胎盘后血肿将胎盘边缘冲开,血液沿胎膜与子宫壁之间经子宫颈管向外流出,形成显性出血[图 8-15(1)]。

2. 隐性出血(即内出血)　胎盘从中央剥离,或胎盘边缘仍附着于子宫壁上,或胎头固定于骨盆入口,使胎盘后血液不能外流,积聚于胎盘与子宫壁之间,形成胎盘后血肿,而成为隐性出血[图 8-15(2)]。胎盘后积血增多,使剥离面不断扩大,出血更多。偶有出血穿破胎膜溢入羊水成为血性羊水。

胎盘早剥发生内出血时,血液积聚于胎盘与子宫壁之间,随着胎盘后血肿压力的增加,血液浸入子宫肌层,引起肌纤维分离、断裂、变性,当血液浸透至子宫浆膜层时,子宫表面呈现紫蓝色瘀斑,称子宫胎盘卒中,又称库弗莱尔子宫。子宫肌纤维由于受血液浸润,收缩力减弱,造成产后出血。

3. 混合性出血　当内出血过多时,血液仍会冲开胎盘边缘,沿胎膜与子宫壁之间外流,形成混合性出血[图 8-15(3)]。

(三)并发症

严重的胎盘早剥会并发弥散性血管内凝血(disseminated intravascular coagulation,DIC)、产后出血、急性肾衰竭及羊水栓塞。胎盘早剥是妊娠期发生凝血功能障碍最常见的原因。由于从剥离处的胎盘绒毛和蜕膜中释放大量的组织凝血活酶,并因子宫内压力增高而进入母体血液循环内,激活凝血系统而发生 DIC,可造成难以控制的产后大出血。羊水可经剥离面开放的子宫血管进入母体血液循环而导致羊水栓塞。失血过多、休克及发生 DIC 均严重影响肾血流

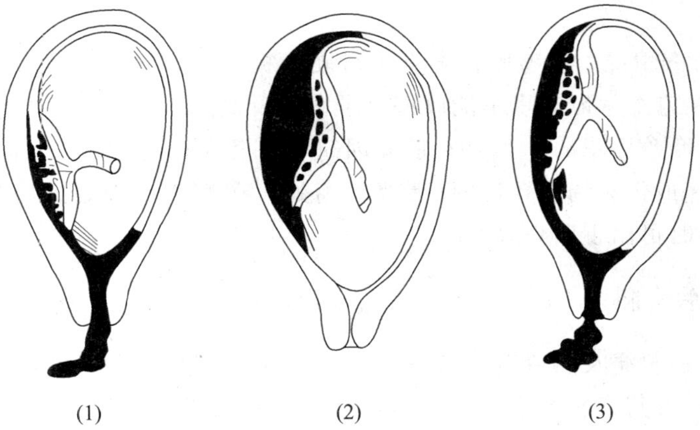

胎盘早剥的类型

图 8－15 胎盘早剥的类型

（1）显性出血；（2）隐性出血；（3）混合性出血

量，导致急性肾衰竭。

二、护理评估

（一）健康史

评估孕妇有无妊娠期高血压疾病、慢性高血压、慢性肾炎病史，有无外伤史及子宫内压力骤减或子宫静脉压突然升高等病因因素存在，特别是妊娠期高血压疾病及外伤史是常见的诱发因素。

知识库

胎盘早剥的临床分型

临床上根据胎盘剥离面大小、出血类型、出血量多少将胎盘早剥分为轻型和重型。①轻型：多发生在分娩期，胎盘剥离面通常不超过胎盘面积的1/3，以显性出血为主。②重型：多发生在妊娠晚期，多见于重度妊娠期高血压疾病，胎盘剥离面常超过胎盘面积的1/3，以内出血为主。

（二）身体评估

胎盘早剥的临床特点是妊娠晚期突然发生的腹部持续性疼痛伴有或不伴有阴道出血。

1. 评估腹痛情况　重型胎盘早剥的主要症状为突然发生持续性剧烈腹痛或腰痛，严重时可伴有恶心、呕吐等症状；轻型胎盘早剥则腹痛轻微或无腹痛。

2. 评估阴道出血情况　重型胎盘早剥阴道出血量少或无明显阴道出血，但孕妇全身失血症状突出，严重时可出现面色苍白、出冷汗、脉搏细弱、血压下降等休克表现，故阴道出血量的多少与贫血程度不相符。轻型胎盘早剥的主要症状为阴道出血，量较多，出血量与贫血程度成正比。

3. 评估腹部检查情况 重型胎盘早剥子宫硬如板状，压痛明显，以胎盘附着处显著。子宫处于高张状态，在宫缩间歇期也不能放松。子宫底升高，子宫大于妊娠周数。胎位、胎心不清。如剥离面超过胎盘面积的1/2，往往胎儿因缺氧而发生胎死宫内，胎心音消失。轻型胎盘早剥子宫软，无压痛或仅有局部轻压痛（胎盘剥离处），子宫大小与妊娠周数相符，胎位、胎心清楚。如出血量多时可出现胎心率的改变。

（三）心理社会资料

由于突然发生的腹痛及阴道出血出乎孕妇及其家属的意料，而且病情变化快，母儿生命将面临威胁，因此孕妇及其家属可能措手不及且无法接受，表现出忧伤、担心、紧张、害怕甚至恐惧的心理。

（四）辅助检查

1. B型超声检查 显示胎盘与子宫壁之间有液性暗区，胎盘增厚。同时可观察有无胎动和胎心搏动，以了解胎儿情况。

2. 实验室检查 主要了解贫血程度和凝血功能。检查血常规、血小板计数、出血时间、凝血时间、凝血酶原时间、纤维蛋白原测定、尿常规及肾功能等。

三、护理诊断/合作性问题

1. 潜在并发症：出血性休克、凝血功能障碍、肾衰竭等。
2. 恐惧 与大出血、担心孕妇自身和胎儿的安危有关。
3. 有胎儿受伤的危险 与胎盘功能障碍有关。
4. 自理能力缺陷 与绝对卧床休息有关。
5. 疼痛 与出血导致子宫肌肉受刺激、宫缩有关。

四、护理目标

1. 孕妇出血得到有效控制，未出现并发症。
2. 孕妇情绪稳定，积极配合治疗及护理。
3. 胎儿供氧充足，胎心率、胎动在正常范围内。
4. 孕妇基本生活需要能够得到满足。
5. 孕妇主诉疼痛减轻或缓解，舒适感增加。

五、治疗原则和护理措施

（一）治疗原则

胎盘早剥的治疗原则为纠正休克，及时终止妊娠。迅速补充血容量是纠正失血性休克的关键。胎盘早剥一旦确诊，必须及时根据病情采取剖宫产术或经阴道分娩，终止妊娠。

（二）护理措施

1. 病情监护

（1）监测生命体征，观察面色、神志，注意休克的早期症状，一旦发现异常，迅速采取抗休克的护理措施。

（2）观察腹痛的性质、程度，尤其注意子宫硬度、有无压痛，定时测量并标记腹部的宫底高度、腹围大小。如出现腹痛剧烈，子宫硬如板状，宫缩无间歇，子宫底上升，腹围增大，提示隐性出血，病情严重，应配合医生紧急处理。

（3）观察和记录孕妇阴道出血时间和量，发现阴道出血增多或全身情况与阴道出血量不成正比，提示有内出血，应立即报告医生。

（4）监测胎心、胎动情况，定时间断吸氧，以改善胎盘血液供应，增加胎儿供氧。

（5）及时发现并发症。观察凝血功能，注意有无皮下、黏膜或注射针孔出血，鼻出血、牙龈出血、咯血、呕血或阴道出血不凝等出血倾向。观察肾功能，准确记录 24 h 尿量，注意有无少尿或无尿症状出现，及时送检尿常规、尿素氮、肌酐、尿酸等，监测肾功能，以及时发现肾衰竭。

2. 治疗配合

（1）剖宫产　重型胎盘早剥，尤其是初产妇，不能在短时间内结束分娩者；轻型胎盘早剥，胎儿窘迫者，均应及时行剖宫产术。护士应迅速做好腹部急诊手术的术前准备，术中配合进行应急抢救工作。

（2）阴道分娩　适用于轻型胎盘早剥，宫口已开大，估计在短时间内能结束分娩者。护士协助行人工破膜，破膜后用腹带紧裹孕妇腹部，可压迫胎盘，防止胎盘继续剥离，同时可促进宫缩，诱发和加速分娩。按医嘱静脉滴注缩宫素，加强宫缩，缩短产程。产程中严密观察产妇血压、脉搏、宫底高度、子宫体压痛、阴道出血情况及胎心情况，做好阴道助产术和新生儿窒息抢救的准备。

（3）预防产后出血　分娩后按医嘱及时给予宫缩剂并配合按摩子宫。若剖宫产术中发现子宫胎盘卒中，经注射宫缩剂和按摩子宫后，子宫仍不收缩，出血多且血液不凝或无法控制出血者，应配合治疗方案迅速做好子宫切除术准备。

3. 一般护理　嘱产妇绝对卧床休息。做好床边生活护理。

4. 心理护理　加强与孕妇及其家属的沟通，鼓励他们说出恐惧及担心等心理感受，并给予心理支持。适时提供信息，及时给予解释，培养孕妇及其家属对医护人员的信任感，解除其恐惧心理，积极配合治疗及护理。

5. 健康教育

（1）加强妊娠期保健，指导孕妇在妊娠期取左侧卧位休息，以减少血管受压，改善胎盘供血。避免长时间处于仰卧位，防止腹部外伤。妊娠期高血压疾病孕妇或合并慢性高血压、慢性肾疾病的孕妇应及时到医院就诊治疗。

（2）指导孕妇出院后注意休息，加强营养，纠正贫血，增强抵抗力。做好母乳喂养指导，保持外阴清洁，防止感染。指导避孕措施，剖宫产术 2 年后方可再孕。

六、护理评价

1. 孕妇生命体征平稳，出院时无任何并发症发生。
2. 孕妇情绪稳定，积极配合治疗及护理。
3. 孕妇主诉疼痛减轻或缓解，身心舒适，生活需求得到满足。
4. 产妇顺利产下健康的新生儿，母儿安全出院。

第六节　多胎妊娠

一、概述

一次妊娠有两个或两个以上的胎儿称为多胎妊娠（multiple pregnancy）。其中以双胎妊娠最为常见。本节主要介绍双胎妊娠。双胎妊娠时，孕妇的并发症多，早产发生率和危产儿病死率增高，故列为高危妊娠范畴。

（一）分类

双胎妊娠分双卵双胎和单卵双胎两类。

1. 双卵双胎　由两个卵子分别受精形成。占双胎妊娠的2/3。因两个胎儿的基因不同，故胎儿的性别、血型、容貌似兄弟姐妹。两个胎儿有各自独立的胎囊和胎盘，有时两个胎盘紧贴或融合在一起（图8－16）。但两者间血液循环互不相通。

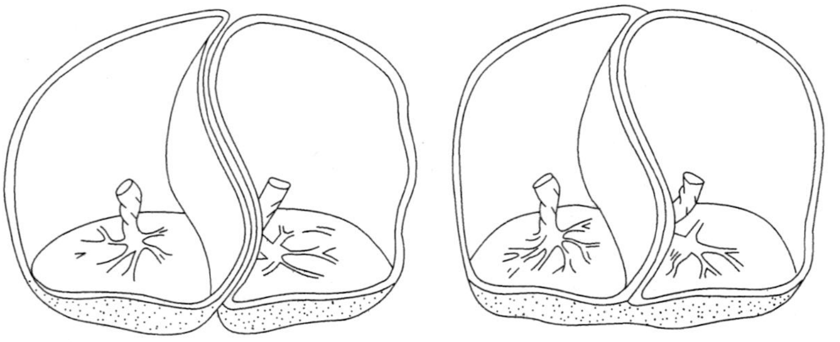

(1)　　(2)

图8－16　双卵双胎的胎盘及胎膜

（1）两个胎盘分开，两层绒毛膜，两层羊膜；（2）两个胎盘融合，两层绒毛膜已融合为一层，两层羊膜

2. 单卵双胎　由一个受精卵分裂而形成。占双胎妊娠的1/3。因胎儿基因相同，故胎儿的性别、血型相同，容貌相似，甚至难以辨认。两个胎儿的胎囊和胎盘情况根据受精卵复制发生在桑椹期、囊胚期或羊膜囊形成后的不同时间而有差异（图8－17）。如受精卵在原始胚盘形成之后才分裂复制，则形成联体双胎（图8－18）。

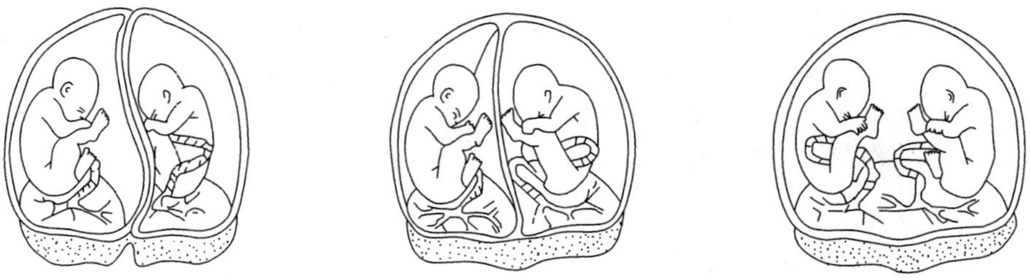

图 8－17 受精卵在发育不同阶段形成单卵双胎的胎盘及胎膜

(1) 发生在桑椹期前，两个胎盘分开，两层绒毛膜，两层羊膜；(2) 发生在囊胚期，共同的胎盘及绒毛膜，中隔两层羊膜；(3) 发生在羊膜囊，已形成共同的胎盘，共存于一个羊膜腔内

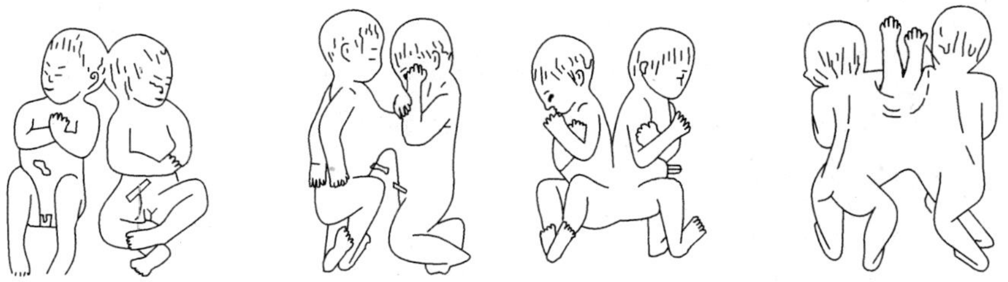

图 8－18 联体双胎

知识库

双胎输血综合征

双胎输血综合征是双羊膜囊、单绒毛膜单卵双胎的严重并发症。因其胎盘间血液循环相通，可导致胎儿间血液沟通，双胎间血液发生转移，称为双胎输血综合征。致使一个胎儿成为供血者，其体重轻、贫血重、脱水、羊水少，甚至因营养缺乏而死亡；而另一胎为受血者，其血量增加，心脏肥大、肝肾增大，体重增长快，可发生充血性心力衰竭、胎儿水肿、羊水过多等。

（二）病因

双卵双胎的发生与种族、遗传、年龄、胎次、医源性原因有关，而单卵双胎的发生原因不明，其发生不受上述因素的影响。

二、护理评估

（一）健康史

了解孕妇家族中有无多胎史，询问孕妇的年龄、胎次，以及此次妊娠前是否使用过促排卵药物。

（二）身体评估

1. 双胎妊娠早孕反应较重，妊娠晚期因子宫过度膨大易出现压迫症状。询问早孕反应出现的时间及严重程度，评估孕妇有无呼吸困难、胃部饱满、心悸、下肢水肿及静脉曲张等压迫症状。

2. 评估腹部检查情况。子宫大于妊娠周数，可触及多个小肢体及两个胎头或三个以上的胎极（即头或臀），在不同部位听到两个不同速率的胎心音，每分钟相差10次以上或两个胎心音之间隔有无音区。双胎妊娠时胎位多为纵产式，以两个头位或一头一臀为多见，两个均为臀较少。

（三）心理社会资料

双胎妊娠的孕妇及其家属既感到非常高兴和骄傲，但同时也会为孩子的养育、父母的工作、家庭的经济等问题而担忧。当得知双胎妊娠属于高危妊娠，并发症多，更会担心母儿的安危，出现焦虑不安的心理。

（四）辅助检查

1. B型超声检查　孕6周在子宫腔内可见到两个妊娠囊，妊娠13周后可清楚显示两个胎头及各自拥有的脊椎、躯干、肢体等。B型超声对妊娠中晚期的双胎诊断率几乎达100%。

2. 多普勒胎心仪　孕12周后听到两个不同频率的胎心音。

三、护理诊断/合作性问题

1. 舒适的改变　与子宫过度膨大引起的压迫症状有关。
2. 有胎儿受伤的危险　与双胎妊娠引起早产、脐带脱垂、胎盘早剥有关。
3. 潜在并发症：早产、胎膜早破、脐带脱垂、产后出血、产后休克等。
4. 焦虑　与担心母儿安危和抚养两个婴儿有困难有关。

四、护理目标

1. 产妇自述不适减轻，舒适感增加。
2. 早产、脐带脱垂、产后出血、产后休克及胎儿受伤的危险性降至最低。
3. 产妇的焦虑感减轻。

五、治疗原则和护理措施

（一）治疗原则

1. 妊娠期　加强妊娠期保健，注意休息，增加营养，防止并发症。
2. 分娩期　根据产科情况决定分娩方式。
3. 产褥期　预防产后出血和产褥感染。

（二）护理措施

1. 病情监护　双胎妊娠时并发症多，应严密观察，注意有无贫血、早产、妊娠期高血压疾病、羊水过多、前置胎盘、胎盘早剥、胎位异常、胎膜早破、脐带脱垂、双胎输血综合征、胎儿生长受限、宫缩乏力、产程延长、产后休克、产褥感染等并发症出现。

2. 治疗配合

（1）严密观察产程进展及胎心率变化，若发现宫缩乏力、产程延长及胎儿异常等情况时配合医生及时处理。

（2）若发生胎膜破裂，嘱产妇立即卧床，并抬高臀部，避免站立行走，防止脐带脱垂。

（3）正确处理第二产程。① 第一个胎儿娩出后，立即断脐，夹紧胎盘端的脐带，防止第二个胎儿失血。② 检查并固定第二个胎儿的胎位，使其保持纵产式。③ 严密观察胎心、阴道出血等情况，并等待自娩。通常在 20 min 左右第二个胎儿娩出。④ 若等待 15 min 无宫缩，则行人工破膜，加缩宫素静脉滴注，促进第二个胎儿娩出。⑤ 如发现胎盘早剥或脐带脱垂征象，应及时行手术助产娩出第二个胎儿。

（4）第二个胎儿娩出后，腹部置沙袋或用腹带紧裹腹部，以免腹压骤降引起休克。立即按医嘱注射宫缩药，防止产后出血。产后仔细检查胎盘、胎膜是否完整，同时判别是单卵或双卵双胎。

3. 一般护理

（1）休息　妊娠期减少活动，避免过劳。30 周后多卧床休息，左侧卧位，以防止早产；坐或卧时抬高下肢，增加静脉回流，减轻水肿或下肢静脉曲张；有呼吸困难、心悸等压迫症状的产妇应取半卧位，并给氧。

（2）饮食　给予饮食指导，鼓励孕妇少量多餐，加强营养，补充足够的热量、蛋白质、铁、钙、叶酸、维生素等，以满足两个胎儿的生长发育需要，预防贫血和妊娠期高血压疾病的发生。

4. 心理护理　向孕妇及其家属介绍双胎妊娠的有关知识，并协助孕产妇家庭做好思想上和物质上的准备，解除其忧虑，积极配合治疗及护理。

5. 健康指导

（1）注意休息，加强营养，保持愉快情绪，使乳汁充足。宣传新生儿护理的有关知识，教会产妇正确的哺乳方法，以满足抚育两个孩子的需要。

（2）嘱产妇注意外阴清洁，防止感染，指导产妇采取避孕措施。

六、护理评价

1. 产妇自诉舒适感增加。
2. 母儿安全，新生儿生存质量高。
3. 产妇心情舒畅，积极配合治疗及护理。

第七节　羊水过多

正常妊娠羊水量随妊娠周数的增加而增多，妊娠 38 周时约 1 000 mL，以后逐渐减少，妊娠足月时羊水量约800 mL。凡在妊娠任何时期羊水量超过2 000 mL者,称羊水过多(polyhydramnios)。羊水过多时羊水的性状、外观无异常。妊娠晚期羊水量少于300 mL者,称羊水过少(oligohydramnios)。

一、病因

正常情况下,羊水在胎儿与母体之间不断进行交换,维持动态平衡,当羊水交换失去平衡时,即出现羊水量的异常。羊水过多的确切病因尚未明确,可能与下列因素有关。

1. 胎儿畸形　以中枢神经系统和消化系统畸形最常见,如无脑儿、脊柱裂、食管或小肠闭锁。

2. 多胎妊娠　多胎妊娠羊水过多的发生率为单胎妊娠的10倍,以单卵双胎居多。

3. 母儿疾患　如糖尿病、妊娠期高血压疾病、母儿血型不合、重度贫血等。

4. 胎盘、脐带病变　如胎盘绒毛血管瘤、脐带帆状附着。

5. 特发性羊水过多　有约30%的羊水过多原因不明。

二、护理评估

(一)健康史

评估孕妇有无妊娠期高血压疾病、糖尿病、多胎妊娠、母儿血型不合等疾病,胎儿有无畸形。

(二)身体评估

1. 急性羊水过多　较少见。多发生在妊娠20～24周。由于羊水在数日内急剧增加,子宫迅速增大,出现明显的压迫症状。评估孕妇有无心悸、呼吸困难、不能平卧、消化不良、呕吐、便秘等症状,是否出现外阴、下肢水肿或静脉曲张。

2. 慢性羊水过多　较多见。多发生在妊娠晚期。羊水在数周内缓慢增加,多数孕妇能逐渐适应而无自觉不适。

3. 腹部检查　评估孕妇子宫大小、胎位、胎心情况。羊水过多时子宫大于妊娠周数,皮肤紧张发亮,触诊时有液体振荡感,胎位不清,胎心遥远或听不清。

4. 并发症　了解孕妇是否出现妊娠期高血压疾病、早产、胎位异常、胎盘早剥、胎膜早破、脐带脱垂、产后出血等并发症。

(三)心理社会资料

因子宫迅速增大,孕妇会担心自身和胎儿安危,并因腹部不适和活动受限而紧张、烦躁不安。羊水过多往往合并胎儿畸形,孕妇会因此出现自卑情绪。

(四)辅助检查

1. B型超声检查　是重要的辅助检查方法。可测定羊水量,也可发现无脑儿、脑积水等胎儿畸形或多胎妊娠。

2. 甲胎蛋白(alpha fetoprotein,AFP)含量测定　当母血或羊水中 AFP 含量显著增高时,提示胎儿有神经管缺陷性疾病。

3. 羊膜囊造影　了解胎儿有无消化道畸形。但应慎用,因造影剂对胎儿有一定的损害,且易引起早产和宫腔内感染。

三、护理诊断/合作性问题

1. 舒适的改变　与羊水过多引起呼吸困难、心悸、不能平卧等压迫症状有关。

2. 有胎儿受伤的危险　与羊水过多易并发早产、脐带脱垂、胎盘早剥有关。

3. 焦虑　与担心胎儿畸形及母儿安危有关。

四、护理目标

1. 孕妇身体不适感减轻。

2. 胎儿受伤的危险性降低,避免发生早产、脐带脱垂、胎盘早剥。

3. 孕妇主诉焦虑症状减轻。

五、治疗原则和护理措施

(一)治疗原则

主要取决于胎儿有无畸形及症状的轻重程度。

1. 胎儿无畸形者　症状较轻者,继续妊娠,定期随访;压迫症状显著、妊娠未足月者,在 B 型超声监测下行羊膜腔穿刺或放羊水,以缓解症状。

2. 胎儿畸形者　一旦确诊胎儿畸形,应及时终止妊娠。

(二)护理措施

1. 病情监护

(1) 注意羊水量的增长　定期测量宫底高度、腹围和体重。

(2) 及时发现并发症　密切观察胎心、胎动、宫缩及阴道出血情况,及时发现早产、胎儿窘迫、脐带脱垂、胎盘早剥和产后出血。

2. 治疗配合

(1) 羊膜腔穿刺放羊水的护理　① 向孕妇及其家属讲解穿刺的目的及过程,取得同意。② 做好穿刺前的各项准备,如做好输液、输血准备,备好穿刺包,协助孕妇排空膀胱,取半卧位或平卧位。③ 协助做 B 型超声检查,确定穿刺部位。④ 配合医生经腹行羊膜腔穿刺,缓慢放出羊水,注意严格无菌操作。⑤ 控制放出羊水的量及速度,羊水流出速度以每小时 500 mL 为宜,一次放羊水量不宜超过 1 500 mL,以孕妇症状缓解为度。⑥ 术中注意监测孕妇的生命体征,询问有无自觉症状,以及时发现休克、早产、胎盘早剥等异常情况。⑦ 按医嘱给镇静药、宫缩抑制药预防早产,给抗生素预防感染。

(2) 终止妊娠的护理　① 高位人工破膜,使羊水缓慢流出,若羊水流出过快,可抬高臀部,将多层纱布裹于手上,再用手堵住阴道口,控制羊水流速,防止脐带脱垂。② 边放水边腹部放置沙袋或加腹带包扎，以免腹压骤降引起休克、胎盘早剥。③ 放水时注意从腹部固定胎儿为纵产式。④ 监测母儿情况，严密观察羊水颜色、量，胎心音，孕妇的血压、脉搏及阴道出血情况。⑤ 破膜 24 h 仍无宫缩，静脉滴注缩宫素引产。破膜 12 h 仍未分娩，给抗生素预防感染。产后按医嘱注射宫缩剂，预防产后出血。⑥ 胎儿娩出后，仔细检查有无畸形，详细记录。因胎儿畸形引产者，应将胎儿送病理检查，明确诊断。

3. 一般护理

（1）休息　嘱产妇多卧床休息，左侧卧位，少活动，必要时按医嘱用镇静药。每日吸氧 1 次，每次 30 min，以改善胎儿缺氧症状。如胎膜破裂，应嘱产妇立即平卧，抬高臀部，防止脐带脱垂。

（2）饮食　指导孕妇低盐饮食，注意多食水果、蔬菜，保持大便通畅，以防用力排便时导致胎膜破裂。勿刺激乳头及腹部，以防诱发宫缩导致早产。

4. 心理护理　耐心主动地与孕妇及其家属交流，讲解羊水过多的有关知识，解答他们的疑问，进行心理疏导，取得孕妇及其家属的理解并主动积极地配合治疗，以减少危险的发生。

5. 健康教育　指导孕妇的休息和饮食，介绍羊膜腔穿刺术的目的、过程。出院后注意休息，加强营养，增强抵抗力，防止产后出血和感染的发生。指导产妇再次受孕后应进行遗传咨询和产前检查，加强妊娠期检查，进行高危监护。

六、护理评价

1. 孕妇压迫症状消除，舒适感增加。
2. 分娩经过顺利，母儿平安。
3. 孕妇心情愉快，敢于面对现实，主动配合治疗及护理。

第八节　早　　产

妊娠满 28 周至不满 37 足周间分娩者称为早产（premature delivery）。此时娩出的新生儿称早产儿。早产儿体重常低于 2 500 g。由于各器官发育尚不成熟，生活能力差，抵抗力低，是围生儿死亡的主要原因。积极防止早产，是降低围生儿病死率的重要环节之一。

一、病因

1. 下生殖道及泌尿道感染　是最常见原因，如 B 族溶血性链球菌、沙眼衣原体、支原体感染等。

2. 妊娠合并症和并发症　如妊娠期高血压疾病、心脏病、严重贫血、病毒性肝炎、急性肾盂肾炎等。

3. 生殖器官病变　如子宫畸形、子宫颈内口松弛、子宫肌瘤等。

4. 胎儿及附属物的因素　羊水过多、多胎妊娠、绒毛膜羊膜炎、前置胎盘、胎盘早剥、胎膜早破等。

5. 其他　外伤、过劳，妊娠晚期性生活，吸烟≥10 支/d，酗酒，严重的精神创伤等。

二、护理评估

（一）健康史

询问孕妇既往有无流产、早产史。详细了解孕妇有无下生殖道及泌尿道感染；有无妊娠合并症及并发症，如妊娠期高血压疾病、前置胎盘等早产病因存在。

（二）身体评估

评估孕妇是否出现规律性腹痛，了解宫缩持续时间、间歇时间、阴道出血或阴道流液情况。早产的临床表现与足月产相似，但胎膜早破发生率较足月产高。

1. 先兆早产　最初为不规律宫缩并常伴有阴道少量出血或血性分泌物，以后可发展为至少 10 min 1 次的规律宫缩。

2. 早产临产　若出现规律宫缩 20 min≥4 次，伴子宫颈缩短≥75%，宫口扩张 2 cm 以上，则为早产临产。部分孕妇可伴有阴道流液。

（三）心理社会资料

出现早产征兆时，孕妇及其家属尚无思想准备，对妊娠结果及胎儿情况不可预知，而产生猜疑、恐惧、焦虑等情绪反应。

三、护理诊断/合作性问题

1. 焦虑　与担心早产儿安危及健康有关。
2. 有围生儿受伤的危险　与早产儿发育不成熟、抵抗力低有关。

四、护理目标

1. 孕产妇及其家属的焦虑情绪减轻。
2. 围生儿受伤的危险降至最低。

五、治疗原则和护理措施

（一）治疗原则

1. 胎儿存活、胎膜未破、无胎儿窘迫者，应设法抑制宫缩，尽可能维持妊娠，延长孕龄。
2. 若早产已不可避免时，应尽力提高早产儿的存活率。

（二）护理措施

1. 病情监护　严密观察宫缩、胎心及产程进展情况，注意阴道出血及胎膜破裂情况。教会孕妇自数胎动，有异常及时采取应对措施。

2. 治疗配合

（1）维持妊娠，延长孕龄

抑制宫缩　先兆早产的主要治疗为抑制宫缩，护理人员除按医嘱给予药物治疗外，还应注意观察药物的疗效，并能识别药物不良反应，以避免毒性作用的发生。① β-肾上腺素受体激动药：可兴奋子宫平滑肌中的 β_2 受体，从而抑制宫缩。常用药物有沙丁胺醇、利托君。此类药物的不良反应为使心率加快、血压下降、血糖增高，恶心、呕吐、出汗、头痛等，应予注意。② 硫酸镁：镁离子拮抗钙离子对宫缩的作用，从而抑制宫缩。其用法及注意事项参照本章第一节。③ 前列腺素抑制药：可减少前列腺素的合成和释放，以抑制宫缩。常用药物有吲哚美辛及阿司匹林等。但此类药物可导致胎儿动脉导管过早关闭，引起胎儿血液循环障碍，故临床上较少用，必要时仅能短期（不超过 1 周）应用。

镇静药　若孕妇精神紧张可给予地西泮、苯巴比妥等。但镇静药能抑制新生儿呼吸，故临产后慎用，避免发生新生儿呼吸抑制的情况。

糖皮质激素　地塞米松可促进肺表面活性物质的形成和释放，促使胎儿肺成熟，从而避免早产儿发生呼吸窘迫综合征。

抗生素　感染是早产的重要诱因，应用抗生素控制感染可能有效预防早产。特别适用于阴道分泌物培养 B 族链球菌阳性或羊水细菌培养阳性及泌尿道感染者。

（2）提高早产儿存活率　当早产已不可避免时，应尽量提高早产儿存活率。① 促进胎肺成熟。分娩前按医嘱给予孕妇地塞米松 5 mg，肌内注射，每日 3 次，连用 3 d。情况紧急时可地塞米松 10 mg 羊膜腔内注入。② 产程中常规给产妇吸氧，严密观察产程及胎儿情况，做好新生儿窒息的抢救准备。③ 预防颅内出血。产前给孕妇维生素 K_1 10 mg 肌内注射，每日 1 次，连用 3 d。分娩时行会阴切开术，减少胎头娩出时在盆底所遇到的阻力，防止早产儿颅内出血的发生。④ 新生儿出生后立即断脐，以免增加早产儿心脏负荷及加重生理性黄疸，加强对早产儿的护理。

3. 一般护理

（1）休息　卧床休息，取左侧卧位，以增加子宫血流量，改善胎盘功能。

（2）减少刺激　禁止性生活，注意勿刺激乳头及腹部，慎做肛查和阴道检查，避免诱发宫缩。

4. 心理护理　孕妇常有焦虑、紧张心理，担心早产儿的安危，护士应安定其情绪，讲解分娩过程、治疗程序，早产儿出生后将接受的治疗和护理，减轻孕妇及其家属的焦虑，积极配合治疗及护理。如早产已难免或围生儿死亡，应耐心开导，注意做好家属工作，使孕妇尽快摆脱抑郁心情。

5. 健康教育

（1）做好妊娠期保健。加强妊娠期指导，增加营养。保持平静的心情，避免诱发宫缩的活动。保证休息，取左侧卧位为宜。积极防治妊娠合并症及并发症，子宫颈内口松弛者应于妊娠 14～18周行子宫颈口环扎术，避免早产危险因素的存在。

（2）告知孕妇早产的征象，若出现先兆早产症状及时就诊。

（3）向孕妇及其家属传授早产儿的喂养知识及其他护理知识。

六、护理评价

1. 孕妇焦虑、恐惧情绪消除，积极配合治疗及护理。

2. 实施有效措施，母儿平安出院。

第九节 过期妊娠

一、概述

凡平时月经周期规律，妊娠达到或超过 42 周尚未分娩者，称过期妊娠（postterm pregnancy），也称过期产。过期妊娠使围生儿的患病率、病死率增加，妊娠 43 周时，围生儿病死率为正常足月分娩者的 3 倍，故过期妊娠被列为高危妊娠的范畴。

（一）病因

过期妊娠病因尚不明确，可能与妊娠晚期雌激素和孕激素比例失调导致孕激素优势，头盆不称，无脑儿畸胎不合并羊水过多时，胎儿肾上腺皮质功能不全或遗传因素等有关。

（二）病理

1. 胎盘功能正常 胎儿继续生长发育，可出现巨大胎儿或因颅骨钙化变硬、骨缝变窄，分娩时胎头不易变形等，而造成难产、头盆不称、宫缩乏力、产程延长、产后出血，手术产机会也相应增加。

2. 胎盘功能减退

（1）胎盘供血、供氧不足，胎儿不再继续生长，可相继出现胎脂消失，皮下脂肪减少，皮肤干燥、多皱，貌似“小老人”。因胎儿缺氧，肛门括约肌松弛，胎粪排出，羊水及胎儿皮肤粪染。胎儿在宫内处于缺氧的不利环境，易致胎儿窘迫、新生儿窒息、胎粪吸入综合征等，增加围生儿的患病率及病死率。

（2）羊水量减少。妊娠过期时羊水量逐渐减少，妊娠 42 周后约 30% 羊水减少至 300 mL 以下。羊水量少，脐带易受压，胎儿窘迫的发生率更高。

二、护理评估

（一）健康史

1. 了解孕妇平时的月经情况，评估孕妇或其家族中有无过期妊娠史及有无引起过期妊娠的病因存在。

2. 诊断为过期妊娠之前，必须首先核实妊娠周数。

（1）月经周期规律、正常，根据末次月经计算妊娠周数。

（2）月经周期不规律或末次月经不清者，可根据：① 受孕月基础体温升高的排卵期。② 早孕反应或胎动开始的时间。③ 早孕妇科检查的子宫大小记录。④ 产前检查宫底高度记录。⑤ 妊娠早、中期 B 型超声测得的孕囊大小和胎儿各部位径线等。对以上情况进行综合分析，判断妊娠是否过期。

（二）身体评估

了解孕妇体重是否继续增加；测量宫底高度及腹围，并判断与妊娠周数是否相符；监测胎心、胎动计数有无异常。

（三）心理社会资料

妊娠期限超过预产期后，随着时间的推移，孕妇及其家属因担心母儿的安危而焦虑、烦躁不安。也有孕妇对医生提出的引产建议不理解，有顾虑而又不愿意接受，产生矛盾心理。

（四）辅助检查

以下检查可判断胎盘功能及监测胎儿安危状况，如胎动计数、胎儿电子监护仪监测、B型超声监测、测定尿雌激素与肌酐（E/C）比值、羊膜镜检查。参见第十章。

三、护理诊断/合作性问题

1. 有围生儿受伤的危险　与胎盘功能减退，难产手术有关。
2. 知识缺乏　缺乏过期妊娠的知识，与缺乏信息来源有关。
3. 焦虑　与担心围生儿的安全有关。

四、护理目标

1. 围生儿受伤的危险降至最低。
2. 孕妇及其家属能说出过期妊娠对母儿的危害，积极配合治疗及护理。
3. 孕妇自述焦虑症状减轻或消失。

五、治疗原则和护理措施

（一）治疗原则

明确诊断后及早终止妊娠。终止妊娠的方法应视子宫颈成熟度或胎儿胎盘功能综合考虑。

（二）护理措施

1. 病情监护

（1）监护胎儿情况。严密观察胎心变化，教会孕妇自测胎动，注意观察羊水的颜色、性状，必要时行胎儿电子监护，以便及时发现胎盘功能减退和胎儿窘迫。

（2）协助医生进行各项辅助检查，并向孕妇及其家属简要解释各种检查的目的、方法等。

2. 治疗配合

（1）剖宫产术　引产失败者，胎盘功能减退，胎儿有宫内窘迫，羊水过少或有剖宫产手术指征，均应行剖宫产术。按要求做好剖宫产的术前准备、术中配合及术后护理，做好新生儿窒息的抢救准备，确保孕产妇及围生儿的受损程度降至最低。

（2）阴道分娩　胎盘功能及胎儿情况良好，无其他产科指征者，在严密监护下经阴道分娩。

子宫颈条件未成熟者　按医嘱用促子宫颈成熟的药物，如普拉睾酮或用缩宫素、前列腺素制剂引产。

子宫颈条件成熟者　Bishop 评分 >7 分，行人工破膜和静脉滴注缩宫素引产。

人工破膜术：嘱产妇排尿后取膀胱截石位；常规消毒、铺巾，术者戴无菌手套；一手指伸入子宫颈管触及前羊膜囊，另一手持有齿钳或穿刺针在子宫颈内手指的引导下，钳破或刺破胎膜，使羊水缓慢流出（图 8－19）；破膜后立即听胎心音，观察羊水颜色、性状，记录破膜时间；嘱产妇卧床休息，保持外阴清洁，必要时按医嘱用抗生素预防感染。

缩宫素静脉滴注：方法及注意事项参照第十一章第一节。1 次引产用液不宜超过 1 000 mL，不成功者次日可重复应用。

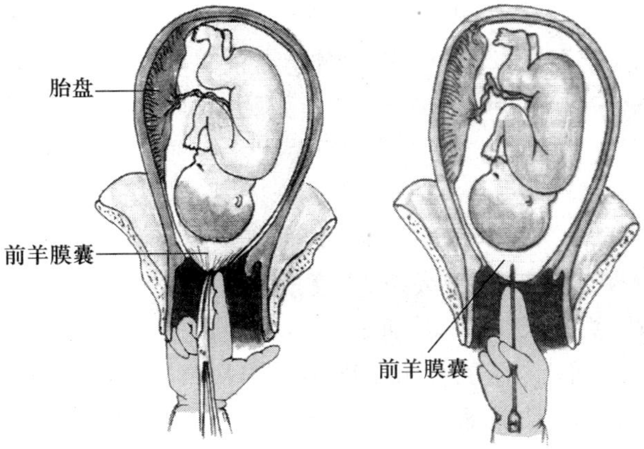

图 8－19　人工破膜术

（3）产程中的护理　① 严密观察胎心及产程进展，适时行胎心监护。② 常规吸氧，按医嘱行葡萄糖液加维生素 C 静脉滴注。③ 出现胎儿窘迫情况，若宫口开全，行阴道手术助产；若宫口未开全，短时间内不能从阴道分娩者，立即改行剖宫产。④ 产后常规用宫缩药，预防产后出血。⑤ 在新生儿出现第一次呼吸前及时彻底清除呼吸道分泌物及羊水，特别是粪染羊水应尽力清除。⑥ 新生儿按高危儿加强护理，密切观察，按医嘱给予药物治疗。

3. 一般护理

（1）嘱孕妇取左侧卧位，吸氧。

（2）协助复核妊娠周数。仔细询问孕妇末次月经时间，引导其回忆本次妊娠的有关情况，协助医生重新认真复核妊娠周数。

4. 心理护理　妊娠过期后，孕妇或家属有的担心胎儿安危，急于要求人工终止妊娠；有的认为“瓜熟才蒂落”而不愿接受人工终止妊娠。护士应仔细倾听他们的诉说，了解孕妇的心理活动，耐心向孕妇及其家属说明病情及适时终止妊娠的必要性，讲解治疗护理计划，对他们提出的问题给予积极、明确、有效的答复，解除其思想顾虑，鼓励孕妇积极配合治疗。

5. 健康教育　加强妊娠期宣传教育，向孕妇及其家属介绍过期妊娠对母儿的不良影响和适时终止妊娠的必要性。教会孕妇自我监测胎动的方法，嘱其坚持每日按要求自测胎动，了解胎儿宫内安危，有异常情况及时就诊。超过预产期 1 周未临产者应及时到医院检查、处理。嘱产妇注意休息，保持外阴清洁，防止感染。指导避孕措施。

六、护理评价

1. 母儿健康，没发生并发症。
2. 孕妇了解过期妊娠的有关知识，焦虑消除，主动配合医护工作。

病案分析

病人入院基本资料评估

一、一般资料

姓名　张某　　性别　女　　年龄　28 岁　　职业　干部

民族　汉族　　籍贯　湖北　　文化程度　大专　　婚姻状况　已婚

地址　××市人民路 83 号　　联系电话　1377××××265

末次月经　2012 年 7 月 12 日　　预产期　2013 年 4 月 19 日

入院日期　2013 年 4 月 22 日　　病历记录时间　2013 年 4 月 22 日

入院方式　步行

入院医疗诊断　1. 孕$_2$产$_0$，孕 40^{+3} 周，ROA，待产

2. 妊娠期高血压疾病，重度子痫前期

主诉　停经 40^{+3} 周，头痛、头晕 3 d，加重半天。

现病史　病人于孕 36 周产前检查时血压 18.7/12.0 kPa(140/90 mmHg)，尿蛋白(－)，无水肿，医生嘱休息，并给镇静药。因担心药物对胎儿有影响，其没有服用药物。3 d 前晨起时感头晕、头痛，无眼花，未服用任何药物，经卧床休息后稍有好转。今晨头痛剧烈、眼花、视物模糊，伴有恶心、呕吐，急诊查血压 21.3/14.7 kPa(160/110 mmHg)，尿蛋白(+++)，水肿(++)，收入院。

病人停经 5 周时开始出现早孕反应，停经 18 周有胎动感，无阴道出血及腹痛史，大小便正常。

月经史　$14\frac{3\sim5}{28}$，量中，无痛经，末次月经 2012 年 7 月 12 日。

婚育史　24 岁结婚，丈夫体健，孕$_2$产$_0$，未采取避孕措施。

既往史　平素身体健康，否认急、慢性传染病史，无药物过敏史。

家族史　无特殊病史。

二、生活习惯及自理能力

饮食　正常　　睡眠　正常　　大小便　正常

烟酒嗜好　无　　活动能力　尚可　　心理状况　焦虑或恐惧

三、家庭情况

家庭成员 2 人，夫妻关系良好，家庭经济宽裕。

四、身体评估

(一) 全身检查

体温 36.8 ℃，脉搏 84 次/min，呼吸 20 次/min，血压 21.3/14.7 kPa(160/110 mmHg)，神志清楚，营养中等，五官无异常，体重 65 kg，心肺无异常，腹壁及双下肢均触及凹陷性水肿，膝反射存在。

(二) 产科检查

1. 腹部检查　腹部膨隆，宫底高度 30 cm，腹围 100 cm，ROA，胎先露入盆固定，胎心音

144 次/min,律齐。

2. 肛门检查　先露头,"$S^{-0.5}$",胎膜未破,子宫颈管部分消失(60%),宫口未开。

3. 骨盆测量　IS　25 cm,IC　28 cm,EC　20 cm,TO　9.5 cm。

(三) 辅助检查

尿蛋白(+++),血常规检查各项指标均正常。

五、治疗措施

目前主要采用解痉(硫酸镁)、镇静(地西泮)、降压(肼屈嗪)等治疗,积极控制病情发展,有情况及时处理。护理计划见表 8-5。

表 8-5　妊娠期高血压疾病病人护理计划

护理诊断	护理目标	护理措施
1. 焦虑　与担心疾病影响胎儿及自身的健康有关	1. 病人焦虑感减轻 2. 病人及其家属能提出有关疾病及胎儿问题,并能获得所需要的知识 3. 病人能适应病房环境	1. 引导、鼓励病人说出焦虑的原因及心理感受,理解、同情病人的感受。创造安静、无刺激的环境,避免与其他具有焦虑情绪的病友或亲友接触 2. 介绍与病人有关的医护人员、病房环境、同室病友,使其尽快适应环境 3. 向病人及其家属介绍疾病的原因、临床表现、治疗及预后,解除病人顾虑 4. 在治疗过程中给予病人适当的信息,如病情得到控制、胎心音正常、血压稳定等,使其对病情有所了解,增加信任感 5. 教会病人正确应用心理调整方法。如缓慢地深呼吸、听轻音乐、看电视、看报纸杂志、散步、与人交谈等 6. 鼓励家属给予爱的表达,以帮助病人摆脱焦虑
2. 头晕、头痛　与高血压、脑血管痉挛、脑组织水肿有关	1. 病人血压维持在正常范围 2. 病人头痛、头晕逐渐减轻或消失	1. 向病人及其家属解释头痛、头晕的原因 2. 评估病人头晕、头痛的部位、性质、程度、持续时间等 3. 按医嘱应用解痉、镇静、降压等药物,并观察疗效及不良反应 4. 保持室内环境安静和空气流通,治疗和护理操作尽量集中进行,减少刺激 5. 指导病人注意休息,减少活动,当头晕、头痛明显时应立即坐下或卧床,以免发生意外 6. 严密监测血压变化
3. 体液过多　与下列因素有关:① 增大子宫压迫下腔静脉,血液回流受阻。② 妊娠期高血压疾病引起肾功能受损,蛋白丢失过多	1. 病人尿量增加,水肿好转或消退 2. 病人血浆白蛋白在正常范围	1. 评估病人水肿程度 2. 指导病人进高蛋白质、高营养饮食,如鱼、瘦肉、肝等,勿食过咸食物及方便食品,以减轻水钠潴留 3. 嘱病人休息时取左侧卧位,以减轻下肢静脉受压。坐或卧时抬高下肢,增加静脉回流 4. 进行适当活动,经常变换体位,预防体位性水肿 5. 每日测量腹围、体重,观察水肿程度及变化情况。准确记录液体出入量

续表

护理诊断	护理目标	护理措施
		6. 做好皮肤护理，保持床单位清洁干燥，观察皮肤受压的情况，定期按摩，预防压疮 7. 按医嘱应用清蛋白或脱水利尿药
4. 知识缺乏　缺乏有关疾病或药物治疗方面的知识，与初患此病、缺乏信息来源有关	1. 病人能描述妊娠期高血压疾病的症状 2. 病人能讲述所用主要药物名称、作用、用法、不良反应和注意事项	1. 提供一个安静的学习环境，创造相互尊重、相互信任的学习氛围 2. 给病人及其家属介绍疾病的基本过程、治疗及护理方法，主要药物的名称、用法及不良反应 3. 提供病人所需的合适学习材料 4. 解释各项检查的名称、目的、过程，正确地留取各类标本 5. 允许病人及其家属提出问题，并耐心给予解答 6. 指导病人合理饮食，解释卧床休息、减少活动的必要性，教会病人自测胎动。告知病人如有头晕、眼花、恶心、胎动异常、阴道出血、腹痛等应及时汇报医护人员
5. 有母亲受伤的危险　与妊娠期高血压疾病引起的血压升高、头晕、眼花、视物模糊有关	1. 病人血压保持稳定 2. 病人及其家属能叙述发生外伤的危险因素，并能为病人采取自防或防护的措施	1. 积极治疗原发病，控制、稳定血压 2. 向病人详细介绍住院环境及如何使用呼叫系统，将病人安排在有室内卫生间，距护士站、治疗室近的房间 3. 讲解可能发生外伤的危险及预防措施 （1）病人起床或体位变换时动作要缓慢 （2）嘱病人头晕、眼花发作时立即躺下或坐下休息，以防摔伤 （3）病人外出、活动、如厕有人陪同 （4）地面保持干燥，病人下床时穿防滑鞋，减少行走途中障碍物，以防摔伤 4. 病人应尽量卧床休息，减少活动。经常巡视病人，及时满足其生活需要
6. 有镁离子中毒的危险　① 与不正确应用硫酸镁有关。② 与肾功能不全，尿量减少有关	1. 病人及其家属对硫酸镁使用知识要点能够掌握，能自测中毒症状 2. 病人不出现镁离子中毒症状	1. 向病人及其家属解释镁离子中毒的原因、临床表现及急救措施 2. 正确使用硫酸镁，每次用药前或用药过程中需严密监测膝反射存在，呼吸 >16 次/min，尿量 >600 mL/24 h（或 >25 mL/h）方可用药，并严格控制滴速在 1 ~ 2 g/h 或 30 ~ 40 滴/min 3. 嘱病人及其家属不得擅自改变滴速，并教会病人自测镁离子中毒症状，如有异常及时报告医护人员 4. 用药期间护士应加强巡视，注意观察滴速及病人的情况 5. 按医嘱定时监测血清镁浓度：血镁值 <3 mmol/L 6. 应用硫酸镁治疗时，必须备有解毒剂，如 10% 葡萄糖酸钙 10 mL，一旦出现中毒症状，立即做静脉缓慢注射

续表

护理诊断	护理目标	护理措施
7. 有胎儿受伤的危险　与全身小动脉痉挛引起胎盘供血不足或导致的胎盘早剥有关	1. 病人能自我监护胎儿,有异常情况及时汇报 2. 病人能积极配合采取促进胎儿健康的医疗护理措施 3. 胎心、胎动在正常范围,胎儿出生时状态良好	1. 向病人解释发生胎儿窘迫的原因、临床表现及预防措施 2. 指导病人左侧卧位,吸氧,每天 2 次,每次 30 min,以增加血氧含量 3. 教会病人自测胎动,每天 3 次,每次 1 h,注意胎动的变化 4. 定期听取胎心音,必要时协助医生进行胎心音监护、胎盘功能检查、B 型超声检查,监测胎儿宫内情况,以及时发现胎儿缺氧 5. 注意观察有无腹痛、阴道出血等胎盘早剥的表现 6. 按医嘱使用促胎儿肺成熟的药物,增强胎儿呼吸功能
8. 潜在并发症:子痫	1. 病人血压控制并维持稳定 2. 自觉症状好转,不出现抽搐	1. 向病人解释发生子痫的原因、临床表现及预防措施 2. 将病人安置在安静的单人间,光线宜暗,限制亲友探视,避免声光刺激,各种操作尽量集中进行 3. 嘱病人绝对卧床休息,满足病人日常生活护理需要 4. 定时监测生命体征,注意观察病人头痛、眼花、胸闷、恶心等自觉症状 5. 按医嘱及时正确地应用解痉、镇静、降压、利尿等药物,并注意观察疗效及不良反应 6. 准备好抢救物品,如压舌板、开口器、气管插管、吸痰器、氧气等

责任护士　张某

护士长　吴某

自 测 题

一、以下每道考题下面有 A、B、C、D、E 五个备选答案,请从中选择一个最佳答案。(A1、A2 型题)

1. 为一流产感染的病人提供防治措施,护士应该清楚,下列选项错误的是(　　)。
   A. 注意床边隔离　　B. 按医嘱给抗生素
   C. 注意观察生命体征　　D. 流产感染者行平卧位
   E. 早期妊娠出血的病人应注意预防感染
2. 病人咨询护士有关异位妊娠最常发生部位,护士的最佳答案是(　　)。
   A. 直肠子宫陷凹　B. 腹腔　C. 输卵管　D. 卵巢　E. 子宫颈
3. 在接诊病人时,护士应该清楚,异位妊娠病人就诊的主要症状是(　　)。
   A. 停经　B. 腹痛　C. 阴道出血　D. 晕厥　E. 有便意感
4. 护士为病人及其家属进行卫生宣传教育,告知他们输卵管妊娠最常见的病因是(　　)。
   A. 输卵管发育不良　　B. 输卵管结扎术后

C. 受精卵的游走　　D. 慢性输卵管炎
E. 子宫内膜异位症

5. 护士协助医生为一输卵管妊娠的病人进行辅助检查,选用的简便可靠的检查方法是(　　)。
A. 尿妊娠试验　　B. 阴道穹穿刺
C. 腹腔镜检查　　D. B 型超声
E. 内膜病理检查

6. 对前置胎盘的孕妇进行护理评估时,不应该出现的结果是(　　)。
A. 贫血程度与阴道出血量成正比　　B. 易发生胎位异常
C. 妊娠晚期无痛性反复阴道出血　　D. 子宫硬如木板
E. 出血发生的早晚与前置胎盘的类型有关

7. 为一早产的孕妇制订护理计划,下列护理措施中错误的是(　　)。
A. 分娩前 2～3 d 按医嘱给糖皮质激素　　B. 避免刺激宫缩的活动
C. 按医嘱给予镇静药　　D. 卧床休息,左侧卧位为宜
E. 早产儿较小分娩时不需行会阴切开术

8. 在回答羊水过多的孕妇及其家属的咨询时,护士下列说法中错误的是(　　)。
A. 羊水量超过 2 000 mL
B. 慢性羊水过多者因病程长,所以症状明显
C. 放羊水后,腹部放置沙袋
D. 一旦破膜应立即平卧,同时抬高臀部
E. 最常见的原因是胎儿中枢神经系统和消化道畸形

9. 护士按医嘱为一羊水过多的病人经腹行羊膜腔穿刺放水,正确的做法是放水速度不超过(　　)。
A. 200 mL/h　　B. 300 mL/h　　C. 400 mL/h　　D. 500 mL/h　　E. 600 mL/h

10. 双胎分娩时,为第一个胎儿娩出后的产妇提供的护理措施,下述中正确的是(　　)。
A. 立即人工破膜娩出第二个胎儿　　B. 立即断脐
C. 静脉滴注缩宫素助第二个胎儿娩出　　D. 肌内注射缩宫素预防产后出血
E. 第二个胎儿为横产则剖宫产

11. 护士为双胎妊娠的孕妇行腹部听诊胎心音时,两个胎心速率应相差(　　)。
A. 5 次以上/min　　B. 8 次以上/min
C. 10 次以上/min　　D. 15 次以上/min
E. 20 次以上/min

12. 评估羊水过少的孕妇时,其妊娠晚期的羊水量少于(　　)。
A. 100 mL　　B. 200 mL　　C. 300 mL　　D. 400 mL　　E. 500 mL

13. 一名子痫前期的孕妇,目前应用硫酸镁解痉治疗,护士告知孕妇,若出现硫酸镁中毒时,最早出现的现象是(　　)。
A. 呼吸 <16 次/min　　B. 尿量 <600 mL/24 h(或 <25 mL/h)
C. 膝反射消失　　D. 呼吸困难

E. 心搏骤停

14. 某孕妇妊娠36周,主诉视物不清2 d,今晨因发生抽搐而急诊入院,血压22.7/17.3 kPa(170/130 mmHg)。在抢救该妊娠期高血压疾病抽搐的病人时,下列护理措施都是必要的,但护士首选的护理措施应是(　　)。

A. 取头低侧卧位,保持呼吸道通畅

B. 病人安置在安静、暗光的单人病房

C. 各项治疗护理操作尽量集中进行

D. 加床挡防止受伤

E. 用舌钳固定舌头,防止舌咬伤及舌后坠,保持呼吸道通畅

15. 护士在评估孕妇时发现其血压21.3/14.7 kPa(160/110 mmHg),水肿(++),自觉视物模糊,眼前有絮状物出现,有头痛、头晕、胸闷等症状。该病人诊断为(　　)。

A. 妊娠水肿　　B. 妊娠期高血压

C. 轻度子痫前期　　D. 重度子痫前期

E. 子痫

16. 孕妇由于妊娠期高血压疾病应用硫酸镁治疗,护士在观察中发现病人的膝反射消失,呼吸浅而慢,10次/min。此时护士除按医嘱立即停用硫酸镁外,还应给下列药物中(　　)。

A. 50%葡萄糖静脉注射　　B. 5%葡萄糖静脉滴注

C. 立即缓慢静脉注射10%葡萄糖酸钙10 mL　　D. 立刻注射肾上腺素

E. 静脉注射地塞米松

17. 初孕妇,孕$_2$产$_0$,孕36周,诊断“重度子痫前期”住院治疗。自诉因担心药物影响胎儿发育成长,不愿接受药物治疗,但又怕不服药会使病情加重,威胁胎儿的安全,心情矛盾。在护理中,护士首先应是(　　)。

A. 嘱患者安静地休息　　B. 测量血压2~4次/d

C. 观察症状　　D. 观察并发症

E. 心理护理

18. 初孕妇,孕24周,在急诊室向护士陈述夜间突然阴道出血1 h,量如月经,伴腹部轻微胀痛。身体评估发现血压14.7/9.3 kPa(110/70 mmHg),胎心率140次/min,胎位LOA,头浮,子宫有不规则收缩,无压痛。此病人最可能的诊断是(　　)。

A. 先兆流产　B. 先兆早产　C. 异位妊娠　D. 胎盘早剥　E. 前置胎盘

19. 某孕妇,30岁,妊娠35周,因患妊娠期高血压疾病入院,胎心率140次/min。目前用硫酸镁治疗,护士实施的护理措施中,正确的是(　　)。

A. 有水肿者应限制钠盐的摄入

B. 持续吸氧

C. 发生子痫时应立即终止妊娠

D. 第二产程指导产妇屏气以缩短产程

E. 发展为重度子痫前期时应安排在安静、光线较暗的病室

20. 张某,32岁,已婚。停经50 d,突然右下腹撕裂样疼痛,想解大便,并有少量阴道出血。身体评估发现此病人全腹压痛,右侧为甚。护士应按(　　)为病人提供护理

措施。

A. 先兆流产
B. 难免流产
C. 输卵管妊娠破裂
D. 急性盆腔炎
E. 卵巢囊肿蒂扭转

21. 李某,28岁,孕36周。因阴道大量出血就诊,确诊胎盘早剥,观察发现病人已进入产程。护士应该清楚,该产妇的治疗原则应是(　　)。

A. 灌肠
B. 期待疗法
C. 抑制宫缩
D. 终止妊娠
E. 禁止人工破膜

22. 某妇女停经40 d余,今天下腹部突然剧烈疼痛,伴有晕厥,检查:子宫颈明显抬举痛,血压10.7/6.7 kPa(80/50 mmHg),阴道穹穿刺抽出的血液不凝固。护士实施的护理措施中,不妥的是(　　)。

A. 迅速开通静脉通道,补液
B. 做好输血准备
C. 立即取半卧位
D. 密切观察生命体征
E. 按腹部手术常规做好术前准备

23. 某初孕妇,孕40周,阴道少许出血半天,伴有持续性剧烈腹痛,评估发现孕妇血压21.3/13.3 kPa(160/100 mmHg),下腹部明显压痛,子宫硬如木板,胎心率110次/min,胎位未触清。护士应首先考虑该孕妇为(　　)。

A. 先兆临产
B. 胎盘早剥
C. 前置胎盘
D. 正常临产
E. 先兆早产

二、以下提供若干个案例,每个案例下设若干个考题。请根据各考题题干所提供的信息,在每道下面的A、B、C、D、E五个备选答案中选择一个最佳答案。(A3型题)

(1~3题共用题干)

张某,既往体健。现妊娠36周,自觉头痛、视物模糊3 d。身体评估:血压21.3/14.7 kPa(160/110 mmHg),双下肢水肿(+),此孕妇诊断为重度子痫前期。

1. 病人向护士了解,出现上述症状的原因是(　　)。

A. 水钠潴留
B. 动脉硬化
C. 心功能失偿
D. 血容量减少
E. 全身小动脉痉挛

2. 护士告知病人,她治疗的首选药物是(　　)。

A. 地西泮
B. 硫酸镁
C. 地塞米松
D. 冬眠合剂
E. 缩宫素

3. 了解病情是否发展,护士应观察的最主要表现是(　　)。

A. 自觉症状
B. 水肿程度
C. 饮食、睡眠情况
D. 尿量
E. 血压升高的速度和程度

(4 ~6 题共用题干)

某孕妇,28 岁。G_3P_0,孕 32 周,以往有 2 次人工流产史。今天突然出现阴道出血约 100 mL。身体评估:血压 14.7/9.3 kPa(110/70 mmHg),腹软,无压痛。宫底高度 21 cm,先露头,高浮,胎心率 140 次/min。

4. 护士回答孕妇及家属的咨询,正确答案是首先考虑该孕妇为(　　)。
   A. 前置胎盘　　B. 胎盘早剥
   C. 先兆子宫破裂　　D. 子宫破裂
   E. 宫颈息肉

5. 为进一步明确诊断,护士协助医生完成的首选检查是(　　)。
   A. 阴道窥器检查　　B. 阴道穹扪诊
   C. 子宫颈指检　　D. B 型超声检查
   E. 腹部 X 线摄片

6. 护士告诉孕妇及家属,根据情况,孕妇入院后首选的处理方案是(　　)。
   A. 立即行剖宫产术　　B. 人工破膜术
   C. 灌肠　　D. 期待疗法
   E. 静脉滴注缩宫素

(7 ~8 题共用题干)

刘某,24 岁,孕 10 周。现下腹出现阵发性疼痛,阴道排出一大块肉样组织,仍有阴道大量出血,呈贫血貌。身体评估:宫口已开,子宫较妊娠周数小。

7. 护士应首先考虑按下列哪种情况为病人制订护理计划(　　)。
   A. 难免流产　　B. 先兆流产
   C. 不全流产　　D. 过期流产
   E. 感染性流产

8. 为该病人制订的护理计划中,正确的是(　　)。
   A. 取头高脚低位　　B. 继续监测胚胎发育情况
   C. 需要输血者让病人家属去取血　　D. 及时做好清除宫内组织的准备
   E. 术后认真测量一次血压、脉搏、呼吸

三、以下提供若干组考题,每组考题共同使用在考题前列出的 A、B、C、D、E 五个备选答案,请从中选择一个与考题关系密切的答案。每个备选答案可能被选择一次、多次或不被选择。(B 型题)

(1 ~4 共用备选答案)

A. 发生于孕 12 周末以前
B. 分娩发生于妊娠 42 周以后
C. 胎盘附着于子宫下段
D. 发生于孕 12 周以后 28 周末以前
E. 分娩发生于孕 28 周末以后 37 周以前

1. 早期流产(　　)。
2. 过期妊娠(　　)。

3. 晚期流产（　　）。

4. 早产（　　）。

四、以下每道考题下面有 A、B、C、D、E 五个备选答案，请从中选择所有正确的答案。（X 型题）

1. 评估重型胎盘早剥的病人时，护士会发现（　　）。

A. 持续性腹痛　　B. 子宫大于妊娠周数

C. 子宫软　　D. 胎心音清楚

E. 阴道出血量与贫血程度不相符合

2. 护士应该清楚，妊娠期间发生阴道出血伴腹痛时可考虑的疾病有（　　）。

A. 流产　　B. 输卵管妊娠

C. 妊娠期高血压疾病　　D. 胎盘早剥

E. 前置胎盘

3. 关于前置胎盘的治疗原则，护士的正确答案是（　　）。

A. 制止出血　　B. 补充血容量

C. 预防感染　　D. 尽快终止妊娠

E. 根据出血量多少、妊娠周数等综合情况制订治疗方案

4. 护士对孕妇及家属进行妊娠期宣传教育，告知他们过期妊娠对母儿的影响有（　　）。

A. 如胎盘功能正常，可成为巨大儿　　B. 颅骨钙化明显，不易变形

C. 如颅骨钙化不明显，可导致阴道分娩困难　　D. 易发生胎儿窘迫

E. 可导致胎儿死亡

5. 子痫病人使用硫酸镁解痉，为防止中毒现象，护士按医嘱用药前及持续滴注期间均应检测的指标有（　　）。

A. 膝反射必须存在

B. 血压不低于 20.0/13.3 kPa（150/100 mmHg）

C. 尿量不少于 20 mL/h

D. 呼吸不少于 16 次/min

E. 心率不少于 80 次/min

6. 育龄妇女，未避孕，以往月经规律，现停经 60 d，阴道少量出血 3 d，护士根据评估资料可考虑下列疾病中（　　）。

A. 先兆流产　　B. 前置胎盘

C. 异位妊娠　　D. 早产

E. 胎盘早剥

五、病例分析

1. 初孕妇，25 岁。因停经 37 周，血压升高 1 周，轻微头晕伴视物不清半天收入院。查体：体温 36.8 ℃，脉搏 88 次/min，血压 20.0/13.3 kPa（150/100 mmHg），神清，心肺无异常。水肿（+）。产科检查：无宫缩，宫底高度 27 cm，腹围 92 cm，胎位 LOA，先露头，半固定，胎心率 144 次/min。孕妇收入院后立即给予解痉（硫酸镁）、镇静（地西泮）治疗。

问题：作为一名护理人员，你认为① 据现有病史资料还需进一步收集哪些评估资料？

② 该孕妇目前存在的护理问题有哪些？③ 请你为该孕妇制订一份护理计划。

2. 李某,29 岁。因停经 55 d,阴道出血 4 d,下腹疼痛 3 h 入院。病人末次月经 2007 年 8 月 15 日,无明显早孕反应。停经 51 d 时无明显诱因出现阴道少量出血,色暗红,无头晕及腹痛等不适,曾在当地以“月经不调”、“流产”给予“止血和消炎”治疗,效果不佳。今晨突然出现右下腹撕裂样剧痛,伴肛门坠胀感而急诊入院。26 岁结婚,曾怀孕 2 次,均行人工流产,未采取任何避孕措施。身体评估:体温 37 ℃,脉搏 100 次/min,呼吸 22 次/min,血压 10.7/8.0 kPa(80/60 mmHg)。心肺听诊正常。下腹压痛、反跳痛,尤其以右侧为甚。妇科检查:阴道内少许暗红色血,子宫颈光滑,子宫颈抬举痛,子宫右侧可触及包块,边界不清。

问题:① 该病人出现了何种异常情况？有哪些评估资料支持你的判断？② 请为一例急性大出血的病人制订一份急救护理计划。请为一例急诊行腹部手术的病人制订一份护理计划。

（明　钰）

第九章　妊娠合并症妇女的护理

学习要点

1. 掌握妊娠合并心脏病、病毒性肝炎及糖尿病妇女的护理措施。
2. 熟悉妊娠合并心脏病、病毒性肝炎及糖尿病对孕产妇、胎儿及新生儿的影响。
3. 熟悉妊娠合并心脏病、病毒性肝炎及糖尿病的护理评估及处理原则。
4. 了解妊娠对心血管系统、病毒性肝炎及糖尿病的影响。

情景设置

刘某,26 岁,初孕妇,孕 37 周,劳力性呼吸困难 14 d,胸闷、胸痛 7 d,加重 1 d。孕妇末次月经时间为 2007 年 6 月 2 日,于妊娠 35 周时出现活动后心悸、呼吸困难,休息时无症状。7 d 前开始出现胸闷、胸痛,无头晕、咳嗽、恶心、呕吐,无腹痛及阴道出血。曾到医院就诊,给服“西药”(药名不详)治疗效果不佳。昨天起症状加重,今收入院。

思考:该孕妇出现了什么异常情况?孕妇和胎儿有生命危险吗?作为一名护理人员,我们应怎样为她提供整体护理?

第一节　心　脏　病

一、概述

妊娠合并心脏病是严重的妊娠合并症,在我国孕产妇死因顺位中居第 2 位,为非直接产科死因的第 1 位。发病率为 1% ~4%。在妊娠合并心脏病中,先天性心脏病现已跃居首位,风湿性心脏病退居第 2 位。此外,还有妊娠期高血压疾病性心脏病、围生期心肌病、心肌炎等。

(一)妊娠、分娩对心血管系统的影响

妊娠、分娩及产褥期均可能使心脏病孕产妇心脏负荷加重而诱发心力衰竭。

1. 妊娠期

(1)血容量增加　从妊娠 6 周开始,孕妇血容量逐渐增加,妊娠 32 ~34 周达高峰,从而使心排血量增加,心率加快,心脏负荷加重,甚至发生心力衰竭。

(2)心脏移位　妊娠晚期,子宫增大,膈肌上升,心脏向左上移位,导致大血管扭曲,机械性地增加了心脏负荷,使心脏病孕妇更易发生心力衰竭。

2. 分娩期

(1) 第一产程 ① 宫缩使子宫血量减少,每次宫缩有 250 ~ 500 mL 血液被挤入体循环,致全身血容量增加。② 每次宫缩时心排血量增加 24%,同时,血压升高、脉压增大,中心静脉压升高。

(2) 第二产程 ① 除宫缩外,腹肌、骨骼肌也收缩,使周围循环阻力增加更明显。② 产妇用力屏气,肺循环阻力增加,有先天性心脏病的孕妇可使原来左向右分流转为右向左分流而出现发绀。③ 产妇腹压增加,使内脏血液涌向心脏。因此,第二产程产妇心脏负荷最重。

(3) 第三产程 ① 胎儿娩出后,子宫突然缩小,腹压骤减,血液向内脏倾注,回心血量急剧减少。② 胎儿及胎盘娩出后,胎盘循环停止,子宫血窦内大量血液突然进入体循环,又使回心血量骤增。这两种血流动力学的急剧变化,使心脏病孕妇极易发生心力衰竭。

3. 产褥期 产后 3 d 内仍是心脏负荷较重的时期。

(1) 宫缩和缩复,使一部分血液进入体循环。

(2) 妊娠期组织间潴留的液体开始回到体循环,使产妇血容量再度增加,此时仍应警惕心脏病产妇发生心力衰竭。

总之,妊娠 32 ~ 34 周、分娩期及产褥期最初 3 d 内,是心脏病孕产妇易发生心力衰竭的最危险时期。

(二) 妊娠合并心脏病对孕产妇、胎儿及新生儿的影响

1. 对孕产妇的影响 心脏病孕产妇的主要死亡原因是心力衰竭和严重感染。

2. 对胎儿、新生儿的影响 可因缺氧而引起胎儿生长受限、流产、早产、死胎、胎儿窘迫及新生儿窒息或死亡。部分可致后代先天性心脏病或畸形。

二、护理评估

(一) 健康史

询问孕妇有无心脏病既往史及风湿热病史,妊娠前有无心悸、气短,活动后加重的病史。注意收集产前检查资料,通过连续动态观察,判断孕妇的心功能状况。评估有无增加心脏负荷的因素,如贫血、感染、便秘等。

(二) 身体评估

1. 评估有无心脏病的症状和体征 询问孕妇有无心功能异常的某些症状,如劳力性呼吸困难,经常性夜间端坐呼吸,咯血,经常性胸闷、胸痛等。观察头面部、颈部及手指,了解有无发绀、杵状指、持续性颈静脉怒张。注意有无 2 级以上舒张期或粗糙的 3 级以上全收缩期杂音、心包摩擦音、舒张期奔马律、交替脉等体征。

2. 评估孕产妇的心脏代偿功能

Ⅰ级 一般体力活动不受限制。

Ⅱ级 一般体力活动稍受限制，活动后有心悸、轻度气短，休息时无症状。

Ⅲ级 一般体力活动显著受限制，休息时无不适，轻微活动即感不适、心悸、呼吸困难，或既往有心力衰竭史。

Ⅳ级 不能进行任何活动，休息时仍有心悸、呼吸困难等心力衰竭表现。

3. 评估有无早期心力衰竭的表现

（1）轻微活动后即出现胸闷、心悸、气促。

（2）休息时心率 >110 次/min，呼吸 >20 次/min。

（3）夜间常因胸闷而需端坐呼吸，或需到窗口呼吸新鲜空气。

（4）肺底出现少量持续性湿啰音，咳嗽后不消失。

（三）心理社会资料

1. 心理状态 评估孕产妇是否了解妊娠、分娩对心脏病的严重影响；观察孕产妇是否担心无法承受妊娠、分娩的压力，害怕失去生育的权利，并担心胎儿的安全，表现出紧张、恐惧、不安的情绪。

2. 社会支持系统 评估孕产妇有无家务代理，是否缺乏支持系统。了解孕产妇药物使用、日常生活与休息、营养与排泄、睡眠与活动等情况。

（四）辅助检查

1. 心电图检查 提示各种严重的心律失常，如心房颤动、心房扑动、Ⅲ度房室传导阻滞、ST 段及 T 波异常等。

2. X 线检查 显示心脏明显扩大。

3. 超声心动图检查 更精确地反映心脏大小的变化，心瓣膜结构及功能情况。

4. 胎儿电子监护仪 预测宫内胎儿储备能力，评估胎儿健康。

三、护理诊断/合作性问题

1. 活动无耐力 与妊娠加重了心脏负荷有关。

2. 自理能力缺陷 与心脏病活动受限及卧床休息有关。

3. 恐惧 与孕妇担心自身和胎儿的生命安全有关。

4. 知识缺乏 缺乏有关妊娠合并心脏病的自我护理知识。

5. 潜在并发症：心力衰竭、感染、胎儿窘迫或新生儿窒息等。

四、护理目标

1. 孕妇能调整日常生活以适应妊娠。

2. 孕妇卧床期间基本生活要求得到满足。

3. 孕妇情绪稳定，配合治疗及护理。

4. 孕妇获得有关妊娠合并心脏病的知识。

5. 产后母儿健康。

五、治疗原则和护理措施

(一)治疗原则

1. 非妊娠期 根据心脏病的类型、病变程度、心功能状态等确定能否妊娠。

(1)可以妊娠 心功能Ⅰ~Ⅱ级,既往无心力衰竭史者。

(2)不宜妊娠 心功能Ⅲ~Ⅳ级,既往有心力衰竭史,有肺动脉高压、右向左分流型先天性心脏病、严重心律失常、风湿热活动期等。

2. 妊娠期 凡不宜妊娠的心脏病孕妇,应在妊娠12周前行人工流产。如已发生心力衰竭,应控制心力衰竭后手术。妊娠超过12周以上者,不宜施行引产,应密切监护,定期产前检查,积极防治心力衰竭。

3. 分娩期 提前选择适宜的分娩方式,心功能Ⅰ~Ⅱ级、胎儿不大、胎位正常、宫颈条件良好者,可考虑严密监护下经阴道分娩,预防心力衰竭和感染;心功能Ⅲ~Ⅳ级或有产科指征者,均应择期剖宫产。

4. 产褥期 加强监护,预防心力衰竭和感染,并指导计划生育。

(二)护理措施

1. 病情监护和治疗配合

(1)妊娠期

指导定期产前检查 从确定妊娠时即开始,检查次数及间隔时间可依病情而定,妊娠20周前每2周检查1次,妊娠20周后每周检查1次。产前检查内容除一般产科检查外,应重点观察心功能及胎儿宫内的情况和变化。

提前入院待产 心功能Ⅰ~Ⅱ级者应在妊娠36~38周住院待产,心功能在Ⅲ级及以上者均应立即入院治疗。

预防引起心力衰竭的诱因 积极预防、及早纠正各种妨碍心功能的因素,如妊娠期高血压疾病、贫血、各种感染,尤其是上呼吸道感染等。① 预防感染:嘱心脏病孕妇不去公共场所,勿与传染病患者接触;注意保暖,预防上呼吸道感染;保持口腔卫生,做到早晚刷牙、饭后漱口,防止口腔炎的发生;保持外阴清洁,预防泌尿系感染;必要时按医嘱合理应用有效抗生素。② 预防贫血:从妊娠4个月起,嘱孕妇补充铁剂及维生素。③ 预防妊娠期高血压疾病:定期监测血压,观察下肢水肿及体重增加情况,及早发现和治疗妊娠期高血压疾病。心脏病孕妇妊娠期体重增加不宜超过10 kg。

按医嘱使用强心药 发现早期心力衰竭时,按医嘱给予作用和排泄较快的地高辛口服。

知识库

急性左心衰竭的紧急护理

当出现急性左心衰竭的征象时应立即按医嘱采取下列抢救措施。

1. 体位　孕产妇取半卧位或坐位，双腿下垂。

2. 给氧　立即高流量面罩或加压给氧，可用50%的乙醇湿化。

3. 按医嘱给予药物治疗　① 镇静：吗啡3～5 mg静脉注射。② 快速利尿：呋塞米20～40 mg以25%葡萄糖注射液稀释后静脉注射，2 min内推完。③ 血管扩张药：硝酸甘油0.3 mg或硝酸异山梨酯5～10 mg舌下含服。④ 解除支气管痉挛：氨茶碱0.25 g稀释后缓慢静脉注射，或地塞米松10～20 mg静脉注射。⑤ 洋地黄类药物：速效洋地黄制剂毛花苷丙0.4 mg加25%葡萄糖注射液20 mL，缓慢静脉注射。

4. 其他　应用四肢轮流结扎方法减少静脉回心血量。

（2）分娩期

第一产程　① 密切观察母儿情况及产程进展。每15 min测量心率、脉搏、呼吸、血压1次，注意心功能变化；每30 min监测胎心率1次；严密观察产程进展，注意宫缩、胎心、胎动情况，有异常及时报告医生并做好剖宫产术前准备。② 产妇取左侧半卧位，常规吸氧。宫缩时，指导产妇做深呼吸或腹部按摩，减轻不适。对宫缩痛较强者，按医嘱使用镇静药（如地西泮、哌替啶等），使产妇充分休息，避免疲劳。③ 发现早期心力衰竭时，按医嘱给予强心药并注意观察疗效和不良反应。④ 临产后即给抗生素预防感染，持续至产后1周或更长。

第二产程　① 尽量缩短第二产程，配合医生行会阴切开及阴道助产术，避免产妇屏气用力，以减轻心脏负荷。② 密切观察生命体征、心功能变化及胎儿情况，每10 min监测1次或持续监护。③ 做好新生儿抢救的准备工作。

第三产程　① 腹部加沙袋压迫：胎儿娩出后，立即腹部放置1～2 kg重沙袋，持续24 h，以防腹压骤降而诱发心力衰竭。② 镇静休息：按医嘱给予吗啡5～10 mg皮下注射。③ 预防产后出血：按摩子宫，静脉或肌内注射缩宫素10～20 U。禁用麦角新碱，以免静脉压增高而发生心力衰竭。出血量多者，按医嘱输液、输血，但应严格控制输液、输血速度。

行剖宫产术者做好术前准备及术中、术后护理配合。不宜妊娠者，同时行输卵管结扎术。

（3）产褥期

预防心力衰竭　① 密切观察：产后尤其产后72 h内，应密切观察生命体征及心功能变化，防止心力衰竭的发生。② 保证充分休息：产后24 h内应绝对卧床休息，保证充足的睡眠，必要时按医嘱给予小剂量镇静药（如地西泮）口服。病情轻者，产后24 h后，根据产妇的心功能情况，可适当下床活动。③ 预防便秘：注意饮食清淡、合理，多吃蔬菜、水果；必要时使用缓泻药。

预防感染　注意外阴清洁，用消毒会阴垫。

（4）治疗配合

洋地黄制剂　应用洋地黄制剂毛花苷时，应稀释后缓慢静脉注射，用药时严密观察并记录脉搏、尿量、胎心率等变化，发现洋地黄中毒症状（如心律失常等）应立即停药，报告医生并积极抢救。

利尿药　应用呋塞米时须观察有无低钾血症等不良反应。血容量不足或主动脉狭窄者应慎用。

2. 一般护理

（1）休息　妊娠期适当增加休息及睡眠时间，保证每日 10 h 以上睡眠，并有 2 h 左右的午休时间。宜采取左侧卧位或半卧位，避免过劳和情绪激动而诱发心力衰竭。

（2）饮食　摄取高蛋白质、高热量、高维生素、低盐、低脂肪及富含钙、铁的食物，宜少量多餐；多吃蔬菜、水果，预防便秘；从妊娠 16 周起，应限制食盐的摄入量，每日不超过 5 g。

3. 心理护理

（1）消除恐惧心理　耐心倾听孕产妇诉说，鼓励、安慰孕产妇；向孕产妇介绍主管医师及责任护士；教孕产妇用听音乐、深呼吸等方法，转移紧张情绪，消除恐惧心理。

（2）增强自信心　耐心向孕产妇及其家属解释目前孕产妇的健康状况，如心功能及胎儿情况等，告知医疗护理计划，让孕产妇增强自信心，积极配合医疗及护理。

（3）增加安全感　及时与家属联系，减轻家属的焦虑，让其心情愉快地去陪伴孕产妇，使孕产妇感到安全、舒适。

4. 健康教育

（1）指导孕产妇自我保健　向孕产妇及其家属讲解妊娠与心脏病之间的相互影响，诱发心力衰竭的常见因素及预防方法，帮助其识别早期心力衰竭症状和体征，并介绍出现心力衰竭后的应对措施。

（2）新生儿喂养指导　帮助产妇选择合适的喂养方法，心功能Ⅰ～Ⅱ级者，可以哺乳，但应避免劳累；心功能Ⅲ～Ⅳ级者，不宜哺乳，应及时回奶。对不宜哺乳者，指导人工喂养新生儿。

（3）建议选择适宜的避孕措施　不宜妊娠者，应于产后 1 周行绝育术，如有心力衰竭，待心力衰竭控制后行绝育术；未做绝育术者应严格避孕。

六、护理评价

1. 孕产妇能描述各种引起心力衰竭的诱因及预防措施。
2. 孕产妇能积极配合治疗，适应妊娠和分娩。
3. 孕产妇自诉舒适感增加，心情平稳。
4. 孕产妇在妊娠期和产褥期没有出现感染征象。

第二节　急性病毒性肝炎

一、概述

妊娠合并急性病毒性肝炎严重威胁孕产妇的生命安全，重症肝炎是我国孕产妇死亡的主要原因之一。目前已确定的有甲型、乙型、丙型、丁型、戊型、庚型，其中以乙型肝炎最常见。

（一）妊娠对病毒性肝炎的影响

妊娠加重了肝的负担，使原有的肝炎病情加重，某些妊娠并发症使病毒性肝炎病情复杂化，增加了诊断和治疗的难度。

1. 妊娠期新陈代谢率明显增加，肝内糖原储备降低。

2. 妊娠期产生的大量雌激素需在肝内灭活，并妨碍肝对脂肪的转运和胆汁的排泄。

3. 胎儿代谢产物需在母体肝内解毒。

4. 分娩时体力消耗、出血及手术等，加重肝的负担。

5. 若并发妊娠期高血压疾病、妊娠肝内胆汁淤积症等，极易与急性病毒性肝炎混淆，使诊断治疗难度增加。

（二）病毒性肝炎对孕产妇、胎儿及新生儿的影响

1. 产科并发症发生率高

（1）早孕反应加重　由肝炎的消化道症状引起。

（2）易并发妊娠期高血压疾病　患肝炎时，醛固酮的灭活能力下降。

（3）易发生产后出血　肝炎患者肝功能受损，凝血因子合成功能减退。

（4）并发 DIC　若为重症肝炎，常并发 DIC，出现全身出血倾向。

2. 重症肝炎发生率及孕产妇病死率高　有资料报道，孕产妇重症肝炎患病率为非孕妇女的 66 倍。由于肝衰竭导致凝血功能障碍，发生产后大出血、消化道出血、感染等，最终诱发肝性脑病和肝肾综合征，是孕产妇死亡的主要原因之一。

3. 围生儿患病率、病死率高　胎儿畸形、流产、早产、死胎、死产及新生儿病死率明显增高。围生期感染肝炎的婴儿，有相当一部分将转为慢性病毒携带状态，以后容易发展为肝硬化或原发肝癌。

4. 母婴传播

（1）甲型肝炎病毒（hepatitis A virus，HAV）　经粪－口途径传播，不会经胎盘感染胎儿。

（2）乙型肝炎病毒（hepatitis B virus，HBV）　母婴传播为重要的传播途径。包括：① 垂直传播：子宫内经胎盘传播。② 产时传播：分娩时接触母血、羊水及阴道分泌物传播，是 HBV 母婴传播的主要途径。③ 产后传播：产后接触母体唾液或乳汁传播。

（3）丙型肝炎病毒（hepatitis C virus，HCV）　存在母婴传播。

（4）丁型肝炎病毒（hepatitis D virus，HDV）　母婴传播较少见。

（5）戊型肝炎病毒（hepatitis E virus，HEV）　目前已有母婴传播病例报告。

（6）庚型肝炎病毒（hepatitis G virus，HGV）　可发生母婴传播。

二、护理评估

（一）健康史

注意询问孕妇有无病毒性肝炎患者密切接触史，半年内有无接受输血、注射血制品史等。

（二）身体评估

评估孕妇饮食状况，询问有无食欲减退、厌油腻、恶心、呕吐、腹胀及肝区疼痛等，而非妊娠反应或其他原因引起；了解孕妇小便颜色及有无深黄色小便；观察孕妇皮肤颜色及巩膜有无黄染；评估肝有无增大，肝区有无叩击痛、触痛。

（三）心理社会资料

了解孕妇对患肝炎的心理反应，重点评估孕妇的焦虑程度，是否担心胎儿畸形、分娩安全；同时评估孕妇家属对疾病知识的掌握程度。

知识库

乙型肝炎病毒血清学抗原抗体及其临床意义

乙型肝炎病毒血清学抗原抗体及其临床意义见表9－1。

表9－1 乙型肝炎病毒血清学抗原抗体及其临床意义

项目	阳性时的临床意义
HBsAg（+）	HBV感染的标志，见于乙型肝炎患者或病毒携带者
HBsAb（+）	曾感染过HBV，已产生自动免疫
HBeAg（+）	血液中有大量的HBV存在，有较强的传染性
HBeAb（+）	血液中的HBV减少，传染性较弱
HBcAg-IgM（+）	HBV复制阶段，出现于肝炎急性期
HBcAb-IgG（+）	既往有HBV感染或慢性持续性肝炎

（四）辅助检查

1. 血清谷丙转氨酶增高。
2. 相应肝炎病毒血清学抗原抗体检测出现阳性。
3. 血清胆红素在17 μmol/L（1 mg/dl）以上。
4. 尿胆红素阳性。

三、护理诊断/合作性问题

1. 营养失调：低于机体需要量　与肝炎患者食欲缺乏、恶心、呕吐、营养摄入不足有关。
2. 知识缺乏　缺乏妊娠合并病毒性肝炎的自我保健及隔离知识。
3. 潜在并发症：产后出血。
4. 有婴儿感染的危险　与分娩及产后接触母体血液、分泌物或乳汁有关。

四、护理目标

1. 孕妇能摄入足够的营养。

2. 孕妇获得有关病毒性肝炎的自我保健知识。
3. 产妇产后出血得到有效预防和控制。
4. 婴儿没有感染肝炎病毒。

五、治疗原则和护理措施

（一）治疗原则

1. 内科处理　妊娠合并病毒性肝炎的治疗原则与非孕期相同，注意休息，增加营养；积极应用中西药物进行保肝治疗；避免使用可能损害肝的药物；预防感染。

2. 产科处理

（1）妊娠期　妊娠早期患急性病毒性肝炎，如为轻型，应积极治疗，可继续妊娠；慢性活动性肝炎适当治疗后终止妊娠。妊娠中、晚期尽量避免终止妊娠，避免手术、药物对肝的损害，加强监护。

（2）分娩期　预防出血及感染。重症肝炎以剖宫产结束分娩为宜。

（3）产褥期　应用对肝损害小的抗生素控制感染。

（二）护理措施

1. 病情监护

（1）观察肝炎病情　密切观察消化道症状、黄疸情况及肝功能，警惕病情恶化。

（2）监测凝血功能　检查纤维蛋白原、凝血酶原等，防止 DIC 发生。

（3）胎儿情况监护　定期听胎心，指导孕妇自测胎动，必要时行胎心监护、B 型超声检查，监测胎儿宫内情况，以便及时发现胎儿缺氧并配合医生抢救。

2. 治疗配合

（1）妊娠期

加强产前检查　为防止交叉感染，应设有专门诊室，严格执行消毒隔离制度。

按医嘱使用保肝药物　如高血糖素－胰岛素－葡萄糖联合应用。避免应用可能损害肝的药物，如镇静药、麻醉药、雌激素、四环素等。合并妊娠期高血压疾病时更应谨慎。

重症肝炎患者的护理　① 限制蛋白质摄入：每日摄入蛋白质应 <0.5 g/kg，增加糖类摄入。② 减少氨及毒素的吸收：保持大便通畅，严禁肥皂水灌肠，必要时可给予醋灌肠，抑制肠道内氨和有毒物质的吸收。③ 按医嘱用药：如口服新霉素抑制大肠埃希菌，减少游离氨及其他毒性物质的形成；谷氨酸钠、六合氨基酸注射液等具有降氨作用。④ 防治 DIC：密切观察出血倾向，进行凝血功能检查，若有异常，应按医嘱补充凝血因子，如输新鲜血、纤维蛋白原等和酌情应用肝素，但产前 4 h 至产后 12 h 内不宜应用肝素，以免发生产后出血。

（2）分娩期

预防出血　预产期前 1 周开始按医嘱使用维生素 K_1 和维生素 C，临产后检查凝血功能并配新鲜血备用。胎肩娩出后，立即按医嘱静脉注射缩宫素 20 U，防止宫缩乏力导致产后出血。

缩短第二产程　必要时配合医生行阴道助产术，减少产妇体力消耗。

防止交叉感染　将产妇安置在隔离待产室和产房，接产时严格执行无菌操作及消毒隔离制度。凡接触过肝炎孕产妇的器械、物品、沾有血迹的用物等均需用 0.2% ~0.5% 过氧乙酸浸泡消毒。分娩后的胎盘做特殊处理。

减少母婴传播　助产时尽量避免产道损伤、新生儿产伤、窒息及羊水吸入。

（3）产褥期　① 按医嘱继续用保肝药物治疗，继续选用对肝损害小的抗生素预防和控制感染。② 仅 HBsAg 阳性产妇可以母乳喂养；HBeAg、抗 - HBC 阳性产妇不宜母乳喂养，应指导其人工喂养。不宜哺乳者及早回奶，回奶不用雌激素，可口服生麦芽或用芒硝外敷乳房。③ 新生儿隔离 4 周，并注射乙型肝炎疫苗和（或）高效价乙型肝炎免疫球蛋白，预防 HBV 母婴垂直传播。

3. 一般护理

（1）注意休息　指导孕产妇注意休息，避免体力劳动。

（2）加强营养　注意补充优质蛋白质、高维生素、足量糖类、低脂肪饮食，多吃富含纤维素的蔬菜和新鲜水果，保持大便通畅。

4. 心理护理

（1）为孕妇提供安静、舒适的待产环境，满足其生活需要，关心、安慰、鼓励产妇，消除孕妇因隔离而引起的紧张、恐惧心理。

（2）向孕产妇及其家属讲解肝炎患者消毒隔离的重要性，争取他们的理解与配合，帮助孕产妇消除自卑心理。

（3）及时将医护计划告知产妇，增强产妇对分娩的自信心，调动产妇的积极性。

5. 健康教育

（1）增强预防意识　让孕妇了解肝炎的传播途径，嘱妊娠期加强营养，摄入富含优质蛋白质、糖类和维生素的食物，避免因营养不良而增加对肝炎病毒的易感性。

（2）指导避孕　病毒性肝炎妇女必须避孕，选择适宜的避孕措施，以免再度怀孕影响身体健康。若无新生儿存活，待肝炎痊愈后至少半年、最好 2 年后妊娠为宜。

六、护理评价

1. 孕产妇能描述各种病毒性肝炎的预防措施。
2. 孕产妇能积极配合治疗，适应妊娠和分娩。
3. 孕产妇自诉舒适感增加，心情平稳。
4. 孕产妇在妊娠期和分娩期没有出现出血征象。
5. 孕产妇对护理人员提供的护理表示满意。

第三节　糖　尿　病

妊娠合并糖尿病妇女的护理

一、概述

妊娠合并糖尿病包括两种，妊娠前已有的糖尿病即为妊娠合并糖尿病，妊娠后才发生或首次发现的糖尿病称妊娠期糖尿病（gestational diabetes mellitus，GDM）。妊娠合并糖尿病对母儿均有较大危害，属于高危妊娠。妊娠期糖尿病的临床过程较复杂，至今母儿病死率仍较高，必须引起重视。

（一）妊娠对糖尿病的影响

1. 妊娠期　可使隐性糖尿病显性化，使原有糖尿病的孕妇病情加重。

（1）血容量增加，血液稀释，胰岛素相对不足。

（2）胎盘分泌的激素（胎盘催乳素、雌激素、孕激素等）在周围组织中具有抗胰岛素作用。

（3）妊娠早中期，孕妇血浆葡萄糖随着妊娠进展而降低，空腹血糖约降低 10%，因而孕妇长时间空腹易发生低血糖及酮症酸中毒。

2. 分娩期　易发生低血糖并容易发展为酮症酸中毒，这是由于宫缩消耗大量糖原及产妇进食减少所致。

3. 产褥期　极易发生低血糖，原因是胎盘排出及全身内分泌激素逐渐恢复到非妊娠期水平，使胰岛素的需要量相应减少。

（二）糖尿病对孕产妇、胎儿及新生儿的影响

1. 对孕产妇的影响

（1）并发妊娠期高血压疾病　这是由于糖尿病患者多有小血管内皮细胞增厚及管腔狭窄。严重者可发生子痫、胎盘早剥、脑血管意外。

（2）泌尿、生殖系统感染　这是由于糖尿病患者白细胞有多种功能缺陷，趋化性吞噬作用、杀菌作用均显著降低。

（3）羊水过多　可能与羊水中含糖量过高，刺激羊膜分泌增加有关。

（4）胎膜早破、早产　由羊水过多造成。

（5）软产道损伤　巨大儿或某些胎儿紧急情况及手术产引起。

（6）产后出血　这是由于葡萄糖利用不足，能量不够，导致宫缩乏力。

2. 对胎儿、新生儿的影响　胎儿畸形、巨大儿、新生儿低血糖、新生儿肺透明膜病发生率高，新生儿病死率高。

二、护理评估

（一）健康史

了解孕妇有无糖尿病家族史、患病史及妊娠期尿糖检测情况。询问有无复杂性外阴阴道假丝酵母菌病、反复自然流产、死胎或分娩巨大儿、畸形儿史。

（二）身体评估

1. 评估孕妇有无糖尿病的表现　如有无“三多”症状，即多饮、多食、多尿。有无反复发作的外阴阴道假丝酵母菌病的表现等。

2. 评估孕产妇有无糖尿病的合并症及产科并发症　如低血糖、高血糖、酮症酸中毒、妊娠期高血压疾病、羊水过多、胎膜早破、感染等。

3. 评估胎儿宫内健康状况　包括宫底高度、胎动计数等。

（三）心理社会资料

评估孕妇对妊娠合并糖尿病知识的了解程度，对检查和治疗的认知情况，孕妇及其家属对糖尿病及治疗的反应，有无焦虑情绪。

（四）辅助检查

1. 空腹血糖测定　2 次或 2 次以上空腹血糖≥5.8 mmol/L，可诊断为糖尿病。

2. 糖筛查试验　多在妊娠 24～28 周进行。方法：将 50 g 葡萄糖粉溶于 200 mL 水中，5 min 内服完，其后 1 h 血糖值≥7.8 mmol/L 为糖筛查异常。50 g 葡萄糖筛查≥11.2 mmol/L 的孕妇，为妊娠期糖尿病的可能性大。对糖筛查异常的孕妇再检查空腹血糖，空腹血糖异常可诊断为糖尿病；空腹血糖正常者，再进一步做口服葡萄糖耐量试验。

3. 口服葡萄糖耐量试验（oral glucose tolerance test，OGTT）　我国多采用 75 g 糖耐量试验。指空腹 12 h 后，口服葡萄糖 75 g，其正常上限为空腹 5.6 mmol/L，1 h 10.3 mmol/L，2 h 8.6 mmol/L，3 h 6.7 mmol/L。其中有 2 项或 2 项以上达到或超过正常值，即诊断为妊娠期糖尿病。

三、护理诊断/合作性问题

1. 焦虑　与孕妇担心自身和胎儿的安全有关。
2. 知识缺乏　孕妇不了解糖尿病的饮食控制及胰岛素使用的有关知识。
3. 有感染的危险　与糖尿病导致白细胞多种功能缺陷有关。
4. 有胎儿受伤的危险　与巨大儿、早产、手术等有关。

四、护理目标

1. 孕妇焦虑减轻或解除。
2. 孕妇获得糖尿病饮食控制、胰岛素使用有关知识。
3. 住院期间孕产妇未发生感染。
4. 胎儿受伤的危险降低，顺利分娩。

五、治疗原则和护理措施

（一）治疗原则

糖尿病妇女于妊娠前应确定病情的严重程度，确诊妊娠的可能性。凡有严重心血管病史、肾功能减退及眼底有增生性视网膜炎者不宜妊娠，应采取避孕措施；若已妊娠应及早终止妊娠；允许妊娠者，需在密切监护下，尽可能将孕妇血糖控制在正常或接近正常范围内，并选择合适的分娩时间和分娩方式。

（二）护理措施

1. 病情监护

（1）糖尿病孕妇的监护　病情轻允许妊娠者，妊娠期应加强监护，需内分泌科、产科医护人员密切合作,共同监测糖尿病病情和产科方面的变化。每月测定肾功能及糖化血红蛋白含量,同时进行眼底检查。注意有无产科并发症出现。

(2) 加强胎儿监护 ① 测量宫底高度、腹围,及时发现巨大儿。② B 型超声监测胎儿生长发育情况。③ 指导孕妇自测胎动,若 12 h 胎动数少于 10 次,表示胎儿宫内有缺氧,应及时告知医护人员。④ 羊水检查测卵磷脂与鞘磷脂比值(L/S),了解胎儿成熟度。

2. 治疗配合

(1) 妊娠期护理

饮食控制 部分妊娠期糖尿病孕妇仅需饮食控制即可维持血糖在正常范围。保证充足热量和蛋白质的摄入,最好少量多餐。建议孕妇每日摄入热量 150 kJ/kg (36 kcal/kg),其中糖类 40% ~50%,蛋白质 20% ~30%,脂肪 30% ~40%;补充维生素、钙和铁;适当限制食盐摄入量。让孕妇控制餐后 1 h 血糖值在 8 mmol/L 以下,且无饥饿感。

运动治疗 适当的运动可降低血糖,方式可选择极轻度运动(如散步)和轻度运动(如中速步行),每天至少 1 次,每次 20 ~40 min,于餐后 1 h 进行。

按医嘱用药 对饮食治疗不能控制的糖尿病,按医嘱选用胰岛素,忌用口服降糖药,以免导致胎儿、新生儿低血糖或巨大胎儿、胎儿畸形等。

定期产前检查 糖尿病孕妇,妊娠早期应每周检查 1 次至妊娠第 10 周,妊娠中期每 2 周检查 1 次,妊娠 32 周以后应每周检查 1 次,有特殊情况时增加检查次数。

(2) 分娩期护理

选择合适的分娩时间及分娩方式 ① 分娩时间选择:主张选择于妊娠 38 ~39 周终止妊娠。② 分娩方式选择:剖宫产术适用于巨大儿、胎盘功能不良、糖尿病病情严重、胎位异常或其他产科指征者。

促使胎肺成熟 引产或剖宫产前按医嘱静脉滴注地塞米松 10 ~20 mg,连用 2 d,以减少新生儿呼吸窘迫综合征的发生。

密切观察产程 注意观察宫缩、胎心变化,避免产程延长,如产程进展缓慢或出现胎儿窘迫,应及时通知医生,并做好阴道助产或剖宫产术的准备。

防止低血糖 ① 阴道分娩或剖宫产过程中,按医嘱以每 4 g 葡萄糖注射液加 1 U 胰岛素比例进行补液,定时监测血糖、尿糖和尿酮体,使血糖不低于 5.6 mmol/L。② 产后密切观察低血糖的表现,如发现出汗、脉搏快等症状,应给糖水并通知医生。

预防产后出血 按医嘱于胎肩娩出时,给缩宫素 20 U 肌内注射。

预防感染 ① 保持腹部及会阴伤口清洁。② 按医嘱继续应用广谱抗生素。③ 适当推迟创口拆线时间。

按医嘱及时调整胰岛素的用量 产后 24 h 内用原量的 1/2,48 h 减少至原用量的 1/3。

(3) 新生儿护理 ① 无论新生儿体重多少,均按早产儿提供护理,注意观察有无并发症。② 预防新生儿低血糖。新生儿娩出 30 min 开始定时滴服 25% 葡萄糖液,必要时静脉缓慢滴注 25% 葡萄糖注射液 30 ~40 mL(每分钟 10 ~15 滴)。

3. 检查的护理

(1) 指导孕产妇空腹时测血糖。

(2) 糖尿病筛查应在妊娠 24 ~28 周进行,将 50 g 葡萄糖粉溶于 200 mL 水中,嘱孕妇 5 min内服完,从服糖水开始计时,1 h 后抽静脉血检查。

（3）告知孕产妇口服葡萄糖耐量试验前应禁食 12 h。

4. 心理护理

（1）释放焦虑　态度和蔼地与糖尿病孕产妇交流，鼓励她们说出自己的担心和焦虑。教孕产妇用读书、看报等方法转移焦虑情绪，保持心情愉快。

（2）激发自信心　糖尿病孕产妇担心自己无法完成母性任务，如妊娠失败、婴儿死亡或产下畸形儿等，自信心会受到打击。护士应表示理解与同情，协助澄清错误观点，激发其自信心。

（3）调动孕产妇积极性　随时告知孕产妇病情好转的消息及医护计划，让其充满信心，主动参与并积极配合医疗、护理。

5. 健康教育

（1）制订康复计划，指导产妇坚持进行饮食控制及运动治疗。指导产妇定期接受内科和产科复查。鼓励母乳喂养。

（2）指导避孕。糖尿病产妇产后应长期避孕，但最好不用药物及宫内节育器。

六、护理评价

1. 孕产妇自述舒适感增加，心情平稳。
2. 孕产妇能描述妊娠合并糖尿病的饮食控制及胰岛素使用方法。
3. 孕产妇未出现感染或伤口愈合不良征象。
4. 产程经过顺利，母儿平安。

病案分析

病人入院基本资料评估

一、一般资料

姓名　朱某　　性别　女　　年龄　27 岁　职业　工人

民族　汉族　　籍贯　四川　　文化程度　初中　婚姻状况　已婚

地址　××市长城路 51 号　　联系电话　1382××××571

末次月经　2013 年 5 月 19 日　　预产期　2014 年 2 月 26 日

入院时间　2014 年 2 月 12 日 9:00 时　　病历记录时间　2014 年 2 月 12 日 9:00 时

入院方式　搀扶

入院医疗诊断　1. 孕$_2$产$_0$，孕 38 周，LOA，待产

2. 妊娠合并心脏病（二尖瓣关闭不全）

主诉　停经 38 周，劳力性呼吸困难 14 d，胸闷、胸痛 7 d，加重 1 d。

现病史　病人于妊娠 36 周时出现活动后心悸、呼吸困难，休息时无症状。7 d 前开始出现胸闷、胸痛。无头晕、咳嗽、恶心、呕吐，无腹痛及阴道出血。曾到医院就诊，给服“西药”（药名不详）治疗效果不佳。昨天起症状加重，今收入院。

病人停经 6 周时开始出现早孕反应，停经 18 周有胎动感，无阴道出血及腹痛史，大小便正常。

月经史　$13\frac{5\sim7}{28\sim30}$，量中，无痛经，末次月经 2013 年 5 月 19 日。

婚育史　23 岁结婚，丈夫体健。孕$_2$产$_0$，未采取避孕措施。

既往史　有风湿热史，否认急、慢性传染病史，无药物过敏史。

家族史　无特殊病史。

二、生活习惯及自理能力

饮食　正常　　睡眠　正常　　大小便　正常

烟酒嗜好　无　　活动能力　自理能力缺陷　　心理状况　紧张、焦虑、恐惧

三、家庭情况

家庭成员 3 人，夫妻关系良好，家庭经济收入中等。

四、身体评估

（一）全身检查

体温 37.1 ℃，脉搏 99 次/min，呼吸 20 次/min，血压 16/10.6 kPa（120/80 mmHg），神志清楚，发育中等，营养较差，体重 60 kg，皮肤、黏膜无黄染，五官无异常。心脏听诊：心尖区闻及响亮、粗糙的 3 级吹风样全收缩期杂音，向左腋下传导。双肺听诊无湿啰音，肝脾正常，脊柱生理弯曲存在，四肢无异常。

（二）产科检查

1. 腹部检查　腹部膨隆，宫底高度 30 cm，腹围 93 cm，LOA，胎先露入盆，半固定，胎心率 150 次/min，律齐。

2. 肛门检查　先露头，"S^{-1}"，胎膜未破，子宫颈管未消失，宫口未开。

3. 骨盆测量　IS　24 cm，IC　27 cm，EC　20 cm，TO　9 cm。

（三）辅助检查

1. 心电图检查　左心室肥大和劳损。

2. X 线检查　左心室向左下扩大。

3. 二维超声心动图检查　二尖瓣关闭不全。

4. B 型超声检查　胎头双顶径 8.7 cm，胎盘正常。

五、治疗措施

目前主要给予镇静（地西泮）、强心（地高辛口服）、面罩供氧、限盐饮食等防治措施，以预防心力衰竭的发生。护理计划见表 9－2。

表 9－2　妊娠合并心脏病病人护理计划

护理诊断	护理目标	护理措施
1. 自理能力缺陷　与卧床休息及输液有关	1. 病人卧床期间基本生活需要得到满足 2. 病人感到舒适和满意	1. 加强巡视，15～30 min 1 次，及时发现病人生活所需并予以解决 2. 将呼叫器及日常生活用品放在病人伸手可及之处以便拿取，并及时应接红灯 3. 对心功能Ⅲ～Ⅳ级、卧床时间较长的病人，帮助其床上洗漱 4. 保持床单整洁，做好预防压疮的护理

续表

护理诊断	护理目标	护理措施
2. 活动无耐力　与活动时血流加快，心脏负荷加重有关	病人能适当参加日常活动	1. 根据心功能分级决定活动量 （1）心功能Ⅰ级　不限制一般体力活动 （2）心功能Ⅱ级　中度限制一般体力活动，避免较强的活动 （3）心功能Ⅲ级　卧床休息，严格限制一般体力活动 （4）心功能Ⅳ级　绝对卧床休息 2. 给病人提供舒适、安静的休息环境，保证充足的睡眠，每天睡眠 10 h 以上 3. 进高蛋白质、高维生素，易消化食物，限制食盐摄入量，每天不超过 5 g，宜少量多餐 4. 心功能Ⅰ～Ⅱ级者，按医嘱给氧气吸入，每天 3 次，每次 1 h；心功能Ⅲ～Ⅳ级者取半卧位，给予间歇低流量吸氧
3. 焦虑　与疾病对日常生活的干扰及对治疗、预后缺乏了解、害怕死亡有关	1. 病人能执行应对焦虑的措施 2. 病人主诉焦虑减轻	1. 耐心倾听病人诉说，找出焦虑原因，并针对性地进行疏导 2. 避免与其他焦虑病人同住，以免情绪互相影响 3. 耐心向病人解释病情，消除其心理紧张和顾虑 4. 给病人介绍本院的医疗技术水平，介绍治疗成功的病例，使病人树立康复的信心 5. 教病人采用听轻音乐、深呼吸等方法，以转移焦虑情绪 6. 鼓励家属陪伴，给予病人心理安慰及精神上的支持
4. 潜在并发症：充血性心力衰竭　与妊娠、分娩、劳累、感染使病人心脏病加重，导致心力衰竭的发生有关	1. 尽量避免病人发生心力衰竭 2. 护士能及时发现心力衰竭，并积极配合抢救	1. 嘱病人卧床休息，避免疲劳和情绪激动；给予吸氧，每天 3 次，每次 1 h；病情重者，给予持续低流量吸氧 2. 给予低盐、易消化、无刺激并含丰富维生素和适量纤维素的食物，宜少食多餐 3. 注意保暖，避免受凉；产后按医嘱预防性给予抗生素 4. 严密观察心率、体温、脉搏、呼吸、尿量的变化，发现异常及时报告医师 5. 输液时，严格掌握输液速度，以每分钟 20～30 滴为宜 6. 分娩时，避免产妇疲劳，胎儿娩出后，立即在腹部加压沙袋，产后如有宫缩痛，应给予镇痛药 7. 心功能Ⅲ～Ⅳ级者不宜哺乳，并注意严格避孕

续表

护理诊断	护理目标	护理措施
5. 有感染的危险　与机体抵抗力下降有关	病人不发生感染	1. 保持室内空气新鲜,定期空气消毒,减少探视人员,避免交叉感染 2. 保持外阴皮肤清洁,协助病人勤换内衣、内裤 3. 指导病人注意保暖,衣着厚薄适宜 4. 观察体温变化,如有发热,及时通知医师 5. 按医嘱使用抗生素
6. 母乳喂养中断 （1）心功能Ⅲ～Ⅳ级者不宜哺乳 （2）因早产或新生儿窒息,新生儿需转儿科治疗,以致母儿分离	1. 病人学会保持乳汁分泌 2. 病人了解人工喂养的注意事项	1. 给病人讲解不宜哺乳的原因,如哺乳会加重心脏负荷等 2. 嘱病人积极配合治疗,如其心功能恢复后可开始哺乳 3. 教会病人人工挤奶,如乳胀时随时挤奶,以排空乳房,保持泌乳 4. 适时地给病人讲解人工喂养的注意事项,如用具煮沸消毒、注意添加辅食等

责任护士　陈某
护士长　严某

自测题

一、以下每道考题下面有 A、B、C、D、E 五个备选答案,请从中选择一个最佳答案。(A1、A2 型题)

1. 护士对妊娠合并心脏病产妇进行分娩期护理,不正确的是(　　)。

A. 不要让产妇屏气用力
B. 按医嘱使用抗生素
C. 严密观察产妇的生命体征
D. 产后出血时立即静脉注射麦角新碱
E. 产程进展不顺利时立即做好剖宫产的准备

2. 某孕妇 38 岁,妊娠 11 周,休息时仍胸闷、气急。查脉搏 120 次/min,呼吸 22 次/min,心界向左侧扩大,心尖区有 2 级收缩期杂音,性质粗糙,肺底有湿啰音。护士应该清楚,该孕妇正确的处理是(　　)。

A. 立即终止妊娠
B. 加强产前检查
C. 限制钠盐摄入
D. 控制心力衰竭后继续妊娠
E. 控制心力衰竭后终止妊娠

3. 一位计划妊娠的心脏病妇女咨询有关妊娠合并心脏病的知识,护士的回答正确的是(　　)。

A. 心功能Ⅰ～Ⅱ级不宜妊娠
B. 不宜妊娠者应在妊娠 12 周后施行引产
C. 妊娠期体重增加应超过 12.5 kg
D. 妊娠 20 周后每月进行 1 次产前检查

E. 轻微活动后即出现胸闷、心悸、气促即可判断为早期心力衰竭

4. 一妊娠合并心脏病孕妇，护士与她讨论妊娠期预防心力衰竭的措施，该孕妇下列说法中表明她已经理解了护士指导的是（　　）。

A. 不必测量血压　　B. 不必保暖
C. 观察下肢水肿及体重增加情况　　D. 妊娠 6 个月开始补充铁剂
E. 每天去公共场所锻炼身体

5. 一肝炎妇女咨询有关妊娠合并病毒性肝炎对妊娠的影响，护士的回答应除外的是（　　）。

A. 不会引起胎儿畸形　　B. 会加重早孕反应
C. 易发生产后出血　　D. 易并发妊娠期高血压疾病
E. 可并发 DIC

6. 护士在护理妊娠合并糖尿病孕妇时，下列措施中不正确的是（　　）。

A. 妊娠 10 周前每周检查 1 次　　B. 按医嘱使用胰岛素
C. 饮食少量多餐　　D. 选择妊娠 40 周终止妊娠
E. 每天饭后 1 h 散步 20 min

二、以下提供若干个案例，每个案例下设若干个考题。请根据各考题题干所提供的信息，在每道下面的 A、B、C、D、E 五个备选答案中选择一个最佳答案。（A3 型题）

（1～3 题共用题干）

某孕妇，33 岁，初次怀孕，孕 16 周出现心慌、气短，经检查发现心功能Ⅱ级。经过增加产前检查次数，严密监测妊娠期经过等，目前孕 38 周，自然临产。

1. 产妇及家属询问分娩期应注意的问题，护士回答应除外的是（　　）。

A. 常规吸氧　　B. 胎盘娩出后，腹部放置 10 kg 沙袋
C. 注意保暖　　D. 准备产钳助产
E. 注意补充营养

2. 第一产程中，护士告知该产妇应采取的卧位是（　　）。

A. 左侧半卧位　　B. 左侧卧位　　C. 右侧卧位　　D. 平卧位　　E. 随意卧位

3. 护士对该产妇进行产褥期护理，正确的是（　　）。

A. 不鼓励母乳喂养　　B. 住院观察 3 周
C. 为避免菌群失调，不使用抗生素治疗　　D. 产后的最初 3 d，防止发生心力衰竭
E. 积极下床活动，防止便秘

三、以下提供若干组考题，每组考题共同使用在考题前列出的 A、B、C、D、E 五个备选答案，请从中选择一个与考题关系密切的答案。每个备选答案可能被选择一次、多次或不被选择。（B 型题）

（1～2 题共用备选答案）

A. 吸氧　　B. 左侧卧位　　C. 立即剖宫产
D. 硫酸镁抑制宫缩　　E. 人工破膜引产

1. 某孕妇，36 岁，孕$_2$产$_0$，38 周妊娠。曾有 1 次妊娠 5 个月死胎病史。OGTT 3 项阳性，空腹血糖8.5 mmol/L，尿糖（±）。NST 无反应型，胎心率 120 次/min，估计胎儿重 3 700 g，胎头先露。护士应该清楚，对该孕妇正确的处理是（　　）。

2. 23岁初孕妇，39周妊娠，无多饮、多尿、多食症状。OGTT 3项阳性，空腹血糖7.3 mmol/L，尿糖（-）。饮食控制。NST有反应型，胎心率136次/min，胎头先露，已衔接。有稀弱宫缩，估计胎儿重3 300 g。护士应该清楚，该孕妇正确的处理是（　　）。

四、以下每道考题下面有A、B、C、D、E五个备选答案，请从中选择所有正确的答案。（X型题）

产妇及家属咨询妊娠合并心脏病最易发生心力衰竭的时期，护士的回答应是（　　）。

A. 妊娠28～30周　　B. 妊娠32～34周　　C. 分娩期

D. 产褥期最初3 d　　E. 产后1周以后

五、病例分析

章某，23岁，初孕妇。因停经36周，头晕、胸闷、胸痛1周，夜间不能平卧1 d收入院。

查体：体温37.1 ℃，脉搏100次/min，呼吸20次/min，血压16.0/10.7 kPa（120/80 mmHg），心脏听诊心尖区有响亮、粗糙的3级吹风样全收缩期杂音，向左腋下传导。双肺听诊无湿啰音。

产科检查：无宫缩，宫底高度27 cm，腹围92 cm，胎位ROA，先露头，半固定，胎心率154次/min。

孕妇收入院后立即给予预防心力衰竭（地高辛）、镇静（地西泮）治疗。请回答：

1. 该病例的主要临床特点是什么？
2. 该孕妇目前存在的护理问题有哪些？
3. 请你针对该孕妇目前情况制订一份护理计划。

（王傲芳）

第十章 高危妊娠妇女的护理

学习要点

1. 掌握高危妊娠的定义。
2. 熟悉高危妊娠妇女的护理措施。
3. 熟悉高危妊娠的范畴及治疗原则。

情景设置

刘某,34岁,初孕妇,孕37周,孕$_1$产$_0$。自觉胎动消失半日来院就诊。查体:体温36.9 ℃,脉搏82次/min,呼吸18次/min,血压16.0/9.3 kPa(120/70 mmHg),心肺听诊无异常。

产科检查:宫底高度29 cm,腹围99 cm,胎位LOA,胎头高浮,胎心率145次/min。

思考:该孕妇出现了什么异常情况?孕妇和胎儿有生命危险吗?作为一名护理人员,我们应怎样帮助她?

高危妊娠是指妊娠期有某些不良因素或有妊娠并发症或合并症等,可能危害孕妇、胎儿及新生儿、产妇(包括难产)者。

具有高危妊娠因素的孕妇称为高危孕妇。具有下列危险因素之一的围生儿称为高危儿:高危孕妇的新生儿,小于孕龄或大于孕龄儿,出生1 min Apgar评分0~3分,产时感染,新生儿的兄姐有严重的新生儿病史或新生儿期死亡等。

一、护理评估

(一)健康史

高危妊娠几乎包括所有病理产科。了解孕妇有无下列妊娠危险因素存在。

1. 个人情况　年龄<16岁或>35岁;身高<140 cm;体重<40 kg或>80 kg;大量吸烟、饮酒;不孕3年以上,经治疗受孕者。了解本次妊娠是否有妊娠期特别是妊娠早期接触过大量放射线、化学毒物,或服用过对胎儿有影响的药物等。

2. 异常孕产史　询问有无自然流产、异位妊娠、早产、死胎、死产、难产、新生儿死亡、新生儿畸形、新生儿先天性或遗传性疾病等。

3. 妊娠合并症　如心脏病、病毒性肝炎、糖尿病、贫血、肾炎、肺结核、病毒感染及性传播性疾病等。

（二）身体评估

通过身体评估，及时发现上述高危因素或异常产科情况的高危因素，如妊娠期高血压疾病、前置胎盘、胎盘早剥、羊水过多、过期妊娠、多胎妊娠、胎儿生长受限、胎位异常、产道异常、巨大儿等。

了解孕妇身高、体重、步态；测血压≥18.7/12.0 kPa（140/90 mmHg）或较基础血压升高 4.0/2.0 kPa（30/15 mmHg）者为异常；评估心脏杂音及心功能级别；产科腹部检查评估宫底高度，判断子宫大小是否与孕月相符，触诊胎方位有无异常，听诊了解胎心率、节律及强弱；测量骨盆的大小、形态有无异常；分娩后评估产程进展情况，了解有无胎膜早破及羊水的量及性状等。

（三）心理社会资料

高危孕妇在妊娠早期常担心胎儿畸形及流产；妊娠晚期则担心早产、死胎、死产等；有不良孕产史的孕妇可因前次妊娠的失败而对此次妊娠产生恐惧；因妊娠合并症、异常产科情况等，担心自身的健康状况、胎儿宫内的安危、治疗的效果而表现出抑郁、焦虑或恐惧心理。

二、护理诊断/合作性问题

1. 恐惧　与孕妇担心自身及胎儿安危有关。
2. 自尊紊乱　与分娩愿望不能实现有关。
3. 有胎儿受损的危险　与胎儿宫内缺氧或手术有关。
4. 有产道受损的可能　与胎儿危急需迅速分娩有关。
5. 功能障碍性悲伤　与高危妊娠身体不适或失去胎儿有关。

三、护理目标

1. 孕产妇恐惧感减轻或消失。
2. 孕产妇维持良好的自尊。
3. 新生儿健康。
4. 产妇未发生产道损伤。
5. 产妇身体舒适，失去胎儿的悲伤得以淡化。

四、治疗原则和护理措施

（一）治疗原则

预防和治疗引起高危妊娠的病因，保护母儿健康；若继续妊娠将威胁母儿生命，则应适时终止妊娠。

（二）护理措施

1. 病情监护　完整的高危妊娠监护包括婚前、妊娠前的保健咨询，妊娠前及妊娠早期的优生咨询及产前诊断，胎儿先天畸形及遗传性疾病的宫内诊断，胎儿宫内情况监护，胎盘功能检查及胎儿成熟度检查等。

(1) 胎儿先天畸形及遗传性疾病的宫内诊断　如妊娠早期取绒毛,妊娠中期(16 ~ 20 周)抽取羊水,行染色体核型分析,了解染色体数目和结构改变;测定羊水中甲胎蛋白(AFP),诊断开放性神经管缺陷畸形;羊膜腔内胎儿造影,诊断胎儿体表畸形及泌尿系统、消化系统畸形。

(2) 胎儿宫内情况监护

确定孕龄　根据末次月经、早孕反应时间、胎动出现时间等推算孕龄。

测量宫底高度及腹围　以估计胎龄及胎儿大小,了解胎儿宫内生长发育情况。胎儿体重估算方法:

$$胎儿体重(g) = 宫底高度(cm) \times 腹围(cm) + 200\ g$$

B 型超声检查　可测量胎头双顶径、胸径、腹径,以估计孕龄、预产期、胎儿体重,了解有无畸形及胎盘成熟度等。

绘制妊娠图　妊娠图是反映胎儿宫内发育及孕妇健康状况的动态曲线图。其中宫底高度曲线是妊娠图中最主要的曲线,反映胎儿宫内生长发育情况。

胎动计数　是孕妇自我监护胎儿宫内安危最简单、有效的方法。胎动计数 <10 次/12 h,提示胎儿缺氧。

胎心听诊　是临床普遍使用的最简单的方法。可用听诊器或超声多普勒监测,判断胎儿是否存活、是否缺氧。

胎儿心电图监测　胎儿心电图来自胎儿心肌活动时产生的生物波。可了解胎儿有无缺氧及胎盘功能等。

羊膜镜检查　利用羊膜镜透过完整胎膜,观察妊娠末期或分娩期羊水颜色,判断胎儿安危。正常妊娠羊水无色、透明、澄清,妊娠晚期呈乳白色,内有胎脂、毳毛。若羊水混有胎粪,则呈黄色、黄绿色甚至深绿色,提示胎儿缺氧。

胎儿电子监护　即用胎儿监护仪监护(见知识库)。

胎儿头皮血 pH 测定　用于检测胎儿缺氧、酸中毒情况。pH 为 7.20 ~ 7.24,提示胎儿轻度酸中毒(正常值 7.25 ~ 7.35);pH <7.20,提示严重酸中毒。

(3) 胎盘功能检查

胎动　与胎盘血管状态关系密切。胎动计数是判断胎儿宫内安危的主要临床指标。12 h >10 次为正常。

测定孕妇体内雌三醇　① 尿中雌三醇(E_3):$E_3 > 15$ mg/24 h 为正常值;10 ~ 15 mg/24 h 为警戒值;<10 mg/24 h 为危险值,提示胎盘功能低下。② 随意尿雌激素/肌酐(E/C):E/C >15 为正常值,10 ~ 15 为警戒值,<10 为危险值。③ 用放射免疫法测血清游离雌三醇值:足月时该值 <40 nmol/L,表示胎盘单位功能低下。

孕妇血清胎盘催乳素(HPL)测定　用放射免疫法。足月时 HPL <4 mg/L 或突然降低 50%,提示胎盘功能低下。

缩宫素激惹试验(oxytocin challenge test,OCT)　无应激试验(non-stress test,NST)无反应型须作 OCT。OCT 阳性,提示胎盘功能减退。

此外,B 型超声行胎儿生物物理监测、阴道脱落细胞检查均有实用价值。

(4) 胎儿成熟度检查

正确推算妊娠周数　问清末次月经确切日期。

尺测耻骨上子宫长度及腹围　估算胎儿大小。

B 型超声测胎头双顶径　≥8.5 cm，提示胎儿成熟。

羊水检查　卵磷脂与鞘磷脂比值(L/S)≥2，提示胎儿肺成熟。也可用羊水泡沫试验，此种方法较为快速。羊水中胆红素值、肌酐值、淀粉酶值、脂肪细胞出现率分别提示胎儿肝、肾、唾液腺、皮肤成熟度。

知识库

胎儿电子监护

胎儿监护仪能连续观察并记录胎心率(fetal heart rate，FHR)的动态变化，因为同时有宫缩描记、胎动记录，所以可反映三者的关系。

1. 胎心率的监测　用胎儿监护仪记录的胎心率有两种基本变化，即胎心率基线及胎心率一过性变化。

(1) 胎心率基线　指在无胎动、无宫缩或宫缩间歇期记录的胎心率。能从每分钟心搏次数(次/min)和胎心率变异两方面对胎心率基线加以估计。

1) 每分钟心搏次数：如胎心率>160 次/min 或<120 次/min，历时 10 min，称心动过速或心动过缓。

2) 胎心率变异：是指胎心率有小的周期性波动。胎心率基线有变异(即基线摆动)包括变异振幅和变异频率。变异振幅正常为 10～25 次/min，变异频率正常为≥6 次/min(图10－1)。基线摆动表示胎儿有一定的储备能力。胎心率基线变平即变异消失或静止型，提示胎儿储备能力丧失。

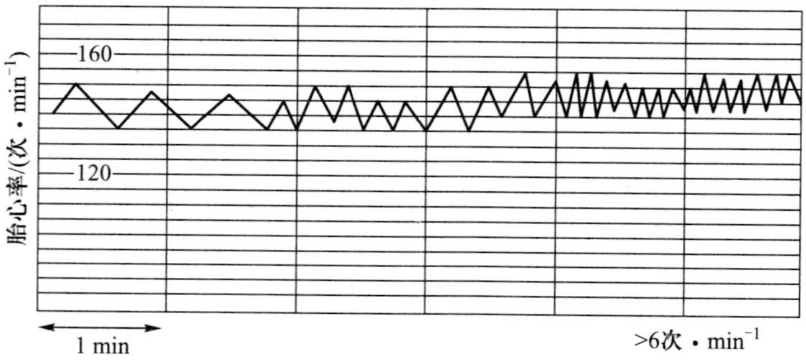

图 10－1　胎心率基线与摆动

(2) 胎心率一过性变化　指与宫缩有关的胎心率变化，是判断胎儿安危的重要指标。

1) 加速：是指宫缩后胎心率基线暂时增加 15 次/min 以上，持续时间>15 s。这是胎儿良好的表现，原因可能是胎儿躯干局部或脐静脉暂时受压。散发的、短暂的胎心率加速是无害的。但若脐静脉持续受压，则可发展为减速。

2）减速：可分为以下三种。

早期减速（early deceleration，ED） 特点是减速与宫缩同时开始，宫缩后迅即恢复正常，下降幅度小（ <50 次/min），持续时间短，恢复快。一般认为，早期减速是宫缩时胎头受压，脑血流量一时性减少的表现（一般无伤害性）（图 10－2）。

变异减速（variable deceleration，VD） 特点是减速与宫缩无恒定关系。下降迅速且下降幅度大（ >70 次/min），持续时间长短不一，恢复也迅速。一般认为，变异减速是因宫缩时脐带受压，兴奋迷走神经所致（图 10－3）。

晚期减速（late deceleration，LD） 特点是宫缩开始后一段时间（多在高峰后）出现胎心率减慢，下降缓慢，下降幅度小（ <50 次/min），持续时间长，恢复亦缓慢。一般认为，晚期减速是胎儿缺氧的表现（图 10－4）。

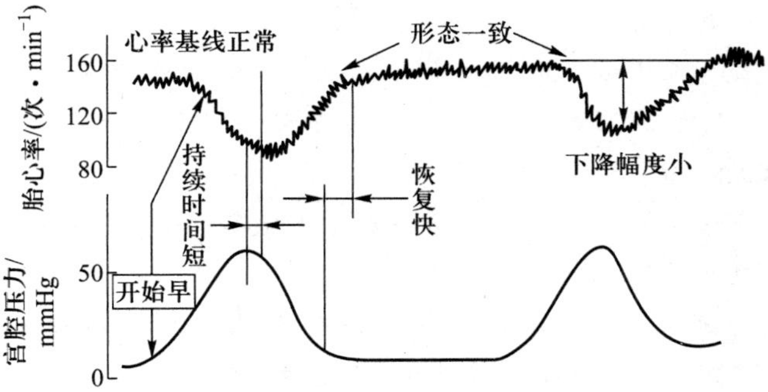

图 10－2 早期减速

（1 mmHg＝0.13 kPa）

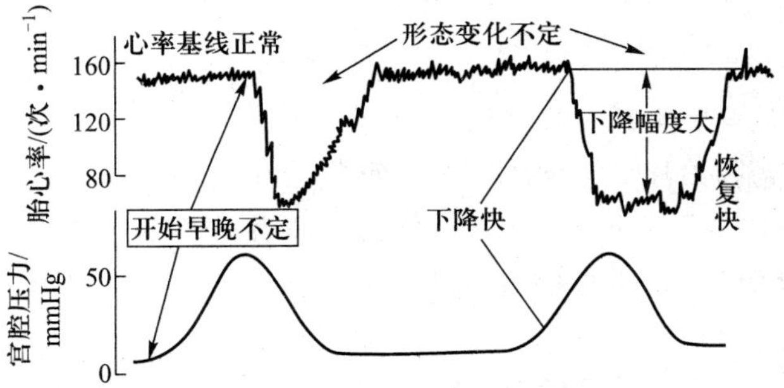

图 10－3 变异减速

2. 预测胎儿宫内储备能力

（1）无应激试验（non-stress test，NST） 是以胎动时伴一过性胎心率加快为基础，观察胎动时胎心率的变化，以了解胎儿的储备能力。

1）正常（NST 有反应）：连续记录 20 min，至少有 3 次以上胎动，伴胎心率加速 >15 次/min，持续时间 >15 s，称 NST 有反应。

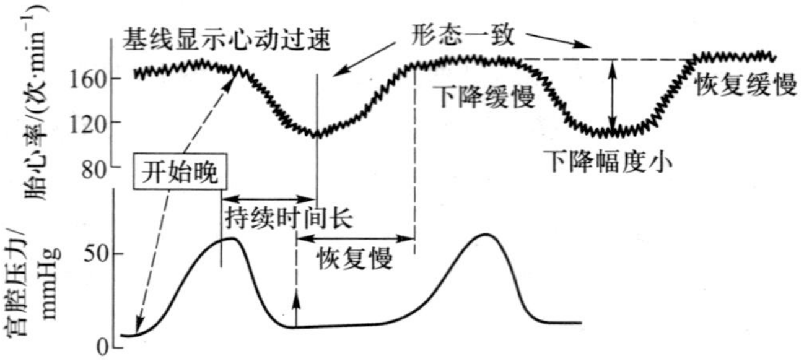

图 10－4　晚期减速

2）异常（NST 无反应）：连续记录 20 min，如胎动少于 3 次或胎心率加速不足 15 次/min，或持续时间 <15 s，称 NST 无反应。应再做缩宫素激惹试验。

（2）缩宫素激惹试验（oxytocin challenge test，OCT）或宫缩应激试验（contraction stress test，CST）　是通过宫缩造成的胎盘一过性缺氧负荷试验及测定胎儿储备能力的试验。通常在妊娠 28～30 周开始进行。

1）OCT 阴性：若胎心率基线有变异或胎动后胎心率加快，无晚期减速，为 OCT 阴性。提示胎盘功能良好，1 周内无胎儿死亡危险。

2）OCT 阳性：若多次宫缩后反复出现晚期减速，胎心率基线变异减少，胎动后无胎心率增快，为 OCT 阳性。提示胎盘功能减退，但应注意假阳性。

3. 胎儿生物物理监测　是综合胎儿电子监护及 B 型超声所示某些生理活动，以判断胎儿有无急、慢性缺氧的一种产前监护方法。评分 8 分以上表示无急、慢性缺氧。

2. 治疗配合

（1）病因治疗　配合医生针对病因积极治疗。

（2）按医嘱给予药物治疗　① 给予 10% 葡萄糖注射液 500 mL 加维生素 C 2 g，缓慢静脉滴注，每天 1 次，5～7 d 为 1 个疗程，休息 3 d 后可重复，以提高胎儿对缺氧的耐受力。② 给右旋糖酐500 mL，加丹参针剂 10 mL，静脉滴注，7 d 为 1 个疗程，改善胎盘微循环。

（3）间歇吸氧　尤其对胎盘功能减退的孕妇，应给予吸氧，每天 3 次，每次 30 min，以提高血氧含量。

（4）适时终止妊娠　当继续妊娠将威胁母儿健康和生命时，应考虑适时终止妊娠。根据孕妇和胎儿的情况，综合分析决定终止妊娠的时间和方式。如需终止妊娠而胎儿成熟度较差时，在终止妊娠前按医嘱应用地塞米松促进胎儿肺成熟。产时严密观察胎心变化及产程进展，及时发现异常。产程中给产妇吸氧。若需行人工破膜、阴道助产或剖宫产术时，应做好术前准备及术中护理配合。

（5）做好新生儿窒息的抢救准备　备好氧气、急救药品及抢救器材，如为早产儿或极低体重儿，需准备好暖箱，配合医生实施抢救。将高危新生儿列入重点护理对象，严密观察，延期哺乳，预防并发症。

3. 一般护理

(1) 休息、卫生　卧床休息，取左侧卧位，保证充足的睡眠。保持室内空气新鲜，通风良好，注意个人卫生，勤换内衣。

(2) 增加营养　对胎儿生长受限的孕妇，给予高蛋白质、高能量饮食，补充维生素、铁、钙及多种氨基酸。对妊娠合并症患者，按医嘱给予特殊营养。

4. 心理护理

(1) 减轻焦虑、消除恐惧　鼓励高危孕妇诉说内心的痛苦与不适，指导正确的应对方法，如采取听音乐、深呼吸等方法减轻和转移孕妇的焦虑情绪，消除恐惧；鼓励、指导家属参与和支持。

(2) 增加自信　提供相应的信息，耐心解答孕产妇及其家属的提问。各种检查和操作之前向孕产妇解释说明，提供指导，告之全过程及注意事项，使孕产妇增加自信，积极与医护配合。

5. 健康教育

(1) 定期检查　嘱高危孕妇定期到医院做产前检查，以便及早发现异常，及时处理。

(2) 指导孕妇自测胎动　教会孕妇自己进行胎动计数，每天 3 次(早、中、晚)，每次 1 h，将 3 次胎动计数相加再乘以 4，即 12 h 胎动数。若 12 h 胎动数小于 10 次，表示胎儿宫内有缺氧，应及时到医院就诊。

五、护理评价

1. 孕产妇恐惧减轻或消失，维持良好的自尊。能描述高危妊娠的监护方法。
2. 孕产妇安全度过妊娠期和分娩期，胎儿、新生儿平安。
3. 孕产妇能表达丧失胎儿的悲哀，敢于接受现实。

自　测　题

一、以下每道考题下面有 A、B、C、D、E 五个备选答案，请从中选择一个最佳答案。(A1、A2 型题)

1. 下列各项监测胎儿宫内安危的方法，护士指导孕妇选择的最简便而较准确的方法应是(　　)。

A. 胎儿电子监护　　B. 胎动计数　　C. 羊膜镜检
D. 尿雌三醇测定　　E. 缩宫素激惹试验

2. 护士提醒一自测胎动计数的高危孕妇，下列各项中提示胎儿缺氧的是(　　)。

A. 胎动 <10 次/12 h　　B. 胎动 <15 次/12 h　　C. 胎动 <20 次/12 h
D. 胎动 <25 次/12 h　　E. 胎动 <30 次/12 h

3. 对一妊娠 39 周的孕妇进行护理评估时，提示胎盘功能减退的结果不包括(　　)。

A. 胎动 <10 次/12 h　　B. NST 有反应型　　C. 尿 E/C 比值 <10
D. 血清 HPL 下降 50%　　E. 缩宫素激惹试验阳性

4. 孕妇李某询问羊水检查结果卵磷脂与鞘磷脂比值(L/S) >2 的临床意义,护士正确的回答是(　　)。

A. 胎儿肾成熟　　B. 胎儿皮肤成熟　　C. 胎儿肝成熟

D. 胎儿肺成熟　　E. 以上都不是

二、以下提供若干个案例,每个案例下设若干个考题。请根据各考题题干所提供的信息,在每道下面的 A、B、C、D、E 五个备选答案中选择一个最佳答案。(A3 型题)

(1～2 题共用题干)

孕妇,32 岁,孕$_2$产$_0$,孕 34 周。自觉胎动频繁半日来院。2 年前曾于妊娠 27 周流产 1 次,无胎儿存活。产科检查:宫底高度 27 cm,腹围 93 cm,胎位 ROA,胎心率 148 次/min,无宫缩。无阴道出血。肛查:宫口未开,胎膜未破。

1. 孕妇及家属询问胎盘功能检查方法有哪些,护士回答不包括(　　)。

A. 尿 E_3 测定　　B. 尿 E/C 比值　　C. 血清 HPL 值

D. 缩宫素激惹试验　　E. 羊水脂肪细胞出现率

2. 下列各项中不应包括在护士为该孕妇提供的护理措施的是(　　)。

A. 左侧卧位　　B. 间歇吸氧　　C. 腹部按摩

D. 按医嘱给予药物治疗　　E. 配合医生寻找病因

三、以下提供若干组考题,每组考题共同使用在考题前列出的 A、B、C、D、E 五个备选答案,请从中选择一个与考题关系密切的答案。每个备选答案可能被选择一次、多次或不被选择。(B 型题)

(1～3 题共用备选答案)

A. 早期减速　　B. 变异减速　　C. 晚期减速

D. 缩宫素激惹试验阴性　　E. 无应激试验有反应型

1. 胎儿电子监护过程中出现的胎心率变化,提示胎儿脐带受压的是(　　)。

2. 胎儿电子监护过程中胎头受压,会出现的胎心率变化是(　　)。

3. 高危孕妇,胎儿电子监护过程出现的情况中,护士可告知胎盘功能低下的是(　　)。

四、以下每道考题下面有 A、B、C、D、E 五个备选答案,请从中选择所有的正确答案。(X 型题)

章某,女,36 岁,计划今年妊娠,询问有关高危妊娠知识,护士应告诉她,常见的孕妇高危因素有(　　)。

A. 孕妇年龄 >35 岁　　B. 孕妇身高 <140 cm　　C. 盆腔手术史

D. 异常孕产史　　E. 以上都无关

五、病例分析

孕妇,34 岁,孕$_3$产$_0$,孕 32 周。自数胎动 8 次/12 h 来院。3 年前曾于妊娠 9 周左右出现自然流产 2 次。

查体:体温 37.1 ℃,脉搏 83 次/min,呼吸 17 次/min,血压 14.7/9.3 kPa(110/70 mmHg)。营养中等,体重67 kg,皮肤黏膜无黄染,心肺听诊无异常,肝脾正常,脊柱生理弯曲,四肢无异常。

产科检查:宫底高度 28 cm,腹围 93 cm,胎位 ROA,先露浮,胎心率 160 次/min,有微弱宫缩。骨盆测量无异常。无阴道出血。肛查:宫口未开,胎膜未破。

目前主要采用间歇吸氧、寻找病因、抑制宫缩等治疗措施。

请回答:① 该孕妇目前存在的主要护理问题有哪些? ② 你计划为该孕妇提供哪些护理措施?

(王傲芳)

第十一章　异常分娩妇女的护理

学习要点

1. 掌握子宫收缩乏力妇女的整体护理。
2. 掌握子宫收缩过强、骨产道异常及胎位异常妇女的护理措施。
3. 熟悉子宫收缩乏力及子宫收缩过强的原因及分类。
4. 熟悉子宫收缩乏力、子宫收缩过强、骨产道异常及胎位异常的护理评估、对母儿影响及治疗原则。
5. 熟悉骨产道异常的分类。
6. 了解软产道异常及胎儿发育异常的护理评估及治疗原则。
7. 了解胎儿发育异常妇女的护理措施。

情景设置

黄某,23 岁,初产妇,停经 40 周,临产。现已规律宫缩 21 h,持续 30 s,间歇 6 min,无阴道出血,收入院。

产科检查:宫底高度 30 cm,腹围 105 cm,胎位 LOA,先露入盆固定,胎心率 136 次/min。骨盆测量无异常。肛门检查:胎膜未破,子宫颈消失,宫口开大 2 cm。

思考:该产妇产程是否正常?孕妇和胎儿有什么危险?作为一名护理人员,应怎样为她提供整体护理?

影响分娩的四大因素即产力、产道、胎儿和精神心理因素,任何一个或一个以上因素异常,或这些因素之间不能相互适应,而使分娩进展受阻,称为异常分娩(perverse labor),俗称难产(dystocia)。分娩是个动态变化的过程,顺产与难产在一定条件下可以相互转化,处理得当,难产可以转变为顺产;若处理不当,顺产则可变为难产。

异常分娩包括产力异常、产道异常、胎位及胎儿发育异常。此外,还有精神心理因素异常。

第一节　产力异常

产力异常主要是子宫收缩力异常。在分娩过程中,子宫收缩的节律性、对称性和极性不正常或强度、频率有改变,称为子宫收缩力异常。

子宫收缩力异常临床上分为子宫收缩乏力(简称宫缩乏力)和子宫收缩过强(简称宫缩过

强)两类,每类又分为协调性子宫收缩和不协调性子宫收缩,以协调性宫缩乏力最常见。

一、子宫收缩乏力

(一)概述

1. 原因　多由几种因素综合引起。常见的原因有以下几种。

(1) 精神因素　初产妇(尤其是高龄初产妇)对分娩怀着极度的恐惧,精神过度紧张,干扰了中枢神经系统的正常功能,影响宫缩。

(2) 头盆不称或胎位异常　胎先露不能紧贴子宫下段及子宫颈,因而不能引起有效的反射性宫缩,是导致继发性宫缩乏力的最常见原因。

(3) 子宫因素　① 子宫壁过度伸展:如双胎妊娠、羊水过多及巨大儿等。② 子宫肌纤维变性:如子宫内膜炎或多次分娩等。③ 子宫发育不良或畸形:如双角子宫等。以上因素均能影响宫缩。

(4) 药物影响　临产后不恰当地使用大剂量镇静剂,如吗啡、氯丙嗪、哌替啶等,可以使宫缩受到抑制。

(5) 内分泌失调　临产后,产妇体内雌激素、缩宫素、前列腺素、乙酰胆碱等分泌不足,雌/孕激素比例失调,电解质异常,子宫平滑肌细胞内 Ca^{2+} 浓度降低,均可影响子宫肌纤维收缩,导致宫缩乏力。

(6) 其他　营养不良、慢性疾病、进食与睡眠不足、过早使用腹压及膀胱充盈等,均可导致宫缩乏力。

- 子宫收缩乏力
  - 协调性(低张性)
    - 原发性
    - 继发性
  - 不协调性(高张性)

图 11-1　子宫收缩乏力的分类

2. 分类　见图 11-1。

(二)护理评估

1. 健康史　详细查阅产前检查记录,如产妇身高、骨盆测量值、胎位、胎儿大小;了解有无妊娠合并症或并发症,产前、产时是否使用过镇静药;临产后产妇的精神、饮食、休息及大小便情况;了解既往妊娠、分娩情况及既往病史,评估有无产力异常的病因存在。

2. 身体评估

(1) 协调性子宫收缩乏力(低张性子宫收缩乏力)　其特点是宫缩具有正常的节律性、对称性和极性,但收缩力弱,宫腔内压力低,持续时间短,间歇时间长且无规律,宫缩 <2 次/10 min。当宫缩达高峰时,子宫体不隆起和变硬,用手按压子宫壁,仍可出现凹陷。评估宫缩的节律性、持续时间、间隔时间、强度。

根据其在产程中发生的时间可分为:① 原发性宫缩乏力:指产程开始即出现宫缩乏力,宫口不能如期扩张,胎先露不能如期下降,产程延长。② 继发性宫缩乏力:指产程开始宫缩正常,在产程进展到某一阶段,宫缩减弱,产程进展缓慢甚至停滞。

(2) 不协调性子宫收缩乏力(高张性子宫收缩乏力)　其特点是宫缩失去正常的节律性、对称性和极性,这种宫缩属于无效宫缩。宫缩兴奋点不是起自两侧子宫角部,而是来自子宫的一处或多处，节律不规则，宫腔内压力高，宫缩间歇期子宫壁不能完全松弛，宫缩极性倒置，宫缩时子宫底部收缩力弱而下段强，表现为宫缩不协调，不能使宫口扩张和胎先露下降，且容易使产妇自觉宫缩强，持续腹痛、拒按、烦躁不安，严重者可发生脱水、电解质失衡、肠胀气和尿潴留。持续的宫缩使子宫胎盘长时间缺血，出现胎儿窘迫，严重威胁胎儿生命。评估宫缩的特点是否正常，了解产程进展情况，观察母儿的临床表现。

（3）产程曲线异常　评估宫口扩张程度和胎先露下降程度，描绘产程图，观察有无宫缩乏力导致的产程曲线异常（图 11－2）。

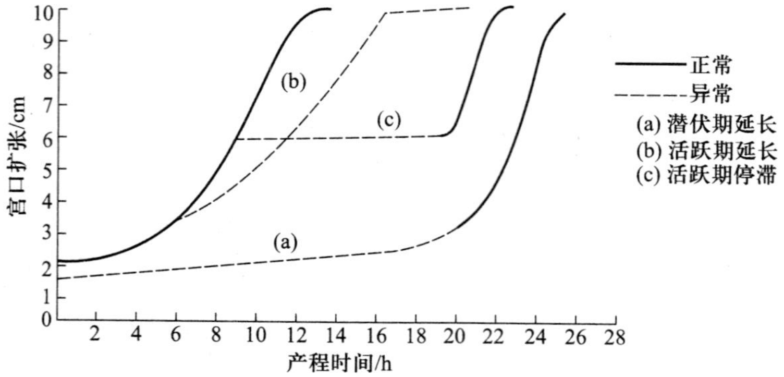

图 11－2　产程曲线异常

潜伏期延长　即初产妇潜伏期超过 16 h。

活跃期延长　即初产妇活跃期超过 8 h。

活跃期停滞　即进入活跃期后，宫口不再扩张达 2 h 以上。

第二产程延长　即第二产程初产妇超过 2 h、经产妇超过 1 h，胎儿尚未娩出者。

第二产程停滞　即第二产程胎头下降无进展达 1 h。

胎头下降延缓　即活跃期晚期及第二产程，胎头下降速度初产妇 <1 cm/h，经产妇 <2 cm/h。

胎头下降停滞　即活跃期晚期胎头停留在原处不下降达 1 h 以上。

滞产　即总产程超过 24 h。

（4）对母儿的影响

对产妇的影响　影响产妇进食、休息，严重时可致脱水、酸中毒或低钾血症，使产妇衰竭；盆底受压过久，可导致组织缺血、水肿、坏死，形成生殖道瘘；宫缩乏力易致产后出血；产程延长、滞产、胎膜早破、多次阴道检查及产后出血，均会增加产后感染机会。

对胎儿、新生儿的影响　手术产机会增多，会引起新生儿头颅血肿、颅内出血等产伤；易发生胎儿窘迫、新生儿窒息甚至死亡。

3. 心理社会资料　主要评估产妇的精神状态及其影响因素，了解产妇是否对分娩有高度恐惧和焦虑；家人和产妇对异常分娩相关知识的了解程度；产妇有无良好的支持系统。

（三）护理诊断/合作性问题

1. 焦虑　与宫缩乏力、产程延长有关。

2. 疲乏　与产程延长、体力消耗有关。

3. 有胎儿受损的危险 与产程延长、手术产有关。
4. 有体液不足的危险 与产程延长、宫缩乏力有关。
5. 有感染的危险 与产程延长、多次阴道检查、破膜时间长及手术产有关。

（四）护理目标

1. 产妇焦虑减轻。
2. 产妇能在产程中保持良好的体力。
3. 新生儿健康。
4. 产妇体液不足得以及时发现和纠正。
5. 产妇体温正常，未发生感染。

（五）治疗原则和护理措施

1. 治疗原则

（1）协调性子宫收缩乏力 第一产程改善全身状况，加强宫缩。经上述处理，产程仍无进展或出现胎儿窘迫，行剖宫产术。第二产程若无头盆不称，可加强宫缩。双顶径已达坐骨棘水平以下者，可阴道手术助产；若胎头未衔接，应剖宫产。第三产程及产后预防产后出血和感染。

（2）不协调性子宫收缩乏力 调节宫缩，恢复其协调性。处理无效或出现胎儿窘迫等产科指征者，均应行剖宫产术。

2. 护理措施

（1）病情监护

严密观察产程进展 观察宫缩的频率、强度、对称性、极性及胎心率情况，了解宫口扩张程度及胎先露下降程度，是否破膜等，必要时行胎儿电子监护，发现异常及时报告医生。

观察产妇一般情况 监测生命体征，观察产妇的精神状况，注意有无膀胱充盈、肠胀气、酸中毒等异常情况。

（2）治疗配合

第一产程 包括协调性子宫收缩乏力和不协调性子宫收缩乏力。

A. 协调性子宫收缩乏力

改善全身情况：① 镇静休息：对过度疲劳或烦躁不安者按医嘱给予镇静药，如地西泮、哌替啶，且地西泮具有使子宫颈平滑肌松弛，软化子宫颈，促进宫口扩张的作用。② 补充营养：对不能进食者可经静脉补充营养，给予10%葡萄糖注射液500 mL内加维生素C 2 g，静脉滴注。③ 纠正酸中毒及电解质失衡，出现酸中毒者，按医嘱补充5%碳酸氢钠，低钾血症者给予氯化钾静脉滴注。

加强宫缩：经上述处理，宫缩仍乏力者，可按医嘱选用下列方法加强宫缩。① 解除膀胱或直肠充盈：对排尿困难者，给予诱尿或导尿，排空膀胱，可增宽产道，促进胎头下降。对直肠充盈者，初产妇宫口开大不足4cm、胎膜未破时，给予温肥皂水灌肠，可刺激宫缩。② 针刺穴位：通常针刺合谷、三阴交等穴位，强刺激，留针20～30 min。③ 人工破膜：宫口扩张3 cm或以上，无头盆不称，胎头已衔接者，可行人工破膜。破膜后胎先露直接紧贴子宫下段和子宫颈，引起反射性宫缩。④ 前列腺素（prostaglandin，PG）应用：按医嘱给予地诺前列酮静脉滴注或放置于阴道穹。用药时应严密观察不良反应。⑤ 缩宫素静脉滴注：适用于协调性宫缩乏力、胎心良好、胎位正常或头盆相称者。先用5%的葡萄糖液500mL静脉滴注，滴速调至8～10滴/min，然后加入缩宫素2.5～5 U，摇匀，再根据宫缩的强弱进行调节。如宫缩不强，可逐渐加快滴速，一般不宜超过40滴/min，使宫缩维持在(40～60)s/(2～3)min为宜。必须专人监护，观察胎心、血压、宫缩、宫口扩张及胎先露下降情况，如出现宫缩过强(10 min内宫缩超过5次，持续时间超过1 min以上)、胎心异常或血压升高，应立即停止滴注，并报告医生。若上述处理仍无效或出现胎儿窘迫，护士应立即做好剖宫产的术前准备。

B. 不协调性子宫收缩乏力

调节宫缩，恢复其协调性：按医嘱给予镇静剂，如哌替啶100 mg或吗啡10～15 mg肌内注射，经镇静休息后多能恢复为协调性宫缩。当恢复为协调性宫缩后仍乏力者，按协调性宫缩乏力处理。在宫缩恢复为协调之前，严禁使用缩宫素。

做好剖宫产术准备：经上述处理，不协调性宫缩未能纠正，并伴有胎儿窘迫、头盆不称，均应做好剖宫产术准备。

第二产程　密切观察胎心、宫缩与胎先露下降情况，协助医生手术助产，同时做好剖宫产手术和抢救新生儿窒息的准备。

第三产程　当胎儿前肩娩出时，按医嘱给予缩宫素10 U或麦角新碱0.2 mg静脉推注，同时用缩宫素10～20 U静脉滴注预防产后出血；产程延长、破膜时间超过12 h或多次肛查及阴道助产操作者，均应按医嘱使用抗生素预防感染。注意有无体温升高、脉搏加快、寒战、恶露臭味等感染征兆，发现异常配合医生积极处理。

(3) 一般护理

休息　提供安静、舒适的休养环境，安慰、关心产妇，消除其紧张与恐惧心理，让产妇充分休息，取左侧卧位。

饮食　鼓励产妇进易消化、高热量饮食，适当饮水。

减轻或缓解疼痛　指导产妇深呼吸，默数数，听音乐分散注意力；给予背部按摩、腹部画线式按摩等技巧缓解疼痛。有条件者选择无痛分娩。

(4) 心理护理

减轻焦虑　重视评估产妇的心理状况，及时给予解释和支持，鼓励产妇将自己的担心与焦虑释放出来；耐心倾听产妇诉说，不时表示理解与同情；教会产妇运用正确的方法，如缓慢的深呼吸、听轻音乐、与人交谈等，进行心理调整，减轻焦虑。

稳定情绪　向产妇讲解难产的有关知识，及时解答产妇提出的疑问，耐心疏导，解除产妇的紧张情绪。

树立自信　随时将产程进展情况及医疗护理计划告知产妇，使产妇能正视难产。鼓励产妇树立分娩自信心，与医护配合，充分调动产妇积极性。

增加安全感　提供机会，让家属陪伴在产妇身边，使产妇感到安全与舒适。

(5) 健康教育

增加营养　让产妇了解宫缩乏力与饮食及休息的关系，鼓励产妇增加营养，提高身体素质，以防宫缩乏力的发生。

保持外阴清洁　宫缩乏力、产程延长者，容易发生产褥感染，应指导产妇每天擦洗外阴，勤换内衣，同时学会观察恶露，发现异常及时报告医护人员。

（六）护理评价

1. 产妇焦虑减轻，积极配合医护工作适应分娩。
2. 产妇能在产程中保持良好的体力，无脱水、酸中毒等问题发生。
3. 产妇未发生产后出血和感染，新生儿平安。
4. 产妇情绪稳定，母儿安全度过分娩期。

二、子宫收缩过强

（一）概述

1. 原因

（1）急产几乎都发生于经产妇，其主要原因是软产道阻力小。

（2）缩宫素使用不当（如剂量过大、误注）或个体对缩宫素过于敏感者可导致强直性子宫收缩。

（3）精神过度紧张、过多阴道检查及粗暴的宫腔操作等可引起不协调性宫缩过强。

- 子宫收缩过强
  - 协调性
    - 急产（无阻力时）
    - 病理性缩复环（有阻力时）
  - 不协调性
    - 强直性子宫收缩
    - 子宫痉挛性狭窄环

图 11－3　子宫收缩过强的分类

2. 分类　见图 11－3。

（二）护理评估

1. 健康史　详细查阅产前检查记录，如产妇身高、骨盆测量值、胎位、胎儿大小。了解生育史及该产妇有无急产史，产程进展过程中是否滥用过缩宫素，是否有过粗暴检查及助产情况。

2. 身体评估

（1）协调性子宫收缩过强　表现为宫缩的节律性、对称性和极性均正常，仅宫缩过强、过频。若产道无梗阻，宫口可迅速开全，分娩在短时间内结束。总产程不足 3 h 者，称为急产。多见于经产妇。急产产妇常有痛苦面容。若产道有梗阻，可出现病理性缩复环。评估产妇宫缩情况，了解有无产道异常。

（2）不协调性子宫收缩过强

强直性子宫收缩　不是子宫肌组织功能异常，而是外界因素造成子宫颈内口以上部分的子宫肌层出现强直性痉挛性收缩，宫缩间歇期短或无间歇。胎位触诊不清，胎心不清。评估产妇宫缩情况，了解产妇有无烦躁不安、持续腹痛、拒按等表现，特别注意有无病理性缩复环、血尿等先兆子宫破裂征象。

子宫痉挛性狭窄环　子宫壁局部肌肉呈痉挛性不协调性收缩形成的环状狭窄，持续不放松，称子宫痉挛性狭窄环（图 11－4）。狭窄环多发生在子宫上下段交界处，也可在胎体某一狭窄部，以胎颈、腰处常见。评估产妇宫缩及狭窄环情况，了解产妇是否出现持续性腹痛、烦躁不安。若胎体被环卡住，则宫口扩张缓慢，胎先露下降停滞，胎心律不规则。阴道检查时，在宫腔内触及较硬而无弹性的狭窄环，但此环不随宫缩上升，不同于病理性缩复环。

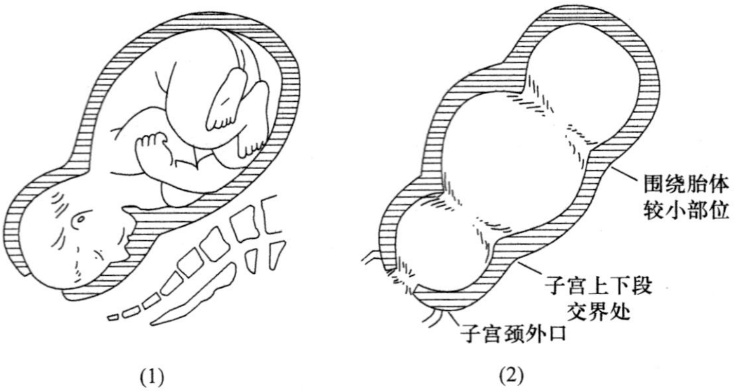

图 11－4 子宫痉挛性狭窄环

（1）狭窄环围绕胎颈；（2）狭窄环容易发生的部位

（3）对母儿的影响

对产妇的影响 ① 产道损伤。宫缩过强、过频、急产，可导致产妇子宫颈、阴道及会阴撕裂伤，有梗阻者，可发生子宫破裂。② 产后出血。宫缩过强、产程过快，使产后子宫肌纤维缩复不良，易发生胎盘滞留或产后出血。③ 产褥感染。急产来不及消毒易造成产褥感染。

对胎儿、新生儿的影响 ① 胎儿窘迫、新生儿窒息。因宫缩过强、过频影响子宫胎盘血液循环，使胎儿窘迫或死亡。胎儿窘迫未及时处理或手术损伤导致新生儿窒息。② 产伤。胎儿娩出过快，胎头在产道内受压，颅内压急剧改变，引起颅内出血。新生儿坠地可造成骨折、外伤及脐带断裂等。③ 新生儿感染。来不及消毒而接产或手术产引起。

3. 心理社会资料 评估产妇精神状态及其影响因素，了解产妇对目前面临的状况有无思想准备，是否担心胎儿与自身的安危，在周围无医护人员及家人的情况下，产妇有无恐惧、极度无助感。

（三）护理诊断/合作性问题

1. 焦虑 与孕妇担心自身及胎儿安危有关。
2. 疼痛 与过频、过强的宫缩有关。
3. 潜在并发症：子宫破裂、产后出血、软产道损伤、胎儿窘迫等。
4. 有新生儿受损的危险 与宫缩过强有关。

（四）护理目标

1. 产妇情绪稳定，能配合医护。
2. 产妇能应用减轻疼痛的常用技巧，疼痛减轻。
3. 产妇未发生并发症，母儿平安度过分娩期。

（五）治疗原则和护理措施

1. 治疗原则

（1）急产 有急产史者，应提前住院待产；出现产兆后避免胎儿娩出过快；预防产伤及感染。

（2）不协调性子宫收缩过强

强直性子宫收缩　抑制宫缩；若产道有梗阻，应立即行剖宫产术。

子宫痉挛性狭窄环　停止一切刺激，给予镇静药或宫缩抑制药；若处理无效或出现胎儿窘迫，应行剖宫产术。

2. 护理措施

（1）病情监护　加强产时监护，密切观察产程、宫缩、胎心率及产妇的生命体征，及早发现宫缩过强，减少产妇、胎儿及新生儿并发症的发生。

（2）治疗配合

急产的护理　① 有急产史者，嘱预产期前1～2周不要远行，应提前住院待产。② 出现产兆立即卧床休息，左侧卧位，嘱产妇不要用力屏气，减缓分娩速度，不灌肠。③ 提前做好接生准备。④ 密切观察宫缩及产程进展，胎心异常者立即吸氧，并通知医生。⑤ 嘱产妇需解大小便时，先通知医护人员，必要时检查宫口扩张及胎先露下降情况，以防分娩在厕所内造成新生儿意外伤害。⑥ 产后仔细检查软产道，有裂伤者及时予以缝合。⑦ 做好抢救新生儿窒息的准备，准备吸氮管、氧气、人工呼吸机及急救药品等。⑧ 按医嘱给新生儿常规肌内注射维生素K_1 10 mg，预防颅内出血。⑨ 急产来不及消毒者，应重新无菌处理脐带。按医嘱给予抗生素，必要时给破伤风抗毒素1 500 U肌内注射，预防感染。

不协调性子宫收缩过强的护理　① 强直性子宫收缩：按医嘱用25%硫酸镁20 mL加入25%葡萄糖20 mL内缓慢静脉推注，或肾上腺素1 mg加入5%葡萄糖注射液250 mL静脉滴注，以抑制宫缩。产道有梗阻时，应做好剖宫产术的准备。② 子宫痉挛性狭窄环：协助医生寻找原因并及时纠正，如停止阴道内操作，停用缩宫素，按医嘱给予哌替啶、沙丁胺醇或硫酸镁等药物治疗。若环不能松解，宫口未开全，出现胎儿窘迫等，应做好剖宫产术的准备；做好抢救新生儿窒息的准备及配合。

（3）一般护理

休息　卧床休息，左侧卧位。指导产妇做深呼吸，提供背部按摩。

饮食　进高热量、易消化饮食，补充水及电解质。

（4）心理护理　提供缓解疼痛的支持性措施，与产妇交谈，分散其注意力，以减轻产妇的焦虑或紧张。向产妇说明产程进展及胎儿状况，鼓励产妇增加分娩自信心，积极与医护配合。

（5）健康教育　嘱有急产史的孕妇提前2周住院待产，以防院外分娩造成损伤和意外。指导产妇产后选用合适的避孕措施。剖宫产术者，若无新生儿存活，2年后方可再孕。

（六）护理评价

1. 产妇能描述宫缩过强对母儿的影响，积极配合治疗，适应分娩。
2. 产妇能运用减轻疼痛的技巧，舒适感增加。
3. 产妇分娩顺利，无并发症发生，母儿平安出院。

第二节 产道异常

产道异常包括骨产道异常和软产道异常。临床上以骨产道异常为多见。

骨产道异常是指骨盆径线过短或形态异常，使骨盆腔小于胎先露部能通过的限度，阻碍胎先露下降，影响产程顺利进展，又称狭窄骨盆。

（一）骨产道异常的分类

1. 骨盆上口平面狭窄　特点为上口平面呈横扁圆形，其前后径短，即扁平骨盆。骶耻外径 <18 cm，骨盆上口前后径 <10 cm，对角径 <11.5 cm。常见有单纯性扁平骨盆（图 11－5）和佝偻病性扁平骨盆（图 11－6）。由于骨盆上口平面狭窄，于妊娠末期或临产后胎头衔接受阻，不能入盆。

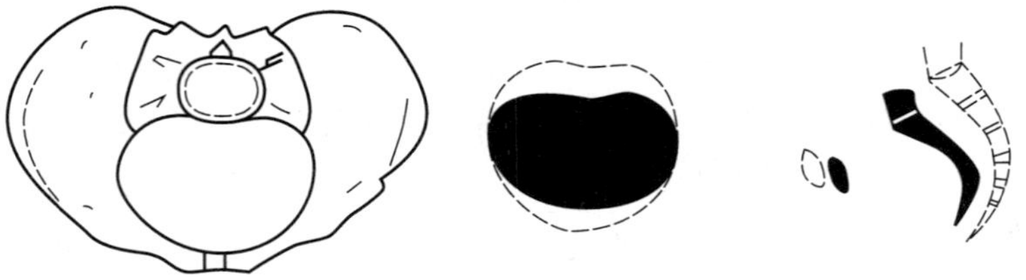

图 11－5　单纯性扁平骨盆

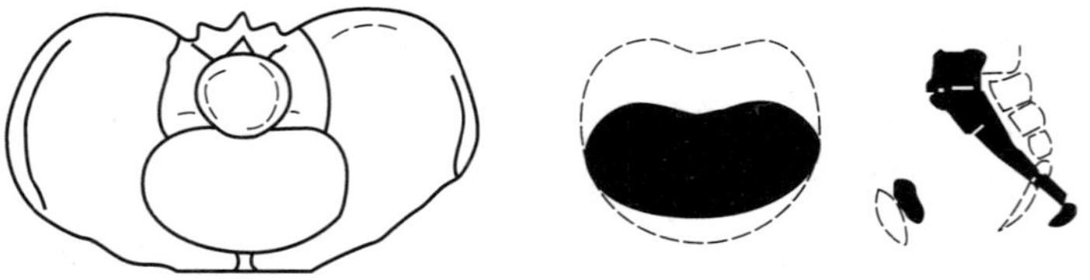

图 11－6　佝偻病性扁平骨盆

2. 中骨盆及骨盆下口平面狭窄

（1）漏斗骨盆　特点为骨盆上口平面正常，中骨盆及下口平面狭窄，骨盆两侧壁向内倾斜呈漏斗状故得名。坐骨棘间径 <10 cm，坐骨结节间径 <8 cm，坐骨切迹宽度 <2 横指，耻骨弓角度 <90°，出口横径与后矢状径之和 <15 cm（图 11－7）。临产后胎先露能正常衔接，主要影响胎头俯屈，使内旋转受阻，易形成持续性枕横位、枕后位，致产程进展缓慢甚至停滞。

（2）横径狭窄骨盆　与类人猿型骨盆类似，特点为骨盆各平面横径均缩短，而前后径稍长（图 11－8）。

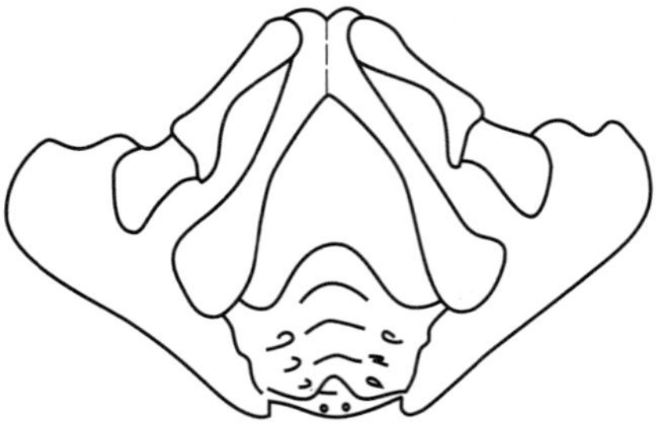

图 11－7　漏斗骨盆

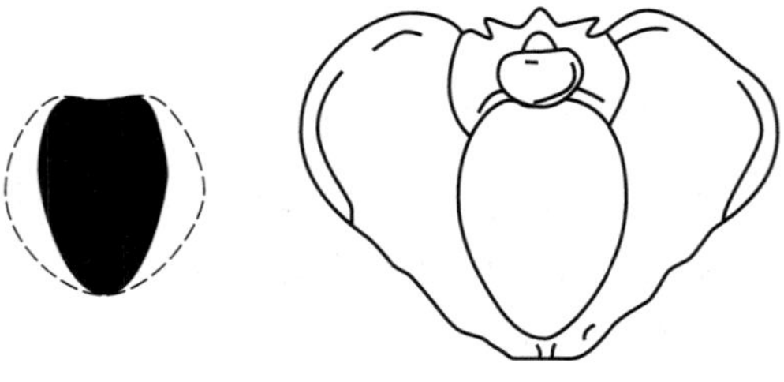

图 11－8　横径狭窄骨盆

3. 骨盆3个平面均狭窄　特点为骨盆形态正常，但骨盆各平面径线均小于正常值2 cm或更多，故称均小骨盆。多见于身材矮小、体型匀称的妇女（图11－9）。胎儿小、产力好、胎位正常者可经阴道分娩。中等大小以上的胎儿经阴道分娩则有困难。

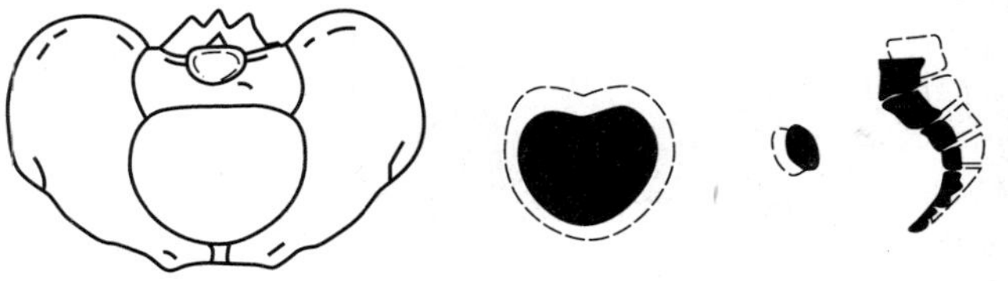

图11－9　均小骨盆

4. 畸形骨盆　骨盆失去正常形态和对称性，如骨软化症骨盆（图11－10）和偏斜骨盆（图11－11）。一般需行剖宫产结束分娩。

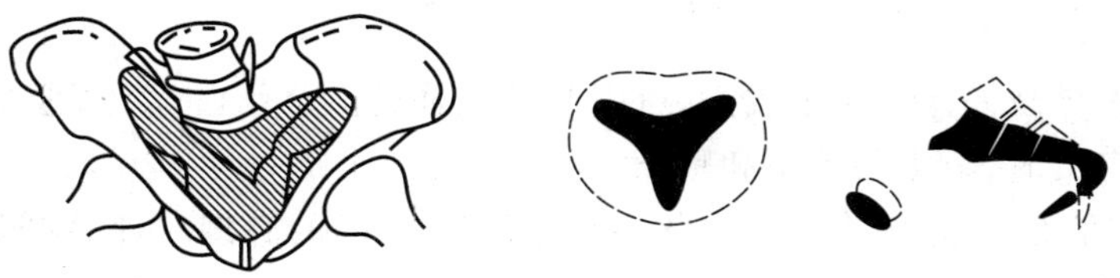

图11－10　骨软化症骨盆

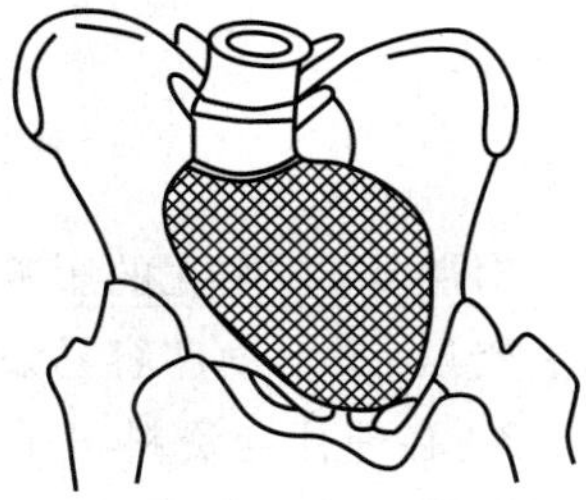

图11－11　偏斜骨盆

（二）护理评估

1. 健康史　询问孕妇幼年有无佝偻病、脊髓灰质炎、脊柱或髋关节结核及外伤史。若为经产妇，应了解有无难产史及新生儿产伤史。

2. 身体评估

（1）一般检查　观察孕妇的体型、步态，有无跛足、髋关节畸形、脊柱畸形，米氏菱形区是否对称；测身高，身高在145 cm以下应考虑均小骨盆。

（2）腹部检查　观察腹型，了解有无尖腹或悬垂腹，测量宫底高度、腹围，估计胎儿大小；检查胎产式、胎先露及胎方位是否正常，若发现胎头不能按期衔接或胎位异常不易矫正，应考虑有骨盆狭窄的可能；评估头盆是否相称，行胎头跨耻征检查。检查者将手放在耻骨联合上方，将胎头向骨盆上口方向推压。若胎头低于耻骨联合前表面，表示头盆相称，称胎头跨耻征阴性；若胎头与耻骨联合在同一平面，表示可疑头盆不称，称胎头跨耻征可疑阳性；若胎头高于耻骨联合前表面，表示头盆明显不称，称胎头跨耻征阳性（图11－12）。跨耻征阳性者，需排除骨盆倾斜度异常。

（3）骨盆测量　进行骨盆外测量，必要时配合医生行骨盆内测量，了解有无骨盆狭窄。

（4）对母儿的影响

对产妇的影响　常致胎位异常、继发性宫缩乏力；上口平面狭窄常引起潜伏期及活跃期早期延长,中骨盆及骨盆下口平面狭窄使活跃期晚期及第二产程延长甚至停滞;胎头浮动、胎位异常致胎膜早破;因产程延长及产妇疲劳可引起产后出血和产褥感染;胎头压迫软产道过久,可形成生殖道瘘,或因宫缩过强而发生子宫破裂。

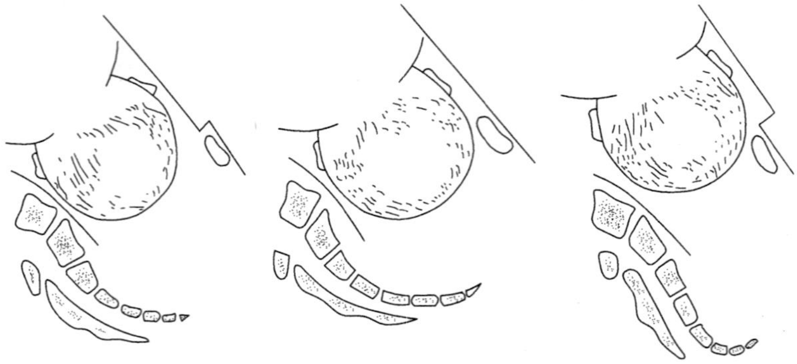

图 11－12 胎头跨耻征检查

(1) 胎头跨耻征阴性;(2) 胎头跨耻征可疑阳性;(3) 胎头跨耻征阳性

对胎儿、新生儿的影响 胎膜早破如伴有脐带脱垂,可引起胎儿窘迫甚至死亡;产程延长、胎头受压、手术助产容易发生颅内出血、新生儿产伤和感染。

3. 心理社会资料 了解产妇的精神状态及情绪变化,有无紧张、恐惧的心理。评估产妇及其家属对骨产道异常相关知识的了解程度;产妇有无良好的支持系统;产妇及其家属会担心分娩的结果、胎儿的安危,评估其担心的程度,从而给予必要的心理护理。

4. 辅助检查 通过 B 型超声检查,进一步观察胎先露与骨盆的关系。测量胎头双顶径、胸径、腹径、股骨长度,预测胎儿体重,判断能否顺利通过骨产道。

(三) 护理诊断/合作性问题

1. 焦虑 与孕妇担心分娩结果有关。
2. 潜在并发症:子宫破裂、胎儿窘迫等。
3. 有感染的危险 与胎膜早破、产程延长、手术操作有关。
4. 有新生儿窒息的危险 与产道异常、产程延长、脐带脱垂等有关。

(四) 护理目标

1. 产妇自诉焦虑症状减轻。
2. 产妇能平安分娩,未发生并发症。
3. 产妇感染得以预防和控制。
4. 新生儿健康。

(五) 治疗原则和护理措施

1. 治疗原则 根据骨产道异常的类别、程度,产妇年龄、产次、既往分娩史,胎位、胎儿大小、胎心、宫缩强弱、宫口扩张程度、破膜与否综合判断，选择合适的分娩方式。

2. 护理措施

（1）病情监护及治疗配合

骨盆上口平面狭窄　① 手术准备：明显头盆不称，不能经阴道分娩者，须及早做好剖宫产的术前准备。② 试产的护理：骨盆上口轻度狭窄，可疑头盆不称者，协助医师试产。要专人守护，保证良好的产力，需保证产妇营养、水分的摄入和充分的休息，必要时按医嘱静脉补液，少做肛查，禁灌肠，试产中一般不用镇静、镇痛药；严密监测产程进展情况，观察宫缩强弱，了解宫口扩张程度和胎先露下降情况，勤听胎心音，注意观察羊水性状；试产时间为 2 ~ 4 h，若胎头仍未入盆或出现胎儿窘迫、先兆子宫破裂征象，应立即停止试产并迅速完成剖宫产的术前准备。③ 预防并发症：若胎先露未衔接、胎膜已破者，应抬高臀部，防止发生脐带脱垂；胎先露长时间压迫阴道或出现血尿时，产后应留置导尿管 8 ~ 12 d，防止发生生殖道瘘；胎儿娩出后及时给予缩宫素，仔细检查并缝合软产道裂伤，按医嘱使用抗生素，预防产后出血和感染。

中骨盆及骨盆下口平面狭窄　① 做好阴道助产术的护理。宫口开全，胎头双顶径达坐骨棘水平或更低者，或下口横径与下口后矢状径之和 > 15 cm 者，应做好阴道助产术的术前准备，并配合医生做较大的会阴后 - 斜切开。② 做好剖宫产术的护理。宫口开全后，胎头双顶径仍在坐骨棘水平以上或出现胎儿窘迫者，下口横径与下口后矢状径之和 < 15 cm 者，应做好剖宫产术前准备。下口平面狭窄者不宜试产。③ 做好新生儿抢救准备并配合医生进行抢救。

骨盆三个平面均狭窄　若胎儿较小，胎位正常，头盆相称，宫缩良好，做好试产准备。试产过程中严密观察，发现异常及时通知医生。若胎儿较大，有明显头盆不称，应尽早做好剖宫产术准备。

畸形骨盆　若畸形严重，明显头盆不称者，应及早做好剖宫产术准备。

（2）一般护理

休息　保持安静，让产妇充分休息，左侧卧位。

饮食　鼓励进食，补充营养、水分，必要时按医嘱补充电解质、维生素 C，以保持良好体力。

（3）心理护理　鼓励产妇说出自己的担心与忧虑，耐心疏导，向产妇及其家属讲明产道异常对母儿的影响，讲清阴道分娩的可能性及优点，解除产妇及其家属对未知情况的焦虑。认真解答产妇及其家属的提问，安慰产妇，使其了解目前产程进展状况，树立分娩自信心，与医护合作，安全度过分娩。

（4）健康教育

保持外阴清洁　每天擦洗外阴 2 次，使用消毒会阴垫，勤换内衣裤。

手术产新生儿应加强护理　密切观察，延期哺乳，防止并发症。

计划生育指导　产后选择合适的避孕措施，严格避孕。要求绝育者，可于产后 48 h 内行输卵管结扎术。

知识库

软产道异常

软产道异常所致的难产临床比较少见。

1. 外阴异常　外阴瘢痕、外阴水肿、外阴坚韧，由于组织缺乏弹性，伸展性差，使外阴及阴道口狭小，影响胎头娩出或造成严重裂伤。

2. 阴道异常　阴道横隔、阴道纵隔、阴道狭窄、阴道尖锐湿疣、阴道囊肿和肿瘤，可阻碍胎先露下降，分娩时易发生裂伤、血肿及感染。

3. 子宫颈异常　宫颈瘢痕、宫颈水肿、宫颈坚韧、宫颈癌、宫颈外口黏合、宫颈肌瘤均可造成宫颈性难产，影响胎先露下降（图 11－13），导致产程延长、产妇体力衰竭等。应根据局部组织的病变程度及对阴道分娩的影响，选择局部用药、局部手术或行剖宫产术结束分娩。

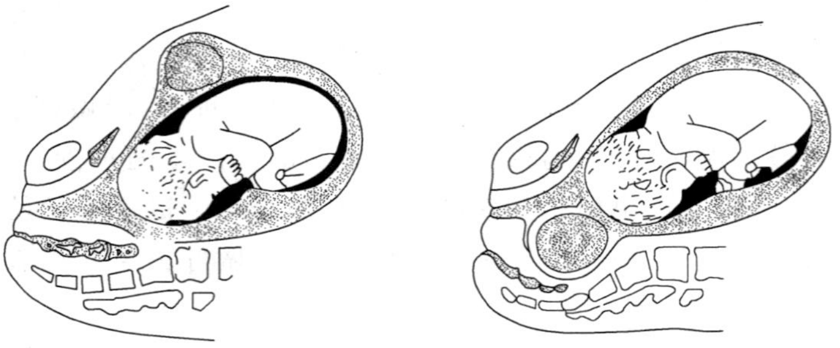

(1)　　(2)

图 11－13　妊娠合并子宫肌瘤

（1）不影响胎头下降；（2）胎头下降受阻

（六）护理评价

1. 产妇能描述骨产道异常对母儿的影响，积极配合实施处理方案。
2. 母儿没有出现因产道异常而致的并发症。
3. 产妇全身状况好，无感染征象，体温正常。
4. 产妇分娩顺利，母儿平安。

第三节　胎位及胎儿发育异常

一、胎位异常

胎位异常是造成难产的常见因素之一。除枕前位为正常胎方位外，其余胎位均为异常胎位，其中胎头位置异常占 6% ~7%，如持续性枕后位、枕横位、面先露、额先露、胎头高直位、前不均倾位等；臀先露占 3% ~4%；肩先露已少见，但它是一种对母儿最不利的胎位；此外，还有复合先露。

（一）臀先露

1. 概述　臀先露即臀位，是最常见的异常胎位。因胎头比胎臀大，分娩时后出胎头无变形机会，易造成娩出困难，加之常发生脐带脱垂，故围生儿病死率是枕先露的 3～8 倍。

（1）原因

胎儿在子宫腔内活动范围过大　如羊水过多，胎儿易在子宫腔内自由活动形成臀先露。

胎儿在子宫腔内活动范围受限　如子宫畸形、双胎、羊水过少等。

胎头衔接受阻　如骨产道异常、前置胎盘、巨大儿等。

（2）分类　根据胎儿双下肢所取的姿势，可分为以下几类。

单臀先露或腿直臀先露　胎儿双髋关节屈曲，双膝关节伸直，以臀部为先露。最多见。

完全臀先露或混合臀先露　胎儿双髋关节及双膝关节均屈曲，以臀部和双足为先露。较多见。

不完全臀先露　胎儿以一足或双足、一膝或双膝，或一足一膝为先露。较少见。

2. 护理评估

（1）健康史　认真查阅产前检查记录，如骨盆测量值、胎位、胎儿大小；了解有无双胎、羊水过多、前置胎盘等；询问过去分娩情形，有无异常胎位及难产史；是否有巨大儿、畸形儿等家族史。

（2）身体评估

孕妇常感肋下或上腹部有圆而硬的胎头　询问孕妇有无肋下硬物感。

腹部检查　① 子宫为纵椭圆形。② 在子宫底可触到圆而硬、有浮球感的胎头。③ 耻骨联合上可触及软而宽的胎臀。④ 衔接前，胎心在脐上左（右）侧最清楚。

肛门及阴道检查　① 肛门检查：可触及软而不规则的胎臀或胎足。② 阴道检查：若胎膜已破，能直接触及胎臀、外生殖器及肛门。

对母儿的影响　① 对产妇的影响：因胎臀形状不规则，不能紧贴子宫下段及子宫颈内口而造成胎膜早破或继发性宫缩乏力；宫缩乏力及产程延长致产后出血与产褥感染；若宫口未开全而强行牵拉，则易造成子宫颈撕裂甚至延及子宫下段。② 对胎儿、新生儿的影响：胎臀高低不平，对前羊膜囊压力不均而造成胎膜早破及脐带脱垂；因脐带脱垂、受压致胎儿窘迫或死亡；胎膜早破致早产、低体重儿；后出胎头牵出困难及手术引起新生儿窒息及产伤；胎儿窘迫、新生儿窒息造成围生儿病死率高。评估产妇有无因胎位异常而导致的上述异常情况存在。观察产程曲线，了解有无产程延长。

（3）心理社会资料　评估产妇的心理状况，是否因担心自身及胎儿的安危或产程时间过长，极度疲乏失去信心而产生急躁情绪。

（4）辅助检查　B 型超声检查能准确查清臀位类型及胎儿情况。

3. 护理诊断/合作性问题

（1）恐惧　与惧怕难产及担心胎儿安危有关。

（2）焦虑　与不了解产程进展或担心分娩有关。

（3）有感染的危险　与产程延长、胎膜早破及手术操作有关。

（4）潜在并发症：胎膜早破、软产道损伤、产后出血、胎儿窘迫等。

4. 护理目标

(1) 孕产妇接受医护人员的帮助,积极与医护合作。

(2) 孕产妇焦虑感减轻。

(3) 孕产妇未发生感染。

(4) 母儿平安,无并发症发生。

5. 治疗原则和护理措施

(1) 治疗原则

妊娠期　对妊娠30周后仍为臀位者予以矫正胎位。

分娩期　根据产妇年龄、胎产式、骨盆种类、胎儿大小、胎儿是否存活、臀位类型及有无合并症决定分娩方式。

(2) 护理措施

病情监护　① 严密观察宫缩情况、宫口扩张及胎先露下降程度,若发现产程进展缓慢及停滞者,做好阴道检查的准备。② 注意观察胎儿情况,勤听胎心音,破膜后立即听取胎心音并记录。

治疗配合

A. 妊娠期　对妊娠30周后仍为臀先露者,应指导其矫正胎位,方法有以下几种。

胸膝卧位:让孕妇排空膀胱、松解裤带,行胸膝卧位(图11-14),每日2次,每次15 min。1周后复查。

激光照射或艾灸至阴穴:用激光照射或艾条灸两侧至阴穴(足小趾外侧距甲角旁3.3 mm),每日1次,每次15~20 min。

外倒转术:上述处理无效时可协助医生于妊娠32~34周时行外倒转术。

做好剖宫产术准备:骨产道异常、软产道异常、胎儿体重>3 500 g、胎儿窘迫、高龄初产妇、有难产史及不完全臀位者,配合医生做好剖宫产的术前准备。

B. 分娩期

第一产程:① 防止脐带脱垂:嘱产妇侧卧,少做肛查,不灌肠,避免胎膜早破。一旦破膜,立即听胎心音并抬高臀部,防止脐带脱垂。若胎心率变慢,应行肛查,必要时行阴道检查,以了解有无脐带脱垂。② 充分扩张软产道:宫口尚未开全,胎足已脱出,应消毒外阴,在宫缩时用无菌巾堵住阴道口(图11-15),以使胎臀继续下降充分扩张软产道,直至宫口开全并做好接生准备。在"堵"会阴过程中,每10~15 min听胎心1次,注意腹部有无病理性缩复环出现,严防发生子宫破裂。做好抢救新生儿的准备。

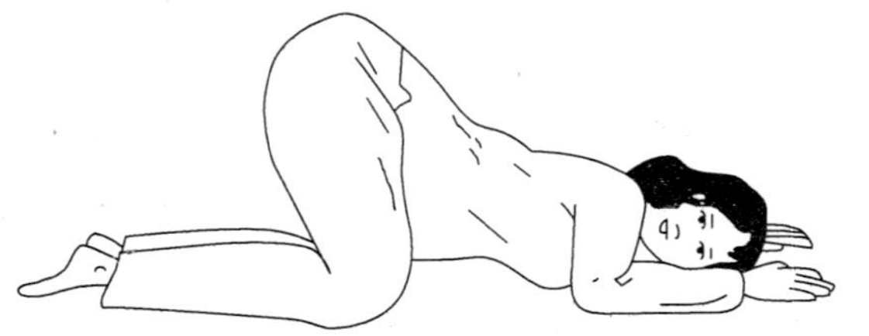

图11-14　胸膝卧位

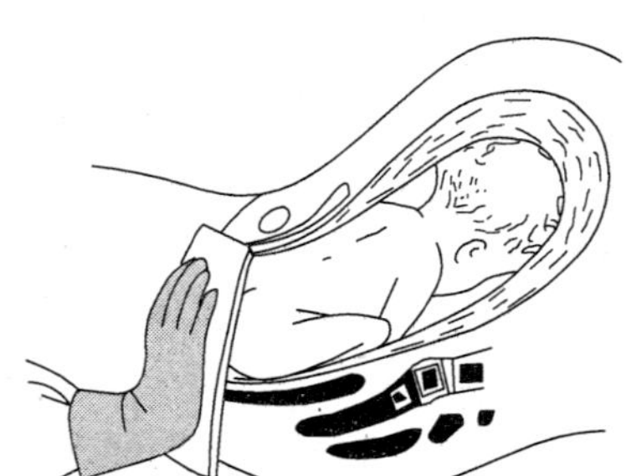

图11-15　用手"堵"外阴

第二产程：正确指导产妇用力，避免体力消耗过多；导尿排空膀胱后，协助完成会阴侧切及臀位助产术。脐部娩出后，应在 2 ~ 3 min 内娩出胎头，最长不超过 8 min。

第三产程：常规检查软产道，如有裂伤及时缝合。按医嘱及时应用缩宫素和抗生素，预防产后出血和感染。

知识库

臀位助产术操作方法

1. 上肢助产

（1）滑脱法 ① 术者右手握住胎儿双足，向前上方上提胎体，使左肩显露于会阴。② 左手示、中指伸入阴道，由胎儿后肩沿上臂至肘关节处，协助后臂及肘关节沿胸前滑出阴道。③ 将胎体放低，前肩自然由耻骨弓下娩出［图 11－16（1）］。

（2）旋转胎体法 ① 术者双手握住胎臀，拇指在背侧，其余 4 指在腹侧。② 将胎体按逆时针方向旋转，同时向下牵拉，使右肩及右臂从耻骨弓下娩出。③ 再将胎体按顺时针方向旋转，使左肩及左臂娩出［图 11－16（2）］。

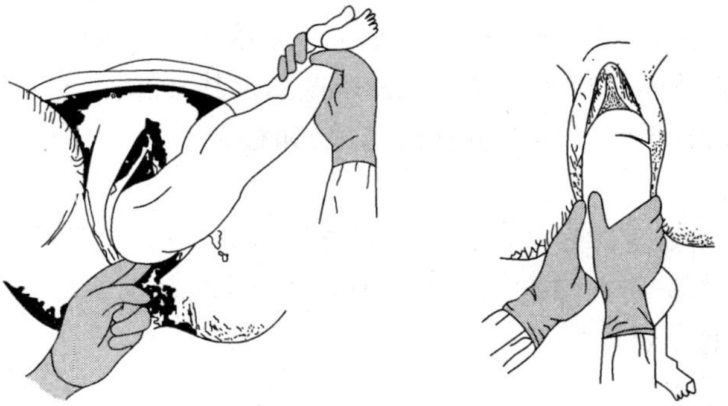

(1)　　(2)

图 11－16　上肢助产

（1）滑脱法；（2）旋转胎体法

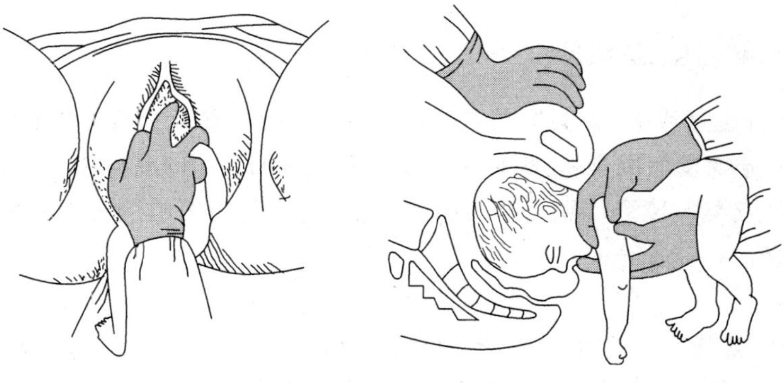

(1)　　(2)

图 11－17　牵出胎头

（1）正面图；（2）侧面图

2. 胎头助产 ① 将胎背转至正前方，使胎头矢状缝与骨盆下口前后径一致。② 将胎体骑跨在左前臂上。③ 左手中指伸入胎儿口内，示指及环指扶于两侧上颌骨。④ 右手中指压住胎头枕部，示指及环指置于胎儿两侧锁骨上。⑤ 先向下牵拉，同时助手在产妇耻骨联合上向下压胎头，帮助胎头俯屈（图 11－17）。⑥ 当胎头枕部达耻骨联合下时，以此为支点，上提胎头，使胎儿颏、口、鼻、额相继娩出（图 11－18）。

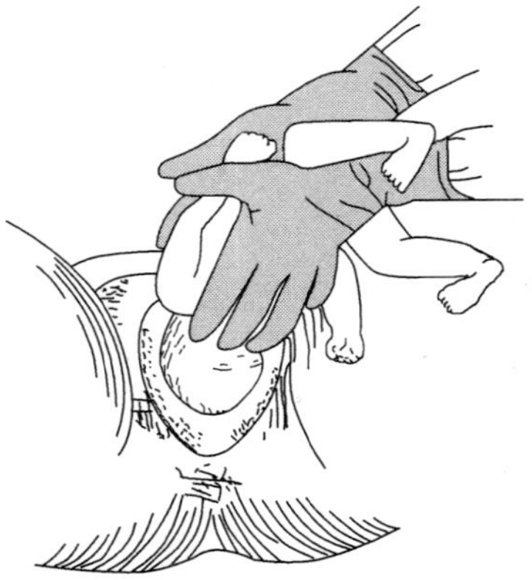

图 11－18 胎头即将娩出

一般护理 让产妇充分休息，情绪紧张者可按医嘱给予哌替啶或地西泮；鼓励产妇进食、饮水，必要时按医嘱静脉补液，维持电解质平衡，以保持产妇良好的营养状况。

心理护理 ① 稳定情绪：鼓励产妇诉说担心与焦虑，耐心疏导；针对产妇及其家属的疑问、焦虑和恐惧，护士在执行医嘱及护理过程中，应给予充分的解释，消除产妇紧张情绪。② 调动产妇积极性：将产妇和胎儿状况及时告诉产妇及其家属，鼓励产妇树立自信，积极与医护配合。③ 增加舒适感：提供增加舒适感的措施，如松弛身心、抚摸腹部等，使产妇安全度过分娩。

健康教育 ① 嘱孕妇定时做产前检查。指导胎位异常的孕妇进行胎位的矫正，以减少难产发生。② 向产妇及其家属介绍新生儿的生理状况，以减轻其疑虑。出院时，与产妇共同制订喂养和随访新生儿的计划。

6. 护理评价

（1）产妇能描述臀先露对母儿的影响，并积极配合医护，适应分娩。

（2）产妇无感染征象，产后体温、脉搏正常。

（3）母儿平安，无并发症发生。

（二）持续性枕后位、枕横位

1. 概述 在分娩过程中，胎头枕部持续不能转向前方，直至分娩后期仍位于母体骨盆的后方或侧方，致使分娩发生困难者，称持续性枕后位（图 11－19）或持续性枕横位。多因骨盆狭窄（如漏斗骨盆或类人猿型骨盆）、胎头俯屈不良、宫缩乏力等致胎头内旋转受阻，形成持续性枕后位、枕横位。

2. 护理评估

（1）健康史 查阅产前检查资料，如骨盆测量值、胎儿大小、胎方位，了解产程进展及宫缩情况等，评估有无引起持续性枕后位、枕横位的因素存在。

（2）身体评估

产妇过早屏气用力 因胎头枕骨位于骨盆后方，直接压迫直肠，使产妇在宫口未开全时即出现了肛门坠胀感或排便感，而过早使用腹压，用力屏气引起子宫颈水肿及产妇疲劳，甚至胎头水肿。观察产妇宫缩时有无屏气动作，评估产妇子宫颈有无水肿存在。

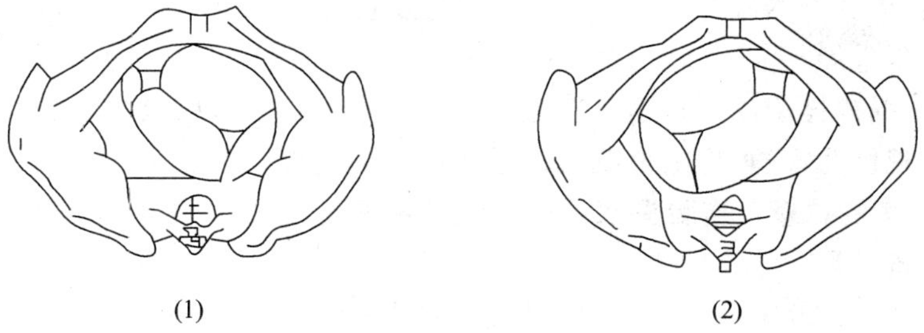

图 11－19 持续性枕后位

（1）枕左后位；（2）枕右后位

腹部检查　在子宫底部触及胎臀，胎背偏向母体侧方或后方，胎心在脐下偏外侧最清楚。

肛门或阴道检查　枕后位时，感盆腔后部空虚，胎头矢状缝位于骨盆斜径上，前囟门在前，后囟门在后。枕横位时，胎头矢状缝位于骨盆横径上，前、后囟门分别在骨盆的两侧。也可借助胎儿耳郭及耳屏方向判定胎位。

对母儿的影响　观察产程曲线，评估宫缩特点、强度，并评估是否对母儿造成下列影响。

A. 对产妇的影响　① 宫缩乏力、产程延长：因胎头枕部持续位于骨盆后方或侧方，导致继发性宫缩乏力，使产程延长。持续性枕后位、枕横位时，常出现活跃期延长、活跃期停滞及第二产程延长等异常产程。② 软产道损伤、产后出血及感染：因产程延长或手术助产造成。③ 生殖道瘘：胎头长时间压迫软产道，可发生缺血、坏死、脱落，形成生殖道瘘。

B. 对胎儿、新生儿的影响　胎儿窘迫、新生儿窒息及围生儿病死率高。

（3）心理社会资料　评估产妇的精神状态及其影响因素，了解产妇是否对分娩有高度恐惧和焦虑情绪；产妇及其家属对持续性枕后位、枕横位相关知识的了解程度；产妇有无良好的支持系统。

（4）辅助检查　B 型超声检查协助判断胎位。

3. 护理诊断/合作性问题

（1）焦虑　与不了解产程进展或担心分娩有关。

（2）有胎儿受损的危险　与胎位异常、脐带脱垂、手术助产等有关。

（3）潜在并发症：软产道损伤、产后出血和感染等。

4. 护理目标

（1）产妇焦虑减轻或解除。

（2）新生儿健康。

（3）产妇分娩过程顺利，无并发症发生。

5. 治疗原则和护理措施

（1）治疗原则　骨盆无异常、胎儿不大时可试产；头盆不称或试产失败者则需行剖宫产术。

（2）护理措施

病情监护和治疗配合

A. 试产的护理 临产后不要过早干涉产程，在严密观察下进行试产。① 嘱产妇不要过早屏气用力，防止子宫颈水肿。② 嘱产妇朝向胎背对侧侧卧，以利胎头枕部转向前方。③ 严密观察胎心及产程进展。④ 宫口开大 3 ~4 cm 产程停滞者，排除头盆不称后，可行人工破膜；若产力欠佳，按医嘱静脉滴注缩宫素。⑤ 做背部按摩，教会产妇放松技巧。⑥ 有头盆不称者或试产过程中出现胎儿窘迫，应做好剖宫产手术准备并配合手术。

B. 阴道助产术的护理 当胎头双顶径达坐骨棘平面或以下时，配合医生做好会阴侧切及阴道助产术的准备工作。

一般护理 让产妇充分休息，在产程进展过程中，给予充分的水分和能量，必要时按医嘱静脉补液，以保持良好的产力。督促产妇定时排尿，避免膀胱充盈阻碍胎头下降。

心理护理 针对产妇及其家属的疑问、焦虑和恐惧，护士在执行医嘱及护理过程中，应给予充分的解释，消除产妇的紧张情绪，鼓励产妇更好地与医护配合，以增强其对分娩的自信心，安全度过分娩期。

健康教育 出院后合理饮食，保证充分的休息，保持外阴清洁。指导母乳喂养的方法及选择合适的避孕措施。

6. 护理评价

（1）产妇自诉焦虑减轻，心情平稳。

（2）产妇未发生严重的软产道损伤、出血和感染，新生儿平安。

（三）肩先露

1. 概述 胎体纵轴与母体纵轴垂直，胎体横卧于骨盆上口之上，先露部为肩，称肩先露（即横位）。占分娩总数的 0.25%，是对母儿最不利的胎位，足月活胎不能经阴道分娩。多发生于胎头衔接受阻或胎儿活动范围过大等情况。

2. 护理评估

（1）健康史 了解孕妇是否为经产妇，有无羊水过多、双胎、骨盆异常等。

（2）身体评估

宫缩乏力 肩先露不能紧贴子宫下段及子宫颈内口，缺乏直接刺激。观察产程曲线，了解有无宫缩乏力、产程延长。

胎膜早破 胎肩与骨盆不能衔接，羊水压力不均造成胎膜早破甚至脐带脱垂。评估胎膜是否完整，观察阴道内有无羊水流出、有无脐带脱出。

忽略性（嵌顿性）肩先露 破膜后羊水流尽，子宫紧裹胎体，宫缩不断加强，胎肩及部分胸廓被挤入盆腔，胎头和胎臀被阻于骨盆上口上方，胎体折叠弯曲，胎颈被拉长，上肢脱出于阴道口外，形成忽略性肩先露（图 11－20）。评估宫缩强度，观察有无胎手脱出阴道口外。

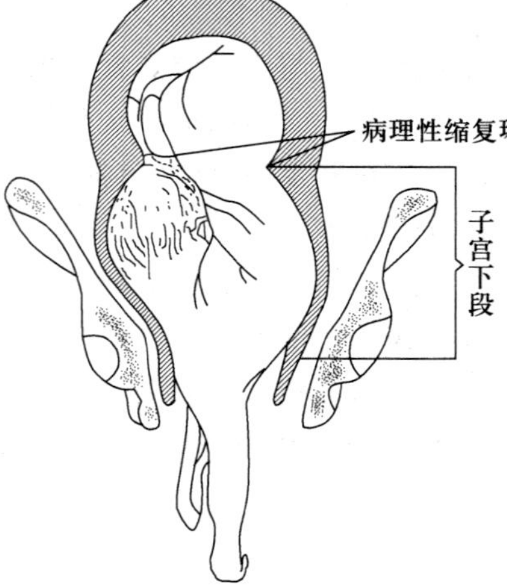

图 11－20 忽略性肩先露

病理性缩复环　宫缩继续增强，子宫上段肌肉过度收缩和缩复，越来越厚，下段肌肉被动拉长，越来越薄，使上、下段之间形成环状凹陷，并随宫缩逐渐上升高达脐上，称为病理性缩复环。它是先兆子宫破裂的征象。要特别注意观察子宫缩复环情况，若发现缩复环随宫缩上升，并出现下腹部压痛或血尿，应立即通知医生。

子宫破裂　出现病理性缩复环如不及时处理，可发生子宫破裂。

腹部检查　子宫呈横椭圆形，宫底高度低于妊娠周数，子宫底及耻骨联合上方较空虚，在母体腹部两侧分别触及胎头和胎臀，胎心在脐周两侧最清楚。

肛门或阴道检查　未破膜时，肛查不易触及胎先露。若胎膜已破，宫口扩张，阴道检查可触到肩胛骨、肋骨及腋窝。可根据腋窝尖及肩胛骨确定胎位。

对母儿的影响　① 对产妇的影响：宫缩乏力、胎膜早破、子宫破裂、宫腔感染及败血症。② 对胎儿、新生儿的影响：脐带脱垂、胎儿窘迫或死亡、新生儿窒息或死亡、新生儿产伤。

（3）心理社会资料　产妇及其家属对肩先露分娩的危险性认识不足，往往任其自然而耽误抢救时间，致母儿双亡；或一旦得知肩先露的危害，担心自身及胎儿的安危，表现出异常焦虑和恐惧。

（4）辅助检查　B 型超声检查能确定具体胎位。

3. 护理诊断/合作性问题

（1）恐惧　与惧怕难产及担心胎儿安危有关。

（2）焦虑　与不了解产程进展或担心分娩有关。

（3）有感染的危险　与产程延长、胎膜早破及手术操作有关。

（4）潜在并发症：子宫破裂、胎儿窘迫或死亡。

4. 护理目标

（1）产妇情绪稳定，安全度过分娩。

（2）产妇焦虑减轻或解除。

（3）产妇未发生感染。

（4）产妇、新生儿健康。

5. 治疗原则和护理措施

（1）治疗原则

妊娠期　矫正胎位同臀先露。若近预产期仍为横位，应提前住院，择期剖宫产。

分娩期　根据产次、胎儿大小、胎儿是否存活、宫口扩张程度、是否破膜、有无并发症等，决定分娩方式。除死胎及早产儿胎体可折叠娩出外，足月活胎不能经阴道娩出。

（2）护理措施

病情监护　严密观察宫缩、胎心变化，及早发现先兆子宫破裂征象。

治疗配合

A. 矫正胎位　妊娠 30 周后协助纠正胎位，方法同臀先露。

B. 协助选择合适的分娩方式　① 剖宫产术：初产妇足月活胎或伴有产科指征、出现先兆子宫破裂或子宫破裂征象者。② 内转胎位术：经产妇足月活胎，破膜不久，宫口开大 5 cm 以上者，在乙醚麻醉下行内转胎位术，待宫口开全后以臀先露娩出。③ 毁胎术：胎儿已死，无先兆子宫破裂征象者。

做好抢救新生儿窒息的准备及配合。

心理护理　鼓励产妇诉说担心与焦虑，耐心疏导；护士在执行医嘱及护理过程中，给予充分的解释，消除产妇紧张情绪。向产妇说明横位者足月活胎不能经阴道分娩，解释行剖宫产术的必要性及术前术后注意事项，使产妇乐意接受手术。

健康教育　指导产妇出院后注意休息，加强营养。指导母乳喂养。

6. 护理评价

（1）产妇情绪稳定，自述焦虑减轻或解除。

（2）产妇无并发症发生。

（3）产妇、新生儿健康。

二、胎儿发育异常

（一）概述

胎儿发育异常，主要有巨大儿和胎儿畸形（无脑儿、脑积水、连体胎儿等）。

1. 巨大儿　即胎儿体重达到或超过 4 000 g 者。

2. 脑积水　大量脑脊液潴积于颅腔内，使颅腔体积增大、颅缝明显变宽、囟门显著增大而称脑积水。常伴脊柱裂、足内翻等（图 11－21）。

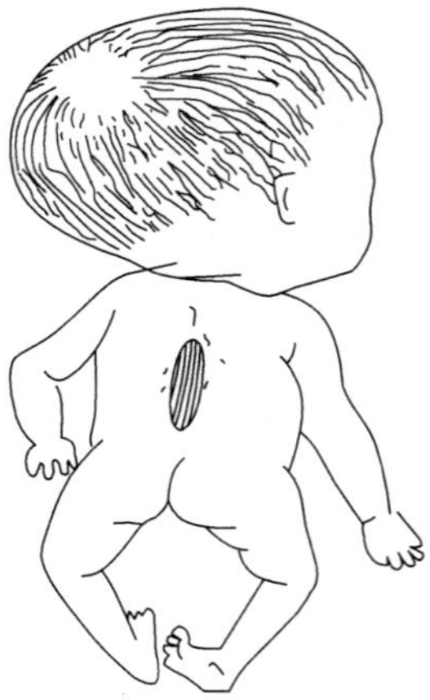

图 11－21　脑积水伴脊柱裂、足内翻

（二）护理评估

1. 健康史

（1）巨大儿　询问有无糖尿病病史、难产史及巨大儿分娩史，是否营养过剩或过期妊娠。

（2）脑积水　了解有无家族畸形儿资料；详细查阅产前检查记录，特别是产前诊断记录；若为经产妇，应了解有无分娩畸形胎儿史或死胎史。

2. 身体评估

（1）巨大儿　孕妇自觉腹部迅速增大，妊娠晚期出现呼吸困难，腹部沉重、两肋胀痛；腹部检查宫底高度、腹围大于妊娠周数，先露浮，胎心音位置较正常稍高。

（2）脑积水　腹部检查可触到宽大、骨质薄软、有弹性的胎头，胎头跨耻征阳性。

3. 心理社会资料　产妇因担心难产及手术而焦虑不安，或因胎儿畸形而感自责、悲观、抑郁。

4. 辅助检查

（1）巨大儿　B 型超声检查见胎体大，胎头双顶径 >10 cm。

（2）脑积水　B 型超声检查见胎头周径明显大于腹周径，颅内大部分被液性暗区占据，中线漂动。

（三）护理诊断/合作性问题

1. 焦虑　与担心难产、手术产及胎儿发育有关。
2. 预感性悲哀　与得知胎儿异常有关。
3. 有胎儿受伤的危险　与难产及手术产有关。

（四）护理目标

1. 产妇焦虑减轻或解除。
2. 产妇能正视胎儿异常，悲哀淡化。
3. 新生儿健康。

（五）治疗原则和护理措施

1. 治疗原则

（1）巨大儿　根据产妇及胎儿具体情况综合分析，以对产妇及胎儿造成最少的损伤为原则。

（2）脑积水　处理时以保护母体免受伤害为原则。

2. 护理措施

（1）病情监护

妊娠期监护　加强产前检查，及早发现巨大儿和脑积水。

分娩期监护　严密观察产程，若为巨大儿，提前做好剖宫产术前准备；若为脑积水，做好毁胎术准备。

（2）治疗配合

协助选择终止妊娠时间　① 巨大儿的孕妇，应于妊娠36周后根据胎儿成熟度、胎盘功能及糖尿病控制情况择期终止妊娠。② 脑积水孕妇，确诊后应及时引产。

减少对母儿的损伤　① 巨大儿体重超过4 500 g，骨盆中等大小或产程延长者，应做好剖宫产术的准备。② 巨大儿胎头双顶径已达坐骨棘水平以下时，应配合医生行会阴后－斜切开以产钳助产，同时做好处理肩难产的准备。③ 脑积水胎儿引产时，配合医生行颅内穿刺放液。

（3）一般护理　保证充足的睡眠，避免劳累。鼓励产妇进食，增加营养，保持体力，糖尿病产妇应注意控制饮食。

（4）心理护理　及时回答产妇及其家属的提问，耐心解释，减轻产妇的焦虑。对胎儿发育异常或新生儿死亡的产妇，应耐心疏导，做好宽慰工作，使产妇情绪稳定，顺利度过悲伤期。

（5）健康教育　若无新生儿存活，指导产妇再次妊娠时应行产前诊断，并加强妊娠期保健。

（六）护理评价

1. 产妇能正视分娩障碍、胎儿异常，心情平稳。
2. 产妇未发生严重软产道损伤和感染，新生儿（巨大儿）平安。

病案分析
病人入院基本资料评估

一、一般资料

姓名　常某　　性别　女　　年龄　22岁　　职业　营业员

民族　汉族　　籍贯　湖北　　文化程度　高中　　婚姻状况　已婚

地址　××市花园路47号　　联系电话　139×××××419

末次月经　2012年5月20日　　预产期　2013年2月27日

入院时间　2013年3月5日10:00时　　病历记录时间　2013年3月5日10:00时

入院方式　步行

入院医疗诊断　1. 孕$_1$产$_0$,孕41周,ROA,临产

2. 协调性宫缩乏力

主诉　停经41周,规律腹痛17 h。

现病史　孕妇停经41周,昨天下午5点开始出现规律宫缩,持续30 s,间歇6 min左右,无阴道出血,未破膜,收入院。

孕妇停经6周时开始出现早孕反应,停经18周有胎动感,无阴道出血及腹痛史。

月经史　$14\frac{5\sim7}{28\sim30}$,量中,无痛经,末次月经2012年5月20日。

婚育史　20岁结婚,丈夫体健。孕$_1$产$_0$,未采取避孕措施。

既往史　否认传染病史和手术史,否认药物过敏史。

家庭史　无特殊病史。

二、生活习惯及自理能力

饮食　正常　　睡眠　正常　　大小便　正常

烟酒嗜好　无　　活动能力　正常　　心理状况　紧张、焦虑、恐惧

三、家庭情况

家庭成员2人,夫妻关系良好,家庭经济收入中等。

四、身体评估

（一）全身检查

体温37 ℃,脉搏81次/min,呼吸17次/min,血压14.6/9.3 kPa(110/70 mmHg)。神志清楚,发育中等,营养中等,体重69 kg,皮肤黏膜无黄染,五官正常,心肺听诊无异常,肝脾正常,脊柱生理弯曲,四肢无异常。

（二）产科检查

1. 腹部检查　腹部膨隆,宫底高度31 cm,腹围99 cm,胎位ROA,胎先露入盆固定,胎心率130次/min,律齐。

2. 肛门检查　先露头,"S^0",胎膜未破,子宫颈管消失,宫口开大2 cm。

3. 骨盆测量　IS　25 cm,IC　27 cm,EC　20 cm,TO　9 cm。

（三）辅助检查

血、尿常规各项指标均正常。

五、治疗措施

目前主要采用镇静(地西泮)、加强宫缩(缩宫素)等措施治疗。护理计划见表 11-1。

表 11-1 协调性宫缩乏力产妇的护理计划

护理诊断	护理目标	护理措施
1. 焦虑 与宫缩乏力、产程延长有关	1. 产妇及其家属能提出有关难产的问题,并能获得所需知识 2. 产妇能适应病房环境 3. 产妇焦虑解除,能安静入睡	1. 鼓励产妇说出焦虑的原因及心理感受,理解、同情产妇的感受 2. 介绍主管医师和责任护士、病房环境及有关制度,帮助产妇尽快适应环境 3. 创造安静、无刺激的环境,避免产妇与其他具有焦虑情绪的病友接触 4. 向产妇讲解难产的有关知识,及时解答产妇提出的疑问,耐心疏导,消除产妇紧张情绪 5. 在护理过程中提供适当的信息,如病情得到控制、胎心音正常等,使产妇能正视难产,树立分娩自信心 6. 教会产妇运用正确的心理调整方法,如缓慢地深呼吸、听轻音乐、与人交谈等 7. 按医嘱给予镇静剂地西泮 10 mg 缓慢静脉注射
2. 疲乏 与产程延长、体力消耗有关	产妇能在产程中保持良好体力	1. 嘱产妇充分休息,左侧卧位 2. 鼓励产妇进易消化、高热量饮食,适当饮水 3. 按医嘱静脉补充营养,给予 10% 葡萄糖 500 mL 内加维生素 C 2 g
3. 恐惧 与惧怕难产和担心胎儿安危有关	1. 产妇情绪稳定,安全度过分娩期 2. 产妇积极配合治疗与护理	1. 护士必须重视评估产妇的心理状况,及时给予解释和支持 2. 与产妇沟通,耐心疏导,消除恐惧 3. 提供机会,让家属陪伴在产妇身边,让产妇感到安全、舒适
4. 有体液不足的危险 与产程延长、宫缩乏力致产后出血有关	产妇体液不足得以及时发现和纠正	1. 让产妇平卧位、给氧。按医嘱尽快输液,必要时输血 2. 严密观察产妇的意识状态、血压、脉搏、呼吸、尿量、阴道出血量等,有异常及时报告医生 3. 按医嘱及时使用缩宫素,并严密监护和调节 4. 准备好急救药品及器械,如氧气等
5. 有胎儿受损的危险 与产程延长、手术产有关	1. 产妇能自我监护胎儿,有异常情况能及时汇报 2. 产妇能积极配合有益胎儿健康的医疗护理措施	1. 向产妇解释发生胎儿窘迫的原因、临床表现及预防措施 2. 指导产妇左侧卧位,必要时吸氧 3. 教会产妇自测胎动,每天 3 次,每次 1 h,注意胎动的变化 4. 定时听取胎心音,注意观察羊水性状,必要时协助医生进行胎儿电子监护或胎盘功能检查

续表

护理诊断	护理目标	护理措施
		5. 做好剖宫产术前准备 6. 做好抢救新生儿窒息的准备,如氧气、保暖设备、急救药品及器械(吸痰管、电动吸引器、呼吸机等),并配合医生实施抢救
6. 有感染的危险　与产程延长、多次阴道检查、破膜时间长、手术产等有关	1. 产妇体温正常,未发生感染 2. 产妇恶露颜色、气味及量均正常	1. 按医嘱应用抗生素预防感染 2. 保持外阴清洁,每日擦洗会阴 2 次,用消毒会阴垫 3. 少做阴道检查,病情需要行阴道检查时应严格消毒后进行 4. 手术操作及配合时,严格执行无菌操作规程 5. 定时测量体温,发现体温过高及时通知医生并处理 6. 认真观察恶露,注意色、量及气味,有异常及时报告医生给予处理

责任护士　向某

护士长　杨某

自 测 题

一、以下每道考题下面有 A、B、C、D、E 五个备选答案,请从中选择一个最佳答案。(A1、A2 型题)

1. 护士应清楚,下列情况中可应用缩宫素的是(　　)。

A. 头盆不称　B. 子宫颈水肿　C. 不协调性宫缩乏力

D. 协调性宫缩乏力　E. 子宫痉挛性狭窄环

2. 初产妇,孕 41 周,临产后出现不协调性宫缩乏力,护士应清楚,对该产妇正确的护理措施是(　　)。

A. 第一产程中可使用哌替啶　B. 静脉滴注缩宫素　C. 人工破膜

D. 助产前使用哌替啶　E. 立即剖宫产

3. 初产妇,规律宫缩 8 h,评估发现产妇一般情况好,宫缩 30 s/10 min,宫缩较初期间歇时间长,宫缩时子宫不硬。宫口开大 3 cm,未破膜,无头盆不称。此时为该产妇提供的首选护理措施应是(　　)。

A. 等待产程自然进展　B. 应用地西泮

C. 静脉滴注缩宫素　D. 人工破膜后视情况酌情静脉滴注缩宫素

E. 剖宫产

4. 护士按医嘱为一宫缩乏力的产妇应用缩宫素加强宫缩,正确的做法是静脉滴注的速度应从(　　)。

A. 6~8 滴/min 开始　　B. 8~10 滴/min 开始　　C. 10~20 滴/min 开始
D. 20~30 滴/min 开始　　E. 30~40 滴/min 开始

5. 护士对产妇及其家属进行妊娠期宣传教育,告知他们急产是指总产程在(　　)。
A. 7 h 内　　B. 6 h 内　　C. 5 h 内　　D. 4 h 内　　E. 3 h 内

6. 护士为一试产的产妇实施护理时,下列护理措施中应除外的是(　　)。
A. 严密观察产程进展　　B. 注意产力
C. 勤听胎心音　　D. 胎位为 LOT 时向胎背的对侧卧位
E. 试产时间为 6~8 h

7. 初产妇,护理评估发现胎头跨耻征阳性,骨盆倾斜度正常,护士对其临产后的情况进行观察,预计不会出现的情况是(　　)。
A. 胎头衔接　　B. 宫缩异常　　C. 胎位异常
D. 脐带脱垂　　E. 病理性缩复环

8. 初产妇,足月临产 18 h,宫口扩张停滞已达 3 h,评估宫缩 25 s/(7~8) min,胎头矢状缝位于母亲骨盆右斜径上,后囟门在母亲骨盆的右后方,先露头,"S^{+1}",坐骨棘较突,坐骨切迹小于 2 横指,护士应按下列哪种情况为该产妇提供护理措施(　　)。
A. 均小骨盆　　B. 巨大儿　　C. 中骨盆狭窄
D. 骨盆上口狭窄　　E. 高张性宫缩乏力

二、以下提供若干个案例,每个案例下设若干个考题。请根据各考题题干所提供的信息,在每道下面的 A、B、C、D、E 五个备选答案中选择一个最佳答案。(A3 型题)

(1~2 题共用题干)

初孕妇,25 岁,孕 38 周,护理评估腹部触诊第三步触及胎臀。骨盆外测量:IS 24 cm,IC 27 cm,EC 19 cm,TO 9 cm,宫缩(30~40)s/(5~6) min,规律。肛查宫口开大 2 cm。

1. 护士应该清楚,该产妇的骨盆是(　　)。
A. 正常骨盆　　B. 扁平骨盆　　C. 漏斗骨盆
D. 均小骨盆　　E. 横径狭窄骨盆

2. 为该产妇提供的护理措施中,下列正确的是(　　)。
A. 产妇可自由下床活动　　B. 加速产程予以灌肠
C. 多做肛查以了解产程进展　　D. 胎膜破裂立即听胎心音
E. 阴道口见胎足立即消毒牵引

三、以下提供若干组考题,每组考题共同使用在考题前列出的 A、B、C、D、E 五个备选答案,请从中选择一个与考题关系密切的答案。每个备选答案可能被选择一次、多次或不被选择。(B 型题)

(1~3 题共用备选答案)
A. 正常产程　　B. 潜伏期延长　　C. 活跃期延长
D. 活跃期停滞　　E. 第二产程停滞

1. 观察产程图时,护士发现一产妇临产 16 h 后,宫口扩张 2 cm,说明该产妇(　　)。
2. 从产程图上,护士观察到一产妇临产 16 h 后,宫口扩张 6 cm,说明该产妇(　　)。
3. 观察产程图时,护士发现一产妇宫口扩张 6 cm 后,3 h 产程无进展,说明该产妇(　　)。

四、以下每道考题下面有 A、B、C、D、E 五个备选答案，请从中选择所有正确的答案。（X 型题）

1. 一孕妇及家属询问引起宫缩乏力的因素，护士的回答正确的是（ ）。

A. 骨盆狭窄　　B. 胎位不正　　C. 双角子宫

D. 巨大儿　　E. 高龄初产妇

2. 产妇足月妊娠临产后，出现协调性宫缩乏力，护士配合医生采取加强宫缩的护理措施包括（ ）。

A. 温肥皂水灌肠　　B. 排空膀胱

C. 针刺穴位　　D. 缩宫素静脉推注

E. 胎头浮，宫口开大 3 cm 可行人工破膜

五、病例分析

李某，35 岁，初产妇。孕妇停经 41 周，规律宫缩已 19 h，持续 30 s，间歇 5 min 左右，无阴道出血，未破膜，收入院。

身体评估：体温 36.8 ℃，脉搏 81 次/min，呼吸 17 次/min，血压 14.7/9.3 kPa（110/70 mmHg）。心肺听诊无异常。产科检查：宫底高度 32 cm，腹围 99 cm，胎位 ROA，先露入盆固定，胎心率 130 次/min，律齐。骨盆测量 IS 25 cm，IC 27 cm，EC 20 cm，TO 9 cm。肛查：先露头，"S^0"，胎膜未破，子宫颈消失，宫口开大 3 cm。

请回答：① 根据现有评估资料分析，该产妇可能出现了何种异常情况？② 针对此种异常情况，你为该产妇提供哪些配合治疗的护理措施？

（王傲芳）

第十二章　产科手术妇女的护理

学习要点

1. 了解常用产科手术的适应证，熟悉常用产科手术的基本过程。
2. 掌握常用产科手术的护理措施。
3. 熟练运用护理程序对剖宫产术的受术者进行整体护理。

第一节　阴道穹穿刺术

阴道穹（又称阴道后穹隆）穿刺术是妇产科临床常用的辅助诊断方法，是指在无菌操作下，用穿刺针经阴道穹后穿刺入盆腔，抽取直肠子宫陷凹处液体进行检验分析的一种方法。直肠子宫陷凹是腹腔的最低部位，当怀疑直肠子宫陷凹有积液、积脓、积血或直肠子宫陷凹的肿块性质不清时，都可行此术借以明确诊断，也可用于某些疾病的治疗。

一、适应证

1. 妇科检查发现直肠子宫陷凹饱满，疑有积液或B型超声探及直肠子宫陷凹内有液性暗区时，可做后穹隆穿刺，抽取液体检查，以了解积液的性质，协助诊断。如异位妊娠、盆腔脓肿等。

2. 对个别盆腔脓肿或其他炎性积液者，也可经后穹隆穿刺放液冲洗或注入抗生素治疗。

3. 如盆腔肿块位于直肠子宫陷凹，可经阴道穹穿刺直接抽吸肿块内容物做涂片细胞学检查，以明确性质。

4. 可在B型超声引导下经阴道穹穿刺取卵，用于各种助孕技术。

二、用物准备

卵圆钳1把，阴道窥器1个，宫颈钳1把，弯盘1个，5～10 mL注射器1具，18号穿刺针头1个，清毒孔巾1块，干纱布、棉球及聚维酮碘棉球若干，标本瓶1个。

三、手术步骤

1. 嘱病人自解小便，取膀胱截石位。

2. 常规消毒外阴、阴道，戴手套，铺孔巾。用阴道窥器暴露子宫颈及阴道穹并消毒。

3. 用宫颈钳夹持宫颈后唇，向前上方牵拉，充分暴露阴道穹，局部再次消毒。

4. 用10 mL注射器接上18号穿刺针头，检查针头无堵塞，在后穹隆中央距子宫颈、阴道黏膜交界处下方约1 cm处平行进针2～3 cm，当穿过阴道壁失去阻力感时抽吸注射器，边抽吸边退针(图 12－1)。

5. 抽吸完毕后拔出针头,观察局部有无出血,出血时以无菌纱布压迫片刻,血止后取出宫颈钳和阴道窥器。

6. 将抽出液先肉眼观察性状,再送检或培养。若抽出液为血液,可静置 4～5 min 后,血液不凝固,即可确诊为腹腔内出血。若穿刺时误入静脉,则血色较鲜红,滴在纱布上有一圈红晕,放置 10min 即可凝结。若抽出脓液,涂片染色后显微镜下检查,并做细菌培养和药物敏感试验。

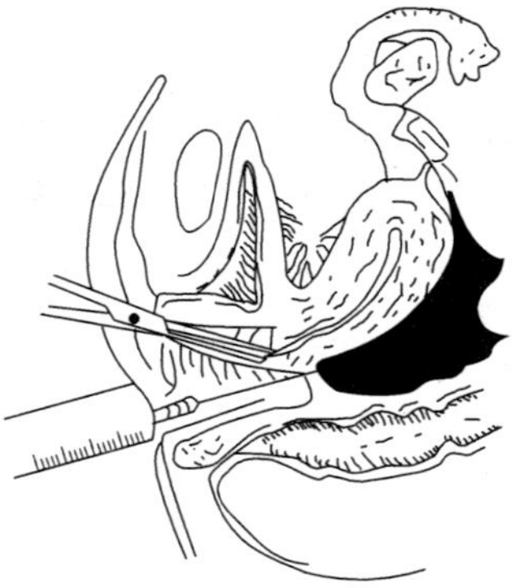

图 12－1 阴道穹穿刺

四、注意事项

1. 穿刺部位在后穹隆正中,方向宜与子宫颈平行,不可偏离方向,避免误刺入直肠或子宫体。

2. 穿刺深度以 2～3 cm 为宜。

3. 阴道穹穿刺未抽出血液,不能完全排除异位妊娠。

4. 抽出液体均应涂片,行常规及细胞学检查。

五、护理要点

1. 术前给病人解释阴道穹穿刺的目的、方法及对诊断疾病的意义,鼓励病人合作,减轻心理压力。

2. 术中为医生提供所需物品。严密观察病情变化,注意病人有无面色苍白、血压下降及剧烈腹痛等情况,并做好记录。

3. 术后安置病人休息 1 h,观察有无脏器损伤、内出血等。

4. 嘱病人术后保持外阴、阴道清洁。

第二节 会阴切开缝合术

会阴切开缝合术是产科常用手术之一,目的是避免严重会阴裂伤及减轻分娩时的阻力。常用方式有会阴侧斜切开术及会阴正中切开术两种(图 12－2,图 12－3)。

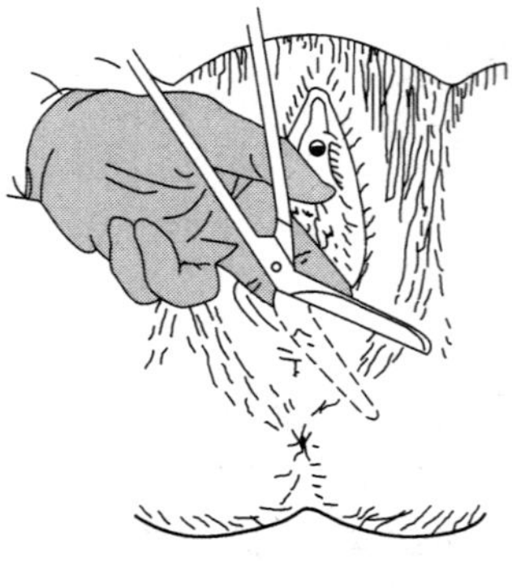

图 12－2 会阴侧斜切开

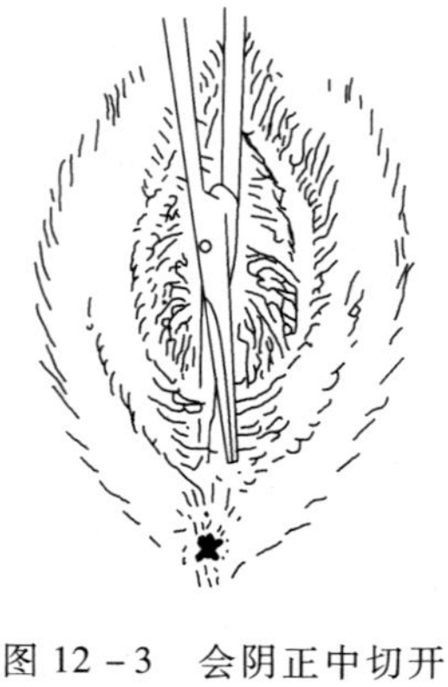

图 12－3 会阴正中切开

会阴正中切开出血少,易缝合,愈合好。但如切口下延,可造成会阴Ⅲ度裂伤。会阴侧斜切开术可充分扩大阴道,不致因伤口延长而伤及直肠,故临床上除常用于自然分娩外,还用于阴道助产术。

一、适应证

1. 分娩时可能引起会阴严重裂伤者,如会阴过紧、会阴中心腱长、胎儿过大等。

2. 初产妇阴道助产术,如胎头吸引术、产钳术或臀位助产术。

3. 第二产程延长或需缩短第二产程,如重度妊娠期高血压疾病、妊娠合并心脏病、胎儿窘迫等。

4. 预防早产儿颅内出血。

二、用物准备

无菌切开包:10 mL 注射器 1 具,长穿刺针头 1 个,会阴侧切剪刀 1 把,弯止血钳 4 把,带尾纱布 1 块,持针器、有齿镊、无齿镊、线剪各 1 把,圆缝合针 2 根,三角缝合针 2 根,1 号丝线 1 团,0 号铬肠线 1 管,治疗巾 4 块,巾钳 4 把,治疗碗 1 个,纱布数块,0.5% 普鲁卡因 20 mL,生理盐水等。

三、操作步骤

1. 产妇准备　产妇取膀胱截石位,外阴常规消毒、铺巾。

2. 麻醉　普鲁卡因过敏试验阴性者用 0.5% 普鲁卡因行局部浸润麻醉(图 12－4)和(或)阴部神经阻滞麻醉(图 12－5)。

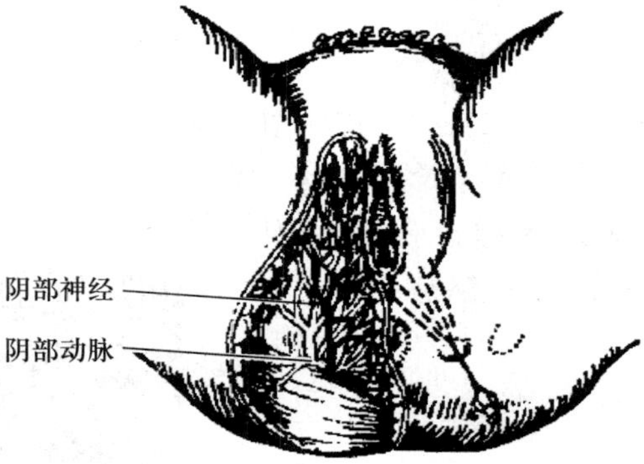

图 12－4　皮下浸润麻醉

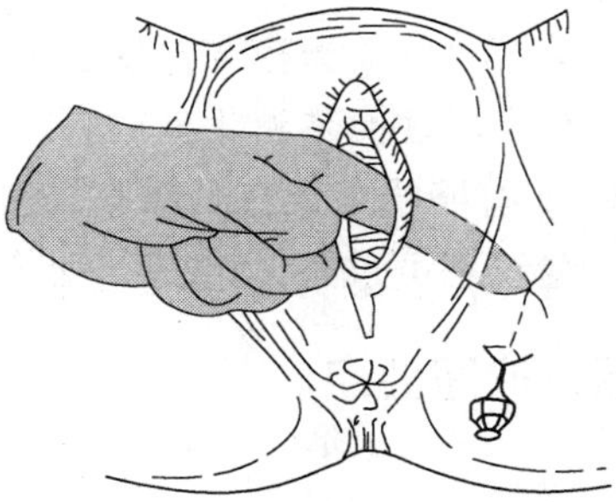

图 12－5　会阴神经局部浸润麻醉

3. 切开会阴

(1) 会阴侧斜切开　一般采用会阴左侧斜切开术。术者左手示、中两指伸入阴道,置胎先露和阴道左侧后壁之间,撑起阴道壁,以保护胎儿并指示切口位置,右手持会阴侧切剪放在会阴后联合偏左 0.5 cm,与中线呈 45°,会阴高度膨隆时可为 60°,剪刀刃应与皮肤垂直,于宫缩时做一次全层切开,切口一般长 4 ~ 5 cm。

(2) 会阴正中切开　沿会阴后联合的中央向肛门方向垂直向下切开 2 ~ 3 cm,注意不要伤及肛门括约肌。

4. 止血　出血处立即用纱布压迫止血,小动脉出血时应予结扎。

5. 缝合会阴　待胎盘完整娩出后,检查软产道其他部位有无撕裂,将阴道内放入一带尾纱布,以免子宫腔血液外流妨碍手术视野。

(1) 缝合阴道黏膜　左手中、示指撑开阴道壁,自切口顶端上方0.5～1 cm开始,用0或1号铬制肠线间断或连续缝合至处女膜外缘[图12－6(1)]。

(2) 缝合肌层和皮下组织　用同样肠线间断缝合肌层和皮下组织[图12－6(2)]。

(3) 缝合皮肤　最后用1号丝线间断缝合皮肤或用3/0可吸收性肠线皮内连续缝合法缝合皮肤(此法可不拆线)。缝合完毕取出阴道内有尾纱布[图12－6(3)]。

6. 术后检查　缝合完毕常规做肛门检查。

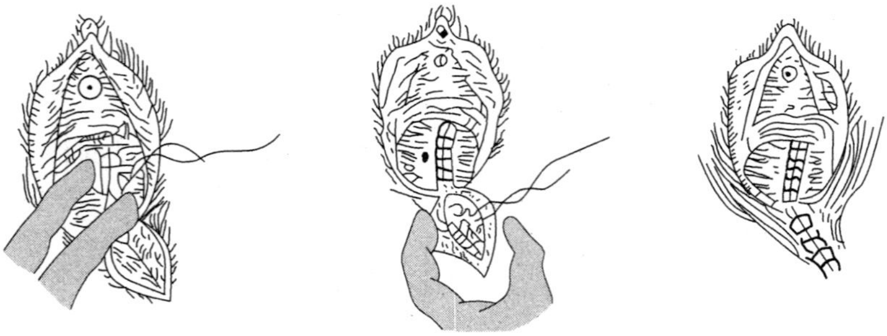

(1)　　(2)　　(3)

图12－6　会阴侧斜切开的缝合

(1) 缝合阴道黏膜;(2) 缝合肌层;(3) 皮肤缝合完毕

四、注意事项

1. 剪开时剪刀刃应与皮肤垂直,一次全层剪开,黏膜、肌层与皮肤切口长度应一致。

2. 缝合时注意勿留无效腔,层次清楚,切口对合整齐。缝合阴道黏膜时注意不能穿透直肠黏膜,如有缝线穿过直肠黏膜,应立即拆除,重新缝合,防止形成直肠阴道瘘。

3. 缝线不可过紧,以免组织水肿,缝线嵌入组织内,影响愈合。

会阴切开术后缝合护理

五、护理要点

(一) 术前护理

向产妇解释会阴切开的目的,消除产妇的恐惧心理,以取得其配合。严密观察产程进展,指导产妇正确屏气用力,做好术前用物的准备。

(二) 术后护理

1. 术后为产妇洗手、擦脸、更衣,垫好卫生巾。定时查看宫缩及阴道出血情况,观察2 h无异常送回休养室。

2. 保持会阴清洁，嘱产妇取健侧卧位，及时更换会阴垫。术后每日用0.5%聚维酮碘或0.1%苯扎溴铵棉球擦洗外阴2次。大小便后也应及时擦洗。

3. 术后应每日检查产妇的伤口，注意有无感染征象。外阴伤口肿痛者可按医嘱进行局部红外线照射或50%硫酸镁湿热敷或用95%乙醇湿敷。如伤口出现红、肿、热、硬结或针眼渗出脓性分泌物，立即配合医生进行处理。正常伤口3～5 d拆线，并记录拆线情况。

第三节　胎头吸引术及产钳术

一、胎头吸引术

胎头吸引术是将胎头吸引器(vacuum extractor)置于胎头上，形成一定负压后吸住胎头，按胎头娩出机制，通过牵引协助胎头娩出的手术。其优点为易于掌握，对母儿危害小，可用以代替低位产钳。缺点是：若负压不足，吸引器滑脱可造成胎儿伤害；如负压过大，牵引时间长，易损伤头皮，甚至发生颅内出血。目前临床常用的有直形或牛角形空筒、金属扁圆形胎头吸引器(图12－7)。

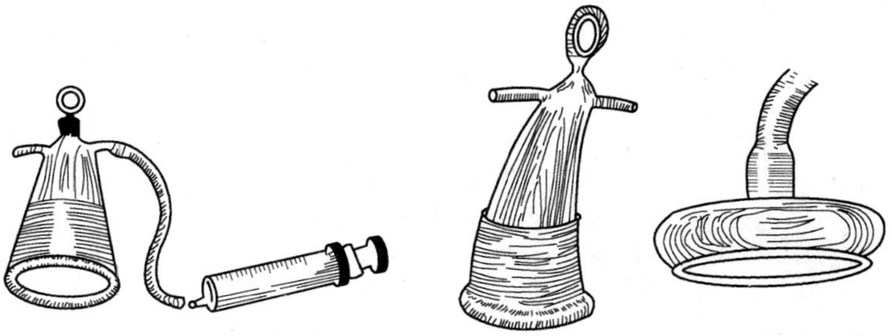

(1)　　(2)　　(3)

图12－7　胎头吸引器种类

(1) 直形空筒胎头吸引器；(2) 牛角形空筒胎头吸引器；(3) 金属扁圆形胎头吸引器

(一) 适应证

1. 缩短第二产程。常用于产妇有妊娠期高血压疾病、心脏病不宜在分娩时用力者，胎儿有宫内窘迫或宫缩乏力者。

2. 持续性枕横位或枕后位需做胎头旋转并牵引胎头助产者。

3. 曾有剖宫产史或子宫壁有瘢痕不宜在分娩时过度用力者。

(二) 禁忌证

1. 胎儿不宜或不能从阴道分娩者，如产道阻塞、严重头盆不称、尿瘘修补术后。

2. 宫口未开全或胎膜未破者。

3. 胎头先露位置高，未达阴道口者。

4. 除头顶先露以外的其他异常头位，如额先露、面先露等。

（三）用物准备

胎头吸引器 1 个，50 mL 注射器 1 具，止血钳 1 把，治疗巾 2 块，新生儿吸引器 1 台，一次性吸引管 2 根，吸氧面罩 1 个，无菌纱布数块，导尿包，消毒液状石蜡，氧气，会阴切开缝合术的物品，抢救药品等。

（四）操作步骤

胎头吸引术的操作见图 12－8。

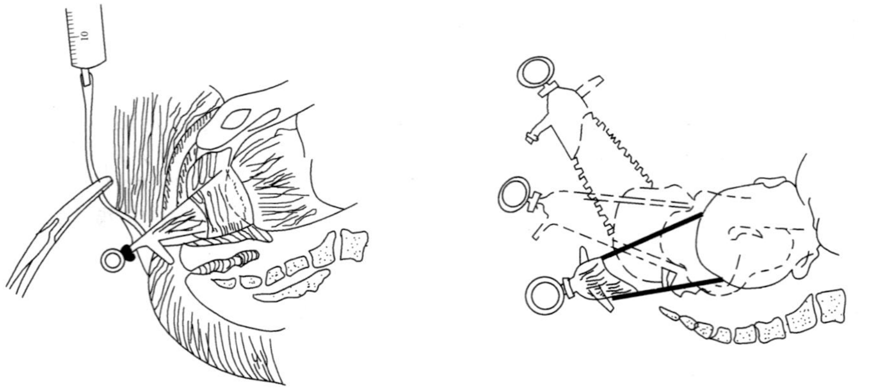

(1) (2)

图 12－8　胎头吸引术

（1）抽吸空气形成负压；（2）牵引胎头

1. 检查　检查吸引器有无损坏、漏气，并将橡皮管接在吸引器空心管柄上。

2. 体位　产妇取膀胱截石位，外阴常规消毒，铺无菌巾，导尿排空膀胱。

3. 阴道检查　了解宫口开大程度，双顶径位置，未破膜者行人工破膜。

4. 会阴切开　初产妇或会阴较紧张者，行麻醉后做会阴侧斜切开术。

5. 放置胎头吸引器　先将吸引器开口端周围涂好润滑油，术者用左手示、中指撑开阴道后壁，右手持吸引器沿阴道后壁放入，然后用左手指环形拨开阴道口四周，使整个胎头吸引器滑入阴道内，并使边缘与胎头顶骨后部贴紧。以右手示指沿吸引器检查一周，了解吸引器是否紧贴头皮，有无阴道壁及宫颈组织夹于吸引器及胎头之间，检查无误后调整吸引器牵引柄，使之与胎头矢状缝方向一致，作为旋转胎头的标记。

6. 抽吸负压　术者将胎头吸引器顶住胎头，助手将注射器接上胎头吸引器的橡皮管，分次缓慢地抽出吸引器内空气 150～180 mL，使吸引器内变成负压，相当于 27～40 kPa（200～300 mmHg）。用血管钳夹住橡皮管，取下注射器，等候 2～3 min，使吸引器与胎头吸牢。

7. 牵引吸引器　宫缩产妇屏气时，沿产轴方向牵引，边牵引边旋转至枕前位，使胎头按分娩机制俯屈、内旋转、仰伸、娩出，同时注意保护好会阴。宫缩间歇期暂停牵引。

8. 取下吸引器　胎头娩出阴道口时，即可松开止血钳，解除吸引器负压，取下吸引器，相继娩出胎体。

（五）注意事项

1. 牵引时用力要均匀适当，按正常胎头分娩机制辅助牵引。切忌左右摇晃，切勿用力过大。

2. 牵引时间以不超过 10 min 为佳，最长不超过 20 min。牵引过程中如有滑脱，可重新放置，但一般不超过 2 次，如牵引失败应改用产钳助产或剖宫产。

（六）护理要点

1. 术前护理 向产妇介绍吸引器助产的目的，做好术前用物、病人及抢救新生儿窒息的各项准备，指导产妇配合医护人员完成分娩。

2. 术中护理 积极协助医师完成手术操作过程。指导产妇配合宫缩正确屏气用力，分娩过程中注意观察宫缩和胎心音的变化，每 15 min 在宫缩间歇时听胎心音 1 次，有异常及时报告手术者。胎儿娩出后及时清理呼吸道，观察新生儿有无产伤，如头皮损伤、头皮血肿及颅内出血等，有异常应及时配合医生处理。

3. 术后护理 产后仔细检查软产道，如有裂伤应及时缝合。嘱产妇产后注意加强营养，多进食高能量、易消化、富含维生素及微量元素的饮食。定时观察宫缩，避免发生产后出血。每天清洁外阴，注意观察切口愈合情况，术后按医嘱常规给予抗生素。

二、产钳术

产钳术是用产钳牵拉胎头以娩出胎儿的手术。临床常用的产钳为短弯型，分为左下叶和右上叶，每叶由钳匙、钳胫、钳锁、钳柄 4 部分组成（图 12－9）。

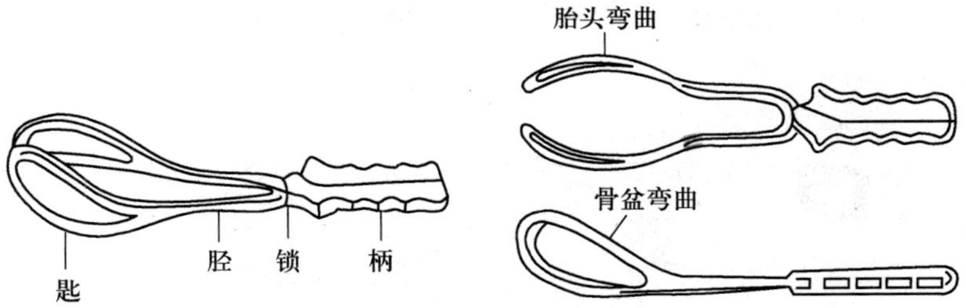

图 12－9 常用产钳结构

（一）适应证

1. 同胎头吸引术。
2. 胎头吸引术失败者。
3. 臀位分娩后出胎头困难或面先露娩出困难者。

（二）禁忌证

1. 同胎头吸引术。
2. 胎头骨质部的最低点在坐骨棘水平或以上，有明显头盆不称时。

3. 确定死胎、胎儿畸形者，尽可能做穿颅术，以免损伤产道。

（三）用物准备

高压灭菌的产钳，消毒液状石蜡，会阴切开缝合术的用物，吸氧面罩 1 个，氧气，新生儿急救用物，导尿包等。

（四）操作步骤

1. 体位、阴道检查、会阴切开　同胎头吸引术。

2. 放置产钳　将钳匙涂以液状石蜡：① 放置左叶产钳[图 12－10(1)]：术者以右手掌面四指伸入阴道左侧壁与胎头之间，左手持左叶钳柄，使钳叶下垂，钳盆弯朝前将左钳叶沿右手掌与胎头之间缓缓插入，使钳叶置于胎头左侧，由助手将钳叶固定。② 放置右叶产钳[图 12－10(2)]：继而术者右手持右叶钳柄，左手四指伸入阴道右侧壁与胎头之间，引导产钳右叶至胎头右侧，达产钳左叶对应位置。

3. 合拢产钳　一般情况下，右叶在上，左叶在下，将两钳叶柄平行交叉，扣合锁扣，钳柄对合[图 12－10(3)]。

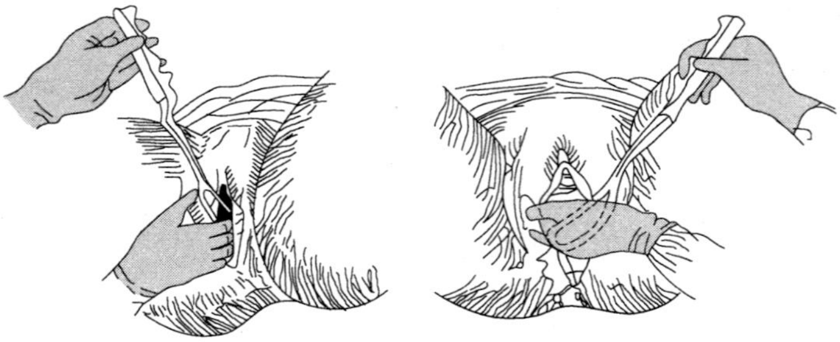

(1)　(2)

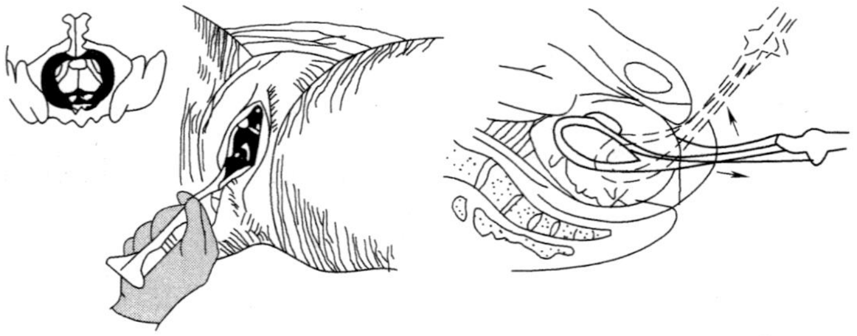

(3)　(4)

图 12－10　产钳术

(1) 放置左叶产钳；(2) 放置右叶产钳；(3) 合拢锁扣；(4) 牵引

4. 检查钳叶位置　产钳扣合后，伸手入阴道内，检查钳叶与胎头之间有无软组织或脐带夹入，两钳叶是否分别置于胎儿面颊部位，胎头矢状缝是否在两钳叶正中。

5. 牵引　在宫缩时术者握住钳柄先向外，后稍向下，沿产轴方向缓慢牵拉。当先露部着冠枕骨达耻骨联合下缘时，逐渐将钳柄上提，使胎头仰伸娩出[图 12－10(4)]，此时助手应注意保护会阴。

6. 取下产钳　当胎头额部娩出后，即可取下产钳，松解钳锁，先取上方的右叶，再取下方的左叶，应顺胎头缓慢滑出。

（五）注意事项

1. 术前必须查清胎方位，才能正确放置产钳，如放置不正确有可能导致胎儿或母体软组织损伤。
2. 牵拉产钳时用力要均匀，速度不宜过快，也不能将产钳左右摇晃。
3. 当胎头额部外露时立即停止用力，以免造成严重的会阴裂伤。
4. 胎盘娩出后，检查软产道有无裂伤，有裂伤给予缝合。
5. 术中注意监测宫缩及胎心，必要时吸氧。
6. 臀位娩出困难者，护士应按压产妇耻骨上方胎头，协助胎头俯屈，以利娩出。

（六）护理要点

产钳术的护理要点同胎头吸引术。

第四节　人工剥离胎盘术

人工剥离胎盘术是指徒手剥离并取出滞留于子宫内胎盘的手术。

一、适应证

1. 胎儿娩出后，胎盘剥离不全引起子宫出血，不到 30 min 已达 200 mL 者。
2. 胎儿娩出后 30 min，经一般处理，胎盘仍未排出者。
3. 某些难产手术，胎儿娩出后，需立即娩出胎盘者。

二、用物准备

无菌手套 1 副，无菌纱布若干，大刮匙 1 把，生理盐水，0.5% 聚维酮碘液，手术衣，导尿包等。

三、麻醉

人工剥离胎盘术一般不需要麻醉，个别病人可用哌替啶镇痛。

四、操作步骤

1. 产妇取膀胱截石位，排空膀胱。手术者须严格无菌操作，重新消毒外阴，更换手套。
2. 一手在腹壁紧握并下推子宫，另一手五指合拢成圆锥状，沿脐带伸入子宫腔，摸到胎盘边缘。
3. 子宫腔内的手掌展开，四指并拢，手背紧贴子宫壁，进入胎盘与子宫壁之间，以手掌的尺侧缘从边缘往中心部分做锯状向上钝性剥离（图 12－11）。待整个胎盘剥离后，将胎盘握在手掌中取出(图 12-12)。

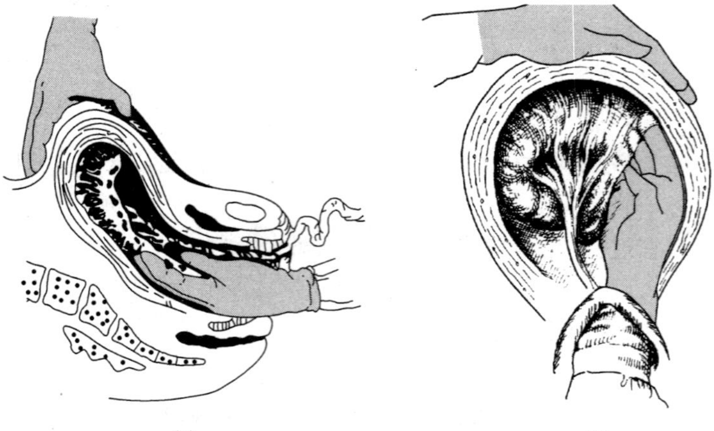

(1) (2)

图 12-11 人工剥离胎盘

(1) 侧面观;(2) 正面观

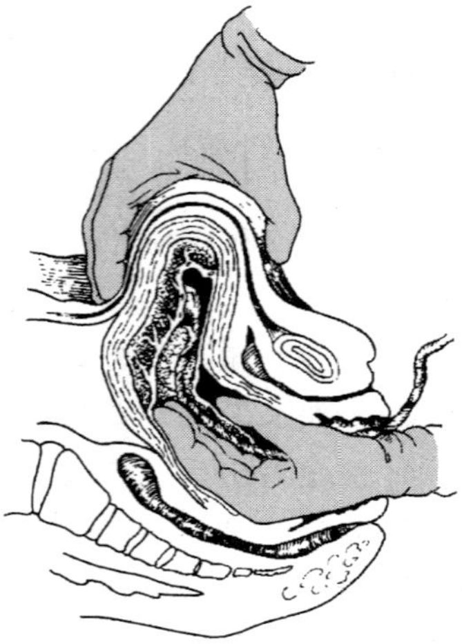

图 12-12 将胎盘握在手中取出

4. 检查胎盘,如不完整,再探查子宫腔,或用大刮匙轻轻搔刮清除。

五、注意事项

1. 严格执行无菌操作规程,动作轻柔。剥离胎盘应一次完成,不可反复进出,应尽量减少子宫腔内操作的次数和时间,以免增加感染机会。

2. 剥离时应摸清胎盘及子宫接触面,轻轻操作,防止穿破子宫壁。仔细检查取出的胎盘、胎膜是否完整。

3. 术中若发现胎盘与子宫壁无明显界限,剥离困难者,考虑可能为胎盘植入,不可强行分离。

六、护理要点

1. 产妇身旁需有专人留守观察产妇一般情况,及时做好输血的准备。配合医生尽快完整娩出胎盘、胎膜。

2. 术后密切观察宫缩、阴道出血情况,对宫缩不良者及时按摩子宫并注射宫缩药。注意有无发热、阴道分泌物异常等感染征象,必要时按医嘱给予抗生素。

第五节 剖 宫 产 术

剖宫产术(cesarean section)是经腹壁切开子宫取出胎儿及其附属物的手术。应用适当可使母儿安全。剖宫产术术式有:子宫下段剖宫产术、子宫体部剖宫产术、腹膜外剖宫产术、剖宫产子宫切除术 4 种。其中子宫下段剖宫产术在临床上已被广泛采用。

一、适应证

1. 产道异常　骨盆狭窄、头盆不称，严重宫颈水肿不能扩张者，子宫或卵巢肿瘤阻塞产道者。

2. 产力异常　如宫缩乏力经处理无效者。

3. 胎位异常　颏后位、初产臀位、横位等。

4. 妊娠并发症　重度妊娠期高血压疾病治疗无效，引产失败者。

5. 其他　胎儿窘迫，胎盘功能严重减退，多胎妊娠、巨大胎儿、羊水过少、子宫先兆破裂、产前严重出血，高龄初产妇（35 岁以上），有剖宫产史，产道畸形等。

二、麻醉方式

连续硬膜外麻醉为主，特殊情况用全身麻醉，也可用局部麻醉。

三、物品准备

25 cm 不锈钢盆 1 个，卵圆钳 12 把，解剖镊 2 把，弯盘 1 个，大无齿镊 2 把，小无齿镊 2 把，18 cm 止血钳 16 ~ 18 把，16 cm 止血钳 10 ~ 12 把，艾力斯钳 8 把，巾钳 8 把，持针器 2 ~ 3 把，吸引器头 3 个，阑尾拉钩 2 个，S 形拉钩 1 个，压肠板 1 个，腹腔双头拉钩 1 个，刀片 3 个，手术刀柄 3 个，4 m × 6 m 双层大包布 2 块，双层剖腹单 1 块，3 m × 3 m 双层中包布 1 块，手术衣 4 ~ 6 件，治疗巾 10 块，纱布垫 6 ~ 8 块，纱布 16 ~ 20 块，手套 10 副，1、4、7、10 线团各 1 个，铬制肠线 2 管，新生儿急救器械和急救药品，宫缩剂。

四、护理要点

（一）术前准备

1. 向产妇进行解释并安慰产妇，使其解除恐惧。

2. 凡行择期剖宫产术前，嘱产妇沐浴、洗发、剪指（趾）甲。腹部和外阴部按一般妇科手术备皮范围准备。

3. 指导产妇演习术后在病床上翻身、饮水、用餐，双手保护切口咳嗽等技巧。

4. 重新测量产妇的生命体征，复核各项辅助检查结果，如有异常及时报告医生。

5. 核实交叉配血情况，并做好输血准备。

6. 完成普鲁卡因、青霉素等药物过敏试验。

7. 术前 4 h 禁用呼吸抑制剂（如吗啡），以防新生儿窒息。

8. 安放留置导尿管。

9. 按医嘱术前 0.5 h 注射基础性麻醉药物。

10. 在腹部消毒前须常规复查胎心率并记录。

11. 做好新生儿保暖和抢救的准备，如新生儿急救器械、药品、氧气等。

12. 如为选择性剖宫产，未破膜者按医嘱用肥皂水灌肠，术前晚间和手术日清晨各一次。

（二）术中护理

1. 协助产妇仰卧位，对血压下降或胎儿窘迫者，可稍倾斜手术台或取侧卧位。
2. 密切观察生命体征，遵医嘱输血、输液，配合医生完成手术。

（三）术后护理

1. 产妇回病室后，平卧休息，麻醉未清醒产妇，将头转向一侧，以防呕吐物误入气管而发生吸入性肺炎。术后 24 h 改换半卧位，2 ~ 3 d 可坐起，以利恶露排出。协助产妇翻身，鼓励产妇早下床活动，避免肠粘连。

2. 严密观察并定时测血压、脉搏、呼吸。检查输液管、尿管的通畅及腹部切口等情况，并记录。术后 24 h 拔除尿管。

3. 指导产妇在翻身、咳嗽时轻按腹部两侧以减轻切口疼痛。必要时按医嘱给予镇痛药，如哌替啶等。

4. 避免产后出血。术后 24 h 内要注意观察阴道出血及宫缩情况，出血多者即按医嘱给予宫缩剂。

5. 手术当日禁食，次日可进全流食，排气后进半流食，排便后进普通食物。

6. 预防感染。按医嘱使用抗生素，擦洗外阴每日 2 次，避免上行感染。每日观察腹部切口有无渗血、血肿、红肿、硬结等。观察恶露性状及气味，子宫复旧情况，发现异常及时报告医生处理。

7. 做好乳房护理。热敷乳房，按需哺乳，指导产妇哺乳的姿势。

五、健康教育

1. 注意外阴卫生　指导产妇保持外阴清洁，每日擦洗 1 ~ 2 次。

2. 补充营养　术后每日应给予高热量、高蛋白质、高纤维素的食物。

3. 保健操　嘱产妇出院后坚持做产后保健操，积极参加适宜的体育锻炼，以利于体力恢复。

4. 产后复查　产后 6 周内禁止性生活。告知产妇于产后 42 d 到门诊复查，了解各器官特别是生殖器官的恢复情况、乳房及泌乳情况。

5. 避孕　指导产妇计划生育，并落实避孕措施。术后应至少避孕 2 年方可妊娠，以免再次妊娠发生子宫破裂。

自 测 题

一 、以下每道考题下面有 A、B、C、D、E 五个备选答案，请从中选择一个最佳答案。（A1、A2 型题）

1. 会阴切开缝合术后，护士指导产妇宜采取的体位是（　　）。

　A. 平卧位　B. 半卧位　C. 健侧卧位　D. 伤口侧卧位　E. 俯卧位

2. 护士配合助产人员为产妇行胎头吸引术助产时，全部牵引时间不宜超过（　　）。

　A. 5 min　B. 10 min　C. 15 min　D. 20 min　E. 25 min

3. 剖宫产术后,产妇家属咨询产妇何时可以改为半卧位,护士正确的回答应是(　　)。

A. 6 h　　B. 8 h　　C. 12 h　　D. 24 h　　E. 36 h

4. 护士应该清楚,胎头吸引术在牵引过程中如有滑脱,可重新放置,但一般不超过(　　)。

A. 1 次　　B. 2 次　　C. 3 次　　D. 4 次　　E. 5 次

5. 剖宫产术后,护士交代产妇至少应避孕(　　)。

A. 半年　　B. 1 年　　C. 2 年　　D. 3 年　　E. 4 年

二、以下每道考题下面有 A、B、C、D、E 五个备选答案,请从中选择所有正确的答案。(X 型题)

1. 关于产钳放置和取出的描述,以下正确的是(　　)。

A. 先放右叶,后放左叶　　B. 先放左叶,后放右叶

C. 先取左叶,后取右叶　　D. 先取右叶,后取左叶

E. 按术者习惯放置和取出

2. 接受会阴切开缝合术的产妇若伤口肿胀、疼痛,护士为产妇进行局部湿敷,可选用(　　)。

A. 75% 乙醇　　B. 95% 乙醇

C. 25% 硫酸镁　　D. 50% 硫酸镁

E. 70% 硫酸镁

3. 护士为一拟接受产钳术的初产妇进行术前准备,应包括(　　)。

A. 抢救药品　　B. 无菌产钳 1 副

C. 麻醉药　　D. 会阴切开包 1 个

E. 导尿包 1 个

4. 某产妇,行会阴左侧斜切开术顺产分娩一女婴,护士为该产妇提供的护理措施正确的是(　　)。

A. 每天冲洗会阴 2 次　　B. 嘱产妇健侧卧位

C. 注意观察切口有无渗血、红肿　　D. 大便后也应及时擦洗外阴

E. 会阴切口术后 7 d 拆线

(李　琴)

第十三章　分娩期并发症妇女的护理

学习要点

1. 掌握产后出血的病因、护理评估及护理措施。
2. 掌握胎膜早破的护理评估及护理措施。
3. 熟悉子宫破裂的原因、防治原则、身体评估及护理措施。
4. 熟悉产后出血、胎膜早破、子宫破裂及羊水栓塞的定义。
5. 了解羊水栓塞的身体评估及急救方法。

第一节　产后出血

情景设置

孙某，孕$_1$产$_1$，孕 39 周。患者妊娠期无特殊病史。经阴道分娩，胎盘娩出 0.5 h 后阴道出血量多。护理评估：软产道无裂伤，胎盘、胎膜完整。子宫软，血自子宫腔流出，有血块，量约600 mL，按摩后子宫变硬，出血减少，停止按摩子宫又复柔软。

思考：请分析此产妇产后出血的原因。作为一名护理人员，该如何协助医生进行处理？

一、概述

产后出血妇女的护理

（一）概念

胎儿娩出后 24 h 内阴道出血量超过 500 mL 者，称为产后出血（postpartum hemorrhage，PPH）。这是危及产妇健康甚至生命的严重并发症，为产妇死亡重要原因之一，居我国产妇死亡原因的首位。其发生率占分娩总数的 2% ~3%，其中 80% 以上发生在产后 2 h 内。

（二）病因

1. 宫缩乏力　是产后出血的最主要原因。产妇精神过度紧张，患有全身性疾病，产程延长，过多应用麻醉药、镇静药，子宫过度膨胀，子宫肌纤维的病理改变等，都可能引起宫缩乏力，使子宫不能正常收缩和缩复，从而不能关闭胎盘附着部位子宫壁血窦而致流血过多。

2. 胎盘因素　包括胎盘剥离不全、胎盘粘连、胎盘植入、胎盘剥离后滞留、胎盘嵌顿、胎盘和(或)胎膜残留等,均可影响子宫正常收缩而致产后出血。

3. 软产道裂伤　多见于初产妇,为产后出血的另一重要原因。常因助产手术不当、宫缩过强、胎儿过大、胎肩与胎头娩出太快、保护会阴不当等导致。

4. 凝血功能障碍　为产后出血少见的原因。包括妊娠合并症,如血液病(血小板减少症、白血病、再生障碍性贫血等)、重症肝炎;妊娠并发症,如宫内死胎滞留过久、胎盘早剥、重度妊娠期高血压疾病和羊水栓塞等,均可引起凝血功能障碍而致产后出血。

以上原因可共存或相互影响。

二、护理评估

(一)健康史

注意收集与诱发产后出血有关的病史,如产妇既往是否患有出血性疾病、重症肝炎、子宫肌瘤;有无多次人工流产史;是否为妊娠期高血压疾病、前置胎盘、胎盘早剥、双胎、羊水过多;分娩过程中有无精神过度紧张,过多使用镇静药,产程延长、急产等。

(二)身体评估

主要表现为阴道大量出血,继发失血性休克、贫血及易发生感染。如失血严重,休克时间长,导致垂体功能减退,会引起希恩综合征。产后出血的产妇可出现打哈欠、口渴、眩晕、烦躁不安等,如继发失血性休克,则出现头晕、心慌、面色苍白、出冷汗、血压下降、脉搏细弱等症状。护士需正确评估阴道出血的原因、出血量及有无继发贫血、失血性休克等。因为病因不同,产后出血的临床表现也各有差异。

1. 子宫收缩乏力　会使胎盘剥离延缓,胎盘剥离后因宫缩乏力使子宫出血不止,呈间歇性,色暗红,出血能凝固。检查子宫柔软,轮廓不清,摸不到宫底或宫底升高,经按摩子宫收缩后出血明显减少。评估宫缩情况,了解产妇有无隐性出血和严重失血导致的休克征象。

2. 胎盘因素　胎儿娩出后 10 min 内胎盘仍未娩出,伴阴道大量间歇性出血,应考虑胎盘因素,如胎盘剥离不全、粘连、嵌顿等。胎盘因素引起产后出血的评估:如进行子宫下段狭窄环检查,产后检查胎盘、胎膜是否完整,胎盘胎儿面有无断裂血管等。

3. 软产道裂伤　胎儿娩出后或娩出过程中即出现持续性阴道出血,色鲜红,能自凝,出血时宫缩良好。评估软产道裂伤部位及裂伤程度。其中宫颈裂伤多在两侧,也可能呈花瓣样;阴道裂伤多在阴道侧壁、后壁和会阴部,常常呈不规则裂伤;阴道壁血肿的产妇会有尿频或肛门坠胀感,且有排尿疼痛。会阴裂伤按裂伤程度分 3 度(图 13-1)。① Ⅰ度:指会阴皮肤及阴道黏膜撕裂,未达肌层,一般出血不多。② Ⅱ度:指会阴裂伤已达会阴中心腱肌层,累及阴道后壁黏膜,甚至沿阴道后壁两侧沟向上撕裂,出血较多。③ Ⅲ度:指肛门外括约肌已断裂,甚至累及直肠前壁,此情况虽严重但出血量不一定很多。

4. 凝血功能障碍　孕前或妊娠期已有全身出血倾向。评估产妇有无持续性阴道出血,血液不凝,止血困难,全身多部位出血情况。

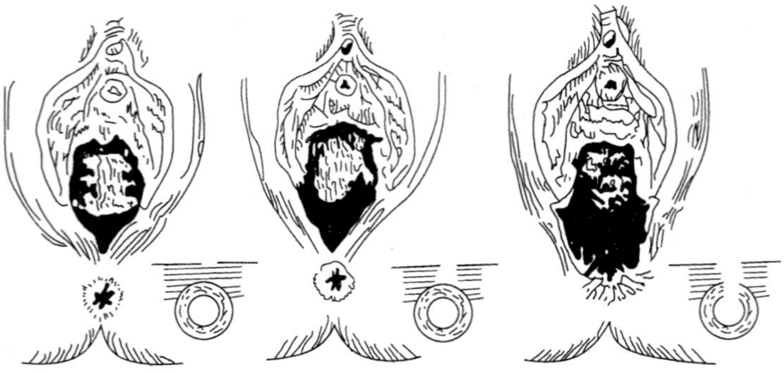

(1) (2) (3)

图 13－1　会阴裂伤分度

（1）Ⅰ度裂伤；（2）Ⅱ度裂伤；（3）Ⅲ度裂伤

知识库

失血量的测定

目前，国内尚无简易准确地测量出血量的方法。临床常用的方法如下。

（1）称重法　分娩后敷料量（湿重）－分娩前敷料重（干重）＝失血量（血液密度为 1.050～1.060 g/mL）。

（2）容积法　用专用产后接血器收集血液后用量杯测定失血量。

（3）面积法　血浸湿面积按 10 cm×10 cm＝10 mL，即每 1 cm^2 为出血 1 mL 计算失血量。因敷料吸水度不同，只能作为大概估计。

（4）根据失血性休克程度估计失血量（为粗略估计）

休克指数＝脉率/收缩压

休克指数＝0.5，为血容量正常

休克指数＝1，丢失血量 10%～30%（500～1 500 mL 血容量）

休克指数＝1.5，丢失血量 30%～50%（1 500～2 500 mL 血容量）

休克指数＝2.0，失血量 50%～70%（2 500～3 500 mL 血容量）

（三）心理社会资料

一旦发生产后出血、局部针眼出血或阴道出血不凝时，家属及产妇本人会异常紧张和恐惧，担心产妇的生命安全。同时，因对医院环境和医疗技术条件不熟悉，会对治疗和身体康复感到忧虑。

（四）辅助检查

辅助检查包括血型，血常规，凝血功能，凝血酶原时间，纤维蛋白原，出、凝血时间的测定。

三、护理诊断/合作性问题

1. 组织灌注量不足　与阴道大量出血,不能及时补充,体内灌注血量减少有关。
2. 有感染的危险　与失血后抵抗力降低,多次检查、手术操作有关。
3. 疲乏　与失血性贫血、产后体质虚弱有关。
4. 恐惧　与阴道大出血,担心危及产妇生命安全有关。

四、护理目标

1. 产妇24 h内血容量得到恢复,不出现失血性休克的临床表现。
2. 产妇不出现感染症状。
3. 产妇主诉疲乏感觉减轻。
4. 产妇情绪稳定,积极配合治疗与护理。

五、治疗原则和护理措施

(一) 治疗原则

产后出血应立即查明原因,迅速止血,防治休克及预防感染。

(二) 护理措施

1. 预防

(1) 妊娠期　加强妊娠期保健,定期接受产前检查,不宜妊娠者及时在妊娠早期终止妊娠。对高危产妇做好及早处理的准备工作,如多产、多孕及多次宫腔手术,多胎,羊水过多,宫缩乏力或产程延长,死胎等,应及时治疗并提前住院待产。

(2) 分娩期　该期要正确处理产程。① 第一产程:密切观察产程进展,防止产程延长。② 第二产程:指导产妇正确使用腹压,适时适度做会阴侧切,胎儿娩出不可过快,胎肩娩出后及早按医嘱使用宫缩药。③ 第三产程:正确处理胎盘娩出和测量出血量。胎盘未剥离前,不可过早牵拉脐带或按摩、挤压子宫,待胎盘剥离征象出现后,及时协助胎盘娩出。仔细检查胎盘、胎膜是否完整,检查软产道是否有裂伤。

(3) 产后　加强产后2 h内的监护,密切观察生命体征、阴道出血和宫缩情况,注意保暖。产后4 ~6 h督促产妇排空膀胱。督促产妇翻身、活动、早期下床以促进恶露排出。鼓励母亲让新生儿及早吸吮乳头,反射性引起宫缩,减少出血量。

(4) 防治休克　失血过多尚未有休克征象者,及早补充血容量。

2. 治疗配合

(1) 止血的护理

子宫收缩乏力　加强宫缩为最迅速有效的止血方法。导尿排空膀胱后可采用以下方法。

A. 按摩子宫　助产者一手置于耻骨联合上缘按压下腹正中部位,将子宫向上托起;另一手置于子宫底部,拇指在前壁,其余四指在后壁,均匀有节律地按摩宫底(图 13－2)。

B. 宫缩剂的应用　在按摩的同时,遵医嘱肌内注射缩宫素10 U或麦角新碱0.2 mg(心脏病、妊娠期高血压疾病者禁用),也可经腹壁直接注入子宫肌层,经阴道宫颈注射,或前列腺素经腹注入子宫肌层，使子宫肌发生强烈收缩而止血。然后将缩宫素 10～30 U 加于 10% 葡萄糖液 500 mL 内静脉滴注，以维持子宫处于良好的收缩状态。通过上述措施，多能使子宫强烈收缩而迅速止血。

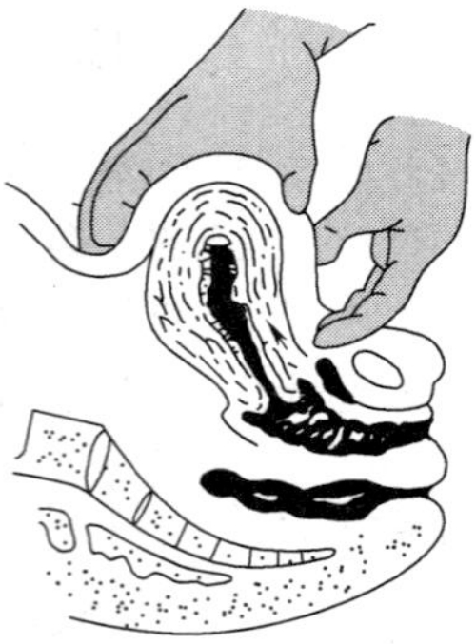

图 13－2 腹壁按摩子宫

C. 压迫法 出血多，经上述处理效果不佳或紧急情况下采用，包括双手压迫子宫法和宫腔纱条填塞法。① 双手压迫法：助产者一手握拳置于阴道穹，顶住子宫前壁；另一手自腹壁按压子宫后壁，使子宫体前屈，两手相对紧压子宫并按摩（图 13－3）。按摩子宫必须强调用手握宫体，有节律地轻柔按摩。按压时间以子宫恢复正常收缩，并能保持收缩状态为止。② 宫腔纱条填塞法：严格外阴消毒后，助手用手在腹部固定子宫底，术者将无菌纱条以无菌生理盐水浸湿后挤干，一手托纱条，另一手持卵圆钳，将 2 cm 宽的消毒纱布填塞于子宫腔内。填塞必须从子宫底开始，自内而外全部塞紧（图 13－4），不留空隙。填塞后仍应严密观察产妇的生命体征，注意宫底高度及子宫大小变化，防止宫腔内继续出血而阴道未见出血的止血假象。24 h 取出纱布条，取出前应先肌内注射宫缩药，并给予抗生素预防感染。

按摩子宫法

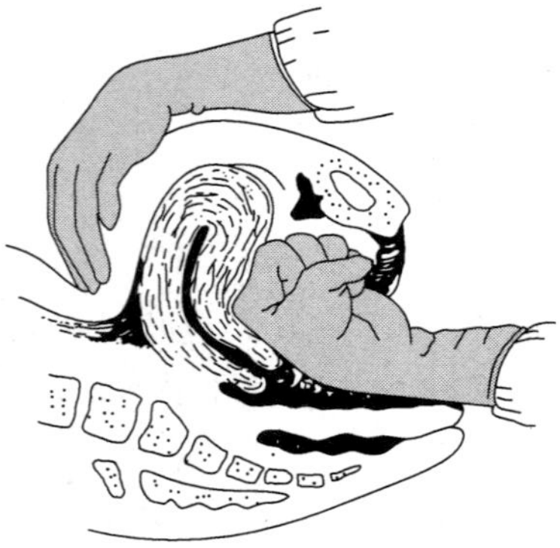

图 13－3 腹部阴道双手压迫按摩子宫

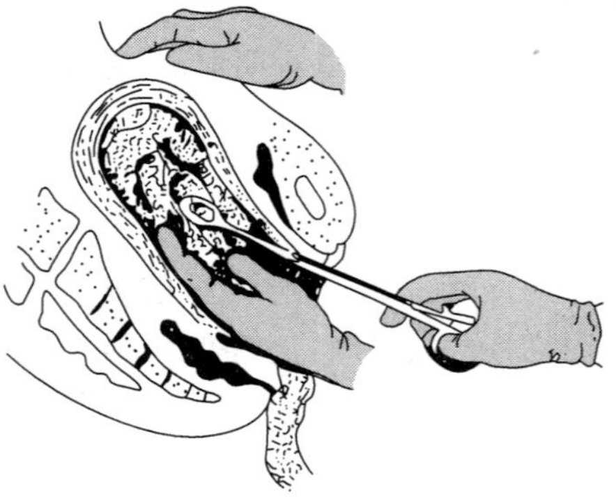

图 13－4 宫腔内堵塞纱布条

D. 手术止血 上述方法不能止血时，可行髂内动脉、子宫动脉栓塞术，子宫动脉、髂内动脉结扎术，以达到止血目的。经积极抢救无效，出血危及产妇生命时，应行子宫次全切除术或子宫全切术。

胎盘因素 胎盘因素造成者，采取挤、取、刮、切、松。挤：从腹部挤压子宫底，使胎盘排出；取：取出子宫腔内的胎盘；刮：刮出小的残留的胎盘；切：植入性胎盘应做子宫次全切除术；松：胎盘嵌顿应给予肾上腺素 1 mg 或阿托品 0.5 mg 皮下注射，松解狭窄环后取出。

软产道裂伤 查明解剖关系，及时准确地缝合止血。

凝血功能障碍 针对不同病因、疾病进行治疗。

（2）防治休克的护理 有关内容参见第八章第三节。

（3）预防感染的护理 保持环境清洁，室内通风 30 min，每天 2 次，定期消毒。遵医嘱给予抗生素，预防感染。保持床单位清洁干燥，做好会阴的护理，0.5% 聚维酮碘棉球擦洗会阴，每天 2 次。观察宫缩情况及有无压痛，注意恶露量、色、气味及会阴伤口情况。

3. 一般护理

（1）嘱产妇卧床休息，严密观察其生命体征及阴道出血情况。

（2）指导产妇增加营养，可少量多餐，给予富含高蛋白质、高维生素、高热量且易消化的饮食，多进富含铁的食物（如瘦肉、动物内脏等）。

（3）告知产妇宜早期哺乳，可刺激宫缩，减少阴道出血。

4. 心理护理　解除产妇的紧张情绪，给予心理支持。允许家属陪伴，给予产妇关爱及关心，增加安全感。教会产妇一些放松方法，如听音乐等。

5. 健康教育

（1）嘱产妇出院后注意继续观察子宫复旧及恶露情况，发现异常后及时返院就诊，以降低产后出血的危险性和感染机会。

（2）向产妇及其家属进行产褥期康复知识的宣传教育：合理安排休息和活动；注意正确哺乳，保持会阴清洁；加强营养，有效地纠正贫血，以助体力恢复；产褥期禁止盆浴，禁止性生活。

六、护理评价

1. 产妇未出现失血性休克的表现，血压、血红蛋白逐渐正常，未留下后遗症。
2. 产妇于产后 1 周体温正常，子宫复旧好，恶露正常，伤口无脓性分泌物。
3. 产妇疲劳感减轻，生活能够自理。
4. 产妇及其家属的忧虑、害怕基本消失，亲子互动增加。

第二节　胎膜早破

胎膜早破妇女的护理

情景设置

赵某，孕$_2$产$_0$，孕34周。突感较多液体自阴道流出，后仍间断而少量流液 0.5 h 入院。护理评估：骨盆外测量正常，胎心率 148 次/min，胎位 LOA，先露头，“S^{-3}”，无宫缩，子宫无压痛，宫口未开。阴道检查：将胎头上推时，见液体自子宫颈流出。取流出液化验 pH 7.4，涂片检查有羊齿植物叶状结晶。

思考：该孕妇出现了什么异常状况？此时的治疗原则是什么？根据病例制订护理方案。

一、概述

胎膜于临产前破裂，称为胎膜早破（premature rupture of membranes，PROM），是常见的分娩并发症，发生率占分娩总数的 2.7%～17%。

（一）病因

1. 下生殖道感染　引起胎膜炎，使局部张力下降而破裂。
2. 羊膜腔内压力增高、压力不均　如多胎、羊水过多、头盆不称、胎位异常等。

3. 羊膜弹性降低　如胎膜发育不良。

4. 其他　如创伤、子宫颈内口松弛、妊娠后期性交。

（二）对母儿的影响

胎膜早破后常会导致胎先露下降紧贴宫颈，反射性引发宫缩，导致早产；如胎先露未衔接，可发生脐带脱垂；破膜时间长可引起宫内感染及产褥感染；胎儿吸入感染的羊水可诱发肺炎、胎儿窘迫；若突然破膜有时可引起胎盘早剥。

二、护理评估

（一）健康史

询问孕妇有无创伤史、妊娠后期性交史、妊娠羊水过多的病史等。

（二）身体评估

1. 阴道流液　孕妇突感较多液体自阴道流出，不能自控，继而少量间断性排出。评估阴道液体流出的情况，咳嗽、打喷嚏、负重等腹压增加时流量是否增多。

2. 检查　阴道窥器检查见液体自子宫口流出或阴道穹有较多混有胎脂和胎粪的液体。肛检时触不到羊膜囊，如上推胎先露部时可有羊水流出，伴胎脂。评估流出羊水的量和性状。

（三）心理社会资料

由于突然发生了不可自控的阴道流液，孕妇可能会不知所措，担心羊水流出过多造成分娩困难，担心早产、产褥感染等影响胎儿及自身的安全。

（四）辅助检查

1. 阴道液酸碱度检查　用石蕊试纸测定 $pH \geqslant 6.5$，视为阳性，胎膜破裂可能性大。

2. 阴道液涂片检查　阴道液干燥片检查有羊齿植物叶状结晶出现；亚甲蓝染色可见淡蓝色或不着色胎儿皮肤细胞及毳毛；用苏丹Ⅲ染色见橘黄色脂肪小粒，可确定为羊水。

3. 羊膜镜检查　可直视胎先露部，看不到前羊膜囊。

三、护理诊断/合作性问题

1. 自理能力缺陷　与预防脐带脱垂需平卧有关。

2. 有胎儿受伤的危险　与脐带脱垂、吸入感染羊水发生胎儿窘迫及新生儿肺炎有关。

3. 有感染的危险　与胎膜破裂后，下生殖道内病原体上行感染有关。

4. 焦虑　与诱发早产、担忧胎儿安危有关。

四、护理目标

1. 卧床时孕妇的基本生活需要得到满足。

2. 胎儿无并发症发生，胎儿顺利娩出。

3. 孕妇无发热等感染征兆。

4. 孕妇能够认识胎膜早破的预后，对治疗和护理感到满意。

胎膜早破护理措施

五、治疗原则和护理措施

（一）治疗原则

1. 期待疗法　适用于妊娠 28 ~ 35 周，胎膜早破不伴感染，羊水池深度≥3 cm 者。严密观察，尽量延长孕龄，预防感染。

2. 终止妊娠　妊娠 > 35 周、胎肺成熟者，可终止妊娠。

（二）护理措施

1. 病情观察

（1）监测胎儿窘迫征象　观察胎心率变化，必要时行胎儿电子监护，监测胎动及胎儿宫内安危。

（2）监测羊水及感染征象　注意观察羊水性状、颜色、气味，注意有无羊水胎粪污染。定时测体温、脉搏，查血常规，了解子宫有无压痛等情况，及时发现感染征兆。

2. 治疗配合

（1）期待疗法的护理

防止脐带脱垂　破膜后及时听取胎心音，观察羊水性状，记录破膜时间。胎先露未衔接者，应绝对卧床休息，以左侧卧为宜，适当抬高臀部，减少羊水流出，防止脐带脱垂。如发现有胎心异常，应及时给予吸氧等处理，并协助医生进一步检查。若有脐带先露或脐带脱垂，则应在数分钟内结束分娩。

积极预防感染　保持外阴清洁，做好会阴护理。用消毒液擦洗外阴，2 次/d，并勤换消毒会阴垫。破膜超过 12 h 分娩未结束者，常规给予抗生素预防感染。

防治早产　按医嘱给予子宫收缩抑制药，如硫酸镁、沙丁胺醇、利托君等；给予地塞米松 10 mg，静脉滴注，每日 1 次，共 2 次，促胎儿肺成熟。

纠正羊水过少　如羊水池深度≤2 cm，孕周 < 35 周，可行经腹羊膜腔输液，减轻脐带受压。输入液体温度 37 ℃左右，每天 250 ~ 500 mL，速度 15 ~ 30 mL/h，使羊水池深度达到 5 ~ 8 cm。输入中注意预防感染。

（2）协助终止妊娠　妊娠已足月，等待自然临产；12 ~ 18 h 未临产应予引产；有产科指征者做好术前准备并配合医生进行剖宫产术；若发生感染，无论胎龄大小均应及时终止妊娠。

3. 一般护理

（1）休息　孕妇应住院待产，卧床休息。协助孕妇做好生活护理。

（2）减少刺激　禁止灌肠，避免不必要的肛检与阴道检查。

4. 心理护理　胎膜早破会使孕妇及其家属因不知妊娠结果如何而焦虑不安。为此，护士应与孕妇及其家属交谈，了解他们的心理活动，针对具体心理症结给予疏导，使其配合处理。如胎儿夭折，应帮助孕妇及其家属度过悲哀期。

5. 健康教育

(1) 向孕妇说明卧床的必要性，即防止脐带脱垂和羊水流出过多，避免胎儿受伤，以取得孕妇的合作。

(2) 告知孕妇重视妊娠期卫生保健，妊娠最后3个月禁止性交，同时，避免负重及腹部受撞击。

(3) 加强产前检查，及时矫正异常胎位。一旦发现胎膜破裂，应立即平卧，并抬高臀部，禁止行走。

六、护理评价

1. 产妇能平安顺利分娩。

2. 胎儿体温、心率在正常范围，胎儿顺利娩出，未发生脐带脱垂，胎儿、新生儿肺炎，胎儿窘迫。

3. 产妇出院时无感染等并发症。

第三节 子宫破裂

情景设置

某经产妇，30岁，孕足月，阵发性腹痛19 h。产前检查：胎位LOA，跨耻征阳性。因产程进展缓慢，当地医生静脉滴注缩宫素20 U后，患者出现烦躁不安，呼叫不已。检查见宫缩时子宫呈葫芦状，压痛明显，出现血尿。2 h后患者叫声微弱，面色苍白，四肢冰凉，脉搏细弱，腹部触及明显胎体；阴道检查：宫口开大3 cm，胎先露不能触及，有血液自阴道流出。急转上级医院。

思考：孕妇出现了什么异常情况？当地医院处理有何不足？如何预防以避免此类医疗事故的发生？此时最佳的护理措施是什么？

一、概述

子宫破裂(rupture of uterus)是指子宫体部或子宫下段在妊娠晚期或分娩期发生破裂。这是产科极其严重的并发症之一。若未及时诊治，可导致母儿死亡。近年来，随着城乡妇幼卫生保健网的建立完善，子宫破裂的发生率已明显下降。国内报道子宫破裂的发生率为0.14%～0.55%。

(一) 病因

1. 胎先露部下降受阻　常因胎位异常(肩先露、额先露)、骨盆狭窄、头盆不称等，使胎先露下降受阻，引起梗阻性难产。子宫上段为克服产道阻力而强烈收缩，使子宫下段拉长变薄，最终导致子宫破裂。

2. 宫缩药使用不当　未掌握缩宫素使用的适应证、用量、用法，无专人监护或子宫对宫缩药过于敏感，均可引起子宫强烈收缩而造成子宫破裂。

3. 子宫本身病变　子宫瘢痕，包括剖宫产术、子宫肌瘤剔除术、子宫修补术后；多次刮宫术、多胎经产妇；子宫发育不良。

4. 子宫损伤　妊娠子宫受到各种外伤，如刀伤、跌伤、意外车祸；分娩时的手术损伤，如不适当或粗暴的阴道助产手术，包括产钳术、臀位牵引术、横位强行内倒转术、操作不慎的穿颅术等。

（二）分类

子宫破裂的分类见图 13－5。

- 子宫破裂
  - 按发生原因分
    - 自然破裂
    - 创伤性破裂
  - 按发生时间分
    - 妊娠期破裂
    - 分娩期破裂
  - 按发生部位分
    - 子宫体部破裂
    - 子宫下段破裂
  - 按发生程度分
    - 完全破裂
    - 不完全破裂

图 13－5　子宫破裂分类

二、护理评估

（一）健康史

收集诱发子宫破裂相关的既往史、现病史，如产次，有无阻塞性分娩史、剖宫产史，此次妊娠情况及分娩过程中有无滥用宫缩药等。

（二）身体评估

子宫破裂多发生于分娩期，为逐渐发展的过程，多数分为先兆子宫破裂和子宫破裂两个阶段，而有时则无先兆子宫破裂阶段，如瘢痕破裂或创伤性破裂。

1. 先兆子宫破裂

（1）腹痛　因宫缩强而有力，产妇烦躁不安、呼叫不已，腹痛难忍。评估产妇宫缩的强度、持续时间、间歇时间及腹部疼痛的部位、性质、程度。

（2）病理性缩复环　胎先露下降受阻，强有力的宫缩使子宫上、下段交界处形成明显的环状凹陷，此凹陷逐渐上升并达到脐平或脐部以上而形成病理性缩复环（图 13－6）；子宫外形呈葫芦状，压痛明显。评估产妇缩复环是否明显及缩复环的位置变化情况。

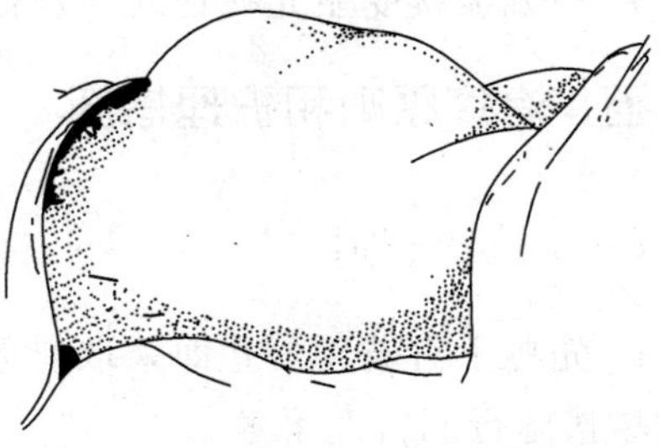

图 13－6　先兆子宫破裂时的腹部外观

(3) 胎儿窘迫　由于过频宫缩,胎儿供血受阻致胎动频繁、胎心加快或减慢、胎心不清。监测胎心及胎动情况,评估有无胎儿窘迫的表现。

(4) 排尿情况　了解产妇有无排尿困难及血尿出现。

子宫病理性缩复环形成、下腹部压痛、胎心率改变及血尿出现是先兆子宫破裂的四大主要表现。

2. 子宫破裂

(1) 症状　子宫破裂一瞬间,产妇突然感到下腹部撕裂样剧痛,随后宫缩消失,产妇暂时感到舒适,但随着血液、羊水及胎儿进入腹腔,很快又出现全腹持续性疼痛、面色苍白、出冷汗、四肢冰冷、呼吸浅促、血压下降等休克征象。评估腹痛的程度及性质,有无阴道出血,是否出现休克。

(2) 体征

不完全破裂　子宫肌层全部或部分断裂,子宫浆膜层完整,子宫腔与腹腔未直接相通。评估子宫轮廓是否清楚,子宫体一侧可否触及逐渐增大且有压痛的包块。

完全破裂　子宫壁全层断裂,使子宫腔与腹腔直接相通。评估有无全腹压痛、反跳痛,腹壁下能否清楚触及胎儿肢体及缩小的子宫体,胎心音是否消失,阴道有无鲜血流出。拨露或下降中的胎先露消失,曾扩张的宫口回缩。

(三) 心理社会资料

当发生子宫破裂时,产妇及其家属因担心产妇、胎儿的生命受到威胁而产生恐惧、紧张、焦虑的心理。当产妇了解到胎儿已死亡,而且自己不适合再怀孕时,会有愤怒、悲伤,甚至出现罪恶感。

三、护理诊断/合作性问题

1. 组织灌注量的改变　与子宫破裂后大量出血有关。
2. 疼痛　与强直性子宫收缩、病理性缩复环、子宫破裂后血液刺激腹膜有关。
3. 预感性悲哀　与子宫破裂后胎儿死亡有关。

四、护理目标

1. 产妇休克状态得到纠正,且不出现严重并发症。
2. 产妇疼痛减轻至可以忍受,并配合治疗及护理。
3. 产妇能接受胎儿死亡或子宫被切除的现实,情绪逐步稳定。

五、治疗原则和护理措施

(一) 治疗原则

1. 先兆子宫破裂　立即采取有效措施抑制宫缩,如乙醚麻醉,肌内注射哌替啶 100 mg。同时尽快施行剖宫产手术。

2. 子宫破裂　在积极抗休克治疗的同时尽快行手术治疗。术中、术后应用大剂量广谱抗生素控制感染。

（二）护理措施

1. 预防子宫破裂　认真进行产前检查，正确处理产程，绝大多数子宫破裂是可以避免的。

（1）做好计划生育及围生期保健工作，减少多产、多次人工流产等高危因素。加强妊娠期保健，及时发现异常胎位、产道异常等，有剖宫产史或子宫切开手术史者提前住院待产。

（2）正确处理产程，严密观察产程进展。

（3）严格掌握缩宫素的使用指征及方法。

（4）正确掌握剖宫产术、产科手术助产的适应证及禁忌证。

2. 病情监护　严密监测宫缩、胎心率及子宫破裂的先兆征象，若发现异常宫缩强度或腹部出现异常轮廓、病理性缩复环等，应停止静脉滴注缩宫素，立即报告医生并迅速做好手术准备。严密监测产妇生命体征及面色、神志的变化。

3. 治疗配合

（1）缓解疼痛　① 多陪伴产妇，解释疼痛的原因，并使其与医护配合，尽快完成术前准备。② 指导产妇缓慢有节律地深呼吸或默念数字，以分散其注意力。③ 允许家属陪伴，从精神上减轻产妇对疼痛的敏感性。④ 护送产妇去手术室及移动产妇时应力求平衡，减少刺激。

（2）防治休克　一旦发生子宫破裂，迅速采取抗休克的紧急处理及护理，具体见第八章第三节，并尽快做好术前准备，协助医生完成剖腹探查修补术或子宫切除术。

（3）按医嘱给药　按医嘱给予镇静药、宫缩抑制药等，并给予大量广谱抗生素预防感染。

4. 心理护理

（1）对产妇及其家属的心理反应和需求表示同情及理解。选择适当时机，向产妇解释胎儿死亡或切除子宫的原因，鼓励产妇正确面对现实。

（2）胎儿死亡，护理人员应提供机会让产妇表达其感受。

（3）对产妇宣讲有关科普知识，解除其担心子宫切除后影响性生活或误认为会改变自己女性特征的顾虑。

5. 健康教育　对子宫破裂行子宫修补术的产妇，若无子女应指导其避孕 2 年后再受孕，避孕方法可选用药物避孕或避孕套。

六、护理评价

1. 产妇的组织灌流量得到及时改善，有足够的血液供应。

2. 产妇述说疼痛减轻。

3. 出院时产妇情绪稳定，能诉说自己的哀伤。

第四节 羊 水 栓 塞

情景设置

黄某，26 岁，初产妇，妊娠 40 周。临产后宫缩强，宫口开大 9 cm 时自然破膜。破膜后不久突然出现呛咳、呼吸困难、发绀、寒战、血压下降，呈休克状态，阴道出血不止。医生立即给予大量的激素、罂粟碱、阿托品、氨茶碱、肝素等药物抢救。2 h 后，患者呼吸、心搏、血压逐渐稳定，6 h 后患者阴道出血停止。

思考：此孕妇出现了什么异常？其护理重点是什么？如何进行整体护理？

一、概述

羊水栓塞（amnionic fluid embolism）是指在分娩过程中羊水突然进入母体血液循环引起急性肺栓塞、休克、弥散性血管内凝血（DIC）、肾衰竭或突发死亡的严重分娩并发症。这是产科一种少而凶险的并发症，病死率可高达 80%。羊水栓塞也可发生在中期妊娠引产或钳刮术中，但病情较轻，少见死亡病例。近年来，有研究认为过敏是羊水栓塞的主要原因，建议改名为妊娠过敏反应综合征。

（一）病因

1. 宫缩过强，包括缩宫素应用不当，使羊膜腔内压力增高。

2. 子宫存在开放性血管，如宫颈裂伤、子宫破裂、剖宫产术时，前置胎盘、胎盘早剥等，羊水可通过病理性开放的子宫血窦进入母体血液循环。

3. 胎膜早破或人工破膜后，由于宫缩的挤压，羊水进入子宫壁与胎膜之间，通过子宫壁静脉进入母体血液循环。

（二）病理生理

羊水进入母体血液循环后，可通过阻塞肺小血管，引起肺动脉高压和凝血机制异常而导致机体的一系列病理生理变化。

1. 肺动脉高压　羊水进入母体血液循环后，羊水中的有形物质（如毳毛、胎粪）及角化上皮细胞等，在肺内形成栓子阻塞小血管引起肺动脉高压；羊水内含有大量促凝物质，能使小血管内形成广泛的血栓，阻塞肺小动脉和毛细血管，同时反射性引起迷走神经兴奋，加重肺小血管痉挛；羊水内的抗原成分引起Ⅰ型变态反应，致使小支气管痉挛，支气管内分泌物增多，使肺通气、肺换气减少，反射性地引起肺内小血管痉挛。肺动脉高压可引起急性右心衰竭，继而致呼吸循环衰竭。

2. 过敏性休克　羊水中胎儿的有形成分为致敏原，作用于母体，引起Ⅰ型变态反应，导致过敏性休克。

3. DIC　羊水中含有丰富的凝血活酶，进入母血后可引起 DIC；羊水中也含有纤溶激活酶，激活纤溶系统，发生纤溶亢进，致使血液不凝，而导致严重的产后大出血。休克、DIC 等可导致急性肾衰竭。

二、护理评估

（一）健康史

评估是否有胎膜早破、宫缩过强、宫缩药应用不当、前置胎盘、胎盘早剥、急产、宫颈裂伤、子宫破裂等羊水栓塞发病的诱发因素存在。

（二）身体评估

羊水栓塞发病急剧而凶险，短时间内即累及全身重要器官，身体状况与妊娠周数、羊水进入量及速度有关。其临床经过大致分为急性休克期、出血期和急性肾衰竭期 3 个阶段。

1. 急性休克期　产妇在分娩中或分娩后短时间内，突然出现烦躁不安、寒战、恶心、呕吐、气急等先兆症状；继而出现发绀、呼吸困难、呛咳、心率快而弱、血压下降、肺底部出现湿啰音等，迅速致循环衰竭、休克及昏迷状态。甚至仅惊叫一声或打一哈欠后，呼吸、心搏骤停。

2. 出血期　产妇度过第一阶段，继之发生持续性阴道出血或全身广泛性出血。评估产妇有无发生大量阴道出血，皮肤、黏膜、胃肠出血，血尿及血液不凝等现象。

3. 急性肾衰竭期　出现少尿、无尿及尿毒症等肾衰竭的表现。

（三）心理社会资料

本病起病急，病情凶险，产妇感到痛苦和恐惧，家属可能无法理解原本正常的分娩突然之间产妇和胎儿生命危在旦夕，情绪激动，甚至对医护人员产生愤怒和不满。

（四）辅助检查

1. 胸部 X 线检查　可见双侧肺有弥漫性点片状阴影，沿肺门周围分布，伴右心扩大。
2. 化验检查　血涂片及痰液涂片可见到羊水内容物，如鳞状上皮、毳毛等。
3. 凝血功能检查　各项血液指标呈阳性。
4. 床边心电图　提示右心房、右心室扩大。

三、护理诊断/合作性问题

1. 气体交换受损　与肺血管阻力增加、肺动脉高压、肺水肿有关。
2. 组织灌注量改变　与心力衰竭、循环衰竭、DIC 及失血有关。
3. 恐惧　与发病急骤、凶险，危及产妇生命有关。
4. 有胎儿窘迫的危险　与羊水栓塞、母体循环受阻有关。

四、护理目标

1. 产妇呼吸困难和缺氧症状得以改善。

2. 产妇能维持体液平衡及最基本的生理功能。

3. 产妇情绪稳定，配合治疗及护理。

4. 胎儿或新生儿安全。

五、治疗原则和护理措施

（一）治疗原则

1. 急性休克期　纠正呼吸循环衰竭是抢救羊水栓塞的首要措施。包括纠正缺氧、解除肺动脉高压、抗过敏、抗休克、纠正酸中毒、纠正心力衰竭。

2. 出血期　纠正 DIC 及继发性纤溶。

3. 急性肾衰竭期　少尿、无尿阶段及时应用利尿药，防治肾衰竭。

4. 产科处理原则　先纠正产妇的呼吸循环衰竭，待病情好转后再处理产科情况，应尽快结束分娩。

（二）护理措施

1. 做好预防，注意诱发因素

（1）注意发病诱因，对宫缩过强、子宫壁损伤、血管开放、羊水过多、胎膜早破的产妇应警惕本病的发生。

（2）正确使用缩宫素。在使用缩宫素加强宫缩或引产时，必须有专人守候，随时调整缩宫素的剂量、速度，避免宫缩过强，有胎膜早破时更应慎重。中期妊娠钳刮术时，切忌在羊水未流尽或刚破膜时立即使用缩宫素促使宫缩，因有可能诱发羊水进入母体血液循环。

（3）当宫缩过强时，可适当应用镇静药减弱宫缩。

（4）破膜术应在宫缩间歇时进行，人工破膜时不兼行胎膜剥离。

（5）严格手术指征，注意手术操作规程，防止子宫破裂或产道裂伤。

2. 急救护理　当发现羊水栓塞的早期症状，如呛咳、呼吸困难、寒战、发绀、血压急剧下降等症状时，在通知医生的同时应采取以下护理措施。

（1）产妇取半卧位或抬高头肩部卧位，加压给氧，最好是面罩加压给予高浓度氧。必要时配合医生行气管插管或气管切开，维持有效呼吸，改善组织缺氧，保持呼吸道通畅。

（2）迅速建立两路静脉通道，在静脉穿刺的同时，采集血标本作输血准备及各项化验检查。按医嘱给药。

（3）备好抢救器械和药物，力求做到分秒必争。

（4）抢救过程中密切观察病情变化，如处于休克、昏迷状态，立刻取平卧位，头偏向一侧，纠正休克。

（5）持续导尿，严格记录出入量。尿量是判断休克、循环血量及肾衰竭的主要指征。

（6）注意保暖，调节室温在 25～30 ℃，或输入加温液体，防止产妇着凉引起其他并发症。

3. 病情监护　注意产程进展、宫缩强度及胎儿情况，严密监测产妇的生命体征及尿量变化，动态观察阴道出血量，检查凝血功能，注意有无注射点出血不凝、皮肤黏膜出血或子宫出血不止的现象。

4. 治疗配合

(1) 纠正呼吸循环衰竭

解除肺动脉高压，应用解痉药物　① 盐酸罂粟碱：为首选药。能解除平滑肌痉挛，扩张肺、脑血管及冠状动脉，与阿托品合用扩张肺小动脉效果更佳。30～90 mg 加入 25% 葡萄糖注射液 20 mL 中静脉推注。② 阿托品：心率快者不宜应用。1 mg 加入 10%～25% 葡萄糖注射液 10 mL 中每 15～30 min 静脉推注 1 次，至产妇面色潮红，微循环改善。③ 氨茶碱：250 mg 加入 25% 葡萄糖液20 mL 中缓慢静脉推注。

抗过敏　应及早应用大剂量皮质激素。地塞米松 20～40 mg 静脉推注，以后依病情继续静脉滴注维持。

抗休克　补充血容量，应用低分子右旋糖酐，24 h 内输入 500～1 000 mL 或输入新鲜血及血浆。在用药过程中护士应注意液体出入量及速度，密切观察产妇的生命体征和尿量的变化。必要时应用血管活性药。

纠正酸中毒　5% 碳酸氢钠 250 mL 静脉滴注纠正酸中毒。

纠正心力衰竭　毛花苷丙 0.4 mg 加入 50% 葡萄糖液 20 mL 中静脉推注，必要时 1～2 h 后可重复应用，6 h 后再重复 1 次，以达到饱和量。

防治感染　大剂量选用对肾毒性较小的广谱抗生素。

(2) 纠正 DIC 及继发性纤溶　早期应用肝素，在 DIC 纤溶亢进期可给予抗纤溶药物、凝血因子合并应用，防止大量出血。

(3) 防治急性肾衰竭　可选用呋塞米 20～40 mg 或依他尼酸 25～50 mg 静脉推注。用药期间严密监测产妇的水和电解质平衡情况。

(4) 协助产科处理　先紧急抢救产妇，病情稳定后尽快结束分娩。第一产程者迅速做好剖宫产手术准备，第二产程者做好阴道助产术准备并积极配合医生完成手术。

5. 心理护理　一旦发生羊水栓塞，医护人员应沉着冷静，不应因自身的忧虑而加重产妇及其家属的焦虑。接受产妇及其家属的激动、愤怒等情绪反应，鼓励产妇，使其相信病情会得到有效控制。

6. 健康教育

(1) 指导产妇产后加强营养，增强机体抵抗力。鼓励产妇逐步增加活动量，以促进身体的康复。

(2) 指导产妇保持会阴部清洁，特别是经阴道助产术的产妇，以防感染。

(3) 向产妇讲解此次发病的可能因素，嘱产妇出院后应按医生的嘱咐继续用药治疗，及时来院复查。

(4) 对丧失胎儿的产妇，应帮助其消除思想顾虑，指导再次怀孕需间隔时间及其避孕方法等注意事项。

六、护理评价

1. 产妇维持体液平衡，24 h 内呼吸困难症状缓解，血压及尿量正常，阴道出血减少。

2. 胎儿或新生儿安全，无生命危险。

3. 产妇出院时无护理并发症。

病案分析

病人入院基本资料评估

一、一般资料

姓名　刘某　　性别　女　　年龄　28 岁　　职业　农民

民族　汉族　　籍贯　湖北　　文化程度　高中　　婚姻状况　已婚

地址　××市××镇团场乡 1 组　　联系电话　131××××× 416

末次月经　2012 年 4 月 16 日　　预产期　2013 年 1 月 23 日

入院时间　2013 年 2 月 1 日　　病历记录时间　2013 年 2 月 1 日

入院方式　担架抬入

入院医疗诊断　1. 孕$_2$产$_2$，孕足月顺产活男婴

2. 产后出血(宫缩乏力性)

3. 继发性失血性休克

入院主诉　产后阴道出血不止 2 h。

现病史　病人 2 h 前在家第 2 胎足月顺产分娩一男活婴，15 min 后胎盘娩出。检查胎盘、胎膜完整，软产道无裂伤。胎盘娩出后即阴道出血不止，呈阵发性，暗红色，并伴有头晕、心慌、恶心、出冷汗等前来就诊，现急诊收入院。

月经史　$13\frac{3 \sim 7}{30 \sim 32}$，量中，无痛经，末次月经 2012 年 4 月 16 日。

婚育史　22 岁结婚，丈夫体健，孕$_2$产$_2$。未采取避孕措施。

既往史　既往体健，无传染病及慢性病，否认药物过敏史。

家族史　无特殊病史。

二、生活习惯及自理能力

饮食　正常　　睡眠　尚可　　大小便　正常

烟酒嗜好　无　　活动能力　受限　　心理状况　恐惧、焦虑

三、家庭情况

家庭成员 4 人，夫妻关系尚好，经济收入一般。

四、身体评估

(一) 全身检查

体温 36.8 ℃，脉搏 120 次/min，呼吸 26 次/min，血压 9.3/6.7 kPa(70/50 mmHg)，脉搏细而弱。神志清楚，精神较差，面色稍苍白。发育营养中等，体重 55 kg。五官无异常。心率 120 次/min，律齐，无杂音，肺无异常，腹软，未触及明显包块，无压痛。肝、脾未触及。子宫底平脐，质软。肠鸣音正常。脊柱四肢无畸形，生理反射存在，病理反射未引出。

(二) 产科检查

外阴、阴道、子宫颈未见裂伤，阴道出血量多，色暗红，子宫软，轮廓不清，余无异常发现。

(三) 辅助检查

血常规：红细胞计数 2.5×10^{12}/L，血红蛋白 70 g/L，白细胞计数 8.6×10^{9}/L，中性粒细胞 0.7，淋巴细胞 0.3。

五、治疗措施

目前主要采用迅速止血、防治休克、预防感染和支持疗法等治疗。护理计划见表13-1。

表13-1 产后出血产妇护理计划

护理诊断	预期目标	护理措施
1. 阴道出血 与产后宫缩乏力有关	1. 产妇的阴道出血量减少 2. 产妇的生命体征正常	1. 向产妇解释阴道出血的原因 2. 监测血压、脉搏、呼吸、宫缩情况及阴道出血量,并记录 3. 协助医生迅速采取对因止血措施,如按摩子宫,给宫缩剂,加强宫缩。无效时采用宫腔填塞法、结扎动脉或子宫切除等处理 4. 协助医生做好各种检查
2. 恐惧 与阴道大出血,担心危及生命安全有关	1. 产妇情绪稳定 2. 产妇积极配合治疗与护理	1. 护士态度热情、和蔼,给予产妇关心,增加其安全感 2. 允许家属陪伴,加强与产妇沟通,解除其紧张情绪 3. 注意观察产妇的情绪反应,产妇提出有关问题尽可能给予解释及帮助,消除其顾虑
3. 组织灌注不足 与失血有关	1. 产妇休克被及时纠正 2. 产妇阴道出血得到控制	1. 产妇平卧或头低位,立即氧气吸入并注意保暖 2. 快速建立静脉通道,按医嘱尽快输液、输血,不能及时输血者,可先输入血浆、低分子右旋糖酐等,以补充血容量。并记录出入量,做好急救物品及药品准备 3. 严密监测生命体征,观察产妇的神志、面色、肢体温度、尿的颜色和尿量的变化及阴道出血量,注意休克早期症状并详细做好记录,有异常及时报告医生 4. 按医嘱给予药物治疗,如宫缩剂、纠正酸中毒药物、止血剂、血管活性药等。用药后注意血压变化及皮肤黏膜颜色,以便及时调整药量或决定是否停药
4. 有感染的危险 与失血过多,抵抗力降低,多次阴道检查有关	产妇未发生感染,体温、恶露无异常	1. 保持外阴清洁,应用消毒会阴垫,每日擦洗会阴2次 2. 观察体温变化,每4 h测1次,观察宫缩情况,有无压痛,观察恶露量、色、气味等,有异常及时报告医生 3. 按医嘱应用抗生素预防感染,并注意用药疗效及不良反应
5. 疲乏 与产妇失血性贫血、虚弱有关	产妇疲乏减轻或消失	1. 加强营养,给予高热量、高蛋白质、高维生素饮食 2. 纠正贫血,对重度贫血者按医嘱输血或给铁剂
6. 有发生尿潴留的危险 与疼痛、排便体位改变、膀胱肌收缩无力等因素有关	产妇不发生尿潴留	1. 向产妇解释尿潴留的预防措施 2. 分娩后鼓励产妇饮水500~1 000 mL 3. 产后4~6 h应排尿1次,若6 h未排尿者采取诱尿措施,如温水冲洗外阴、听流水声、热敷或按摩下腹部等,无效者行无菌导尿 4. 不习惯床上排尿者,协助产妇下床排尿 5. 按医嘱应用新斯的明恢复膀胱肌的收缩力 6. 观察产妇排尿情况及是否有残余尿

责任护士 张某

护士长 李某

自 测 题

一、以下每道考题下面有A、B、C、D、E五个备选答案，请从中选择一个最佳答案。（A1、A2型题）

1. 分娩期产妇一旦发现子宫先兆破裂，护士首选的护理措施是(　　)。
   A. 抗休克，静脉输液、输血　　B. 停止一切操作，抑制宫缩
   C. 行阴道助产，尽快结束分娩　　D. 大量抗生素预防感染
   E. 以上均正确
2. 护士协助医生抢救羊水栓塞的病人，下列各项不应包括在护理措施中的是(　　)。
   A. 使用肾上腺素抗过敏　　B. 治疗凝血功能障碍
   C. 使用抗生素预防感染　　D. 等待自然分娩
   E. 使用解痉药物解除支气管痉挛
3. 护士为一胎膜早破的孕妇实施护理时，下列护理措施中错误的是(　　)。
   A. 密切观察羊水、胎心率并记录　　B. 以仰卧位为宜，可防止脐带脱垂
   C. 叮嘱孕妇绝对卧床休息，住院待产　　D. 按医嘱给予抗生素预防感染
   E. 外阴处垫消毒会阴垫，保持外阴清洁
4. 张某，第一胎，足月顺产，当胎儿娩出后，阴道出血约500 mL，血液呈鲜红色，很快凝集成血块，此时胎盘尚未娩出，护士应按下列哪种情况提供护理措施(　　)。
   A. 胎盘滞留　　B. 凝血功能障碍　　C. 宫缩乏力
   D. 胎盘残留　　E. 软产道损伤
5. 初产妇，孕40周，产程进展24 h，宫口开大4 cm，肌内注射缩宫素10 U，宫缩持续不缓解，胎心率100次/min，下腹部有压痛，脐部有一环状凹陷，家属询问原因，护士下列回答正确的是(　　)。
   A. 胎盘早剥　　B. 先兆子宫破裂
   C. 高张性宫缩乏力　　D. 不协调性宫缩过强
   E. 痉挛性宫缩
6. 某产妇，25岁，孕足月，胎膜早破入院，缩宫素引产，宫缩加强，急产一男婴，胎盘完整，但产后出血不止，护理评估检查，子宫时硬时软。此时正确的护理措施是(　　)。
   A. 宫腔填塞纱条　　B. 立即做好刮宫准备
   C. 按医嘱缩宫素静脉滴注　　D. 做好切除子宫的准备
   E. 静脉滴注肝素
7. 某产妇，25岁，急产。胎儿娩出后产妇突然发生呼吸困难、紧张，迅速出现循环衰竭、休克及昏迷。此时护士向家属解释该产妇最大的可能是发生了(　　)。
   A. 休克　　B. 心力衰竭　　C. 虚脱　　D. 子痫　　E. 羊水栓塞
8. 关于子宫破裂，孕妇及家属询问有关知识，护士下列回答中正确的是(　　)。
   A. 子宫破裂后可见宫缩过强
   B. 因不发生胎盘剥离，胎儿病死率低
   C. 子宫破裂后疼痛立即消失

D. 在平脐处见到缩复环为子宫破裂先兆

E. 出现先兆子宫破裂征象且宫口已开全，行阴道手术助产

二、以下提供若干个案例，每个案例下设若干个考题。请根据各考题题干所提供的信息，在每道下面的 A、B、C、D、E 五个备选答案中选择一个最佳答案。（A3 型题）

（1 ~ 2 题共用题干）

初产妇，25 岁，孕足月出现规律性宫缩，1 h 后来院，由于宫缩过强，立即将产妇放在产床上，未来得及消毒及保护会阴，胎儿急速娩出，正处理婴儿时，见阴道有较多血流出。腹部检查：宫缩良好。

1. 护士应采取以下哪项措施，可以预防此产妇的产后出血（　　）。

A. 胎肩娩出后，立即肌内注射缩宫素　　B. 胎头娩出后，即可给予缩宫素加强宫缩

C. 胎儿娩出后，肌内注射缩宫素　　D. 胎儿娩出后，迅速徒手取出胎盘

E. 注意保护会阴

2. 此产妇于胎盘娩出后，持续阴道出血，检查发现胎盘不完整，此时护士首选的护理措施应是（　　）。

A. 按摩子宫，止住出血　　B. 协助医生宫腔探查

C. 阴道内填塞纱布止血　　D. 监视生命体征，注意观察尿量

E. 按摩子宫，同时肌内注射缩宫素

（3 ~ 4 题共用题干）

某初产妇，28 岁，孕 39 周，临产后宫缩较强，宫口开大 10 cm，破膜后突然出现烦躁不安、呛咳、呼吸困难、发绀，血压为 0。

3. 护士向产妇家属解释出现上述症状的原因是（　　）。

A. 子痫　　B. 子宫破裂　　C. 产后休克　　D. 羊水栓塞　　E. 急性心力衰竭

4. 此时护士首选的急救护理措施应为（　　）。

A. 毛花苷丙静脉注射　　B. 注射硫酸镁

C. 静脉注射地塞米松　　D. 升压药静脉滴注

E. 加压给氧

三、以下提供若干组考题，每组考题共同使用在考题前列出的 A、B、C、D、E 五个备选答案，请从中选择一个与考题关系密切的答案。每个备选答案可能被选择一次、多次或不被选择。（B 型题）

（1 ~ 3 题共用备选答案）

A. 胎盘残留　　B. 宫缩乏力

C. 胎盘部分植入　　D. 凝血功能障碍

E. 软产道裂伤

1. 胎儿娩出后，阴道出血多，30 min 后胎盘仍未娩出，徒手剥离胎盘无法娩出，原因是（　　）。

2. 胎儿娩出后立即出现阴道持续性流血，色鲜红，子宫轮廓清楚，原因是（　　）。

3. 胎盘娩出后阴道出血量多，血液不凝固，原因是（　　）。

四、以下每道考题下面有 A、B、C、D、E 五个备选答案，请从中选择所有正确的答案。(X 型题)

1. 护士应该清楚，会阴Ⅱ度撕裂包括哪些组织(　　)。
   A. 直肠黏膜　　B. 部分肛门括约肌
   C. 阴道穹　　D. 盆底肌肉筋膜
   E. 会阴皮肤
2. 护士掌握关于胎膜早破的知识，下列描述正确的是(　　)。
   A. 应积极预防脐带脱垂
   B. 发生于临产前
   C. 若发生感染无论胎龄大小均应立即终止妊娠
   D. 破膜后阴道液呈酸性
   E. 破膜后 12 h 尚未分娩者，给予抗生素预防感染
3. 产后出血应急护理，护士操作正确的是(　　)。
   A. 医生到后，方可采取止血措施　　B. 宫缩乏力引起的出血立即按摩子宫
   C. 胎盘植入者做好子宫切除术准备　　D. 注射宫缩药
   E. 压出宫腔积血可促进宫缩

五、病例分析

初产妇，29 岁，因停经 33 周，阴道流液 0.5 h 收入院。

查体：体温 36.7 ℃，呼吸 21 次/min，脉搏 90 次/min，血压 17.1/10.1 kPa(128/76 mmHg)，神清，双肺呼吸音清，未闻及干湿啰音，心音正常。产科检查：偶有不规则宫缩，宫底高度28 cm，腹围 89 cm，胎位 ROA，头高浮，胎心率 148 次/min。

思考：① 该孕妇目前存在的护理问题有哪些？② 护理人员需密切观察哪些病情变化？③ 当出现什么情况时护士需做好终止妊娠的准备工作？

(李　琴)

第十四章　胎儿及新生儿异常的护理

学习要点

1. 掌握胎儿窘迫、新生儿窒息的治疗原则及整体护理。
2. 熟悉胎儿窘迫、新生儿窒息的病因。
3. 了解胎儿窘迫、新生儿窒息的概念。

第一节　胎儿窘迫

情景设置

林某，孕 39^{+1} 周，因临产入院。宫缩 40 s/2min，强度中等，胎心音 80～100 次/min，胎动不明显。消毒后阴道检查，宫口开大 3 cm，“S^{-2}”，LOA。B 型超声提示胎头双顶径 9.0 cm，脐带绕颈 2 周。

一、概述

（一）概念

胎儿窘迫（fetal distress）是指胎儿在子宫内有缺氧征象，危及胎儿健康和生命者。可分为急性胎儿窘迫与慢性胎儿窘迫两大类。

（二）病因

1. 母体血氧含量不足　如母体患严重贫血、失血性休克、心脏病、心力衰竭等。
2. 子宫胎盘血运受阻　如宫缩过强、子宫过度膨胀（如双胎妊娠、羊水过多）。
3. 胎盘功能低下　如过期妊娠、妊娠期高血压疾病、前置胎盘、胎盘早剥等。
4. 脐带循环障碍　如脐带脱垂、受压、打结、过短、绕颈等。
5. 胎儿因素　胎儿有先天性心血管疾病，产程延长使胎头受压过久引起颅内出血，母儿血型不合引起的胎儿溶血，胎儿畸形等。

二、护理评估

（一）健康史

询问孕妇的年龄、生育史及是否患有心脏病、严重贫血。了解本次妊娠经过，注意有无妊娠期高血压疾病、前置胎盘、双胎妊娠、羊水过多、胎儿畸形、胎盘功能低下等。了解产妇分娩经过，是否存在产程延长、缩宫素使用不当等情况。

知识库

胎儿窘迫的病理

胎儿轻度缺氧时，出现呼吸性酸中毒，使交感神经兴奋，肾上腺儿茶酚胺及肾上腺素分泌增多，血压升高，心率加快。重度缺氧时，迷走神经兴奋，心率由快变慢。无氧糖酵解增加，丙酮酸及乳酸堆积，胎儿血 pH 下降，出现混合性酸中毒。缺氧使细胞膜通透性增加，胎儿出现高钾血症和低钙血症。缺氧使肠蠕动亢进，肛门括约肌松弛，胎粪排出污染羊水，呼吸运动加深，羊水吸入，出生后可出现新生儿吸入性肺炎。若在妊娠期慢性缺氧，可出现胎儿发育及营养异常。临产后易发生进一步缺氧。

（二）身体评估

1. 急性胎儿窘迫　主要发生在分娩期。

（1）胎心率异常　胎心率变化是急性胎儿窘迫的重要征象。缺氧早期，胎心率于无宫缩时加快，>160 次/min；缺氧严重时，胎心率变慢，<120 次/min。胎心率 <100 次/min 提示胎儿危险。行胎儿电子监护可出现多发晚期减速、重度变异减速。监测胎心率并评估其变化情况。

（2）胎动异常　缺氧初期为胎动频繁，若缺氧未纠正或加重则胎动减弱且次数减少，进而消失。

（3）羊水胎粪污染　根据程度不同，羊水污染分为 3 度：Ⅰ度浅绿色，提示胎儿慢性缺氧；Ⅱ度深绿色或黄绿色，提示胎儿急性缺氧；Ⅲ度棕黄色、稠厚，提示胎儿缺氧严重。观察羊水颜色、性状，评估羊水胎粪污染程度。

（4）酸中毒　胎儿缺氧与酸中毒关系密切，取胎儿头皮血进行血气分析，若 pH <7.20 可判断为胎儿酸中毒。

2. 慢性胎儿窘迫　多发生在妊娠末期，往往延续至临产并加重。主要表现为胎动减少或消失、NST 无反应型、胎儿生长受限、胎盘功能减退、羊水胎粪污染等。

（三）心理社会资料

孕产妇因为胎儿生命遭遇危险而产生焦虑情绪，对于胎儿不幸死亡的孕产妇，感情上受到强烈的创伤，通常会经历否认、愤怒、抑郁、接受的过程。评估孕产妇是否有焦虑及其程度，评估感情需要。了解胎儿死亡的孕产妇感情上的创伤过程。

（四）辅助检查

1. 胎儿电子监护　无应激试验（NST）无反应型，缩宫素激惹试验（OCT）出现频发晚期减速及频发重度变异减速等。

2. 胎儿头皮血血气分析　pH < 7.20。

3. 胎盘功能检查　尿雌三醇（E_3）值急骤减少 30% ~40%，或者妊娠晚期多次测定在 10 mg/24 h 以下，提示胎盘功能不良。

4. 羊膜镜检查　观察羊水性状，以了解胎儿宫内情况。

三、护理诊断/合作性问题

1. 气体交换受损（胎儿）　与宫内缺氧有关。

2. 焦虑　与担心胎儿安危有关。

3. 预感性悲哀　与胎儿可能死亡有关。

四、护理目标

1. 胎儿缺氧情况改善，胎心率正常。

2. 孕产妇心绪平稳，积极配合治疗和护理。

3. 孕产妇及其家属能接受胎儿死亡的现实。

五、治疗原则和护理措施

（一）治疗原则

1. 急性胎儿窘迫　以提高母体血氧含量及改善胎儿缺氧状态为原则。严重的胎儿缺氧或经处理无效者应迅速结束分娩。

2. 慢性胎儿窘迫　在病因治疗的同时，结合孕周、胎儿成熟度、胎盘功能及胎儿窘迫的严重程度决定是否继续妊娠。

（二）护理措施

1. 病情监护

（1）急性胎儿窘迫　观察胎动变化及羊水性状，每 10 ~ 15 min 听 1 次胎心并记录。必要时进行胎儿电子监护。

（2）慢性胎儿窘迫　加强妊娠期监护，教会孕妇胎动计数和判断方法，嘱孕妇每日早、中、晚各计数 1 h 胎动，3 h 胎动之和乘以 4 得到 12 h 的胎动计数。凡胎动 <10 次/12 h，或逐日下降 50% 而不能恢复者，均为胎儿缺氧征象，应及时到医院就诊。临床上常见胎动消失 24 h 后胎心消失，应予警惕。

2. 治疗配合

（1）急性胎儿窘迫

改善胎儿缺氧状况　① 一般护理：嘱孕产妇取左侧卧位，给予吸氧，观察 10 min，严密监测胎心变化。如胎心率变为正常可继续观察。吸氧应用面罩吸 100% 纯氧，10 L/min，吸氧 30 min/次，间隔 5 min，可提高母血中氧含量而改善胎儿血氧供应。② 缓解宫缩：若宫缩过强造成胎心率异常者，应立即停止滴注缩宫素，或按医嘱给予宫缩抑制剂。③ 纠正酸中毒：按医嘱给予5%碳酸氢钠 100～200 mL 静脉滴注。

协助终止妊娠　胎儿缺氧严重、情况紧迫或经上述处理无效者，应迅速结束分娩。宫口开全，胎头双顶径已达坐骨棘平面或以下，应尽快行阴道手术助产娩出胎儿；宫口未开全，估计在短时间内不能结束分娩者，立即剖宫产结束分娩。迅速做好术前准备及新生儿窒息的抢救准备，协助医生尽快娩出胎儿。

（2）慢性胎儿窘迫　左侧卧位，吸氧每日 2～3 次，每次 30 min；指导孕妇在妊娠期加强营养，进高蛋白质、高热量、高维生素、富含铁的食物，以促进胎儿生长发育；协助医生积极治疗各种妊娠合并症及并发症，改善胎盘供血，尽量延长孕周，同时促胎儿成熟，待胎儿成熟后终止妊娠，应以剖宫产终止妊娠为宜。

3. 心理护理　向孕产妇及其家属提供相关信息，包括造成目前状况的病因、病情、治疗方案及孕产妇需做的配合，对他们的疑虑给予适当的解释，减轻其焦虑，使其能够积极配合处理。若胎儿夭折，应帮助产妇及其家属度过悲哀期。

4. 健康教育

（1）向孕产妇及其家属介绍围生期保健知识，指导患妊娠期高血压疾病、慢性高血压、心脏病、糖尿病的高危孕产妇增加产前检查次数，酌情提前住院待产。

（2）指导孕妇学会自我监护，一般从孕 32 周开始自我胎动计数。一旦发现异常立即到医院进一步检查，及早发现胎儿窘迫，及时处理，避免胎儿受到伤害。

六、护理评价

1. 胎儿宫内缺氧情况改善，健康出生。

2. 孕产妇能运用有效的应对机制控制焦虑，增加心理和生理上的舒适感，配合医护人员的治疗和护理。

3. 胎儿已死亡的孕产妇能够接受现实，经历理智和情感的行为反应过程。

第二节　新生儿窒息

情景设置

李某，孕 43 周，自觉胎动减少 6 d。入院听胎心音 95 次/min，急行子宫下段剖宫产娩出一女活婴，术中见羊水约 150 mL，胎粪Ⅲ度污染。新生儿四肢皮肤青紫，呼吸浅慢不规则，心率 70 次/min，微弱，四肢稍屈曲。

思考：新生儿目前出现了哪种紧急情况？护士应如何护理新生儿？

一、概述

（一）概念

新生儿窒息（neonatal asphyxia）是指胎儿娩出后 1 min，仅有心搏而无呼吸或未建立规律呼吸的缺氧状态。这是导致新生儿死亡及伤残的主要原因之一,必须积极抢救。根据窒息程度可分为轻度窒息和重度窒息。

(二)病因

1. 胎儿窘迫　各种原因造成胎儿缺氧在出生前未得到纠正,胎儿娩出后即可表现为新生儿窒息。

2. 呼吸中枢受到抑制或损害

(1)胎儿颅内出血及脑部长时间缺氧导致呼吸中枢受到损害。

(2)在分娩过程中接近胎儿娩出时产妇使用麻醉剂、镇静剂,抑制了呼吸中枢。

3. 呼吸道阻塞　胎儿在通过产道时吸入胎粪、黏液、羊水,阻塞呼吸道,影响气体交换。

4. 先天发育异常　早产、呼吸道畸形、肺发育不良,导致新生儿不能进行正常的气体交换。

二、护理评估

(一)健康史

评估有无发生新生儿窒息的病因存在,了解胎心监护是否有胎心晚期减速。

(二)身体评估

根据 Apgar 评分指标,分别对出生后 1 min、5 min、10 min 的新生儿进行评估,重点评估窒息的程度(表 14－1)。出生后 5 min 及以后的 Apgar 评分对判断复苏效果,估计预后很有意义。评分越低,酸中毒和低氧血症越严重。例如,5 min 的评分数 <3 分,则新生儿病死率及日后发生脑部后遗症的机会明显增加。

表 14－1　轻度窒息与重度窒息的鉴别

鉴别点	轻度(青紫)窒息	重度(苍白)窒息
Apgar 评分	4～7 分	0～3 分
心搏	心搏规则,强且有力,80 次·min^{-1}≤心率≤120 次·min^{-1}	心搏不规则,慢而弱,心率 <80 次·min^{-1}
呼吸	呼吸表浅或不规律	无呼吸或仅有喘息样微弱呼吸
肌张力	好	松弛
喉反射	存在	消失
皮肤颜色	面部与全身皮肤呈青紫色	皮肤苍白,口唇暗紫

(三)心理社会资料

产妇可产生焦虑、悲伤心理,害怕新生儿出现意外。

（四）辅助检查

新生儿血氧分压、二氧化碳分压、头皮血 pH 检查等，了解缺氧及酸中毒程度。

三、护理诊断/合作性问题

1. 气体交换受损　与呼吸道阻塞有关。
2. 有新生儿受伤的危险　与抢救操作、缺氧损害心脑脏器有关。
3. 预感性悲哀（产妇）　与新生儿的生命受到威胁有关。

四、护理目标

1. 新生儿呼吸道通畅。
2. 新生儿被抢救成功，未出现损害。
3. 产妇情绪稳定。

五、治疗原则和护理措施

（一）治疗原则

按 A、B、C、D、E 方案复苏。A（airway）清理呼吸道；B（breathing）建立呼吸，增加通气；C（circulation）维持正常循环；D（drug）药物治疗；E（evaluation）评价和监护。

（二）护理措施

1. 病情监护　密切观察并记录病情变化，如患儿的面色、呼吸、心率、体温、出入量等。
2. 治疗配合

（1）A 清理呼吸道　保持呼吸道通畅是复苏的先决条件。在胎头仰伸娩出后不急于娩肩，而应及时用手挤净口鼻咽部的黏液及羊水，胎儿娩出断脐后将其仰卧放在温暖的复苏台上，继续用吸痰器（图 14－1）吸出新生儿咽部的黏液和羊水。若重度窒息，立即协助医生在喉镜下进行气管插管（图 14－2），直视下吸净黏液、羊水。

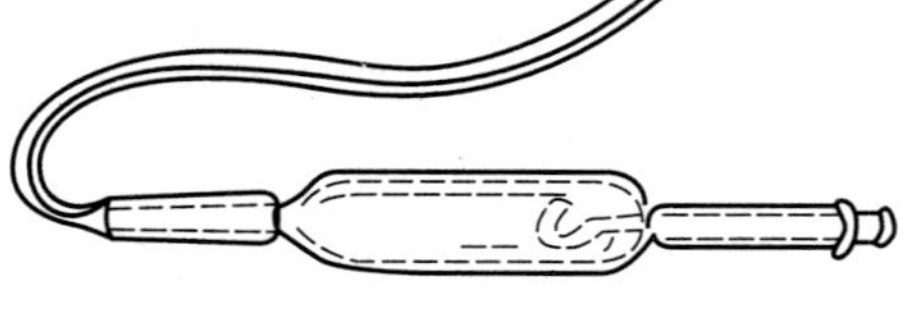

图 14－1　吸痰器

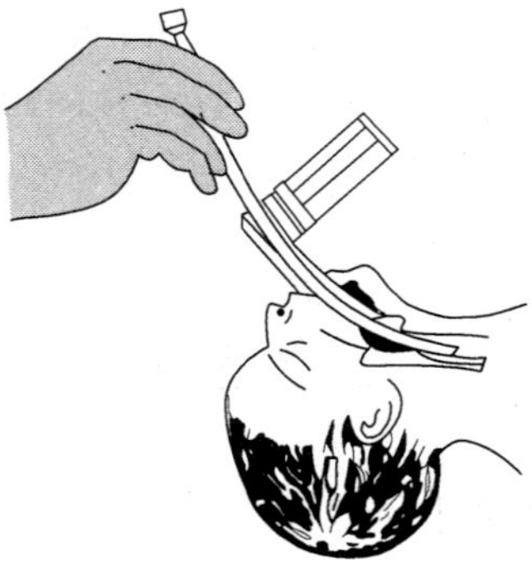

图 14－2　气管插管

（2）B 建立呼吸

刺激呼吸　清理呼吸道后仍无呼吸，可轻拍或轻弹足底，促其啼哭，以刺激建立呼吸，但禁止使用强力拍打。

正压通气　面罩吸氧（图 14－3）的通气频率为 40～60 次/min，呼吸比 1∶2。压力以可见胸动和听诊呼吸音正常为宜。15 s 后如仍无规律性呼吸，或心率＜100 次/min，须进行气管插管正压通气。

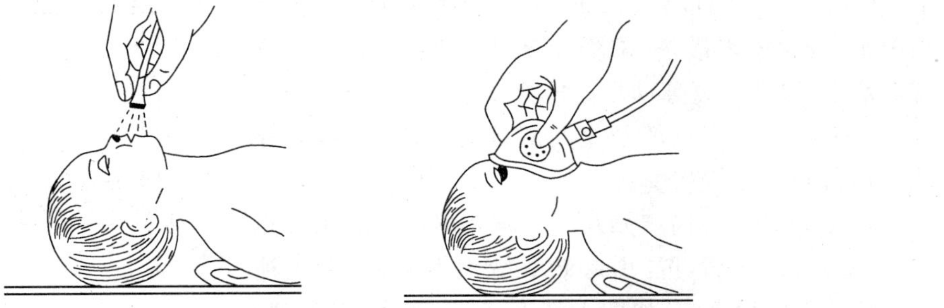

(1)　　(2)

图 14－3　吸氧方法

（1）管道吸氧；（2）面罩吸氧

（3）C 维持正常循环　若心率＜60 次/min，应行胸外心脏按压（图 14－4）。新生儿仰卧，用两指法或拇指法有节奏地按压胸骨体下 1/3 处，按压频率为 120 次/min，按压深度为其胸廓前后径的 1/3。每 3 次胸外按压后，正压人工呼吸 1 次。按压有效者可摸到颈动脉和股动脉搏动。

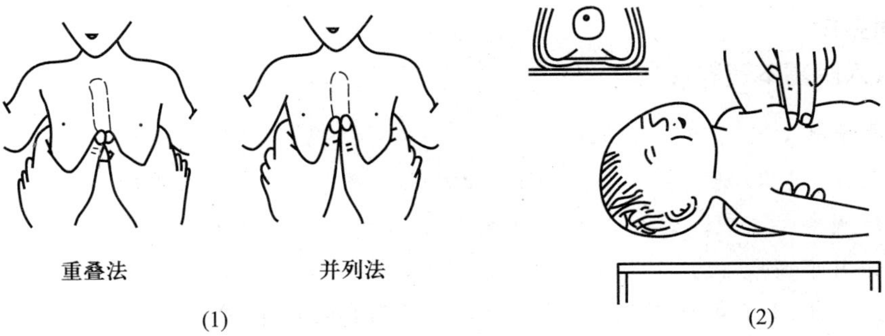

(1)　　(2)

图 14－4　胸外心脏按压

（1）拇指法；（2）两指法

（4）D 按医嘱给予药物治疗　建立有效静脉通道，保证药物应用。肾上腺素 0.01～0.03 mg 静脉注射刺激心跳；用 5% 碳酸氢钠 3～5 mL/kg 溶于 25% 葡萄糖注射液 20 mL，5 min 内自脐静脉缓慢注入，纠正酸中毒；麻醉药物引起呼吸抑制可用纳洛酮 0.1 mg/kg 静脉注射。

（5）E 评价　复苏过程中要随时评价患儿情况，以协助医生确定进一步要采取的抢救方案。

3. 一般护理

（1）做好抢救新生儿窒息的准备　估计胎儿娩出后有窒息的危险者应提前做好复苏准备，如保暖设备、氧气、吸痰管、气管插管设备、急救药品。抢救必须及时，动作迅速、准确、轻柔，避免发生损伤。

（2）保暖　断脐后将新生儿仰卧在远红外辐射台上（图 14－5）。温度调至 30～32 ℃，并立即擦干体表的羊水，减少体表散热，降低新陈代谢和氧耗，使之维持低水平，以利于复苏和提高成活率。

（3）哺乳　窒息的新生儿应延迟哺乳，以静脉补液维持营养。

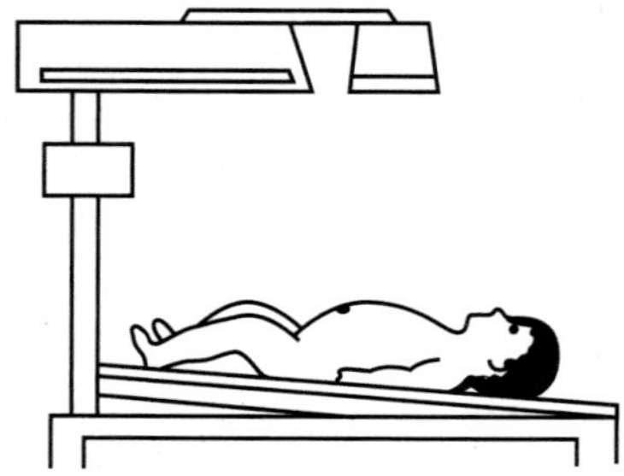

图 14－5　远红外辐射新生儿窒息抢救台

4. 心理护理　向产妇及其家属介绍本病的相关知识，告知家长，该病可能引起缺氧缺血性脑病，发生神经系统严重的后遗症，如智力低下、听力下降、瘫痪等，取得家长理解、配合。

5. 健康教育　对恢复出院的患儿应指导定期检查，对异常情况做到早发现、早诊断、早治疗。

六、护理评价

1. 新生儿 5 min Apgar 评分达 7 分或以上。
2. 新生儿没有受伤。
3. 产妇能理解新生儿的抢救措施，接受事实。

病案分析

病人入院基本资料评估

一、一般资料

姓名　江某　　性别　女　　年龄　30 岁　　职业　教师

民族　汉族　　籍贯　辽宁　　文化程度　大学　　婚姻状况　已婚

地址　××市实验小学　　联系电话　25×××32

末次月经　2013 年 4 月 3 日　　预产期　2014 年 1 月 10 日

入院时间　2014 年 1 月 17 日　　病历记录时间　2014 年 1 月 17 日

入院方式　步行

入院医疗诊断　1. 孕$_1$产$_0$，孕 41 周，LOA，待产

　　　　　　　2. 胎儿窘迫（急性）

入院主诉　孕 41 周，自觉胎动减少 3 d。

现病史　孕妇孕41周,预产期为2014年1月10日,产前检查均正常。近3 d来自觉胎动减少,无腹痛和阴道出血及其他不适,今收入院。

孕妇停经6周时开始出现早孕反应,停经18周自觉有胎动感,无阴道出血及腹痛史,大小便正常。

月经史　$14\frac{4\sim5}{28\sim32}$,量中等,无痛经。末次月经2013年4月3日。

婚育史　26岁结婚,丈夫体健,本次为第1胎妊娠。

既往史　体健,无异常,否认药物过敏史。

家庭史　无特殊病史。

二、生活习惯及自理能力

饮食　正常　　睡眠　尚可　　大小便　正常

烟酒嗜好　无　　活动能力　正常　　心理状况　焦虑

三、家庭情况

家庭成员2人,夫妻关系好,经济收入好。

四、身体评估

(一)全身检查

体温37 ℃,脉搏82次/min,呼吸20次/min,血压14.6/9.3 kPa(110/70 mmHg),神志清楚,发育正常,营养中等,体重65 kg。皮肤黏膜无黄染,五官无异常。心肺无异常,腹壁及双下肢无凹陷性水肿。

(二)产科检查

1. 腹部检查　腹部隆起,宫底高度32 cm,腹围100 cm,胎位LOA,先露入盆固定,胎心率110次/min,律齐。

2. 肛门检查　先露头,"S^{-1}",胎膜未破,宫颈管部分消失(70%),宫口未开。

3. 骨盆测量　IS　24 cm,IC　27 cm,EC　19 cm,TO　9 cm。

(三)辅助检查

1. 胎心监护仪测得胎心率110次/min。

2. 缩宫素激惹试验(OCT),出现频发晚期减速及变异减速。

五、治疗措施

目前处理措施为提高母体血氧含量及改善胎儿缺氧状态的同时行剖宫产术。护理计划见表14-2。

表14-2　胎儿窘迫病人的护理计划

护理诊断	护理目标	护理措施
1. 焦虑　与担心胎儿安危有关	1. 病人情绪稳定 2. 积极配合治疗与护理	1. 让家属陪伴病人,进行精神鼓励 2. 耐心向病人讲明病情及病因、治疗方案,对其提出的疑虑,给予适当解释,减轻其焦虑

续表

护理诊断	护理目标	护理措施
2. 胎儿有受伤的危险 与宫内缺氧有关	胎儿免受宫内损害,健康出生	1. 解释可能导致胎儿受伤的危险原因 2. 嘱病人取左侧卧位,给予吸氧 3. 按医嘱给予50%葡萄糖80～100 mL,维生素C 0.5～1.0 g静脉注射,增加胎儿对缺氧的耐受性。或可给予5%碳酸氢钠100～200 mL静脉注射,纠正酸中毒 4. 严密监测胎心音、胎动变化,每10～15min听胎心1次并记录 5. 立即做好剖宫产术前准备及新生儿窒息的抢救准备工作。协助医生进行剖宫产术,尽快娩出胎儿
3. 预感性悲哀 与胎儿可能死亡有关	病人能接受胎儿死亡的现实	1. 向病人及家属提供分娩中的相关信息,必要时让丈夫陪伴在旁,对他们的疑虑和感受给予解释和安慰 2. 对于胎儿不幸死亡的父母,做好心理护理,帮助病人及家属度过心理危机期

责任护士　李某
护士长　陈某

自 测 题

一、以下每道考题下面有A、B、C、D、E五个备选答案,请从中选择一个最佳答案。(A1、A2型题)

1. 护士对新生儿窒息的描述中不妥当的是(　　)。
A. 可由胎儿窘迫引起　B. 产时使用麻醉剂可能引起
C. 青紫窒息为轻度窒息　D. 苍白窒息时新生儿全身苍白,仅口唇暗紫
E. 出生后5 min Apgar评分为7分,则新生儿窒息后遗症机会明显增加

2. 护士对新生儿进行胸外按压时胸廓按下的频率和深度为(　　)。
A. 30次/min,1～2 cm　B. 50次/min,2～3 cm
C. 90次/min,2～3 cm　D. 100次/min,1～2 cm
E. 120次/min,2～3 cm

3. 护士对刚入院的待产孕妇进行护理评估时,应警惕可能出现"胎儿窘迫"的情况是(　　)。
A. 合并轻度贫血　B. 合并前置胎盘
C. 足月妊娠　D. 踝部水肿,休息后消失
E. 见红

4. 孙某,孕20周,来院参加产前健康宣传教育班,护士在介绍胎儿窘迫的常见表现时不妥当的叙述是(　　)。
A. 胎心率120～160次/min　B. 胎动<10次/12 h
C. 破膜后羊水呈黄绿色　D. 胎心弱而不规律
E. 初期胎动频繁,胎心率晚期减速

5. 杨某,孕30周,护士指导其在院外自行监测胎动时,应告知可能提示胎儿窘迫早期改变的情况是胎动(　　)。

A. 减少　　B. 不变　　C. 减弱　　D. 躁动　　E. 消失

6. 章某，孕 40^{+4} 周，入院静脉滴注缩宫素引产。50 min 后出现宫缩持续 60 s，间隔 2 min，产妇疼痛难忍，胎心率 178 次/min。护士为其进行护理操作时不妥当的是（　　）。

A. 嘱左侧卧位　　B. 给予吸氧

C. 继续静脉滴注缩宫素　　D. 严密监测胎心变化

E. 给予5%碳酸氢钠静脉滴注纠正酸中毒

二、以下提供若干个案例，每个案例下设若干个考题。请根据考题题干所提供信息，在每道题下面的 A、B、C、D、E 五个备选答案中选择一个最佳答案。（A3、A4 型题）

（1～2 题共用题干）

焦某，孕 38^{+5} 周，入院产前检查正常。今晨 04:00 时开始规律宫缩，12:00 时宫口开大 3 cm，自然破膜，流出羊水约 50 mL，深绿色，胎心率 168 次/min。

1. 根据身体评估，该孕产妇羊水属于（　　）。

A. 羊水正常　　B. Ⅰ度污染　　C. Ⅱ度污染　　D. Ⅲ度污染　　E. Ⅳ度污染

2. 进行给氧操作时，氧流量应为（　　）。

A. 2 L/min　　B. 4 L/min　　C. 6 L/min　　D. 8 L/min　　E. 10 L/min

（3～7 题共用题干）

某新生儿，出生后护士对其进行评估，发现心率 70 次/min，呼吸弱而不规则，全身皮肤青紫，四肢松弛，有喉反射动作。

3. 该新生儿 Apgar 评分为（　　）。

A. 2 分　　B. 4 分　　C. 6 分　　D. 8 分　　E. 10 分

4. 抢救时，护士应将抢救台温度调至（　　）。

A. 20～22 ℃　　B. 25～27 ℃　　C. 28～30 ℃　　D. 30～32 ℃　　E. 32～35 ℃

5. 进行抢救复苏时，首选的护理措施是（　　）。

A. 清理呼吸道　　B. 拭干羊水，保暖

C. 吸氧　　D. 静脉注射肾上腺素

E. 胸外心脏按压

6. 5 min 后护士再次进行评估，发现心率 105 次/min，呼吸顺畅，四肢稍屈曲，有喉反射动作，皮肤粉红色。此时新生儿 Apgar 评分为（　　）。

A. 2 分　　B. 4 分　　C. 6 分　　D. 8 分　　E. 10 分

7. 对其进行的一般护理措施中不妥当的是（　　）。

A. 注意保暖　　B. 间断给氧

C. 静脉补液维持营养　　D. 5 min 后再次评估患儿面色、呼吸、心率等

E. 尽早母乳喂养

（熊　瑛）

第十五章　产褥期异常妇女的护理

学习要点

1. 掌握产褥感染与晚期产后出血的定义。
2. 掌握产褥感染与晚期产后出血的护理评估、护理诊断及护理措施。
3. 熟悉产褥感染与晚期产后出血的病因、治疗原则。
4. 了解产褥感染的感染途径与产褥病率的关系。

第一节　产褥感染妇女的护理

情景设置

贾某，孕 39 周，自然破膜 12 h 后入院。检查：宫口开大 9 cm，持续性枕后位，行胎头吸引术娩出一女性活婴，产后出血约 400 mL。

产后 1 周来持续发热。护理评估：体温 38 ℃，脉搏 80 次/min，呼吸 18 次/min，血压 12.0/9.1 kPa(90/68 mmHg)，双乳无肿块，子宫底脐下 2 cm，轻度压痛，血性恶露，量多有臭味，会阴切开伤口甲级愈合。

思考：① 根据现有病史资料，产妇出现何种异常情况？还应收集病人哪些评估资料？② 目前首要的护理诊断是什么？应采取哪些护理措施？③ 若病人确诊为产褥感染(子宫内膜炎)，检查宫内有胎盘胎膜残留，护士为病人行清宫术准备时，病人焦虑不安，应如何处理？

一、概述

（一）概念

产褥感染(puerperal infection)是指分娩、产褥期时生殖道受病原体侵袭，于产褥期引起局部或全身的炎症变化。这是导致孕产妇死亡的四大原因之一。产褥病率(puerperal morbidity)是指分娩 24 h 后至产后 10 d 内，用口表每日测量体温 4 次，有 2 次≥38 ℃。产褥病率的主要原因是产褥感染，但也包括生殖道以外其他部位的感染，如上呼吸道感染、急性乳腺炎、泌尿系感染等。

（二）病因

1. 病原体　引起产褥感染的细菌种类繁多，以混合感染多见。常见的病原体有需氧性链球菌、大肠埃希菌、葡萄球菌等。此外，梭状芽胞杆菌、淋病双球菌均可导致产褥感染，但不多见。支原体和衣原体引起的产褥感染近年明显增多。许多非致病菌在特定环境下也可致病。

2. 诱因　女性生殖系统防御功能在妊娠期及分娩期降低或破坏，增加了病原体入侵感染的机会；孕产妇有贫血、营养不良、慢性疾病、妊娠晚期性生活、胎膜早破、产前产后出血、产道损伤、胎盘残留、产程延长、产科手术等情况，使其抵抗力下降或为细菌入侵繁殖创造条件，均可成为产褥感染的诱因。

3. 感染途径

（1）内源性感染　正常孕妇的生殖道或其他部位寄生的病原体，多数并不致病，当出现感染诱因时则可致病。

（2）外源性感染　被污染的衣物、用具或妊娠晚期不洁性交、盆浴，分娩期不规范的多次肛查、内诊，各种器械或物品消毒不严，均可将致病菌带入生殖道引起感染。

二、护理评估

（一）健康史

评估有无产褥感染的诱发因素存在，如胎盘早剥、前置胎盘、胎膜早破、反复多次阴道检查、产科手术操作、未严格执行无菌的操作、软产道裂伤、产程延长、产后出血等。

（二）身体评估

身体评估参见表 15 – 1。

表 15 – 1　产褥感染妇女临床病理类型及身体状况

临床类型	身体状况
急性外阴炎、阴道炎、宫颈炎	1. 局部疼痛、灼热，伤口局部红肿、发硬、有脓性分泌物，缝针孔处有脓汁，缝线拆除后伤口常裂开，并有脓汁流出 2. 急性阴道炎黏膜充血、溃疡，脓性分泌物增多，日后导致阴道壁粘连甚至闭锁 3. 全身反应轻，可有低热
急性子宫内膜炎、子宫肌炎	1. 产妇于产后 3 ~ 4 d 出现低热，体温一般不超过 38 ℃，脉搏稍快，下腹疼痛，内膜充血、水肿，恶露量多、混浊且有臭味。局部压痛，子宫复旧缓慢 2. 子宫肌炎时，局部症状不明显，恶露少无臭味。但全身中毒症状严重，突然寒战、高热，体温可高达 40 ℃，头痛、脉速，子宫压痛不明显，复旧延缓。白细胞显著升高
急性盆腔结缔组织炎、输卵管炎	寒战、高热、下腹痛等，高热可持续不退。严重者侵及整个盆腔，可形成“冰冻骨盆”，全腹压痛，输卵管增粗或成腊肠型肿块
急性盆腔腹膜炎及弥漫性腹膜炎	1. 全身中毒症状，如畏寒、高热、恶心、呕吐及腹胀。检查时腹部有明显压痛、反跳痛、肌紧张。若大量炎性渗出液积聚在直肠子宫陷凹内，形成局限性脓肿。波及肠管、膀胱时，可出现腹泻、里急后重，排尿困难 2. 急性期治疗不彻底可发展成慢性盆腔炎，导致不孕

续表

临床类型	身体状况
血栓性静脉炎	1. 产后 1～2 周后发病，单侧居多，表现为弛张热，寒战与高热交替，持续数周，局部检查不易与盆腔结缔组织炎相区别 2. 股白肿：产后 2～3 周发病，表现为弛张热、下肢持续性疼痛，受累静脉硬索状、触痛，局部温度升高。因下肢静脉回流受阻，引起下肢水肿、皮肤发白，习称“股白肿”
脓毒血症及败血症	寒战、持续高热，全身明显中毒症状，可危及生命

（三）心理社会资料

因持续高热、寒战、疼痛，使产妇产生焦虑、恐惧感，又因不能照顾新生儿自感愧疚。

（四）辅助检查

1. 实验室检查　做血、尿常规化验。
2. B 型超声检查　能直接反映是否有子宫腔胎盘残留、子宫旁包块、直肠子宫陷凹积液等。
3. 病原体确定　如分泌物涂片、病原体培养、病原体抗原和特异抗体检测。

三、护理诊断/合作性问题

1. 体温过高　与产褥感染所致炎性反应有关。
2. 舒适感改变　与疼痛、恶露改变、高热有关。
3. 营养失调：低于机体需要量　与发热消耗增多，摄入量降低有关。
4. 焦虑　与产妇担心自身身体状况及婴儿喂养有关。

四、护理目标

1. 产妇体温逐渐降至正常，感染得到控制。
2. 产妇疼痛减轻，舒适感增加。
3. 产妇营养保持平衡。
4. 产妇心理状态良好，能积极配合医护活动。

五、治疗原则和护理措施

（一）治疗原则

控制感染，正确处理局部病灶，增强机体抵抗力。

（二）护理措施

1. 病情监护

（1）生命体征　严密观察体温、呼吸、脉搏、血压、意识状态，并认真记录。

（2）局部病灶　观察产妇会阴伤口、恶露、子宫复旧、下腹疼痛、双下肢肿胀等局部改变。

2. 治疗配合

（1）按医嘱应用药物　① 首选广谱高效抗生素。使用前做药物敏感试验，再根据试验结果选用有效抗生素控制感染。② 必要时短期加用肾上腺糖皮质激素，以提高机体应激能力。③ 对血栓性静脉炎在应用抗生素的同时，加用肝素等抗凝治疗，并使用解痉、扩张血管药物。

（2）体温升高的护理　① 体温高达 39 ℃者应物理降温，设法控制体温在 38 ℃左右。做好口腔护理及皮肤的清洁护理。② 鼓励产妇多饮水，补充水分及促使毒素的排泄，必要时按医嘱静脉输液，补充水、电解质，以维持机体水、电解质平衡。

（3）局部病灶的护理　① 指导和帮助产妇做好会阴护理。外阴伤口感染早期，每日红外线理疗 2 次，每次 20～30 min，感染严重者应提前拆线，化脓者应切开引流及伤口换药。外阴仅有水肿者可用 50% 硫酸镁湿热敷。产后 10 d 可用 1∶5 000 高锰酸钾溶液坐浴。盆腔脓肿可经后穹隆或腹部切开引流。② 按医嘱给宫缩剂促进宫缩，防止炎症扩散，必要时给予止痛药。③ 下肢血栓性静脉炎者应抬高患肢，局部热敷，减轻肿痛。用支架支撑被褥，防止摩擦引起疼痛。

3. 一般护理

（1）体位　应取半卧位，有利于炎症局限及恶露排出。有会阴伤口者取健侧卧位。血栓性静脉炎患者应绝对卧床 2 周，以利度过栓子脱落危险期。

（2）营养　给予高热量、高蛋白质、高维生素及富含水分饮食，必要时可少量多次输入新鲜血液，或静脉补充营养。

4. 心理护理　针对产妇心理变化运用有效的语言艺术做好心理护理，解除产妇及其家属的疑问，减轻产妇焦虑感；指导自我护理技巧，提供母儿接触机会，减轻对疾病的恐惧；帮助家属护理好新生儿，为产妇提供良好的社会支持。

5. 健康教育

（1）指导产妇产后要注意休息，增加营养并适当运动。要保持会阴部清洁，便后及时清洁会阴，勤换会阴垫，会阴清洁用物要及时清洗消毒。

（2）指导产妇自我观察产褥感染复发征象，如恶露异常、腹痛、发热等，如有异常要及时就诊。

（3）指导正确护理乳房，暂停哺乳的产妇定时挤奶，以保持乳腺管通畅。向产妇解释暂停哺乳的原因，告知产妇感染控制后可继续哺乳。

六、护理评价

1. 产妇体温维持在正常范围，感染症状消失。
2. 产妇主诉疼痛减轻及消失。
3. 产妇能表达焦虑情绪，积极参与医疗护理活动。

第二节 晚期产后出血妇女的护理

情景设置

方某,35 岁。阴道分娩 7 d 后,阴道出血增多约 500 mL。护理评估:体温 37.8 ℃,呼吸 16 次/min,血压 12.5/8.0 kPa(94/60 mmHg),脉搏 90 次/min,神情疲惫。检查:宫底脐下一横指,宫口开放,有残留组织堵塞。

思考:目前出现了哪种紧急情况? 作为护士应如何开展整体护理?

一、概述

(一)概念

晚期产后出血(late puerperal hemorrhage)又称产褥期出血,指分娩 24 h 后,在产褥期内发生的子宫大量出血,出血量超过 500 mL。产后 1 ~2 周发病最常见,亦有迟至产后 6 周发病者。

(二)病因

1. 胎盘因素:胎盘、胎膜残留均可影响子宫收缩导致晚期产后出血,是最常见的原因。
2. 蜕膜残留:蜕膜多在产后 1 周内脱落,随恶露排出。若蜕膜剥离不全,影响子宫复旧,继发子宫内膜炎症,可引发本病。
3. 子宫胎盘附着面感染、复旧不全。
4. 剖宫产术后子宫伤口裂开:由于切口感染、切口选择不当或缝合不当导致子宫切口裂开,多见于子宫下段剖宫产横切口的两侧端。
5. 其他,如产后滋养细胞肿瘤、子宫黏膜下肌瘤等。

二、护理评估

(一)健康史

评估分娩经过,有无反复或突然阴道出血病史,产褥期子宫复旧及恶露性状。

(二)身体评估

1. 胎盘、胎膜残留 临床表现常为红色恶露时间延长,反复出血或突然大出血,多发生于产后 10 d 左右。妇科检查发现子宫复旧不全,宫口松弛,有时可见残留组织堵塞宫口。
2. 蜕膜残留 临床表现与胎盘残留不易鉴别。宫腔刮出物病理检查可见坏死蜕膜,混以纤维素、玻璃样变的蜕膜细胞和红细胞,但不见绒毛。
3. 胎盘附着部位复旧不全或感染 多发生在产后 2 周左右,表现为突然大量阴道出血。妇科检查可见子宫增大、软,宫口松弛,阴道及宫口有血块堵塞。

4. 剖宫产术后　多发生在术后2～3周，肠线溶解脱落后，出现大量阴道出血，甚至引起休克。

（三）心理社会资料

发生晚期产后出血时，产妇会出现异常惊慌、恐惧心理，担心自己的生命安危。因自己无力照顾孩子而产生负罪感。部分产妇可能由于出血过多、精神紧张，很快进入休克昏迷状态。

（四）辅助检查

1. 血常规　了解贫血和感染情况。
2. B型超声　了解宫腔有无残留物及子宫切口愈合情况。
3. 血β-HCG测定　有助于排除胎盘残留、绒毛膜癌。
4. 其他　如病原菌和药物敏感试验，病理检查。

三、护理诊断/合作性问题

1. 体液不足　与失血有关。
2. 有感染的危险　与失血、贫血、侵入性操作有关。
3. 恐惧　与产妇担心自身健康和婴儿喂养有关。

四、护理目标

1. 尽快恢复产妇的血容量，使血压、脉搏、尿量正常。
2. 产妇不出现感染症状。
3. 产妇及家属情绪稳定，积极配合治疗和护理。

五、治疗原则和护理措施

（一）治疗原则

1. 药物治疗　少量或中等量阴道出血，可给予足量广谱抗生素、宫缩药、支持疗法及中药治疗。

2. 手术治疗　疑有胎盘、胎膜、蜕膜残留或胎盘附着部位复旧不全者，应行刮宫术。疑有剖宫产子宫切口裂开严重者，应开腹探查，可选择清创缝合以及髂内动脉、子宫动脉结扎法，必要时切除子宫。

（二）护理措施

1. 预防

（1）对有产后出血史，多次人工流产史，胎盘滞留及双胎，羊水过多，产程延长者提高警惕，做好产前保健及产时、产后监护。

（2）正确处理第二、三产程，出头娩肩应缓慢，保护好会阴以免软产道撕裂。仔细检查胎盘、胎膜，产后严密观察宫缩及阴道出血量。

（3）剖宫产术子宫切口选在子宫下段，先切开一个小口再用手撕至合适的长度出胎头，应动作轻柔。选择恰当缝线，针距不可太密，止血彻底，术后应用抗生素预防感染。

2. 治疗配合

(1) 防止休克　严密观察有无出血征象，观察皮肤颜色、血压、脉搏、尿量、子宫复旧、腹痛等。备好急救物品和药品，注意保暖、给氧，遵医嘱补液、补血治疗，协助医生抗休克治疗。

(2) 预防感染　保持室内清洁；严格无菌操作；及时擦洗会阴，更换会阴垫；遵医嘱给予抗生素。

3. 一般护理　为产妇提供安静的环境，卧床休息。给予高蛋白质、高热量、高维生素饮食，多食富含铁的食物，如瘦肉、动物肝脏、绿叶蔬菜等。

4. 心理护理　耐心向产妇及家属讲解晚期产后出血的有关知识及抢救计划。

5. 健康教育

(1) 指导产妇多休息，摄取高铁、高蛋白质、高维生素 C 的食物。

(2) 严格剖宫产指征，加强对正常生理分娩方式的宣传，减少社会因素的影响。

(3) 注意会阴清洁，禁盆浴、性交。

(4) 介绍相关医护知识，争取病人配合。

六、护理评价

1. 产妇血容量、血压、脉搏、尿量恢复正常。

2. 产妇未出现感染症状。

3. 产妇及家属情绪稳定，能够积极配合治疗和护理。

病案分析

病人入院基本资料评估

一、一般资料

姓名　夏某	性别　女	年龄　26 岁	职业　无业
民族　汉族	籍贯　山东	文化程度　初中	婚姻状况　已婚
地址　××市北京路 86 号		联系电话　82××××19	
入院时间　2013 年 4 月 9 日		病历记录时间　2013 年 4 月 9 日	

入院方式　步行

入院医疗诊断　产褥感染

主诉　足月分娩后第 3 d，高热、下腹痛 1 d。

现病史　产妇 3 d 前足月顺产一男婴，会阴 Ⅰ 度裂伤。产后恶露少，但精神饮食差，未予重视。1 d 前开始寒战、高热、头痛、下腹痛，阴道分泌物增多，有臭味。无恶心、呕吐，大小便正常。曾在当地医院治疗，效果不佳，今转入本院。

月经史　$15\frac{3\sim5}{38\sim30}$，量中等，无痛经及血块，末次月经 2012 年 6 月 28 日。

婚育史　24 岁结婚，孕$_1$ 产$_1$，丈夫体健。

既往史　无心脏病、肝炎及肺结核等慢性病史，否认药物过敏史。

家族史　无特殊病史。

二、生活习惯及自理能力

饮食　食欲差　　　　睡眠　欠佳　　　　大小便　正常

烟酒嗜好　无　　　　活动能力　全身乏力　　　　心理状况　紧张、焦虑

三、家庭情况

家庭成员5人,夫妻关系好,经济收入较低。

四、身体评估

(一)全身检查

体温39.5 ℃,脉搏100次/min,呼吸26次/min,血压14/8 kPa(105/60 mmHg),神态尚清,发育营养中等,面色苍白,全身汗湿。五官无异常,心肺无异常,腹软,未触及明显包块,肝脾未触及。子宫底脐下2指,压痛明显。全腹轻压痛,无反跳痛。脊柱四肢无异常。

(二)妇科检查

外阴已婚经产型,有少量血迹。会阴Ⅰ度裂伤,伤口红肿,少许脓性分泌物。

(三)辅助检查

血常规:红细胞计数 3.5×10^{12}/L,血红蛋白90 g/L,白细胞计数 15×10^{9}/L,中性粒细胞0.78,淋巴细胞0.22。

五、治疗措施

目前主要采用抗炎、支持疗法等治疗,以增强机体抵抗力,控制感染。同时处理局部病灶。护理计划见表15-2。

表15-2　产褥感染病人护理计划

护理诊断	护理目标	护理措施
1. 知识缺乏　缺乏产褥感染的预防知识	病人具备一定的疾病护理知识和技能	1. 嘱病人养成良好卫生习惯,保持会阴清洁,产褥期禁止性生活 2. 提高自我防护能力
2. 体温过高　与生殖道创面感染及子宫炎症有关	病人体温逐渐下降至正常	1. 严密观察体温、脉搏,每4 h测量1次 2. 协助医生做好细菌培养及药物敏感试验 3. 体温在39 ℃以上者给予物理降温 4. 鼓励病人多饮水,促进毒素排泄,注意口腔卫生 5. 给予高营养、高热量、易消化的饮食,增强机体抵抗力 6. 按医嘱静脉输液,维持水、电解质平衡;给抗生素,控制感染;必要时加用肾上腺皮质激素
3. 疼痛　与感染有关	病人疼痛程度减轻或消失	1. 评估病人疼痛程度,解释疼痛原因及治疗措施 2. 嘱病人取半卧位,利于炎症局限及恶露排出 3. 必要时给止痛剂 4. 用0.1%苯扎溴铵擦洗外阴,每日2次,以保持外阴清洁

续表

护理诊断	护理目标	护理措施
4. 紧张、焦虑　与疾病严重性及担心预后有关	病人心态良好	1. 让病人倾诉焦虑 2. 对病人进行安慰，给予心理支持，消除紧张，使其树立信心，配合治疗 3. 提供母儿接触机会，减轻焦虑
5. 恶露异常　与感染有关	病人的恶露能恢复正常（颜色及性质正常，量少，无臭味）	1. 向病人说明恶露异常的原因及防治措施 2. 观察恶露的颜色、量、气味、性质，并记录 3. 协助病人取半卧位 4. 按医嘱应用抗生素控制感染 5. 保持外阴清洁，勤换内裤，使用消毒会阴垫
6. 母乳喂养无效　与体温过高，疼痛，疲乏，乳汁分泌不足等有关	病人能使用有效的哺乳方法，且不发生积乳	1. 解释母乳喂养无效的原因及疾病对哺乳的不良影响 2. 指导病人学会正确有效的哺乳方法 3. 哺乳期间的饮食，尽量调节进餐花样，营养丰富，如荤、素，稠、稀合理搭配，为多分泌乳汁创造条件
7. 便秘　与疼痛，活动减少，卧床肠蠕动减慢，进高蛋白质无渣饮食有关	病人能形成良好的排便习惯，排便形态恢复正常	1. 指导病人进食含纤维丰富的蔬菜及水果，如菠菜、韭菜、芹菜等 2. 鼓励病人多饮水，保持大便通畅 3. 必要时应用简易通便法，如开塞露、低压灌肠、粪便软化药或缓泻药 4. 指导病人养成定时排便的习惯
8. 潜在并发症：败血症		1. 解释败血症的原因及预防措施 2. 指导病人进营养丰富、易消化饮食，增强体质，提高机体抵抗力 3. 监测体温及白细胞的变化。做好细菌培养及药物敏感试验 4. 鼓励病人多饮水，必要时静脉补充液体，以利于毒素排出 5. 按医嘱合理应用抗生素 6. 体温超过 39 ℃以上时进行物理降温，持续头部冷敷，乙醇或温水擦浴 7. 严密观察体温、脉搏、呼吸、血压、意识、全身情况的变化，若发现异常协助医生进行处理

责任护士　李某

护士长　秦某

自 测 题

一、以下每道考题下面有 A、B、C、D、E 五个备选答案，请从中选择一个最佳答案。（A1、

A2 型题)

1. 产妇分娩 24 h 以后 4 d 内,用口温表每日测量体温 4 次,均超过 38 ℃,护士应首先考虑下列疾病中的(　　)。

A. 泌尿道感染　　B. 上呼吸道感染　　C. 急性乳腺炎
D. 产褥感染　　E. 急性肠炎

2. 护士为晚期产后出血的产妇讲解相关知识,下述表述中不正确的是(　　)。

A. 分娩 24 h 后产褥期内发病　　B. 出血量超过 500 mL
C. 产后 1 ~2 周发病最常见　　D. 胎膜残留可诱发本病
E. 胎儿娩出 24 h 内发病

3. 周某,初产妇,因宫缩乏力行胎头吸引术结束分娩,总产程 26 h。产后 48 h 发热,下腹疼痛。护理评估:体温 39 ℃,双乳软,子宫底平脐,压痛明显,恶露近月经量,有臭味,外阴伤口轻微红肿,无明显压痛。下述护理措施中不妥的是(　　)。

A. 按医嘱应用抗生素　　B. 取休克体位
C. 可物理降温　　D. 暂停哺乳
E. 保证营养摄入

4. 汪某,产后 5 d 出现发热,下腹疼痛。护理评估:体温 38 ℃,双侧附件区增厚,精神紧张。目前存在的主要护理问题不包括(　　)。

A. 疼痛　　B. 焦虑　　C. 体温过高
D. 气体交换受损　　E. 舒适感改变

二、以下提供若干个案例,每个案例下设若干个考题。请根据考题题干所提供信息,在每道题下面的 A、B、C、D、E 五个备选答案中选择一个最佳答案。(A3 、A4 型题)

(1 ~3 题共用题干)

叶某,初产妇,产钳助产术后 4 d,自述发热、下腹微痛。护理评估:体温 39 ℃,双乳稍胀,无明显压痛。子宫底脐下 2 横指,子宫体软,有压痛,恶露多,脓性,有臭味。

1. 护士应首先考虑按下列(　　)制订护理计划。

A. 急性乳腺炎　　B. 慢性盆腔炎　　C. 急性胃肠炎
D. 急性肾盂肾炎　　E. 急性子宫内膜炎

2. 在护理过程中,应指导产妇采取(　　)。

A. 俯卧位　　B. 平卧臀高位　　C. 半卧位
D. 头低足高位　　E. 左侧卧位

3. 在护理过程中,为了防止交叉感染,应采取的隔离措施是(　　)。

A. 保护性隔离　　B. 床边隔离　　C. 呼吸道隔离
D. 严密隔离　　E. 消化道隔离

(4 ~5 题共用题干)

钱某,初产妇,剖宫产后 15 d,突然阴道大量出血。

4. 护士采集病史时,与病情最不相关的是(　　)。

A. 手术刀口的选择　　B. 生命体征　　C. 阴道出血量
D. 宫底高度　　E. 母乳喂养情况

5. 护士采取的护理措施中不妥的是(　　)。

A. 密切观察生命体征　B. 密切观察阴道出血量

C. 注意营养支持　D. 取半卧位

E. 给予补液输血

(6～9题共用题干)

赵某,孕$_4$产$_2$,无业,家庭经济条件差。昨日于家中分娩一女性活婴。现高热、腹痛,伴头晕、恶心。护理评估:体温39.8 ℃,痛苦面容,腹部压痛、反跳痛、肌紧张明显。

6. 护士应考虑目前最可能出现的异常情况是(　　)。

A. 急性阑尾炎　B. 急性子宫内膜炎

C. 急性输卵管炎　D. 急性盆腔腹膜炎

E. 败血症

7. 最有效的护理措施是(　　)。

A. 给予敏感、足量、高效抗生素　B. 鼓励产妇多饮水

C. 取半卧位　D. 保证室内通风

E. 给予物理降温

8. 治疗期间,产妇自觉右下肢持续性疼痛,最有可能出现(　　)。

A. 血栓性静脉炎　B. 败血症　C. 腰椎管狭窄症

D. 化脓性关节炎　E. 坐骨神经痛

9. 此时护士采取的护理措施中不妥当的是(　　)。

A. 抬高右肢　B. 局部热敷　C. 绝对卧床1周

D. 做好心理护理　E. 暂停哺乳

三、病例分析

1. 齐某,28岁,2 d前娩出一女婴,产后精神食欲不佳。昨日突然发热,体温38.5 ℃,自诉外阴胀痛,阴道大量分泌物,下腹轻微疼痛。请回答:

(1) 为完整护理评估,护士还应收集哪些方面的资料?

(2) 该孕妇目前可能存在的护理问题有哪些?

2. 许某,26岁,足月分娩,手取胎盘,阴道出血约450 mL。4 d后突发寒战,体温达39 ℃,下腹痛,阴道出血增多。产妇入院时情绪不稳定。

护理评估:子宫底脐下3 cm,有压痛,子宫左侧触及一成人手拳大小、有压痛的包块,子宫颈口容2指,有血块堵塞。辅助检查:白细胞16×10^9/L,中性粒细胞0.80。

请列出该产妇的治疗原则及主要护理措施。

(熊　瑛)

第十六章　妇科护理病历

学习要点

1. 掌握身体评估和护理计划的内容。
2. 熟悉病史采集方法及病史内容。
3. 了解心理社会评估。

护理病历是护士护理病人过程的一种文字记录。护理过程中经常使用的工作方法是护理程序。妇科护士通过护理程序可以评估妇女的健康状态，确认现存的或潜在的健康问题，制订适合护理对象的护理计划并采取适当的护理措施以解决确认的问题。妇科护理程序由妇科护理评估、诊断、目标、措施和评价 5 个相互联系、相互影响的部分组成。

一、病史采集方法

妇科护理评估是妇科护理程序的基础，通过妇科病史的采集获得妇女生理、心理、社会、精神和文化等各方面的资料，是诊断妇科疾病和治疗疾病、估计预后的重要依据。病史采集的完整性对确定护理诊断、制订护理计划、评价护理措施都有着重要的意义。

采集资料的方法有询问、交谈、总结、观察及检查等。在采集病史过程中，还应注意到妇女的生理和心理特点，基本要求如下。

1. 理解病人心情，关心病人疾苦。
2. 善于说服解释，解除病人思想顾虑。
3. 业务技术熟练，密切配合医疗。
4. 衣着整洁，仪态大方，态度和蔼，语言亲切，操作准确，手法轻柔。
5. 必要时可启发诱导，询问家属，并注意可靠性和保密性。

二、病史内容

（一）一般资料

一般资料包括病人姓名、年龄、婚姻、籍贯、职业、民族、地址、联系方式、入院日期、病史记录日期、病史陈述者、可靠程度。如不是病人本人陈述，要注明陈述者与病人的关系。

（二）主诉

主诉即病人就诊的主要症状（或体征）和持续时间，妇科常见症状有外阴瘙痒、白带异常、阴道出血、腹痛、腹部包块、不孕、闭经等；也有本人无任何自觉不适，妇科普查时发现妇科问题的病人。

妇科常见症状的询问要点如下。

1. 阴道出血　注意出血的时间、出血量、颜色、持续时间，有无血块或组织物，出血与月经的关系，有无诱因及腹痛、发热，是否放置节育环等。

2. 白带异常　询问白带性状，发病时间，与月经的关系及外阴有无瘙痒等。

3. 腹痛　询问腹痛发生的时间、部位、性质及程度，持续的时间，起病缓急、疼痛与体位有无关系，与月经有无关系，有无伴随症状及诱因。

4. 腹部包块　询问发生的时间、部位、活动度、大小、硬度、生长速度，有无疼痛及伴随症状。

（三）现病史

现病史为病史的主要组成部分，应详加记录。询问发病至就诊期间疾病的发生、发展及治疗全过程，要点如下：一般以主要症状为中心进行询问和记录。询问疾病发生、发展及就医经过，采取的治疗、护理措施及效果。按时间先后依次描述。还需记录有鉴别意义的阳性或阴性症状。此外，详细询问病人相应的心理反应、饮食、睡眠、大小便、体重变化、活动能力、自我感觉、角色关系、应激能力的变化。

（四）月经史

1. 询问初潮年龄、月经周期、经期、经量。如初潮 12 岁，周期 25 ~ 30 d，持续 3 ~ 7 d，则可简写为 $12\frac{3\sim7}{25\sim30}$。

2. 询问经期有无痛经及疼痛的部位、性质、程度，了解经期有无乳房胀痛、水肿、呕吐等不适。

3. 常规询问末次月经时间（last menstrual period，LMP）、月经量及持续时间。末次月经异常者还要询问前次月经日期（previous menstrual period，PMP）及有关情况。

4. 绝经后病人询问绝经年龄，绝经后有无阴道出血、白带异常和其他不适。

（五）婚育史

1. 询问结婚年龄、婚次（注明初婚或再婚），是否近亲结婚、配偶健康状况及同居情况。

2. 足月产、早产、流产及生存子女数。如足月产 1 次，无早产，流产 2 次，现存子女 1 人，可简写为 1 - 0 - 2 - 1，或以孕$_3$产$_1$（G_3P_1）表示。了解分娩方式、婴儿出生情况，有无难产史及产后、流产后大出血或感染史等。末次分娩或流产的时间。

3. 采用何种计划生育措施及其效果。

（六）既往史

以往健康状况，有无药物、食物过敏史，并了解手术史、输血史等。

（七）个人史

询问病人的生活和居住情况、出生地和曾居住的地区、个人特殊嗜好、自理程度等。

（八）家族史

了解家族成员健康状况，询问家族成员中有无遗传性疾病（如血友病、白化病等）、可能与遗传有关的疾病（如糖尿病、高血压、癌症等）及传染病（如肺结核、乙型病毒性肝炎等）。

三、身体评估

身体检查常常在采取病史后进行。系统的体格检查应包括下列各项内容。

（一）全身检查

测量体温、脉搏、呼吸、血压、身高、体重，观察病人的精神状态、面容、体态、全身发育及毛发分布情况、皮肤、淋巴结（特别是左锁骨上淋巴结和腹股沟淋巴结）、头部器官、颈、乳房（注意其发育，皮肤有无凹陷、包块或分泌物）、心、肺、脊柱及四肢。

（二）腹部检查

腹部检查是妇科体格检查的重要组成部分，通常在全身检查后、妇科检查前进行。

1. 视诊　腹部是否隆起或对称，腹壁有无瘢痕、妊娠纹、静脉曲张等。

2. 触诊　腹壁厚度，肝、脾、肾有无增大和压痛，腹部有无压痛、反跳痛或肌紧张；是否触到肿块，若触及肿块，应确定其部位、大小、形状、硬度、活动度及表面性状，肿块是否有压痛等。

3. 叩诊　鼓音和浊音的分布范围及有无移动性浊音等。

4. 听诊　肠鸣音是否亢进或消失。

若合并妊娠，还应检查宫底高度、胎产式、胎先露、胎方位、胎心率等。

（三）妇科检查

妇科检查主要检查女性内外生殖器官，是妇科特有的检查，也称盆腔检查。

1. 基本要求

（1）检查前取得病人的知情同意。检查时要关心病人，语言亲切，严肃认真，冬季注意保暖。

（2）检查前病人排空膀胱，必要时导尿，大便充盈者应在排便或灌肠后进行。

（3）协助病人取膀胱截石位（妇科检查位）（图 16－1），腹壁放松。尿瘘病人取胸膝卧位。检查者站立于病人两腿之间，检查时动作应轻柔。

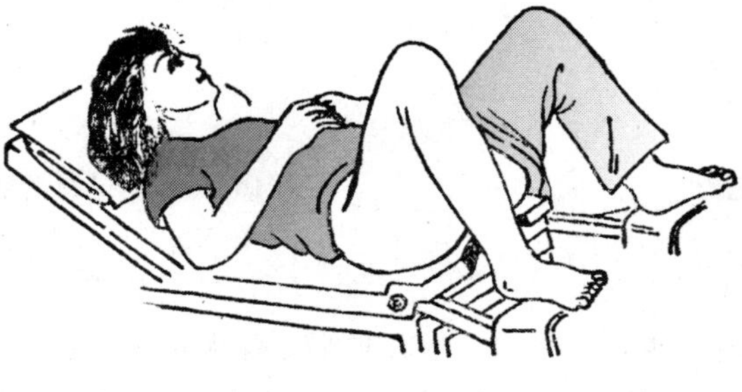

图 16－1　膀胱截石位

(4) 防止交叉感染，注意用具的消毒。臀垫、手套、器械等均应每人每次更换。

(5) 无性生活史的妇女一般仅限于外阴检查及直肠－腹部诊，禁做阴道窥器检查、双合诊、三合诊，如确有必要，应征得家属和本人的同意。

(6) 检查前一般不要冲洗外阴部和阴道，以免影响取材效果。检查时采集的标本如白带、宫颈刮片等应及时送检。

(7) 正常月经期应避免检查。若为异常阴道出血则必须检查。检查前先消毒外阴，并使用无菌手套及器械，以防感染。

(8) 男医生检查时应有女医护人员在场。

2. 妇科检查室的常备诊疗用品

(1) 常用药品　0.1% 苯扎溴铵或聚维酮碘、75% 乙醇、10% 甲醛、生理盐水、无菌肥皂液或液状石蜡等。

(2) 器具　消毒阴道窥器、无菌手套、宫颈钳、长镊子、子宫探针、宫颈活检钳、小刮匙、刮板、干燥的玻片、试管、小标本瓶、导尿管、器械盘等。

(3) 敷料　带尾线的棉球和纱布球、棉签、棉拭子、消毒纸垫或布垫、治疗巾等。

(4) 其他用品　诊察床、妇科检查台、立灯、污物桶、洗手设备等。

3. 检查方法　一般按下列步骤进行。

(1) 外阴部检查　观察外阴的发育、阴毛的多少和分布情况，有无畸形、水肿、炎症、溃疡，皮肤和黏膜色泽，有无萎缩和厚薄等。用一手的示指和中指分开小阴唇，暴露并观察尿道、阴道开口及处女膜。未婚者处女膜多完整未破，中间有孔，勉强可容示指；已婚者阴道口可容两指通过；经产妇处女膜仅余残痕或会阴有侧切瘢痕。必要时让病人向下用力屏气，观察有无阴道前后壁膨出、子宫脱垂或尿失禁等。

(2) 阴道窥器的检查　一般用克氏(Cusco)阴道窥器(图 16－2)，根据病人阴道松弛情况，选用不同大小型号窥器。

放入方法　检查者戴手套，润滑阴道窥器两叶前端，持阴道窥器沿阴道侧后壁成 45°斜行插入阴道内，逐渐转为正位，边旋转边向深处推进，暴露子宫颈及穹隆部(图 16－3)。

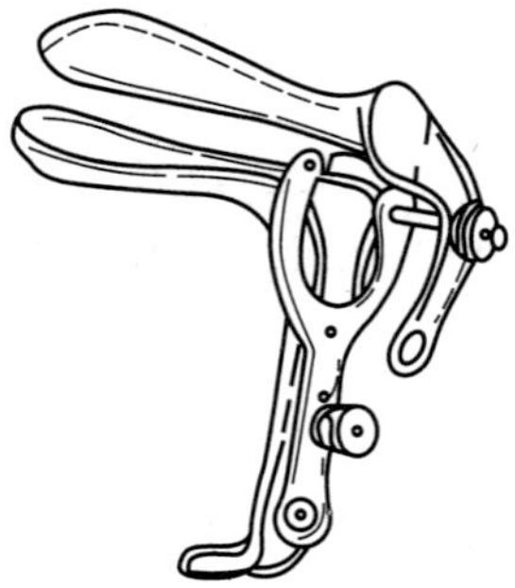

图 16－2　克氏阴道窥器

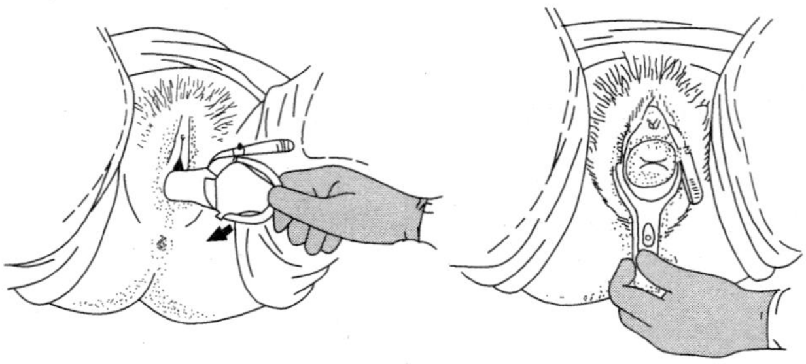

(1)　(2)

图 16－3　阴道窥器的检查

(1) 放入窥器；(2) 暴露子宫颈

检查宫颈　观察宫颈的大小、颜色、外口形状，有无糜烂、裂伤、息肉、肿瘤、赘生物及宫颈管内有无出血或分泌物等。宫颈刮片或宫颈管分泌物涂片的标本应在此时采集。

检查阴道 旋转阴道窥器，观察阴道前后侧壁黏膜的颜色、皱襞多少，有无先天性畸形等，注意阴道分泌物的量、性状、颜色、气味等。白带异常者应取分泌物做白带涂片悬滴检查或培养。取出阴道窥器时，将两叶先合拢后再退出，以免损伤阴道壁和小阴唇，引起病人不适。

(3) 双合诊 指阴道腹壁的联合检查。检查者将一手的示指和中指涂润滑剂后放入阴道，另一手放在腹部配合检查(图 16－4)。这是妇科特有的检查，是盆腔检查的最重要方法。

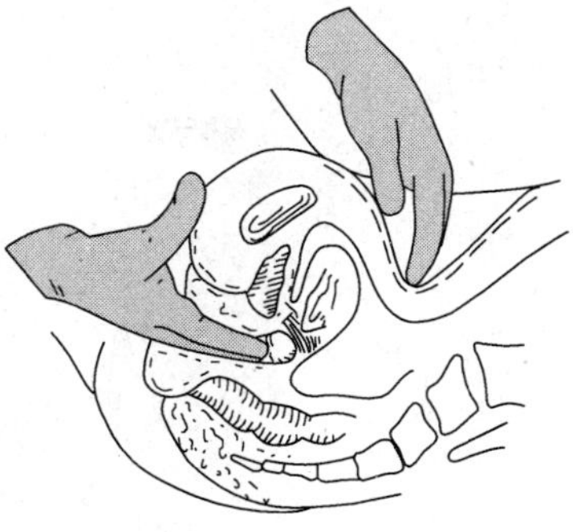

图 16－4 双合诊检查

检查阴道 了解阴道通畅程度和深度，有无畸形、肿块；穹隆部是否饱满、触痛。

检查宫颈 触及宫颈大小、形态、硬度及宫颈外口情况，有无接触性出血。

检查子宫 将阴道内的两指移至子宫颈后方向上推顶，腹部手掌心向下往后按压下腹部，两手配合检查，扪清子宫的大小、位置、形态、活动度、有无压痛。正常子宫位置为前倾前屈位，位于盆腔中央，可活动，质地中等(图 16－5)。

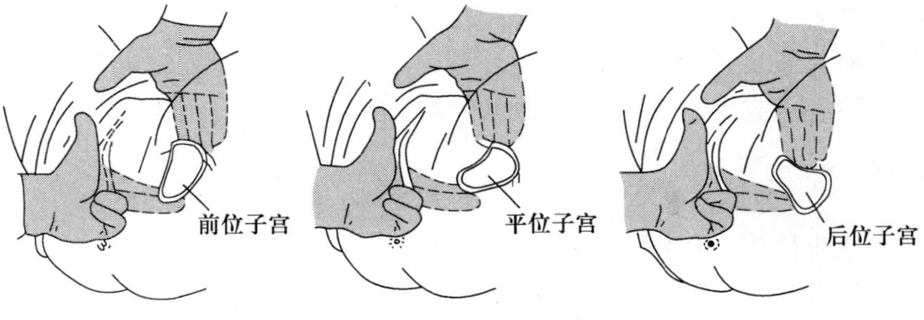

图 16－5 双合诊检查子宫

检查附件和子宫旁组织 将阴道内两指移至一侧穹隆部，另一手在腹部相应部位配合检查，以触摸该侧子宫附件有无肿块、压痛或增厚，若触及肿块，应注意肿块的大小、位置、形状、软硬度、活动度、有无压痛及与子宫的关系。正常时输卵管不能触及，卵巢偶可扪及(图 16－6)。对侧做同样检查。

(4) 三合诊 即腹部、阴道、直肠联合检查。检查者一手示指放入阴道，中指放入直肠，另一手在腹部进行检查(图 16－7)。多在双合诊后检查，目的在于弥补双合诊的不足。可查清后倾或后屈子宫的大小，清楚地了解盆腔后壁情况。所以，三合诊在生殖器官肿瘤、结核、内膜异位症、炎症检查时尤为重要。

(5) 直肠－腹部诊 指直肠、腹壁联合检查。一手示指伸入直肠，另一手在腹部配合检查。检查内容同双合诊。一般适用于未婚及阴道闭锁或阴道出血不宜做阴道检查者(图 16－8)。

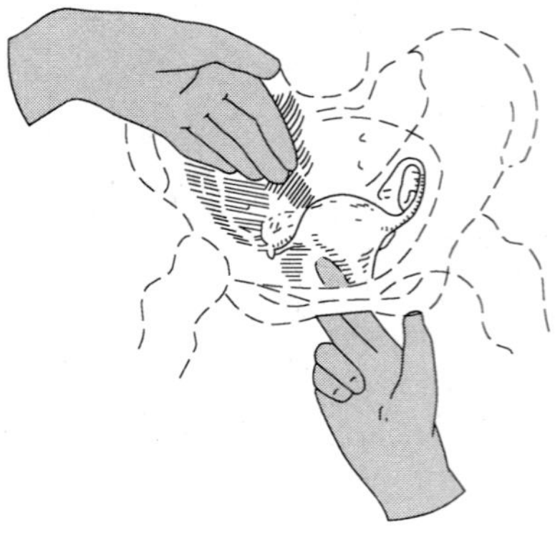

图 16－6 双合诊检查附件

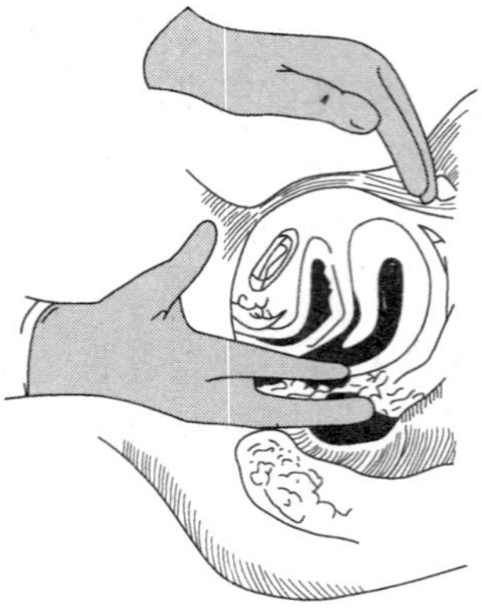

图 16－7 三合诊检查

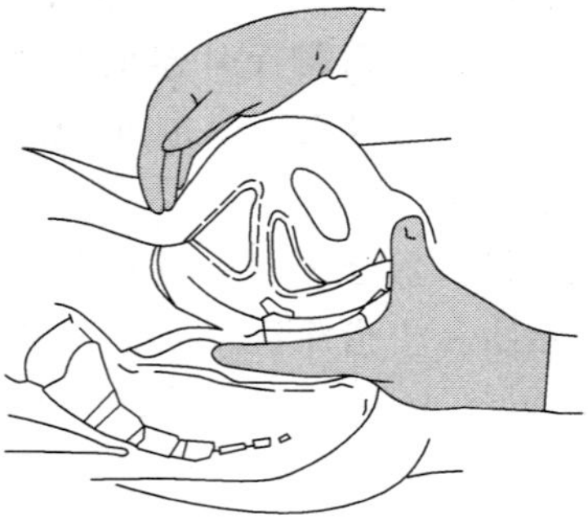

图 16－8 直肠－腹部诊

4. 妇科检查结果及记录

（1）外阴 发育情况、阴毛分布形态及婚产式，有异常应详细描述。

（2）阴道 是否通畅，黏膜情况，分泌物的量、性状、色泽及有无气味。

（3）子宫颈 大小、硬度，有无糜烂、息肉、腺囊肿，有无接触性出血、举痛等。

（4）子宫 位置、大小、质地、活动度、形态，有无压痛等。

（5）附件 有无肿块、增厚、压痛，双侧分别记录。如扪及肿块，记录其大小、位置、硬度，表面是否光滑，活动度，有无压痛，与子宫及盆壁的关系。

（四）辅助检查

血、尿、白带常规检查，相关的实验室检查，相应的物理学检查，如超声检查、内镜检查、X线检查等。

四、心理社会资料

（一）病人对健康问题及医院环境的感知

了解病人对自身健康问题的认知情况，对疾病的认识程度和态度，评估其对住院、治疗和护理的期望和感受。如病人缺乏相关疾病的知识，不了解手术治疗，而惧怕来院就医。

（二）病人的精神心理状态

评估病人的定向力、注意力、仪表、举止、行为、沟通交流能力、情绪、思维、记忆和判断能力有无改变。病人有无焦虑、恐惧、否认、绝望、自责、沮丧、愤怒、悲哀等情绪变化。

（三）病人对疾病的应激水平和应对措施

评估病人患病后的应激方式及能力，面对问题时的应对方法，明确病人应对困难的潜力和积极性，以采取相应的心理护理措施。

（四）病人的人格类型

评估病人是属于依赖还是独立型，紧张还是松弛型，主动还是被动型，内向还是外向型，为制订护理措施提供依据。

五、护理计划

护理计划是系统地制订护理活动的过程，包括对护理诊断进行排序、制订护理目标和选择护理措施，并及时评价实施措施后的反应。

（一）护理诊断

护理诊断是对病人生命历程中所遇到的生理、心理、精神、社会和文化等方面问题的阐述，这些问题可以通过护理措施解决。妇科护士收集全部的主、客观资料，并加以综合整理、分析后，根据病人的问题提出护理诊断。护理诊断应包括病人现存的或潜在性问题、自我护理的能力及妇女群体健康改变的趋势。并按照其紧迫性和重要性排列先后顺序，一般将威胁病人生命的问题放在首位。但随着病情的不断变化及随时听取病人的意见后，护理诊断的排列顺序要及时调整，使护士能够根据病情轻重缓急采取护理活动。

我国目前使用的是北美护理诊断协会（North American Nursing Diagnosis Association，NANDA）所规定的护理诊断。妇科疾病较常见的护理诊断有营养失调（低于机体需要量）、有感染的危险、组织完整性受损、口腔黏膜改变、有体液不足的危险、体温升高、排便异常、活动无耐力、自理能力缺陷、睡眠型态紊乱、舒适的改变、疼痛、伤口疼痛、恐惧、焦虑、自我形象紊乱、预感性悲哀、知识的缺乏、有大出血的危险、组织灌流量改变等。

（二）护理目标

护理目标是护理诊断确定后通过护理干预，护士期望病人达到的健康状态。护理目标是护士在对某种疾病护理过程中为达到最理想的护理效果而制订的。护理目标的制订有利于护士明确护理工作的方向，提高对护理工作的认识，并在护理程序中实施护理目标。实施包括各式各样的护理活动，这些活动既可由计划者执行，也可指定他人执行或与其他医护人员合作执行。所以目标应具体，可被测量和观察，让病人直接受益；目标要简单明了，切实可行，病人认可，乐意接受。如病人能述说附件切除的必要性，并积极配合手术前的准备；病人能逐渐理解手术后的疼痛，并配合体力的恢复；病人在住院期间无紧张和焦虑等。根据目标所需的时间长短，可将目标分为远期和近期目标，让病人在近期目标的逐步实现中增加达到远期目标的信心。也可鼓励病人及其家属来共同制订护理目标。

（三）护理措施

护理措施是指护士为帮助病人达到预定目标所采取的具体护理活动，包括观察病人、缓解症状、促进舒适以及心理疏导、用药指导和对病人进行健康教育等，是需执行和协助病人采取的行动。制定措施必须具有科学性,能实现护理目标。护理措施的内容可分为以下 3 类。

1. 执行性护理措施　是指护士执行医生、营养师或药剂师等人的医嘱。受过专业训练的注册护士,在护理过程中既执行医嘱完成护理活动,又应对给予病人的治疗和护理负有责任。

2. 协助性与协作性护理措施　是指护士协助医生和其他护理人员共同完成的护理活动。

3. 独立完成性护理措施　是指护士运用自己的护理知识和能力,自行或授权其他护理人员进行的护理活动,包括生活护理、心理护理、病人健康教育、对住院环境的管理及对病人病情和心理社会反应的监测等,都属于护士独立提出和采取的措施。

(四)护理评价

护理评价是对整个护理效果的鉴定。是将实施护理措施后所得到的病人健康状况的信息与预定的护理目标按评价标准逐一对照,对护士护理的效果、质量作出评定的过程。目标实现的程度分为目标完全实现、目标部分实现、目标未实现等结果,此时应重新收集病人资料,调整护理诊断和护理计划。

1. 停止　对于已实现的护理目标与问题,停止原有的护理措施。

2. 排除　对不存在的护理问题进行排除。

3. 修订　对继续存在的护理问题,修正不适当的护理诊断、目标及措施。

4. 增加　对出现的新问题,在重新评估的基础上发现新的护理诊断和制定新的目标与措施,进行新一循环的护理活动,以争取病人达到最佳的健康状态。

自 测 题

一、以下每道考题下面有 A、B、C、D、E 五个备选答案,请从中选择一个最佳答案。(A1、A2 型题)

1. 有关护理评价,下列说法中不妥的是(　　)。

A. 护理程序的最后一步　　B. 护理程序的第一步

C. 对护理效果、质量作出评价的过程　　D. 对整个护理效果的鉴定

E. 对不存在的护理问题进行排除

2. 护士为帮助妇科病人达到预定目标所采取的具体护理活动是(　　)。

A. 护理评估　　B. 护理诊断　　C. 护理目标

D. 护理措施　　E. 护理评价

3. 护士在对妇科病人进行身体评估时常见的异常情况不包括(　　)。

A. 阴道出血　　B. 白带异常　　C. 腹痛

D. 头痛、恶心　　E. 腹部包块

4. 吴某,30 岁,已婚。1 周前游泳后出现外阴瘙痒,白带增多、稠厚呈凝乳状。护士应指导病人进行(　　)。

A. 外阴观察　　B. 双合诊　　C. 三合诊

D. 直肠 - 腹部诊　　E. 白带涂片

5. 蔡某，女，20 岁，未婚。发现左下腹包块 3 个月。欲进一步检查可采用(　　)。

A. 外阴检查　　B. 阴道窥器检查　　C. 双合诊

D. 三合诊　　E. 直肠－腹部诊

6. 于某，40 岁，孕$_1$产$_1$，宫颈中度糜烂，欲对其进行常规妇科检查，护士应准备的物品不包括(　　)。

A. 干燥的玻片　　B. 止血钳　　C. 长镊子

D. 无菌手套　　E. 刮板

二、以下提供若干个案例，每个案例下设若干个考题。请根据考题题干所提供信息，在每道题下面的 A、B、C、D、E 五个备选答案中选择一个最佳答案。(A3、A4 型题)

(1～3 题共用题干)

赵某，55 岁，阴道血性分泌物 3 个月。阴道窥器检查：子宫颈轻度糜烂，触之易出血。病人担心身体，神情紧张。

1. 门诊护士接诊时不应(　　)。

A. 告知病人此为正常的生理表现，不用紧张　　B. 解释继续诊疗的必要性

C. 耐心接待病人并引导其就诊　　D. 使用过的器具要严格消毒

E. 详细了解病人的月经史

2. 若需对病人进行妇科检查，该病人的说法中表明她已理解了护士的指导的是(　　)。

A. 取膀胱截石位　　B. 检查时应屏气用力以配合检查

C. 采用直肠－腹部诊为宜　　D. 检查前要先冲洗外阴部和阴道

E. 检查前需憋尿

3. 护士对该病人进行健康教育时，下列说法不恰当的是(　　)。

A. 发现异常及时就诊　　B. 加强防癌知识教育

C. 定期接受宫颈癌筛查　　D. 及时治疗生殖器炎症，阻断癌变途径

E. 注意多休息，尽量减少体育活动

(4～7 题共用题干)

路某，42 岁，已婚，因异常阴道出血入院。

4. 护士在采集病史时，更应详细询问(　　)。

A. 既往史　　B. 个人史　　C. 家族史

D. 生活习惯史　　E. 月经及婚育史

5. 病人准备接受妇科检查，现咨询何为双合诊，护士的正确回答是(　　)。

A. 外阴视诊和阴道窥器　　B. 阴道和腹部的联合检查

C. 阴道和直肠的联合检查　　D. 腹部和直肠的联合检查

E. 阴道窥器和腹部联合检查

6. 本次检查将由一名男医生完成，作为护士不妥的护理措施是(　　)。

A. 嘱其腹壁放松　　B. 态度认真、亲切

C. 抓紧时间到护士站办理病人入院手续　　D. 注意遮蔽和保暖

E. 解释检查的必要性，减轻病人的紧张情绪

7. 检查结束后，护士在书写记录时最恰当的顺序为(　　)。

A. 外阴→阴道→宫颈→子宫体→双侧附件
B. 阴道→宫颈→子宫体→双侧附件→外阴
C. 双侧附件→子宫体→宫颈→阴道→外阴
D. 子宫体→宫颈→双侧附件→外阴→阴道
E. 宫颈→子宫体→双侧附件→外阴→阴道

（熊　瑛）

第十七章　女性生殖系统炎症病人的护理

学习要点

1. 熟悉女性生殖器官的自然防御功能。
2. 掌握几种常见阴道炎的护理评估、护理措施。
3. 熟悉慢性宫颈炎和慢性盆腔炎的护理评估、护理措施。

第一节　概　　述

女性生殖系统炎症为妇科常见病，主要有外阴炎、阴道炎、宫颈炎和盆腔炎，其中以阴道炎和宫颈炎最为多见。近十几年来，性病在我国逐步蔓延，使生殖道炎症发病率显著增加。

一、女性生殖器官自然防御功能

女性生殖器官在解剖和生理方面，均具有比较完善的防御功能，一般不发生炎症。

1. 两侧大小阴唇自然合拢，掩盖了阴道口、尿道口；由于盆底肌的作用，阴道口闭合，阴道前后壁紧贴，可防止外界的污染；子宫颈分泌的黏液形成“黏液栓”堵塞子宫颈管，且子宫颈内口紧闭，病原体不易侵入。

2. 阴道自净作用　阴道黏膜受雌激素的影响，增生角化；同时上皮细胞储存有糖原，糖原在阴道杆菌的作用下，分解产生乳酸，使阴道呈弱酸性环境（$pH \leq 4.5$，多为3.8～4.4），抑制大部分病原体的生长，称阴道自净作用。

3. 子宫内膜周期性剥脱，可及时消除子宫腔内的感染。

4. 输卵管黏膜上皮细胞的纤毛向子宫腔方向摆动以及输卵管的蠕动，均有利于阻止病原体的进一步侵入。

虽然女性生殖系统在解剖、生理方面具有较强的自然防御功能，但是由于阴道口与外界相通，前与尿道毗邻，后与肛门邻近，易受污染；外阴与阴道又是性交、分娩及各种宫腔操作的必经之道，容易受到损伤及各种外界病原体的感染。此外，妇女在特殊生理时期（如月经期、妊娠期、分娩期及产褥期），防御功能受到破坏，病原体容易侵入生殖道引起炎症。

二、病原体

常见的病原体有：① 细菌：常见有大肠埃希菌、葡萄球菌、链球菌、厌氧菌、淋病双球菌等。

② 真菌:以白色假丝酵母菌为主,偶有放线菌感染。③ 原虫:阴道毛滴虫最多见。④ 病毒:如疱疹病毒、人乳头瘤病毒等。⑤ 其他:如螺旋体、沙眼衣原体和支原体等。

三、感染来源

1. 内源性病原体　生殖器官或身体其他部位的常见菌群,如一些条件致病菌。

2. 外源性病原体　因性生活、手术操作等而进入生殖道的病原体。

四、传播途径

1. 沿生殖器黏膜上行蔓延　是葡萄球菌、淋球菌感染的主要途径。

2. 经淋巴系统蔓延　病原体由生殖系统创伤处的淋巴系统侵入内、外生殖器及盆腔结缔组织,甚至腹腔。是产褥感染的主要传播途径。

3. 经血液循环播散　是结核菌的主要蔓延方式。

4. 直接蔓延　由邻近脏器的感染直接蔓延到生殖器。

第二节　外 阴 炎 症

一、概述

(一) 非特异性外阴炎

外阴部暴露于外,又与尿道、肛门邻近,因而易发生非特异性外阴炎(non-specific vulvitis)。其常见的病因有:① 局部刺激:过多炎性白带、尿液、经血的刺激且不注意局部清洁,或糖尿病尿糖、蛲虫的刺激,着化纤内裤导致局部通透性差,局部潮湿,均可引起外阴炎。② 病原体的损害:化脓性细菌、白假丝酵母菌或病毒等的直接损害。③ 全身消耗性疾病:皮肤和黏膜抵抗力降低而易患病。本病可见于任何年龄段妇女,好发于大小阴唇。

(二) 尖锐湿疣

1. 病因　尖锐湿疣(condyloma acuminate)也称性病疣,是由人乳头瘤病毒(human papilloma virus,HPV)感染引起的鳞状上皮增生性疣状病变。本病是性病中常见的一种,可与淋病双球菌感染并存,又常与直肠黏膜尖锐湿疣并存,两者互相感染,反复发作。潮湿、温暖的外阴皮肤易于 HPV 的生长。外阴不洁、外阴炎或长期的分泌物刺激,均有助于本病的发生与发展。妊娠期或伴有糖尿病、影响细胞免疫功能的全身疾病时,尖锐湿疣生长迅速,且不易控制。外阴尖锐湿疣为发生于皮肤与黏膜交接处的尖头疣瘤状良性病变,多见于 20 ~ 30 岁妇女,潜伏期为 1 ~ 3 个月,好发于大小阴唇、阴蒂、会阴及肛门附近,也可累及阴道和子宫颈。

2. 传播途径　主要经性交直接传播,有不洁性生活史、多个性伴侣者最易感染。其次是通过污染的衣物、器械间接传播。孕妇患尖锐湿疣有垂直传播的危险,胎儿宫内感染少见,绝大多数是胎儿通过产道时感染,可引起新生儿喉乳头瘤。

（三）前庭大腺炎

前庭大腺炎（bartholinitis）是病原体侵入前庭大腺引起的炎症，包括前庭大腺脓肿和前庭大腺囊肿。多数发生于生育年龄妇女，临床上以淋病双球菌、大肠埃希菌、葡萄球菌、沙眼衣原体等感染多见，偶见滴虫感染。

二、护理评估

（一）健康史

询问发病年龄、生活卫生习惯，有无不洁性生活史，病程长短及既往治疗过程等，注意询问有无肠道蛲虫感染，有无糖尿病等。

（二）身体评估

1. 评估有无外阴瘙痒、灼热感、疼痛等症状及排便、活动、性生活后有无加重。评估有无尿频、尿急、尿痛等症状。急性前庭大腺炎病人可有全身不适、发热、乏力、行动不便等症状。

2. 评估外阴炎症病人的局部体征特点。

（1）非特异性外阴炎　外阴红肿、浸软、糜烂、湿疹、溃疡、抓痕等，一些病程较长的慢性病人，外阴可见慢性湿疹、苔藓化、增厚、皲裂等。

（2）尖锐湿疣　初起多为淡红色散在性细小丘疹，无不适感，以后渐增多，互相融合，且向四周扩散，互相重叠或融合成鸡冠状、乳头状或蕈状突起，呈暗红色或灰污色，表面湿润、糜烂，且有浆液或脓液渗出，质地柔软。

（3）前庭大腺炎　急性病人可见一侧大阴唇下 1/3 处红肿、发热，下方触及包块，触痛明显。当腺管开口粘连阻塞时，脓液不能排除，即可形成前庭大腺脓肿（图 17－1），触及有波动感。脓肿增大后可自行溃破。若破口大，引流畅，脓液流出后炎症消退；若破口小，引流不畅，则炎症可持续不退或反复急性发作。当急性炎症消退后，腺管口粘连闭塞，分泌物不能排出，脓液逐渐转为清液而形成前庭大腺囊肿。病人可无自觉症状或有外阴坠胀感、性交不适等，在外阴部后下方可触及大小不等的囊性包块。

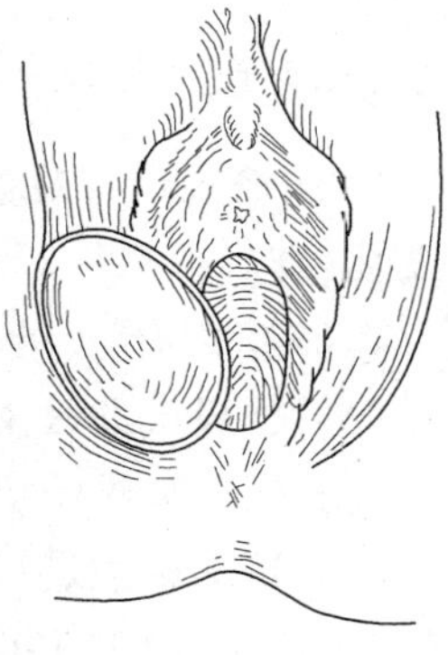

图 17－1　前庭大腺脓肿

（三）心理社会资料

病人常羞于就医，使病情加重或转为慢性。炎症的局部症状因影响活动、性生活，而导致焦虑。

（四）辅助检查

白带常规检查，了解有无阴道炎；考虑有糖尿病者留尿标本查尿糖；幼儿查肠道寄生虫；尖锐湿疣者取病变组织进行活检；前庭大腺炎病人取分泌物涂片检查或细菌培养和药物敏感试验。

三、护理诊断/合作性问题

1. 焦虑　与知识缺乏，产生悲观情绪或有羞辱感有关。
2. 皮肤完整性受损　与分泌物增多、炎症刺激、搔抓或用药不当有关。
3. 疼痛　与急性前庭大腺感染形成脓肿有关。

四、护理目标

1. 病人对外阴部炎症和性传播疾病的认识提高，加强了自我保护意识。
2. 病人皮肤完整性受保护。
3. 病人疼痛减轻或消失，自诉舒适感增加。

五、治疗原则和护理措施

（一）治疗原则

1. 非特异性外阴炎　保持外阴清洁、干燥，去除病因及局部对症处理。

2. 尖锐湿疣　去除外生疣体，改善症状和体征。以局部用药为主，常用药物为三氯醋酸、5%氟尿嘧啶等，也可用激光、冷冻等进行物理治疗，大的尖锐湿疣可行手术切除。

3. 前庭大腺炎　急性期卧床休息，局部热敷或坐浴，同时用抗生素治疗，脓肿形成后行切开引流及造口术。前庭大腺囊肿可采用 CO_2 激光或微波做囊肿造口术。

（二）护理措施

1. 病情观察　观察外阴皮肤颜色、肿胀、疼痛程度、分泌物的量及性状变化。注意病人体温变化。

2. 治疗配合

（1）积极协助医生寻找病因并针对病因进行治疗。

（2）按医嘱给予抗生素。

（3）协助医生进行脓肿切开引流或造口术，术后每日换药，并观察伤口有无红肿及引流物的性质。外阴用1∶5 000氯己定棉球擦洗，每日2次。

3. 一般护理　急性期应卧床休息，减少活动，禁止性生活，避免辛辣食物。保持外阴清洁、干燥。

4. 心理的护理　认真听取病人的述说，耐心解释炎症发生的诱因及预防、治疗措施，为病人严格保密，以解除其忧虑，主动积极地配合医护工作。

5. 健康教育

（1）加强卫生宣传教育　注意个人卫生，经常保持外阴清洁、干燥；勤换内裤，穿棉质、丝质内裤；加强对公用设施（如游泳池、厕所、浴室等）的卫生管理；预防经期、妊娠期、分娩期、产后及流产后的生殖道感染。

（2）群防群治　积极开展普查普治。指导病人定期接受妇科检查，做到早发现、早诊断、早治疗。

(3) 指导用药　外阴部炎症常需局部用药，教会病人用药的方法及注意事项，如坐浴时药液浓度、温度及坐浴时间等。

(4) 加强性道德教育　指导病人注意性卫生，避免不洁性生活。

六、护理评价

1. 病人自我防护意识提高。
2. 病人舒适感增加，情绪稳定。

第三节　阴道炎症

一、滴虫阴道炎

(一) 概述

1. 病因　滴虫阴道炎是常见的阴道炎。病原体为阴道毛滴虫(图 17－2)，pH 为 5.2～6.6 的潮湿环境最适宜其生长繁殖。月经前、后阴道 pH 发生变化，隐藏在腺体及阴道皱襞中的滴虫常得以繁殖，引起炎症发作。滴虫还可寄生于尿道、尿道旁腺、膀胱、肾盂及男性的包皮褶、尿道、前列腺等处。

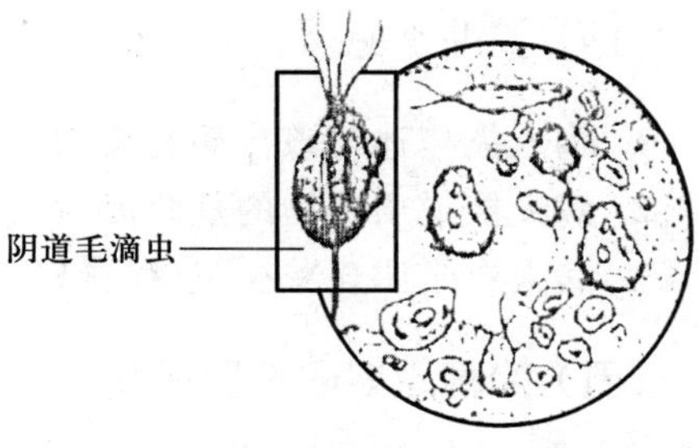

图 17－2　阴道毛滴虫及白带悬滴检查所见

2. 传染方式

(1) 直接传染　为主要传播方式。经性生活直接传播，男性因感染滴虫后常无症状，易成为感染源。

(2) 间接传染　经公用的浴池、浴具、游泳池、坐式马桶、衣物、污染的器械及敷料等传播。

(二) 护理评估

1. 健康史　询问有无不洁性生活史，了解月经后有无症状的加重，注意病程的长短，是否为复发病人，并了解既往的治疗过程。

2. 身体评估

(1) 白带增多、外阴瘙痒　滴虫阴道炎的主要症状是阴道分泌物增多和外阴瘙痒。分泌物典型特点为灰黄色、稀薄泡沫状，有腥臭味。当混合有其他细菌感染时，白带可呈脓性、有臭味。瘙痒部位主要为阴道口及外阴，间或有蚁走感、灼热、疼痛、性交痛等。评估白带的量、性状特点，外阴瘙痒的部位、程度及伴随症状等。

(2) 泌尿系感染　阴道毛滴虫可感染泌尿系统，出现尿频、尿急、尿痛甚至血尿。评估病人有无泌尿系感染症状。

(3) 不孕　阴道毛滴虫能吞噬精子，并改变阴道内酸性环境，影响精子在阴道内存活而造成不孕。

(4) 妇科检查　阴道黏膜充血,有散在的红色小斑点,以后穹隆处明显,阴道内有大量灰黄色、稀薄泡沫状白带。

3. 心理社会资料　病人常羞于就医而延误治疗。因影响活动、性生活而导致焦虑情绪。部分未能坚持疗程的病人因疾病反复发作而产生抑郁情绪。

4. 辅助检查　在阴道分泌物中查到滴虫即可确诊。

(1) 悬滴法　取阴道后穹隆处白带混于生理盐水中,立即用低倍镜检查,如见活动的毛滴虫即可诊断。

(2) 培养法　对多次悬滴法未能发现滴虫的可疑病人,可行分泌物培养,其准确率可达98%。

(三) 护理诊断/合作性问题

1. 知识缺乏　缺乏对疾病传染途径的认识及阴道炎治疗的知识。
2. 有泌尿系感染的危险　与外阴不洁,局部抵抗力下降有关。
3. 黏膜完整性受损　与阴道分泌物刺激、搔抓有关。
4. 舒适改变　与瘙痒、疼痛、分泌物的异味有关。

(四) 护理目标

1. 病人能描述与该疾病有关的知识并积极配合治疗,其性伴侣能同时治疗。
2. 病人能说出感染的危险因素及预防措施,不发生泌尿系感染。
3. 病人白带明显减少,瘙痒减轻,破损皮肤及黏膜逐渐修复,舒适感增加。

(五) 治疗原则和护理措施

1. 治疗原则　切断传染途径,恢复阴道内正常 pH,保持阴道自净作用,杀灭阴道毛滴虫。

2. 护理措施

(1) 病情监护和治疗配合　按医嘱给予药物治疗,保持阴道自净功能,杀灭阴道毛滴虫。

用药方法　① 增强阴道酸性环境:用酸性溶液如1%乳酸溶液、0.5%醋酸溶液进行阴道灌洗或坐浴,每日1~2次,7~10 d为1个疗程。② 阴道置药:灌洗或坐浴后,用甲硝唑200 mg塞入阴道,每日1次,7~10 d为1个疗程。③ 全身用药:口服甲硝唑400 mg/次,每日2~3次,7 d为1个疗程。初次治疗可选择甲硝唑2 g,单次口服。

指导病人正确用药　① 向病人强调按医嘱正规彻底治疗的重要性,按疗程坚持治疗。② 告知病人各种药物的用药方法,阴道灌洗或坐浴应注意溶液的温度、浓度。③ 灌洗阴道或坐浴后再阴道置药。

观察用药反应　口服甲硝唑后偶见胃肠道反应,如食欲减退、恶心、呕吐。此外,偶见头痛、皮疹、白细胞减少等,一旦发现应报告医生并停药。

巩固疗效　治疗后检查滴虫为阴性,仍应于下次月经后继续治疗1个疗程以巩固疗效。

妊娠期、哺乳期用药指导　甲硝唑能通过胎盘进入胎儿体内,同时可由乳汁排泄。目前有关妊娠期滴虫性阴道炎的治疗尚存争议。国内认为甲硝唑是一种细胞诱变剂,妊娠期禁用。

哺乳期妇女在用药期间及用药后 24 h 内不宜哺乳。

(2) 一般护理　注意个人卫生,勤换内裤,保持外阴部清洁、干燥,尽量避免搔抓外阴部,防止皮肤破损。

(3) 心理护理　加强与病人的沟通,用通俗易懂的语言向病人解释滴虫性阴道炎的发病原因、诱因及预防、治疗措施,增强病人的自我防护意识,减轻病人因疾病带来的烦恼,消除其对确诊后感到的心理压力,增强治疗疾病的信心。

(4) 健康教育

加强卫生宣传教育　消灭传染源,切断传播途径。改进公共卫生设备,如提倡淋浴,公厕改为蹲式;注意个人卫生,勿互穿内衣、内裤,勿互用便盆;禁止滴虫性阴道炎病人或带虫者进入游泳池,浴盆、浴巾要消毒;指导妇女在特殊生理期(经期、妊娠期)后预防感染等。

治愈标准　治疗后检查滴虫阴性时,仍应在月经干净后复查白带,连续 3 次均为阴性方称为治愈。

避免交叉和重复感染　① 滴虫阴道炎主要由性行为传播,性伴侣应同时进行治疗,治疗期间禁止性生活。② 内裤、坐浴及洗涤用物应煮沸消毒 5 ~ 10 min 以消灭病原体,防止交叉和重复感染。

指导病人配合检查　告知病人取分泌物前 24 ~ 48 h 内避免性生活、阴道灌洗或局部用药。分泌物取出后及时送检。

(六) 护理评价

1. 病人掌握相关知识,能坚持治疗,并做到性伴侣同治。
2. 病人不发生泌尿系感染。
3. 病人自诉舒适感增加,白带恢复正常。

二、外阴阴道假丝酵母菌病

(一) 概述

外阴阴道假丝酵母菌病是常见外阴、阴道炎症。

1. 病因　本病多数由白色假丝酵母菌引起,酸性环境适宜假丝酵母菌的生长。白色假丝酵母菌为条件致病菌,10% ~20% 非孕妇女及 30% 孕妇阴道中有此菌生长,但并不引起症状。当阴道内糖原增多、酸度增强、全身及阴道局部免疫力下降、正常阴道菌群生长受抑制时,白假丝酵母菌大量生长繁殖,而引起炎症。妊娠、糖尿病、大量雌激素治疗、大量应用免疫抑制剂及广谱抗生素是常见的发病诱因。其他诱因如穿紧身化纤内裤、肥胖,可使会阴局部温度及湿度增加,假丝酵母菌易于繁殖而引起炎症。

2. 传染方式　主要为内源性传染,假丝酵母菌除寄生于阴道外,也可寄生于人的口腔、肠道等部位,这 3 个部位的假丝酵母菌可互相自身传染,一旦条件适宜时易发病;少部分病人可通过性交直接传染;也可通过接触感染的衣物间接传染。

（二）护理评估

1. 健康史　询问病人是否有诱发外阴阴道假丝酵母菌病的相关因素存在，了解病人白带是否异常及与月经周期或妊娠是否有关，了解曾进行过何种检查、治疗及其效果等。

2. 身体评估

（1）外阴瘙痒、白带增多　外阴阴道假丝酵母菌病以外阴瘙痒为主要表现，严重时导致病人坐卧不宁，异常痛苦，影响工作及睡眠。可伴尿频、尿痛、性交疼痛。白带典型特征为白色稠厚凝乳状或豆渣样。注意评估白带的性状、特点，了解有无外阴瘙痒和伴随症状等。

（2）妇科检查　阴道黏膜水肿、红斑，小阴唇内侧、阴道壁上有斑片状白膜覆盖，擦去后见其下黏膜红肿。急性期还可见到糜烂或浅表溃疡。

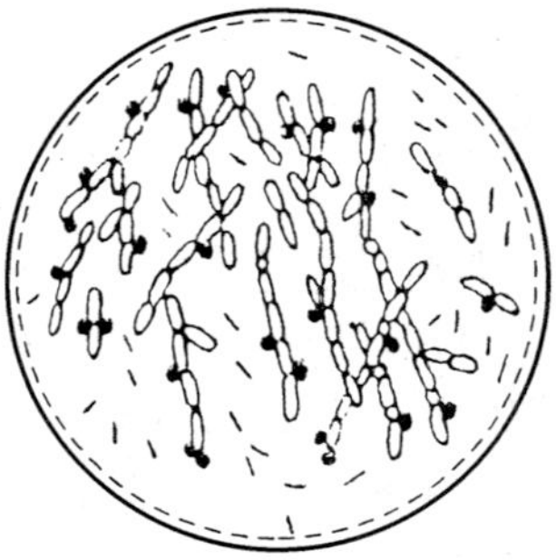

图 17－3　白假丝酵母菌

3. 心理社会资料　病人患病后往往因外阴局部不适而影响工作、睡眠及性生活等而产生焦虑情绪，因疾病容易复发而产生自卑感。

4. 辅助检查　取分泌物悬滴镜检，若找到白假丝酵母菌即可确诊（图 17－3）。必要时也可采取培养法。根据需要行尿糖或血糖检查等。

（三）护理诊断/合作性问题

1. 组织的完整性受损　与炎性分泌物刺激引起局部瘙痒、搔抓有关。
2. 焦虑　与易复发及治疗效果不理想有关。
3. 睡眠型态紊乱　与局部瘙痒、不适有关。

（四）护理目标

1. 病人经治疗后瘙痒症状减轻，破损皮肤及黏膜逐渐修复。
2. 病人焦虑程度减轻，积极配合医护处理。
3. 病人学会诱导睡眠的技巧，睡眠质量提高。

（五）治疗原则和护理措施

1. 治疗原则　消除诱因，恢复阴道 pH，选择局部或全身应用抗真菌药物。

2. 护理措施

（1）治疗配合

<u>用药方法</u>　① 恢复阴道 pH：用 2% ～4% 碳酸氢钠溶液阴道灌洗或坐浴，每日 1 次，10 d 为 1 个疗程。② 阴道置药：选用咪康唑栓剂、克霉唑栓或片剂、制霉菌素栓或片剂等药物放于阴道内，每晚 1 片或 1 粒，7～10 d 为 1 个疗程。③ 全身治疗：若局部用药效果差、病情较顽固、未婚妇女及不愿采用局部用药者，可选用口服药物，如伊曲康唑、氟康唑、酮康唑等。④ 阴道黏膜溃疡者：可涂擦 1% 的甲紫，每周 3 次，连续 2 周。

<u>指导病人正确用药</u>　阴道灌洗或坐浴时，注意药液浓度和治疗时间，药物要充分溶化，温

度一般为40 ℃,切忌过烫,以免皮肤烫伤。鼓励病人坚持用药,不随意中断疗程。对有症状的性伴侣应同时进行治疗。

合并妊娠的护理　告知孕妇,患有此病时为避免感染新生儿,应坚持局部治疗,甚至到妊娠8个月。常选用局部治疗,方法同上。禁口服唑类药物。

消除诱因　配合医生积极治疗糖尿病,及时停用雌激素、广谱抗生素、皮质类固醇激素。勤换内裤,穿棉质内裤,保持外阴部清洁、干燥。

(2) 健康教育　指导病人合理使用抗生素、雌激素等,避免诱发假丝酵母菌性阴道炎。

其他护理措施同滴虫性阴道炎。

(六) 护理评价

1. 病人掌握相关知识,能坚持治疗,症状消失,破损皮肤及黏膜修复。
2. 病人舒适感增加,睡眠好。

三、萎缩性阴道炎

(一) 概述

萎缩性阴道炎常见于绝经后妇女,由于卵巢功能衰退,雌激素水平下降,阴道黏膜变薄,上皮细胞内糖原减少,阴道内酸性降低,局部抵抗力降低,致病菌易入侵繁殖而引起阴道炎症。一般为化脓菌感染。手术切除卵巢或盆腔放射治疗后,使卵巢功能丧失,也可发生本病。

(二) 护理评估

1. 健康史　询问病人年龄、月经史及孕产史、绝经时间,了解有无卵巢手术切除或放射治疗史。

2. 身体评估

(1) 白带增多,外阴瘙痒、灼热感　为萎缩性阴道炎的主要症状。阴道分泌物稀薄,呈淡黄色,感染严重时呈脓血性白带,有臭味,偶有点滴出血。可伴尿频、尿痛、尿失禁等症状。评估白带性状、量、气味,了解有无外阴瘙痒、灼热及膀胱刺激症状等。

(2) 妇科检查　见阴道呈萎缩性改变,如上皮萎缩、菲薄,皱襞消失。阴道黏膜潮红,有散在的点状出血和表浅溃疡。炎症和溃疡可引起阴道粘连、闭锁。

3. 心理社会资料　病人可因年龄大、害羞未及时就诊而延误病情。因白带带血症状,担心是恶性肿瘤而恐惧。

4. 辅助检查　白带常规检查,见大量基底层细胞及白细胞而无滴虫及假丝酵母菌;出现血性白带的病人需常规做宫颈刮片,必要时行分段诊刮术,以排除子宫恶性肿瘤。

(三) 护理诊断/合作性问题

1. 知识缺乏　缺乏围绝经期、绝经期妇女保健知识。
2. 有感染的危险　与局部分泌物增多、溃破有关。
3. 舒适改变　与阴道瘙痒、白带增多有关。

（四）护理目标

1. 病人能描述萎缩性阴道炎的预防措施和技巧。
2. 病人感染得到控制。
3. 病人阴道瘙痒减轻或消失，舒适感增加。

（五）治疗原则和护理措施

1. 治疗原则　增加阴道抵抗力、抑制细菌生长。
2. 护理措施
（1）治疗配合
增加阴道酸度　用0.5%醋酸或1%乳酸溶液灌洗阴道或坐浴，每日1～2次，增加阴道酸度，抑制细菌生长繁殖。

局部用药　阴道灌洗或坐浴后，甲硝唑200 mg或氧氟沙星200 mg放入阴道深部，每日1次，7～10 d为1个疗程。炎症严重者，雌激素局部给药，已烯雌酚0.125～0.25 mg，放入阴道内，每晚1次，7 d为1个疗程。

全身用药　可口服尼尔雌醇，首次4 mg，以后每2～4周1次，每晚2 mg，维持2～3个月。乳腺癌和子宫内膜癌病人慎用雌激素制剂。

用药指导　指导病人局部用药的方法，用药前注意洗净双手及会阴，治疗药物应置于阴道深部。

（2）一般护理　指导病人勤换内裤，注意保持会阴部清洁。

（3）心理护理　围绝经期妇女思想较保守，不愿就医情况，做好宣传教育工作，解释疾病有关问题，消除病人的麻痹心理，有异常情况及时就医。给予适当的关心、安慰，解除病人就医的思想顾虑，并嘱其家属多予关心，尽量满足病人治疗上的要求。鼓励坚持治疗，达到早日彻底治愈。

（4）健康教育　① 加强围绝经期、老年期妇女的健康教育，使其掌握萎缩性阴道炎的预防措施和技巧。② 指导病人穿宽大舒适的棉质内裤，减少刺激。有外阴不适时及时就诊。

（六）护理评价

1. 病人掌握相关知识，心情愉快。
2. 病人舒适感增加，白带恢复正常。

四、淋菌性阴道炎

（一）概述

1. 病因　淋病（gonorrhea）是由淋病双球菌（简称淋菌）引起的以泌尿生殖系统化脓性感染为主要表现的性传播疾病。目前，其发病率在国内性传播性疾病中占首位。淋菌主要侵袭生殖、泌尿系统黏膜的移行上皮与柱状上皮，因此，感染后可侵犯女性尿道、尿道旁腺、前庭大腺等处，可导致相应部位的炎症。以子宫颈管受感染最为多见。淋菌性阴道炎是淋病女性病人的表现之一。

2. 传播途径

(1) 直接传染　成人淋病99% ~100%为性传播,感染概率为80% ~90%,但70% ~80%感染后症状轻微或无症状,成为带菌者,为主要传染源。

(2) 间接传染　幼女是通过间接途径如衣物、毛巾、浴盆等物品而传染。消毒不彻底的器械、坐便器也可传染。

(二) 护理评估

1. 健康史　询问是否有不洁性生活史,详细了解病人有无感染源接触史及发病过程、治疗情况等。

2. 身体评估　淋病的潜伏期为3 ~7 d,感染初期病变局限于下生殖道、泌尿道,随病情发展可累及上生殖道。按病理过程分为急性和慢性两种临床类型。

(1) 急性淋病　首先出现的往往是尿频、尿痛、排尿困难等急性尿道炎的症状。急性淋菌性阴道炎白带增多,呈脓性,有臭味,伴外阴瘙痒或有烧灼感及下腹坠胀不适等;继而出现前庭大腺炎,可表现为双侧大阴唇下部肿胀,可形成脓肿;也可伴有急性宫颈炎,此时以阴道排液为主,可见子宫颈充血水肿,有脓性分泌物从子宫颈口流出;下生殖道淋菌感染未经治疗的病人10% ~17%可发生急性淋菌性盆腔炎,病人表现为发热、寒战、恶心、呕吐、下腹疼痛等。了解病人分泌物情况及外阴瘙痒程度。评估有无急性尿道炎、前庭大腺炎、急性宫颈炎、急性淋菌性盆腔炎的症状出现。

(2) 慢性淋病　急性淋病未治疗或治疗不彻底可逐渐转为慢性淋病。病人可表现为慢性尿道炎、尿道旁腺炎、前庭大腺炎、慢性输卵管炎、输卵管积水等。淋菌可长期潜伏在尿道旁腺、前庭大腺深处反复急性发作。

(3) 对新生儿的影响　孕妇感染淋病,经阴道分娩的新生儿可发生淋球菌性结膜炎、肺炎,甚至出现淋菌性败血症,使围生儿病死率明显增加。但新生儿淋菌性外阴阴道炎者少见。

(4) 妇科检查　注意评估阴道前庭、尿道口、阴道口有无红肿、异常分泌物,注意检查前庭大腺及尿道旁腺有无异常,观察阴道壁有无红肿、充血,阴道内有无异常白带。

3. 心理社会资料　因有不洁性生活史而出现本病,病人多有顾虑,往往不愿意就医或去不正规的诊所求医,或有家庭者希望不要因此影响其夫妻关系,从而错过了早期诊断和及时治疗的时间,使疾病由急性转为慢性,反复发作、久治不愈造成病人精神负担。慢性病人因生育功能受影响,易产生自卑情绪。

4. 辅助检查

(1) 分泌物涂片检查　急性期见中性粒细胞内有革兰阴性双球菌可做出初步诊断。

(2) 分泌物淋菌培养　是诊断淋病的金标准。

(三) 护理诊断/合作性问题

1. 自尊紊乱　自感羞愧和内疚,害怕被人歧视,与患性传播疾病有关。

2. 有泌尿系感染的危险　与感染淋病、外阴不洁、局部抵抗力下降有关。

3. 舒适的改变　与尿频、尿急、尿痛、脓性白带有关。

（四）护理目标

1. 病人能正确认识自身形象，并采取应对措施，配合医护处理。
2. 病人能说出传染的途径及危险因素，不发生泌尿系感染。
3. 病人治疗期间白带明显减少，疼痛减轻，舒适感增加。

（五）治疗原则和护理措施

1. 治疗原则　尽早彻底治疗。遵循及时、规范、足量用药原则。

2. 护理措施

（1）病情监测　观察病情，急性者监测体温，出现体温升高者可行物理降温，局部对症处理，减轻病人痛苦，促进康复。

（2）治疗配合

局部用药　每晚用 1∶5 000 高锰酸钾溶液灌洗阴道或坐浴，以减少分泌物刺激，后将药栓或药片如环丙沙星（曼舒林）等，置于阴道内，7 d 为 1 个疗程。

抗生素　按医嘱给予抗生素。首选药物以第三代头孢菌素为主，头孢曲松钠、头孢噻肟钠等肌内注射；不能耐受头孢菌素类或喹诺酮类者可用大观霉素肌内注射，可同时加用阿奇霉素口服或多西环素口服。妊娠期禁用喹诺酮及四环素类药物。性伴侣应同时治疗。

其他治疗　慢性淋病较难治愈，按医嘱采取综合治疗，如支持疗法、对症处理、封闭疗法、物理疗法及手术治疗等。由于新生儿经产道直接接触可引起淋球菌性结膜炎，故应及时应用红霉素眼药膏。

（3）一般护理　嘱急性期病人卧床休息，做好严密的床边隔离。病人所接触的物品和器具用 1% 的苯酚溶液浸泡。保持外阴清洁，禁止性生活。

3. 心理护理　尊重病人，给予病人适当的关心、安慰，为病人保守秘密，解除病人求医的顾虑，积极接受检查和诊治。

4. 健康教育

（1）强调急性期及时、彻底治疗的重要性和必要性，告知病人治疗期间严禁性生活。

（2）指导治疗后随访。治疗结束后 1 周进行第一次复查，复查内容包括询问有关症状及做阴道分泌物镜检或培养。此后每月复查 1 次，连续 3 次阴性方能确定为治愈。复查时还应同时检查滴虫和梅毒血清反应，因三者可同时感染。

（3）教会病人自行消毒隔离的方法，病人的内裤、浴盆、毛巾应煮沸消毒 5 ~ 10 min。

（4）加强性知识的教育，杜绝不严肃的性生活，注意性卫生。

（六）护理评价

1. 病人掌握相关知识，积极配合治疗。
2. 病人舒适感增加，情绪稳定。
3. 病人维持较好的自尊。

五、几种常见阴道炎的比较

几种常见阴道炎的比较见表 17－1。

表 17－1 几种常见阴道炎的比较

鉴别点	滴虫性阴道炎	外阴阴道假丝酵母菌病	萎缩性阴道炎	淋菌性阴道炎
好发人群	育龄期、青春期	孕妇、糖尿病、菌群失调者等	绝经后妇女	性活跃期的中青年妇女
主要症状	白带增多、外阴瘙痒	外阴奇痒、白带增多	白带增多、外阴瘙痒	白带增多、外阴瘙痒或有烧灼感及下腹坠胀等
典型白带	稀薄，灰黄色泡沫状	白色稠厚豆渣样或凝乳状	黄色，重者呈脓性或血性	呈黄色脓性，有臭味
妇科检查	阴道黏膜充血，有散在红色斑点	小阴唇内侧及阴道黏膜有白色膜状物覆盖，擦去见溃疡面	阴道上皮菲薄，黏膜充血，有小出血点或浅表溃疡	外阴、阴道、尿道口充血、红肿，子宫颈口有脓性分泌物流出
白带检查	找到活动毛滴虫	找到白色假丝酵母菌	见大量白细胞而无滴虫及白色假丝酵母菌	见中性粒细胞内有革兰阴性双球菌
阴道灌洗液	1% 乳酸溶液或 0.5% 醋酸溶液	2% ～4% 碳酸氢钠溶液	1% 乳酸溶液或 0.5% 醋酸溶液	1∶5 000 高锰酸钾溶液
阴道局部上药	甲硝唑	咪康唑、克霉唑、制霉菌素栓剂或片剂	甲硝唑、氧氟沙星或(和)已烯雌酚	环丙沙星
全身用药	甲硝唑口服	伊曲康唑、氟康唑、酮康唑等口服	酌情口服尼尔雌醇	第三代头孢菌素

第四节 宫颈炎症

一、概述

（一）病因

宫颈炎症是生育期妇女的常见病，发病率高，半数以上的已婚妇女患病。其发生可由于流产、手术或分娩造成子宫颈损伤，病原体侵入感染所致。部分病人无宫颈急性炎症病史，直接表现为宫颈的慢性炎症。雌激素缺乏、卫生不良或局部抗感染能力差，也易引起慢性宫颈炎。主要病原体为葡萄球菌、大肠埃希菌、厌氧菌及链球菌。目前，淋病双球菌及沙眼衣原体感染引起的宫颈炎症亦日益增多。

（二）病理

宫颈急性炎症常表现宫颈局部充血水肿，宫颈炎症慢性病理改变有以下几种（图 17－4）。以宫颈糜烂最为常见，也可见几种病理改变同时存在。

1. 宫颈糜烂　子宫颈外口处的子宫颈阴道部外观呈细颗粒状的红色区，称为宫颈糜烂。

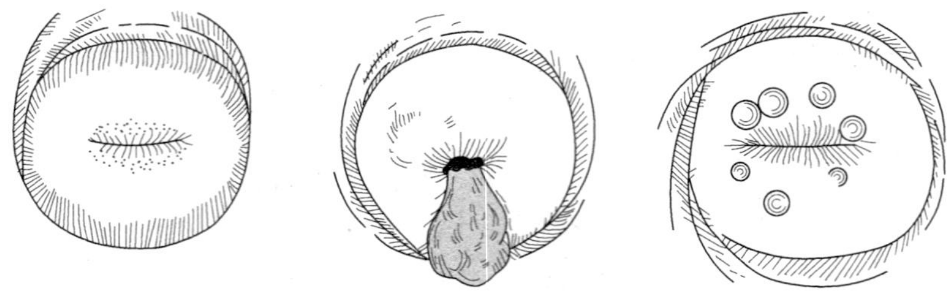

(1) (2) (3)

图 17－4 宫颈炎症病理改变

（1）宫颈糜烂；（2）宫颈息肉；（3）宫颈腺体囊肿

糜烂面的鳞状上皮脱落，为完整的子宫颈管单层柱状上皮所覆盖，因柱状上皮菲薄，其下间质透出呈红色，系假性糜烂。

2. 宫颈息肉　由于慢性炎症的长期刺激，使子宫颈局部黏膜柱状上皮增生，增生的黏膜逐渐突出于子宫颈外口，形成单个或多个带蒂的息肉，直径约 1 cm，色红、质脆，易出血。蒂根附着于子宫颈管内或子宫颈外口。宫颈息肉极少恶变，但去除后易复发。

3. 宫颈肥大　由于慢性炎症的长期刺激，子宫颈组织充血、水肿，腺体和间质增生，炎性细胞浸润及结缔组织增生，以及深部的宫颈腺体囊肿形成，均可使宫颈肥大、变硬。子宫颈表面多光滑。

4. 子宫颈腺囊肿　在宫颈糜烂的愈合过程中，新生的鳞状上皮覆盖腺管口或伸入腺管而阻塞腺管口；或因腺体周围结缔组织增生，腺管受挤压变窄甚至阻塞，使腺体内的分泌物不能排出，潴留而形成大小不等的囊肿，称子宫颈腺囊肿。囊肿米粒或绿豆大小，呈白色或淡黄色，内含清亮或混浊黏液（有感染时）。

5. 宫颈黏膜炎　也称宫颈管炎，病变局限于子宫颈管内的黏膜及黏膜下组织，见子宫颈外口有脓性分泌堵塞，有时子宫颈管黏膜增生向外口突出，可见子宫颈口充血发红。由于炎性细胞浸润及结缔组织增生，可致宫颈肥大。

二、护理评估

（一）健康史

询问病人年龄、月经史、孕产史及避孕措施，了解有无阴道分娩、妇科手术造成的宫颈损伤。注意了解有无宫颈炎症的急性病史、发病时间、病程以及治疗情况等。

（二）身体评估

1. 白带增多　为慢性宫颈炎症患者的主要症状。评估白带的量、性状。根据病原体的种类、炎症的程度不同，可呈乳白色黏液状，或淡黄色脓性，或血性白带。轻者多无自觉不适，重者可有腰骶部疼痛及下腹坠胀痛等，多在月经、排便或性交时加重。如有宫颈息肉时易出现接触性出血。因黏稠脓性分泌物不利于精子穿透可造成不孕。评估病人有无伴随症状及严重程度。

2. 妇科检查　评估子宫颈病理改变。若为宫颈糜烂，应同时进行分型和分度。

宫颈糜烂根据柱状上皮增生程度不同分为 3 型。①单纯型:多见于炎症初期。糜烂面由单层柱状上皮覆盖,表面光滑平坦。②颗粒型:柱状上皮过度增生并伴有间质增生,糜烂面凸凹不平呈颗粒状。③乳突型:间质增生显著,呈乳头状突起。

宫颈糜烂根据病变面积大小分为 3 度。Ⅰ度(轻度):糜烂面积小于宫颈面积的 1/3。Ⅱ度(中度):糜烂面积占宫颈面积的 1/3 ~2/3。Ⅲ度(重度):糜烂面积大于宫颈面积的 2/3(图 17 -5)。

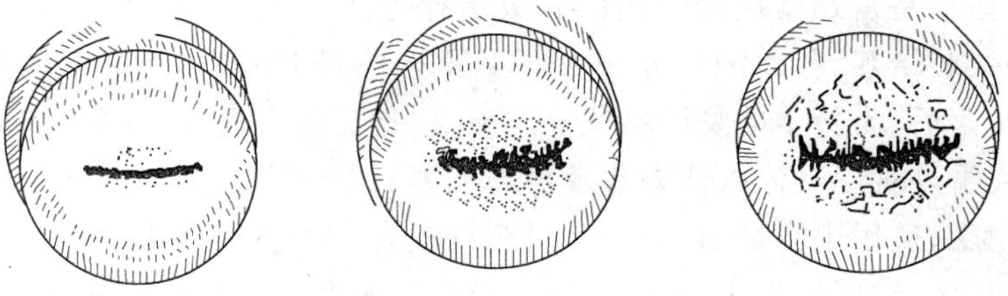

(1) (2) (3)

图 17 -5 宫颈糜烂的分度

(1) Ⅰ度;(2) Ⅱ度;(3) Ⅲ度

(三) 心理社会资料

慢性炎症病程较长或容易复发,常给病人带来一定的心理压力,精神负担较重,表现为焦虑、精神抑郁、失眠等,特别是一些年龄较大的病人因接触性出血,担心是宫颈癌而感恐惧。部分病人因缺乏知识,不予重视。

(四) 辅助检查

宫颈糜烂与早期宫颈癌从外观上难以鉴别,需常规做宫颈刮片,必要时做活组织检查以明确诊断。

三、护理问题

1. 组织完整性受损 与慢性宫颈炎症、阴道分泌物刺激有关。
2. 焦虑 与知识缺乏、病程长,害怕宫颈癌有关。
3. 舒适的改变 与异常白带增多有关。

四、护理目标

1. 病人宫颈糜烂治愈,未出现组织受损。
2. 病人舒适感增加,焦虑减轻。能主动配合治疗。

五、治疗原则和护理措施

(一) 治疗原则

以局部治疗为主,方法有物理治疗、药物治疗、手术治疗,以物理治疗最常用。在进行治疗前需常规做宫颈刮片甚至活组织检查,排除早期宫颈癌。

（二）护理措施

1. 病情监测　对接受局部治疗后的病人,注意观察阴道分泌物的量、颜色、气味及性质的变化,发现有异常出血或感染时,应立即报告医生并协助处理。

2. 治疗配合

（1）物理疗法　是宫颈糜烂最常用的有效治疗方法。① 方法:临床常用的方法有冷冻、激光、微波、红外线凝结等,各种治疗方法大同小异。② 原理:以各种物理方法将宫颈糜烂面破坏,使其坏死脱落后,为新生的复层鳞状上皮覆盖,创面愈合需 3 ~ 4 周,病变较深者需 6 ~ 8 周,子宫颈恢复光滑外观。具体操作方法及护理见第二十五章。

（2）药物治疗　适用于糜烂面小、炎症浸润较浅者。过去局部用 10% ~20% 硝酸银或重铬酸钾等涂抹糜烂面,起腐蚀作用,现已少用。目前临床多用康妇特栓剂,每天放入阴道 1 枚,连续 7 ~10 d,疗效满意。中药有许多验方、配方,临床应用有一定疗效。宫颈管黏膜炎局部用药疗效差,需行全身治疗。根据子宫颈管分泌物培养及药物敏感试验结果,采用相应抗感染药物。

（3）手术疗法　有宫颈息肉者,可行息肉摘除术,术后协助医生常规送病理学检查。对年龄大,久治不愈而症状明显的慢性宫颈炎,或疑有癌前病变者,可考虑做宫颈锥形切除术或子宫全切术,根据手术方式提前做好手术准备。

3. 一般护理　嘱病人注意个人卫生,每天更换内裤,保持外阴清洁。

4. 心理的护理　对病程长、迁延不愈者,应给予关心和耐心解说,告知疾病的过程及防治措施,消除思想顾虑,减轻心理负担,树立治疗信心,坚持治疗促进康复。对不重视本病的病人应进行相关知识的宣传,做好妇科疾病的普查普治。

5. 健康教育

（1）加强卫生宣传教育,指导妇女注意个人卫生,尤其是经期、孕产期及产褥期卫生。做好计划生育宣传,指导育龄妇女选择合适的避孕措施,避免手术造成宫颈损伤。

（2）提高育龄妇女对防治宫颈炎症重要性的认识,指导妇女定期做妇科普查,发现宫颈炎症应及时治疗。

（3）告知病人物理治疗的注意事项:① 治疗时间应选择在月经干净后 3 ~ 7 d 内进行。② 有急性生殖器炎症者列为禁忌。③ 物理疗法术后均有阴道分泌物增多,甚至有多量水样排液,在术后 1 ~2 周脱痂时可有少量出血。④ 嘱病人保持外阴清洁,每日清洗外阴 2 次,2 个月内禁止性生活、盆浴及阴道冲洗。⑤ 一般于两次月经干净后 3 ~7 d 复查,未痊愈者可择期再进行第二次手术。⑥ 物理治疗后有引起宫颈管狭窄、不孕、感染的可能,治疗后需定期复查。

六、护理评价

1. 病人子宫颈光滑,白带正常。

2. 病人情绪稳定,积极配合治疗护理。

第五节 盆腔炎症

女性内生殖器及其周围组织、盆腔腹膜发生炎症时称为盆腔炎，按其发病过程表现为盆腔炎症急性期和慢性期。

一、概述

盆腔炎症多见于生育期妇女，以慢性炎症多见。常因急性盆腔炎未及时、彻底治疗或因病人体质较差，病程迁延所致。亦有无急性炎症病史者。慢性者往往经久不愈，当机体抵抗力降低时，可反复急性发作，严重影响妇女健康，并造成家庭和社会负担。炎症可局限于一部位，也可同时累及几个部位，最常见的病理类型是慢性输卵管炎、输卵管卵巢炎，其他常见的还有慢性子宫内膜炎、输卵管积水、输卵管卵巢囊肿（图 17－6）和慢性盆腔结缔组织炎。

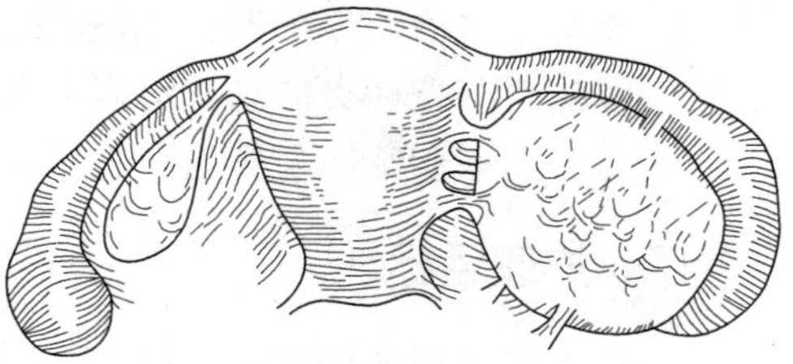

图 17－6 输卵管积水（左）与输卵管卵巢囊肿（右）

二、护理评估

（一）健康史

询问病人疾病发生、发展的过程，以及治疗经过和效果。了解有无急性盆腔炎的病史及其他疾病病史。询问月经史、生育史，了解人工流产、分娩时间、经过及处理。

（二）身体评估

1. 评估全身症状 急性病人可出现发热、畏寒和食欲减退等全身症状，慢性者全身症状多不明显，有时出现低热、乏力。病程长或反复发作者可出现头昏、失眠、精神不振等神经衰弱症状。

2. 评估局部症状 急性病人可出现下腹疼痛，白带增多。慢性病人可因炎症形成的瘢痕粘连及盆腔充血而引起下腹坠痛、腰骶部酸痛，往往在劳累后、月经期、性交后加重；盆腔淤血可致经量增多；卵巢功能损害时可致月经失调；输卵管管腔粘连阻塞可致不孕。评估病人是否有下腹部、腰部疼痛及疼痛性质，与月经和性生活的关系等，了解月经是否正常。

3. 妇科检查 急性期下腹压痛、反跳痛，腹肌紧张，以下腹正中明显。慢性者子宫多呈后位，活动受限。如为输卵管炎，则子宫旁可触到增粗的输卵管，呈条索状，有压痛；如已形成输卵管积水或囊肿，可触及囊性包块，活动受限；若为盆腔结缔组织炎，则子宫旁有片状增厚及压痛。注意评估子宫的位置、活动度，了解输卵管卵巢有无增粗、积水、积液及囊肿。

（三）心理社会资料

病人因病程长，治疗效果差而出现烦躁、焦虑、失望、失眠等症状，严重者可影响生活和工作。影响生育功能者可导致夫妻关系紧张，病人往往感恐惧、无助。

（四）辅助检查

1. 血、尿常规检查　了解病人一般情况。

2. 细菌培养及药物敏感试验　宫颈分泌物、盆腔穿刺抽出液做细菌培养及药物敏感试验。

3. B 型超声检查　了解盆腔情况，确定有无囊肿、积液、包块及部位、大小等。

三、护理诊断/合作性问题

1. 焦虑　与治疗效果不佳，病程漫长有关。

2. 疼痛　与慢性炎症刺激引起下腹隐痛、坠胀痛有关。

3. 睡眠型态紊乱　与疼痛和心理障碍、环境改变有关。

四、护理目标

1. 病人接受慢性疾病的过程，焦虑减轻，心情恢复平静。

2. 病人疼痛症状缓解或消失。

3. 病人能保持足够的睡眠。

五、治疗原则和护理措施

（一）治疗原则

1. 急性炎症　全身抗生素治疗，并对症处理。

2. 慢性炎症　实施综合治疗，包括中药治疗、物理治疗、药物治疗、手术治疗，同时注意增强局部和全身的抵抗力。

（二）护理措施

1. 治疗配合

（1）中药治疗　按医嘱为病人煎服清热利湿、活血化瘀、行经止痛中药，也可用中药外敷腹部或保留灌肠。

（2）物理疗法　可改善局部血液循环，以利炎症吸收和消散。配合医生采取物理治疗，常用的方法有短波、超短波、离子透入、蜡疗等。或用食盐炒热置袋中，热敷下腹亦能收到理想效果。

（3）软化瘢痕治疗　按医嘱应用抗生素的同时使用 α-糜蛋白酶或透明质酸酶，以利粘连和炎症的吸收，提高疗效。亦可加用激素（如地塞米松）配合治疗以减轻和溶解炎性粘连。注意使用地塞米松停药时应逐渐减量。

（4）手术治疗　输卵管积水或输卵管囊肿可行手术治疗。按医嘱为需要手术的病人做好手术前的准备和手术后的护理。

2. 心理护理　耐心倾听病人的诉说，关心病人的疾苦，给病人提供表达不适的机会，解除其思想顾虑，增强病人战胜疾病的信心。

3. 一般护理

(1) 病人因腹痛睡眠欠佳,可帮助病人在睡眠前按摩或热水泡脚,提供良好的休息环境,保持室内安静,关闭所有照明设施,消除干扰,让病人安静入睡。

(2) 腹痛、腰痛时注意卧床休息,防止受凉,必要时按照医嘱给予镇静止痛药,缓解病人的病痛。

(3) 急性发作者应加强护理,如嘱病人取半卧位,高热者采用物理降温,出汗多应及时更衣、更换床单,保持清洁舒适。尽量满足病人治疗上的要求,鼓励坚持治疗。

4. 健康教育

(1) 保持良好的个人卫生习惯,节制性生活,防止反复感染,加重病情。

(2) 指导病人安排好日常生活,注意劳逸结合,避免站立过久、行走过长或过度劳累等诱因,增加营养,保持愉快的心情。建议身体不适时随时就医。

(3) 推荐锻炼身体的方法,鼓励病人参加适合个人的体育锻炼,如跳绳、散步、打太极拳及各种球类等,以增强体质和免疫力。

六、护理评价

1. 病人掌握相关知识,积极参与治疗和护理。
2. 病人舒适感增加,情绪稳定。
3. 病人睡眠质量高,精神饱满。

病案分析

病人入院基本资料评估

一、一般资料

姓名 李某　　性别 女　　年龄 45 岁　　职业 干部

民族 汉族　　籍贯 湖北　　文化程度 高中　　婚姻状况 已婚

地址 ××市武昌北路5号　　联系电话 138××××755

入院时间 2013 年 12 月 12 日　　病历记录时间 2013 年 12 月 12 日

入院方式 步入病房

入院医疗诊断 盆腔炎症急性发作

主诉 反复下腹疼痛 2 年,加重 2 d。

现病史 病人近 2 年来时常感下腹隐痛,伴下腹坠胀感,于月经期加重,有痛经不适等。经多次门诊治疗,效果不佳。2 d 前感下腹疼痛明显,伴发热、头痛、精神不振、周身不适、失眠,故来医院就诊。B 型超声检查发现右侧输卵管卵巢囊肿,拟行手术治疗收入院。

月经史 $13\frac{3\sim7}{28\sim40}$,量中等,色暗红,伴头昏、乏力、痛经。末次月经 2013 年 11 月 10 日。

婚育史 23 岁结婚,爱人体健。孕$_3$产$_1$,末次分娩日期 1992 年 4 月 6 日。正常阴道分娩,产后无异常出血及感染。人工流产后上环避孕已近 12 年。

既往史 无心脏病、肝炎及肺结核史,无药物及食物过敏史。

家族史 无特殊病史。

二、生活习惯及自理能力

饮食　正常　　睡眠　常失眠　　大小便　正常

烟酒嗜好　无　　活动能力　一切活动能自理　　心理状况　焦虑，略感恐惧

三、家庭情况

家庭成员共5人，父母亲健在，与丈夫关系和睦，经济收入中等。

四、身体评估

（一）全身检查

体温38.3 ℃，脉搏75次/min，呼吸19次/min，血压16.0/11.3 kPa（120/85 mmHg）。神志清楚，营养中等，体重60 kg，五官无异常，心肺无异常。腹软，未触及明显包块，肝、脾未触及。肠鸣音正常。脊柱四肢无畸形，生理反射存在，病理反射未引出。

（二）妇科检查

外阴　已婚经产型。无异常发现。

阴道　通畅，有少量黄色分泌物。

子宫颈　稍肥大，中度颗粒型糜烂，无接触性出血。无子宫颈抬举痛。

子宫体　后位，稍增大，质中，活动欠佳，无明显压痛。

附件　右侧附件有4 cm×5 cm大小的包块，呈条索状增厚，伴压痛。左侧附件无明显异常。

（三）辅助检查

血常规　红细胞计数4×10^{12}/L，血红蛋白100 g/L，白细胞计数8.6×10^{9}/L，中性粒细胞0.80，淋巴细胞0.20。

五、治疗措施

目前主要采用抗炎、支持疗法等治疗，待炎症控制后择期行手术治疗。护理计划见表17－2。

表17－2　盆腔炎症急症发作病人的护理计划

护理诊断	护理目标	护理措施
1. 恐惧、忧虑不安　与炎症引起的下腹疼痛及害怕手术、对医院环境陌生和对疾病的认识不足有关	1. 病人能描述自我心理感受 2. 病人能很快适应陌生的环境，接受治疗	1. 关心病人，耐心倾听病人诉说，鼓励其接受治疗，解答各种疑问 2. 介绍病区环境及有关规章制度。向病人介绍主管医师和责任护士，帮助其尽快适应病房周围环境和了解治疗方案 3. 讲解盆腔炎症急性发作的有关知识，满足病人的需要，对病人提供帮助 4. 指导病人进行自我心理调适，如看报纸，听音乐，与其他病人交谈、散步等

续表

护理诊断	护理目标	护理措施
2. 焦虑　与治疗效果不佳,病程漫长有关	1. 病人接受慢性疾病的过程,焦虑减轻,心情恢复平静 2. 病人积极配合医务人员治疗,生命体征维持正常范围	1. 按医嘱配合医生实施综合治疗措施 2. 观察生命体征,体温、脉搏、呼吸测量4次/d,直至稳定 3. 内服清热利湿、活血化瘀的中药,热敷腹部 4. 腰痛、腹痛时注意休息,防止受凉。必要时遵医嘱给予镇静止痛药,以缓解症状
3. 睡眠型态紊乱　与发热、心理障碍、环境改变有关	1. 病人心理障碍解除,能保持愉快心情 2. 病人能保持足够的睡眠,炎症得到控制,无发热现象	1. 如病人睡眠不佳时,可在睡眠前热水泡脚或在睡前进行按摩,必要时服用安眠药物 2. 诱导睡眠技巧,关闭房间照明设施,保持室内安静 3. 倾听病人诉说思想顾虑并解答。与病人共同探讨、选择最佳治疗方案,增强病人战胜疾病的信心
4. 有泌尿系感染的危险　与外阴不洁,阴道分泌物增多有关	1. 病人能熟悉泌尿系感染的危险因素及预防措施 2. 病人白带明显减少,无外阴瘙痒	1. 指导病人自我护理,注意个人卫生,保持外阴清洁干燥 2. 向病人讲解泌尿系感染的危险因素及预防措施 3. 治疗期间禁止性生活 4. 指导病人服药的方法,观察药物的不良反应 5. 观察阴道分泌物的量、颜色、气味及腹部有无压痛
5. 知识缺乏　缺乏有关术前准备、麻醉及手术的知识	1. 病人能描述术前准备的目的、意义及注意事项 2. 病人能主动配合术前准备,保证手术的顺利进行	1. 炎症消退后行手术治疗。做好术前准备和术后护理 2. 做好术前指导,消除病人疑虑,保证良好的情绪与睡眠 3. 做好术前的各项准备。如备皮、皮肤过敏试验、备血,阴道、肠道的清洁,术前插尿管,术前用药等 4. 观察术前体温变化,避免感冒
6. 疼痛　与盆腔感染,手术创伤有关	1. 病人能说出疼痛的原因及持续的时间 2. 病人疼痛在24~48 h内逐渐减轻	1. 协助病人取舒适卧位,提供安静休养的环境,促进病人入眠 2. 术后包扎腹带,以减轻疼痛。取半卧位,利于分泌物的排出 3. 严密观察病人疼痛的反应、持续的时间,告知疼痛的原因及缓解的方法,如分散注意力,可与他人交谈、听收音机等

续表

护理诊断	护理目标	护理措施
7. 皮肤组织的完整性受损　与手术切口有关	病人切口无分泌物、红肿及感染现象,达一期愈合	1. 鼓励病人进有营养的流质饮食,增强体质,促进组织修复 2. 观察生命体征,每 4 h 测量 1 次 3. 每日进行病房空气消毒 4. 遵医嘱应用抗生素抗感染 5. 遵医嘱按时无菌换药,预防切口感染 6. 观察切口有无渗液、渗血。及时更换敷料
8. 潜在并发症:腹部胀气　与术前麻醉、术后活动减少、伤口愈合及泌尿系感染有关	1. 病人能了解腹胀的原因及防治措施 2. 病人术后 3 d 恢复正常排气。肠鸣音正常 3. 病人手术切口干燥、无红肿 4. 病人大小便正常	1. 指导病人术后禁食 6 h,可在床上做翻身活动,食少量清淡流质,排气后进半流质。以后逐渐增加食量 2. 了解病人腹胀的程度,必要时肌内注射新斯的明和肛管排气 3. 鼓励病人早期下床活动,术后 2 d 在床边活动,术后 3 d 可在病房内活动。根据自身的体力逐渐增加活动量和范围,促进肠蠕动 4. 鼓励病人大量饮水,每日 2 000 mL 左右,冲洗膀胱及尿道,减少并发症及感染

责任护士　杨某

护士长　刘某

自 测 题

一、以下每道考题下面有 A、B、C、D、E 五个备选答案,请从中选择一个最佳答案。(A1、A2 型题)

1. 护士应该清楚,阴道内正常的 pH 是(　　)。

A. ≤4.5　　B. ≥5　　C. ≥7　　D. ≥9　　E. ≤4

2. 女,30 岁,孕$_0$产$_0$,因“发现外阴包块”就诊,余无异常。行护理评估发现外阴已婚未产型,在左小阴唇与阴道口之间可触及皮下约 3 cm×3 cm×2 cm 大小的囊性包块,轻压痛,活动。病人询问包块形成的原因,护士正确的解释是(　　)。

A. 生殖器结核　　B. 前庭大腺囊肿　　C. 外阴癌

D. 转移癌　　E. 皮脂腺囊肿

3. 前庭大腺囊肿病人向护士咨询最佳治疗方法,护士应推荐(　　)。

A. 坐浴　　B. 阴道灌洗　　C. 全身用抗生素

D. 前庭大腺囊肿造口术　　E. 前庭大腺囊肿摘除术

4. 病人感染阴道毛滴虫,护士按医嘱协助病人行坐浴治疗,不宜选用的坐浴液为(　　)。

A. 1∶5 000 的高锰酸钾液
B. 2% ~4% 的碳酸氢钠液
C. 1% 的乳酸液
D. 加有食醋的溶液
E. 0.5% 的醋酸液

5. 女，30 岁，因“白带增多伴外阴瘙痒 2 个月”就诊。护理评估：阴道前庭潮红，阴道壁充血、水肿，阴道内有大量灰黄色泡沫样白带，子宫颈为正常大小，表面光滑。针对评估结果，建议病人首先进行的检查是（　　）。

A. 白带常规检查
B. 宫颈刮片
C. B 型超声
D. 阴道脱落细胞学检查
E. 以上均不是

6. 女，50 岁，因“外阴不适，白带带血 3 个月”就诊，病人末次月经为半年前。行护理评估发现：阴道壁较光滑、充血，阴道皱襞少，余无异常。白带常规：清洁度Ⅲ度，未见滴虫及假丝酵母菌。护士较准确的预判应是（　　）。

A. 正常盆腔
B. 子宫内膜癌
C. 萎缩性阴道炎
D. 阴道嗜血杆菌性阴道炎
E. 淋病

7. 女，31 岁，因“白带增多、外阴瘙痒 6 个月”就诊。身体评估发现：外阴潮红，阴道壁充血、水肿，阴道内有大量灰黄色泡沫样白带。行白带检查：白带清洁度为Ⅲ度，可见阴道毛滴虫。门诊护士接诊该病人，提供的护理措施中不正确的是（　　）。

A. 考虑该病人患滴虫性阴道炎
B. 坐浴时可选用 1% 的乳酸液
C. 治疗应进行全身及局部的治疗
D. 强调性伴侣同治的原则
E. 治疗一个疗程后应于下次月经前复查白带以观疗效

8. 妇科门诊病人，绝经 2 年，现出现外阴瘙痒，经查诊断为萎缩性阴道炎。现病人向护士咨询发病原因，正确的解释是（　　）。

A. 全身感染的局部表现
B. 滴虫感染
C. 服用大量抗生素
D. 服用大量性激素
E. 体内雌激素水平下降

9. 生育期妇女，长期患阴道炎，白带多，子宫颈受其影响最容易出现的病理变化是（　　）。

A. 糜烂　B. 息肉　C. 囊肿　D. 肥大　E. 宫颈管黏膜炎

10. 宫颈炎症慢性病人述腰痛及下腹痛，护士正确的解释是（　　）。

A. 瘢痕粘连及盆腔充血引起
B. 压迫邻近器官
C. 急性发作
D. 发生了恶变
E. 与本病无关

11. 护理盆腔炎症急性发作的病人，宜协助病人取（　　）。

A. 截石卧位
B. 去枕平卧位
C. 脚低头高位
D. 半卧位
E. 左侧卧位

二、以下提供若干个案例,每个案例下设若干个考题。请根据各考题题干所提供的信息,在每道下面的A、B、C、D、E五个备选答案中选择一个最佳答案。(A3型题)

(1~2题共用题干)

女,42岁,因"外阴瘙痒"就诊。护理评估发现阴道内有白色豆渣样白带,行白带悬滴法检查发现白带清洁度为Ⅱ度,可见白假丝酵母菌。

1. 护士应按下列哪种情况为该病人提供护理措施(　　)。
   A. 滴虫性阴道炎　B. 非特异性外阴、阴道炎　C. 萎缩性阴道炎
   D. 淋病　E. 外阴阴道假丝酵母菌病
2. 建议病人选择的坐浴液为(　　)。
   A. 1∶5 000高锰酸钾液　B. 0.5%乳酸液
   C. 2%~4%碳酸氢钠液　D. 5%醋酸液
   E. 以上均不是

三、以下每道考题下面有A、B、C、D、E五个备选答案。请从中选择所有正确的答案。(X型题)

1. 护士向病人介绍假丝酵母菌性阴道炎的相关知识,正确的叙述包括(　　)。
   A. 以性生活传播为主　B. 白带增多,呈灰黄色泡沫样
   C. 常用碱性液进行坐浴　D. 致病菌为阴道毛滴虫
   E. 穿紧身化纤内裤、肥胖可成为致病诱因
2. 一外阴阴道假丝酵母菌病的病人咨询为何会患病,护士告诉她发病诱因有(　　)。
   A. 妊娠　B. 使用广谱抗生素　C. 糖尿病病人
   D. 使用大量雌激素　E. 使用大量糖皮质激素
3. 护士为所有阴道炎病人进行健康教育,下列叙述正确的是(　　)。
   A. 性生活传播为其主要传播途径
   B. 常见的致病菌有滴虫、假丝酵母菌等
   C. 临床上可表现为外阴瘙痒、白带异常
   D. 可用白带悬滴法进行检查
   E. 不同的阴道炎治疗方法不相同
4. 护士关于宫颈糜烂的叙述,正确的是(　　)。
   A. 细菌侵入感染所致　B. 以局部治疗为主
   C. 主要症状是白带增多　D. 不是宫颈癌的癌前病变
   E. 糜烂面积较大者应给予药物治疗
5. 护士应该清楚,属于宫颈炎症病理改变的有(　　)。
   A. 宫颈糜烂　B. 宫颈息肉
   C. 宫颈肥大　D. 子宫颈腺囊肿
   E. 宫颈肌瘤
6. 女性,32岁,"因白带增多,伴尿频、尿急、尿痛1周"就诊,自述有不洁性生活史。护理评估发现:左侧大阴唇内侧有一乳头状赘生物,直径约0.5 cm,污灰色。阴道前庭充血,尿道口、阴道口潮红,阴道内有大量脓性白带。护士应建议病人完成下列辅助检查中(　　)。

A. B 型超声　　B. 白带常规检查　　C. 血常规检查

D. 尿常规检查　　E. 赘生物活检查

7. 病人，30 岁，结婚 2 年，月经规律，无痛经，孕$_1$ 产$_0$，5 年前行人工流产术，婚后未避孕。自述近年来白带量多，护理评估：子宫颈正常大小，上唇处可见一指甲盖大小的糜烂面，子宫正常大小，前位，质中，无压痛，双侧附件区稍增厚，右侧呈条索状，有深压痛。根据上述评估结果，护士应考虑与下列哪些疾病有关（　　）。

A. 宫颈炎症　　B. 原发性不孕　　C. 继发性不孕　　D. 盆腔炎症　　E. 阴道炎

四、病例分析

女，32 岁，因"白带带血半年"就诊，病人自感外阴瘙痒，余无其他不适。检查：全身情况可，心肺无异常，腹软，未触及包块。妇科检查：外阴已婚已产型，阴道通畅，黏膜充血，其内可见白色凝乳样白带，子宫颈正常大小，质中，无抬举痛，子宫颈上唇约 1/2 的面积为糜烂面，色红，表面呈颗粒状，子宫前位，正常大小，质中，双附件区未及异常。

（1）根据上述评估资料，你认为该病人患何种疾病？为支持你的判断，下一步还应收集哪些资料？

（2）请提出该病的治疗原则。

（杨　峥）

第十八章　月经失调病人的护理

学习要点

1. 掌握功能失调性子宫出血的定义、分类、护理评估及护理措施。
2. 熟悉闭经的定义、分类、护理评估及护理措施。
3. 熟悉功能失调性子宫出血的治疗原则和护理诊断。
4. 熟悉绝经综合征的病变特点。
5. 了解各类月经失调的病因及发病机制。

第一节　功能失调性子宫出血

功能失调性子宫出血

一、概述

功能失调性子宫出血(dysfunctional uterine bleeding,DUB)简称功血,是由于调节生殖的神经内分泌机制失常引起的异常子宫出血,而全身及内外生殖器官无器质性病变。功血可发生于月经初潮至绝经的任何年龄,但多见于青春期和绝经过渡期。功血分为无排卵性功血和排卵性功血两类。

(一)病因

机体内外因素影响了下丘脑－垂体－卵巢轴的功能调节,均可引起功血。常见因素有精神过度紧张、恐惧、长期忧伤,劳累,环境和气候骤变以及全身性疾病等,均可通过大脑皮质和中枢神经系统影响月经周期调节轴之间的相互调节,引起月经失调。营养不良、贫血及代谢失调也可影响性激素的合成、转运、代谢和靶器官的效应而致月经失调。此外,应激、手术、流产或分娩后也可导致功血。

1. 无排卵性功血　最常见,约占功血的85%,多见于青春期和绝经过渡期妇女。在青春期,下丘脑－垂体－卵巢轴的调节功能未发育成熟,与卵巢间尚未建立稳定的协调关系,大脑中枢对雌激素的正反馈作用存在缺陷,导致无排卵;绝经过渡期妇女则因卵巢功能衰退,卵巢对垂体促性腺激素反应低下,卵泡不能发育成熟而无排卵。子宫内膜受单一雌激素刺激,无孕酮对抗而呈现增生期或增生过长等改变,随体内雌激素水平的波动而交替出现脱落、出血、修复、增生现象。

2. 排卵性功血　较无排卵性功血少见,多发生于生育年龄妇女,此时卵巢有排卵,但黄体功能异常,常表现为两种类型。① 黄体功能不足:月经周期中有卵泡发育及排卵,但黄体分泌的孕激素不足,导致子宫内膜分泌反应不良。② 子宫内膜不规则脱落:在月经周期中卵巢有排卵,黄体发育良好,但萎缩过程延长,内膜持续受到孕激素影响以致不能如期完整脱落。

(二)子宫内膜病理改变

1. 无排卵性功血 根据体内雌激素浓度的高低和作用时间的长短,以及子宫内膜对雌激素反应的敏感性,内膜可表现出不同的增生性变化。① 增生期子宫内膜,最常见,子宫内膜所见同正常月经周期中的增生期内膜无区别,只是在月经后半期,甚至月经来潮时,仍表现为增生期形态。② 子宫内膜增生症。③ 萎缩型子宫内膜。

2. 排卵性功血

(1) 黄体功能不足 往往表现为分泌期内膜腺体分泌不良,间质水肿不明显;或各个部位内膜分泌反应不一致,血管周围的内膜分泌反应接近正常,而距血管较远的内膜出现分泌不良。

(2) 子宫内膜不规则脱落 黄体萎缩缓慢,持续分泌少量孕激素,使子宫内膜不能完全规则剥脱,于月经期第 5 ~6 d,子宫内膜仍能见分泌反应的腺体,而部分脱落的内膜继而出现增生修复。即增生期内膜和分泌期内膜共存。

二、护理评估

(一)健康史

评估病人有无精神紧张、情绪巨大变化、过度劳累、营养不良,环境、气候骤变及全身性疾病等引起功血的诱发因素存在。了解病人年龄、月经史、婚育史。询问既往有无类似病史及发病时间、诊治经历及效果等。

(二)身体评估

1. 无排卵性功血 最常见症状是不规则子宫出血。特点是月经周期紊乱,经期长短不一,经量多少不定。评估时发现多为停经数周或数月后有大量出血,持续 2 ~3 周甚至更长时间;也有表现为长时间少量出血,淋漓不断。出血期间一般无腹痛或其他不适,失血多者可出现贫血,甚至失血性休克。

2. 排卵性功血 评估月经周期、经期的长短、经量多少、经血性质及有无伴随症状等。

(1) 黄体功能不足 常表现为月经周期缩短,月经频发。月经周期可缩短至 21 d 左右。有时月经周期虽在正常范围内,但卵泡期延长,黄体期缩短,常致不孕或妊娠早期流产。

(2) 子宫内膜不规则脱落 月经周期正常,但经期延长,长达 9 ~10 d,出血量多且淋漓不净。多发生在流产后或产后。

(三)心理社会资料

病人常因害羞或其他顾虑不及时就诊,使病程延长,大出血止血效果不佳或并发感染而产生焦虑或恐惧。绝经过渡期病人往往怀疑长期出血可能是患有生殖器肿瘤;黄体功能不足的病人因不孕或妊娠早期流产而担心今后不能生育,均可造成病人极大的精神负担与心理压力。

(四)辅助检查

1. 诊断性刮宫　具有诊断、鉴别诊断和治疗的目的。刮取子宫内膜组织进行病理检查,对排除器质性疾病,明确功血的诊断及分类有决定性意义。将内膜全部刮净可达到止血目的,兼有治疗的意义。

(1)无排卵性功血　于月经前期或月经来潮6 h内行刮宫术,子宫内膜病理检查见增生期变化或增生过长,而无分泌期变化。

(2)黄体功能不足　诊刮时间同无排卵性功血,子宫内膜显示分泌反应不良。

(3)子宫内膜不规则脱落　应于月经第5 d诊刮,见到增生期与分泌期内膜混杂共存。

2. 基础体温(basal body temperature,BBT)测定　无排卵性功血者BBT呈单相型(图18-1);黄体功能不足者BBT呈双相型,体温上升缓慢,或上升幅度偏低,或升高幅度仅维持9~10 d即下降(图18-2);子宫内膜不规则脱落者BBT呈双相型,但下降缓慢(图18-3)。

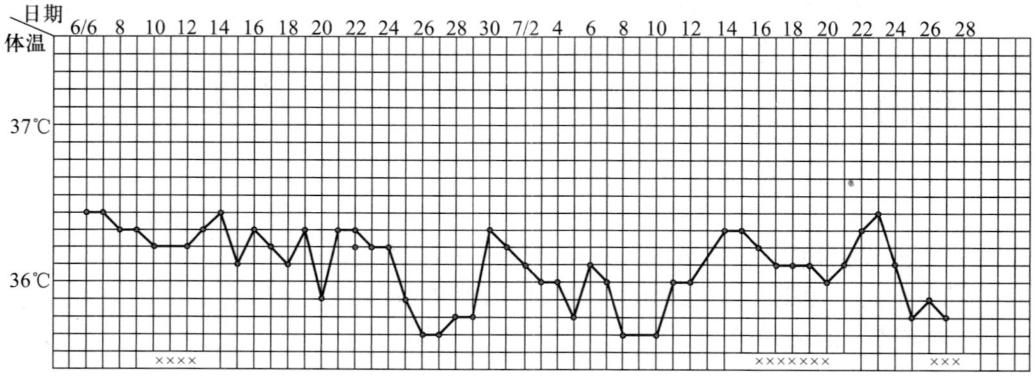

图18-1　基础体温单相型(无排卵性功血)

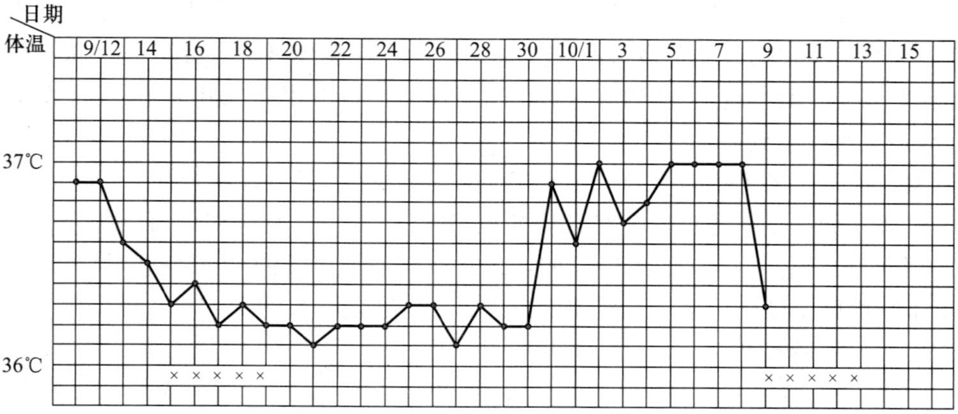

图18-2　基础体温双相型(黄体功能不足)

3. 激素测定　测雌、孕激素以了解卵巢有无排卵。血中无孕激素提示无排卵,血中测到

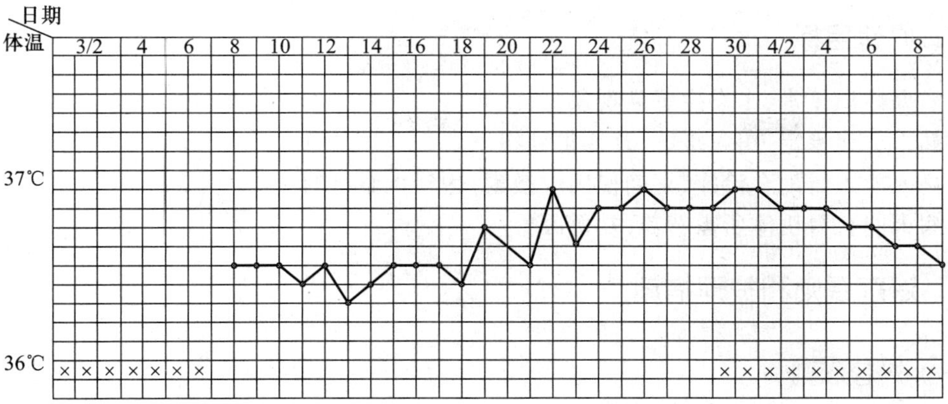

图 18－3 基础体温双相型（子宫内膜不规则脱落）

孕酮或尿孕二酮提示有排卵。

4. 宫腔镜检查 宫腔镜下可见子宫内膜增厚，表面平滑，但有充血，同时了解宫腔有无粘连。尤其在宫腔镜直视下选择病区进行活检，诊断价值高。

5. 宫颈黏液检查 月经前取宫颈黏液涂片镜检，为羊齿植物叶状结晶，提示无排卵。

6. 阴道脱落细胞涂片检查 一般表现为中、低度雌激素影响。

不同类型功血的比较见表 18－1。

表 18－1 不同类型功血的比较

鉴别点	无排卵性功血	有排卵性功血	
		黄体功能不足	子宫内膜不规则脱落
好发年龄	青春期、绝经过渡期	生育年龄	生育年龄
月经周期	紊乱	缩短、月经频发	正常
月经经期	长短不一	正常	延长
月经量	多少不定	正常	增多
诊刮时间	月经前期或月经来潮 6 h 内	月经前期或月经来潮 6 h 内	月经来潮第 5 d
内膜病理检查	增生性变化	分泌不良	增生、分泌混杂共存
基础体温	单相型	双相型，高温相低、短	双相型，下降缓慢

三、护理诊断/合作性问题

1. 有感染的危险 与长期阴道不规则出血及贫血致机体抵抗力下降有关。
2. 焦虑 与担心疾病性质及治疗效果有关。
3. 知识缺乏 缺乏正确使用性激素的知识。
4. 营养失调：低于机体需要量 与长期流血致贫血有关。

四、护理目标

1. 病人体温正常，未发生感染现象。
2. 病人情绪稳定，焦虑缓解，营养得到纠正。
3. 病人能积极配合治疗，正确使用性激素，达到止血目的。
4. 病人能获得机体所需营养，贫血改善。

五、治疗原则和护理措施

（一）治疗原则

1. 无排卵性功血　① 青春期及生育期以止血、调整周期、促排卵为目的。绝经过渡期以止血、调整周期、减少经量、防止子宫内膜病变为原则。② 止血包括药物治疗和手术治疗。功血的一线治疗是药物治疗，采用性激素止血和调整周期。性激素有雌激素、孕激素、雄激素，可单一应用，也可联合用药。出血期还可辅以促凝血药、抗纤溶药及中药，促进止血。手术治疗包括刮宫术、子宫内膜切除术和子宫切除术。

2. 排卵性功血　以恢复其黄体功能为目标。

知识库

性激素止血

1. 孕激素　无排卵性功血为单一雌激素撤退或突破性出血，补充孕激素可协调雌激素作用，使子宫内膜由增生期转变为分泌期，停药后发生孕激素撤药性出血，内膜能较完整地脱落，类似生理性的月经来潮，临床又称“药物性刮宫”。适用于体内有一定雌激素水平的功血病人。如炔诺酮片（妇康片）5 mg，口服，每 8 h 1 次，2 ~ 3 d 血止后减量，每 3 d 递减 1/3 量，直至维持量，每日 2.5 mg，持续至血止后 20 d 左右停药，停药后3 ~ 7 d 发生撤药性出血。黄体酮 10 ~ 20 mg，每日肌内注射 1 次，连用 3 ~ 5 d。

2. 雌激素　适用于内源性雌激素不足的病人，主要用于青春期功血者。应用大剂量雌激素可迅速促使子宫内膜生长，短期内修复创面而止血。己烯雌酚 1 ~ 2 mg，每 6 ~ 8 h 1 次，血止后逐渐减量，每 3 d 递减 1/3 量，至维持量每日 1 mg，维持至血止后 20 d 停药。血止后 2 周开始加用孕激素，使子宫内膜转化。醋酸甲羟孕酮 10 mg 口服，每日 1 次，与雌激素同时停药。一般在停药后 3 ~ 7 d 发生撤药性出血。

3. 雄激素　拮抗雌激素、增强子宫平滑肌及子宫血管张力，减轻盆腔充血而减少经量。适用于绝经过渡期病人，大出血时单独应用效果不佳。

4. 联合用药　性激素联合用药效果优于单一用药。青春期功血可用孕激素占优势的口服避孕药 1 片，每 6 h 1 次，血止后按上法递减直至维持量每日 1 片，共 20 d 停药。绝经过渡期功血用三合激素（黄体酮 12.5 mg，雌二醇 1.25 mg，睾酮 25 mg）2 mL，肌内注射，每 12 h 1 次，血止后递减至每 3 d 1 次，共 20 d 停药。

知识库

调整周期

1. 雌、孕激素序贯法　即人工周期。为模拟自然月经周期中卵巢的内分泌变化，将雌、孕激素序贯应用，使子宫内膜发生相应变化，引起周期性脱落。适用于青春期功血病人。己烯雌酚 1 mg 于出血第 5 d 起口服，每晚 1 次，连服 20 d，于服药第 11 d 起，每日加用黄体酮 10 mg 肌内注射，两药同时停药。停药后 3～7 d 出血（图 18－4），于出血第 5 d 再重复用药。连续 3 个周期为 1 个疗程。

2. 雌、孕激素联合法　雌激素使子宫内膜再生修复，孕激素用以限制内膜的增生程度。适用于生育期和绝经过渡期病人。己烯雌酚 0.5 mg 及醋酸甲羟孕酮（安宫黄体酮）4 mg，于出血第 5 d 起两药同服，每晚 1 次，连用 20 d，停药后有撤退性出血，且血量较少。避孕药既调经又可限制子宫内膜增生，使过度增生的内膜逐渐退化，可减少出血量。可用短效口服避孕药，于出血第 5 d 起口服，每晚 1 片，20 d 为 1 个周期，连用 3 个周期。

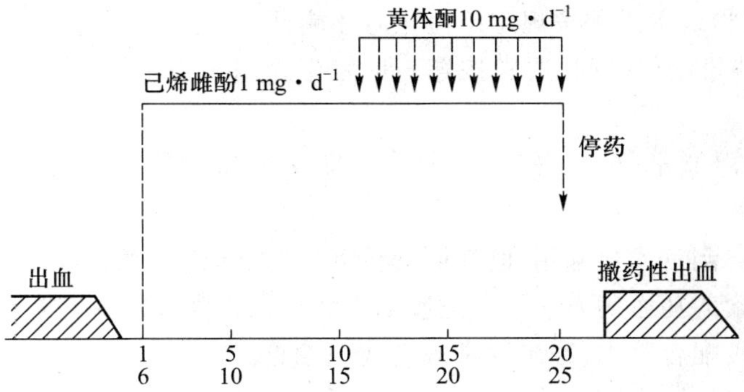

图 18－4　雌、孕激素序贯疗法（人工周期疗法）示意图

知识库

促进排卵

药物调整月经周期几个疗程后，部分病人可恢复排卵。青春期功血一般不提倡使用促排卵药物，对育龄期不孕症病人可根据病因采用促排卵治疗。

1. 氯米芬（clomifene，clomiphene citrate，CC）　又称克罗米芬，是最常用的促排卵药物。适用于体内有一定雌激素者。于月经周期第 5 d 开始服用，每晚 50 mg，连用 5 d，一般用 3～4 个周期。如 1 个疗程后仍无排卵，则下一周期氯米芬可增量至每日 100 mg。但不宜长期连续服用，以防对垂体产生过度刺激而致卵巢过度刺激综合征，或因多发排卵引起多胎妊娠。

2. 人绒毛膜促性腺激素（HCG）　当卵泡发育到近成熟时，即月经周期的第 9～10 d 开始给予 HCG 1 000 U 肌内注射，次日增至 2 000 U，第 3 d 增至 5 000 U，可诱发排卵。

（二）护理措施

1. 病情观察

（1）观察并记录阴道出血情况，嘱病人保留会阴垫以准确估计出血量。观察、记录病人的血压、脉搏、神志、面色等情况，注意休克的早期表现，如有大出血或休克征象，应立即采取抗休克的护理措施。

（2）观察与感染有关的体征，如体温、脉搏、宫体压痛等，按医嘱做血常规检查，及时发现异常。

2. 治疗配合

（1）性激素治疗的护理

1）根据出血量配合医生选择合适的制剂及用药方法。对大量出血病人，要求性激素治疗 8 h 内明显见效，24 ~ 48 h 内出血基本停止，若 96 h 以上仍不止血，应考虑有器质性病变存在。

2）讲解治疗方案，说明性激素规范性治疗的重要性，指导病人严格根据医嘱按时按量服药，不得随意停服或漏服。

3）指导病人药物减量必须按规定于血止后才能开始，每 3 d 减量 1 次，每次减量不得超过原剂量的 1/3。维持量服用时间，通常按停药后发生撤退出血的时间与病人上一次行经时间相同考虑。

4）口服大剂量雌激素，可有恶心、呕吐等不良反应，应指导病人于饭后、睡前服用，效果较好。

（2）手术治疗　刮宫术最常用，既能明确诊断，又能迅速止血。适用于急性大出血或存在子宫内膜癌高危因素的功血病人。绝经过渡期出血病人激素治疗前宜常规刮宫。护士应迅速做好手术准备并积极配合手术，刮出物常规送病理检查。

3. 一般护理

（1）休息　嘱病人卧床休息，保证充足睡眠，避免过度疲劳和剧烈运动，防止体力消耗。

（2）加强营养，改善全身状况　鼓励病人多进高蛋白质及含铁高的食物，如鸡蛋、猪肝、红枣等。可按病人的饮食习惯，协助制订饮食计划或食谱，以保证获得足够营养。

（3）预防感染　做好会阴护理，保持局部清洁，勤换会阴垫及内裤。禁盆浴和性生活。禁止用未经严格消毒的器械或手套行阴道检查或治疗操作。

4. 心理护理　鼓励病人表达内心感受，耐心倾听病人诉说，了解病人疑虑。向病人解释病情及提供相关信息，解除其思想顾虑。也可使用放松技术，如看电视、听广播、看书等分散病人注意力。

5. 健康教育

（1）加强身体锻炼，参与力所能及的社会活动，合理摄取营养，增强体质。出血时间长者，应注意经期卫生，保持会阴清洁干燥，预防继发感染。

（2）青春期及绝经过渡期情绪易不稳定，应保持身心健康，避免发生月经失调。

（3）可指导基础体温测定方法，判断是否排卵，如提示无排卵，应及时治疗。

六、护理评价

1. 病人体温一直维持在正常范围内。
2. 性激素药物应用规范,达到止血目的。
3. 病人情绪稳定,焦虑缓解,营养不良得到纠正。

第二节 闭 经

一、概述

(一)概念

闭经(amenorrhea)是妇科疾病中的一种症状,而不是疾病名称。凡年龄超过 15 岁(有地域性差异),第二性征已发育;或年龄超过 13 岁,第二性征尚未发育,且无月经来潮者称原发性闭经。以往曾建立正常月经,以后因某种病理性原因致月经停止 6 个月以上者,或按自身原来月经周期计算停经 3 个周期以上者,称继发性闭经。青春期前、妊娠期、哺乳期以及绝经期后的月经不来潮属于生理现象,本节不讨论。

(二)病因

正常月经的建立和维持,有赖于下丘脑－垂体－卵巢轴的神经内分泌调节,以及靶器官子宫内膜对性激素的周期性反应和下生殖道的通畅性,其中任何一个环节发生障碍均可导致闭经。

1. 原发性闭经　较少见,往往由于遗传或先天发育缺陷引起。

2. 继发性闭经　发生率明显高于原发性闭经,病因复杂,根据控制正常月经周期的主要环节分为 4 种,其中以下丘脑性闭经最常见,其次为垂体、卵巢及子宫性闭经。

(1) 下丘脑性闭经　最常见的一类闭经,以功能性原因为主。由于下丘脑功能失调可影响垂体,进而影响卵巢而引起闭经。具体病因包括紧张应激(如精神创伤、长期剧烈运动、环境改变、盼子心切等)、体重下降和营养缺乏、药物(如奋乃静、氯丙嗪及甾体类避孕药等)、多囊卵巢综合征等。

(2) 垂体性闭经　主要病变在垂体。腺垂体器质性病变或功能失调可影响促性腺激素的分泌,继而影响卵巢功能而引起闭经。具体病因包括垂体梗死(常见为希恩综合征)、垂体肿瘤、先天性垂体发育不全等。

(3) 卵巢性闭经　闭经原因在卵巢。因卵巢性激素低落,子宫内膜不发生周期性变化而致闭经。具体病因包括卵巢功能早衰、卵巢切除或卵巢组织遭受破坏、卵巢功能性肿瘤、先天性卵巢发育不全或缺如等。

(4) 子宫性闭经　闭经原因在子宫。此时月经调节功能正常,第二性征发育也往往正常。主要是子宫内膜对卵巢激素不能产生正常反应而引起闭经。具体病因包括子宫内膜严重损伤、子宫内膜炎、手术切除子宫、先天性无子宫、子宫发育不全等。

二、护理评估

（一）健康史

询问病人年龄，既往有无全身慢性疾病史，如肝病、血液病及产后大出血史；闭经的时间及伴随症状；有无剧烈运动或工作学习过于紧张状况，以明确闭经原因。

（二）身体状况

闭经病人多无其他临床症状。通过全身检查和妇科检查评估资料，协助医生寻找闭经原因，确定病变环节和引起闭经的疾病等。

（三）心理社会资料

闭经病人因治疗过程中要检查的项目多，病程长，病人及其家属会产生很大思想压力，表现为情绪低落、忧虑重重，对治疗和护理丧失信心，从而加重病情。

（四）辅助检查

1. 子宫功能检查　包括诊断性刮宫、子宫输卵管碘油造影、宫腔镜检查及药物撤退试验。

（1）孕激素试验　黄体酮 20 mg，肌内注射，每日 1 次，连用 5 d；或每日口服醋酸甲羟孕酮 10 mg，连用 5 d。停药后 3 ~ 7 d 出现撤药性出血，为阳性，提示子宫内膜已受一定水平的雌激素影响，在外源性孕激素作用下发生分泌期变化，停药后内膜剥落而出血。若孕激素试验无出血，为阴性，说明病人体内雌激素水平低下，对孕激素无反应，应进一步做雌、孕激素序贯试验。

（2）雌、孕激素序贯试验　己烯雌酚 1 mg 或妊马雌酮 1.25 mg 口服，每晚 1 次，连服 20 d，于服药的最后 10 d 加用醋酸甲羟孕酮，每日口服 10 mg。停药后 3 ~ 7 d 发生撤药性出血，为阳性，提示子宫内膜正常，可排除子宫性闭经，闭经是因体内雌激素水平低落所致；如仍无出血，为阴性，提示子宫内膜病变，可诊断为子宫性闭经。

2. 卵巢功能检查　包括基础体温测定、阴道脱落细胞检查、宫颈黏液检查、血甾体激素测定、B 型超声监测及卵巢兴奋检查。

3. 垂体功能检查　垂体兴奋试验，血催乳素（prolactin，PRL）、FSH、LH 测定，影像学检查等，以确定病因是否在垂体或下丘脑。

三、护理诊断/合作性问题

1. 自我形象紊乱　与长期闭经及与治疗失败，丧失女性形象有关。
2. 焦虑　与担心疾病性质及治疗效果有关。
3. 知识缺乏　缺乏正确使用性激素的知识。

四、护理目标

1. 病人能接受闭经现实，以正常心态评价自我。

2. 病人情绪正常。
3. 病人能积极主动配合诊治。

五、治疗原则和护理措施

（一）治疗原则

改善全身健康状况及心理状态，积极治疗诱发闭经的原发疾病，激素治疗达到补充激素不足及拮抗激素过多的目的。

（二）护理措施

1. 治疗配合

（1）全身治疗及心理治疗　在治疗中占重要地位。急性或慢性疾病引起的闭经首先考虑全身性治疗；单纯性营养不良则需要增加营养，保持标准体重；体重过重肥胖妇女的闭经，大部分并发内分泌失调，需进食低热量、富含维生素和矿物质的食物。精神性闭经者应行精神心理疏导疗法，神经性厌食症者应接受心理治疗。

（2）指导合理应用性激素　卵巢功能早衰、先天性卵巢功能发育不全者可用性激素替代治疗，如雌激素替代治疗、孕激素疗法和雌、孕激素序贯疗法。下丘脑性、垂体性闭经而卵巢功能正常者，可选用促排卵药，如氯米芬（克罗米酚）、尿促性素（HMG）－HCG方案等。向病人讲解性激素治疗的作用，具体用药方法、剂量及不良反应，帮助病人了解药物的撤退性出血。指导病人严格按医嘱准时服药，不能随意增量、减量或停药，并观察使用性激素后的不良反应。

2. 一般护理　指导病人加强营养，保证充足睡眠，避免过度疲劳和剧烈运动。

3. 心理护理　建立良好的护患关系，向病人讲解引起闭经的原因较多，闭经诊断周期长，需逐一检查以明确诊断。因此要耐心地、按时按规定接受有关检查，取得正确检查结果，才能有满意的诊疗效果。保持心情舒畅，正确对待闭经。

4. 健康教育　加强身体锻炼，参与力所能及的社会活动，合理摄取营养，增强体质，保持合理体重。

六、护理评价

1. 病人经治疗和心理护理后，能以正常心态评价自我，情绪正常。
2. 病人积极配合，顺利完成闭经的各项检查。

第三节　痛　　经

痛经

一、概述

（一）概念

正常月经期可因盆腔充血出现下腹坠胀、腰酸，但不影响正常生活、工作和学习。凡在行经前后或月经期出现下腹疼痛、坠胀，伴腰酸或其他不适，程度较重以致影响生活和工作质量者称为痛经（dysmenorrhea）。痛经分原发性和继发性两种。原发性痛经是指生殖器官无器质性病变的痛经，又称功能性痛经；继发性痛经是指盆腔器质性疾病所引起的痛经。此节仅叙述原发性痛经。

（二）病因

原发性痛经病因很多，主要与月经时子宫内膜前列腺素（PG）含量增高有关。原发性痛经者子宫内膜和月经血中 $PGF_{2\alpha}$ 和 PGE_2 明显高于正常女性，尤其是 $PGF_{2\alpha}$ 含量增高是造成痛经的主要因素。无排卵性功血子宫内膜因无孕酮刺激，前列腺素浓度很低，一般不发生痛经。痛经也与子宫平滑肌不协调收缩，造成子宫供血不足，刺激子宫自主神经疼痛纤维有关。另外，精神紧张、焦虑、恐惧、寒冷刺激、过度敏感、经期剧烈运动以及生化代谢产物均可通过中枢神经系统刺激盆腔疼痛纤维而引起痛经。

二、护理评估

（一）健康史

询问病人是否有诱发痛经的相关因素存在。

（二）身体评估

痛经常见于未婚、未产的青年女性，多在 16～25 岁，常于月经初潮的 1～2 年内发病。疼痛多自月经来潮后开始或于经前 12 h 开始，经期第 1 d 最剧，持续 2～3 d 缓解。疼痛性质为下腹部阵发性绞痛或胀痛，重者呈痉挛性，可向腰骶部和大腿内侧放射。疼痛时伴有恶心、呕吐、腹泻、面色苍白、出冷汗、手足发凉，甚至晕厥。妇科检查无阳性体征。评估疼痛发生的时间、部位、性质、程度及与月经的关系，了解有无伴随症状。

（三）心理社会资料

病人常因痛经而精神紧张，不能得到充分睡眠和休息，还可能担心患有其他类疾病而产生恐惧、焦虑情绪。

（四）辅助检查

辅助检查可排除盆腔器质性病变。腹腔镜检查是最有价值的辅助诊断方法。其他如超声检查、宫腔镜检查等。

三、护理诊断/合作性问题

1. 疼痛　与子宫的痉挛性收缩有关。
2. 焦虑　与每月发生一次痛经，影响正常的工作、生活与学习有关。

四、护理目标

1. 病人疼痛缓解。
2. 月经期病人得到充分休息，自述焦虑减轻。

五、治疗原则和护理措施

（一）治疗原则

原则上以对症治疗为主。可使用镇痛、镇静、解痉药、前列腺素合成酶抑制剂或用激素抑制排卵，以缓解疼痛。也可配合中医中药治疗。

知识库

原发性痛经药物治疗

1. 前列腺素合成酶抑制剂　能抑制子宫内膜合成和释放前列腺素。① 苯基丙酸类：布洛芬400 mg或酮洛芬25～50 mg，每日4次。痛经缓解率90%。② 灭酸类：氟芬那酸200 mg或甲芬那酸500 mg，每日3次，月经来潮即开始服用，连服2～3 d。疗效迅速而完全。

2. 口服避孕药　适用于有痛经并希望避孕者。避孕药能抑制排卵和抑制子宫内膜生长，使内膜产生较少的前列腺素，以减轻痛经。用法：口服避孕药1号或2号，月经第5 d开始，每日1片，连服22 d为1周期，连用3个周期。

3. 其他药物　前列腺素拮抗剂，如吲哚美辛（消炎痛）、乙酰水杨酸（阿司匹林）等均可应用。

（二）护理措施

1. 治疗配合　按医嘱给予药物治疗。使用口服避孕药和前列腺素合成酶抑制剂两种药物可有效治疗原发性痛经。避孕药适用于要求避孕的痛经妇女，未婚少女可行雌、孕激素序贯疗法减轻症状。用药时注意观察药物依赖症状的出现和成瘾，有异常情况及时提供给医生。

2. 一般护理　疼痛明显时嘱病人卧床休息，注意保暖，腹部局部热敷和进食热的饮料，如热汤和热茶。

3. 心理护理

（1）给病人讲解有关痛经的知识，消除病人的恐惧心理，关心并理解病人的不适，给予心理安慰。

（2）鼓励病人与外界交往，谈心、外出散步、听音乐以分散注意力，增加病人的自我控制感，使身体放松，以解除痛经。经期保持情绪稳定，心情舒畅。

4. 健康教育

(1) 向病人介绍经期卫生知识和月经期的一些生理变化，说明月经时轻度的不适反应属于正常，如果经期疼痛剧烈需经医生检查，排除生殖器的器质性病变。

(2) 注意经期清洁卫生，经期禁止性生活，避免剧烈运动或过度劳累。

(3) 注意合理休息及充足睡眠，鼓励摄取足够的营养，尤其是蛋白质、维生素类食物，勿食生冷和辛辣刺激食物。

六、护理评价

1. 病人能说出缓解疼痛的应对措施，疼痛减轻。
2. 病人说出焦虑的心理感受，焦虑减轻或消失。

第四节 绝经综合征

绝经综合征

绝经综合征是指妇女在绝经前后由于体内性激素水平波动或减少所致的一系列躯体及精神心理症状。当妇女卵巢功能逐渐衰退，月经变得稀少，直至最后一次月经即绝经，这一时期称为绝经过渡期(menopausal transition period)。一般发生于45～55岁。WHO将卵巢功能开始衰退直至绝经后1年内的时期称围绝经期。我国城市妇女绝经年龄平均为49.5岁，农村妇女为47.5岁。绝经过渡期约1/3妇女能通过神经内分泌的自我调节达到新的平衡，而无自觉症状；2/3妇女可出现一系列性激素减少所致的症状，包括自主神经功能失调综合征群，称为绝经综合征。

正常卵巢遭到放射线破坏，或手术切除，以至提前绝经称人工绝经。人工绝经较自然绝经更易发生绝经综合征。

一、病因与发病机制

病因不十分明确，多认为卵巢功能衰退，雌激素量减少是其主要致病因素。进入绝经过渡期，妇女卵巢功能逐渐衰退，卵泡渐萎缩，雌激素的分泌量也渐减少，接近绝经时，卵巢中的卵泡群明显减少，雌激素分泌更少，负反馈作用减弱或消失，导致内分泌功能失调，致使卵巢中的卵泡呈不同程度的发育，但不能排卵，出现月经紊乱、性功能减退；另一方面伴随年龄增长和卵巢功能的衰退，全身各系统、各器官也开始衰萎和老化，两者常交织在一起。神经血管功能不稳定的综合征群为围绝经期的突出表现，主要与血中雌激素水平下降有直接关系。此外，雌激素降低还可导致脂质代谢失调，血管易发生粥样硬化，出现骨质疏松等现象。

二、护理评估

（一）健康史

询问病人的年龄、月经史，既往有无手术或接受放射治疗的病史。与以往相比，在精神状态、情绪方面有无改变。

（二）身体状况

绝经综合征症状持续时间长短不一，一般为 2 ~ 5 年，需从以下方面进行评估。

1. 生殖系统症状

（1）月经紊乱　是绝经过渡期的常见症状。绝经前半数以上妇女出现月经紊乱，多为月经周期缩短、经量增加，渐至周期延长、经量减少，或周期与经量均不规则。可持续半年至 3 年，逐渐停止来潮。

（2）生殖器官萎缩　阴道、子宫萎缩，黏膜变薄，盆底肌松弛，可发生子宫脱垂、老年性阴道炎。

（3）其他　第二性征退化，乳房逐渐萎缩。

2. 血管舒缩症状　主要表现为潮热，是雌激素下降的特征性症状。其特点是反复出现短暂的面部和颈部皮肤阵发性潮热，继之出汗，持续时间数秒至几分钟，每日发作数次或十余次。

3. 心血管症状　易发生动脉粥样硬化、心肌梗死、高血压、脑卒中。

4. 精神神经症状　出现激动易怒、焦虑不安或情绪低落、思想不集中。睡眠质量下降，记忆力减退，使生活质量和工作效率降低。

5. 骨质疏松　由于雌激素减少，可影响胆固醇、钙、磷代谢，导致腰腿疼痛、骨质疏松、骨折以及水肿等症状。

（三）心理社会资料

接近绝经的妇女，常因出现一系列自主神经功能失调症状，影响日常生活、工作，在家庭成员之间、同事之间会发生一些不愉快，造成很大的思想压力。这反过来更加重了绝经综合征的临床症状，使病人异常痛苦，亟待获得帮助。有的女性特别担心围绝经期出现性格的改变，常希望通过某些药物来预防其发生。

（四）辅助检查

1. FSH 值测定　绝经过渡期血 FSH > 10 U/L，提示卵巢储备功能下降；FSH > 40 U/L 提示卵巢功能衰竭。

2. 氯米芬兴奋试验　月经第 5 d 起服用氯米芬，每日 50 mg，共 5 d，停药第 1 d 测定血 FSH，若 FSH > 12U/L，提示卵巢储备功能下降。

三、护理诊断/合作性问题

1. 自我形象紊乱　与精神、神经症状有关。
2. 焦虑　与不理想的治疗效果，家庭和社会环境改变及个人特点有关。
3. 知识缺乏　缺乏绝经过渡期保健知识。

四、护理目标

1. 病人能说出绝经过渡期出现的不适，正确评价自己。
2. 病人能描述焦虑心态，找到应对方法。

3. 病人能说出此期的保健知识。

五、治疗原则和护理措施

（一）治疗原则

绝经综合征重视精神心理治疗，必要时选用镇静剂或用激素替代治疗。

知识库

激素替代治疗制剂选择与用药方案

原则上选用天然雌激素，以取最小有效量为佳。对有子宫者，标准的激素替代治疗应同时使用雌激素及孕激素，单纯雌激素治疗仅适用于子宫已切除者。① 尼尔雌醇：商品名为维尼安，在我国应用最多，是长效的雌三醇衍生物。每半月服用 1～2 mg 或每月服 2～5 mg，可有效控制潮热、多汗、阴道干燥和尿路感染。② 妊马雌酮：商品名为倍美力。每片0.625 mg，每日 1 片，连服 21～22 d，于后 10 d 加服醋酸甲羟孕酮，每晚 4 mg；或妊马雌酮每日 0.625 mg 及醋酸甲羟孕酮（安宫黄体酮）2～4 mg，长期服用。③ 甲基异炔诺酮：商品名利维爱。临床具有雌、孕激素及轻微雄激素作用。每片 2.5 mg，每日或隔日 1 片。

（二）护理措施

1. 治疗配合

（1）帮助病人了解激素替代治疗的目的、适应证、药物剂量和方法等，指导病人正确用药。激素替代治疗中以补充雌激素最为关键，是针对病因的预防性治疗措施。适用于雌激素缺乏所致的潮热、精神症状、泌尿系感染、老年性阴道炎、骨质疏松等。短期用药目的是解除绝经过渡期症状，症状消失后即可停药；长期用药可防治骨质疏松，持续 5 年以上，有人主张绝经后终身用药。

（2）若出现激素替代治疗的不良反应，如阴道出血、白带多、乳胀、头痛或水肿时，应遵医嘱酌情减量或停药观察。长期接受雌激素治疗者要求定期随访，有异常子宫出血时，必须做诊断性刮宫以排除子宫内膜病变。

（3）为预防骨质疏松，可按医嘱补充钙剂、维生素 D、降钙素等。

2. 一般护理　鼓励病人多到户外活动，防止出现骨质疏松。补充足够蛋白质，以减慢骨质丢失，多吃富含钙的食物，必要时补充钙剂。安排好生活和工作，劳逸结合。

3. 心理护理

（1）与绝经过渡期妇女交往时，通过表情、语言、行为、态度等去影响病人的认识、情绪和行为，使病人理解绝经过渡期是一个正常的生理、心理阶段。护理人员和病人双方发挥积极性，相互配合，达到缓解症状的目的。

（2）使家属了解绝经过渡期妇女可能出现的症状，并给予同情、安慰和鼓励。

4. 健康教育

（1）指导病人科学安排时间，参加力所能及的体力和脑力劳动。要适当限制劳动时间，不宜连续工作。一般认为，进入绝经过渡期以后，每天工作或学习以6～8 h为宜，每1～2 h应休息10～15 min，不应过度紧张，劳动强度不宜过大。

（2）绝经过渡期生理功能日益减退，更应保持生活有节、起居有常的生活规律。一般应做到早睡早起、定时起居，每晚保证7～8 h睡眠，有条件者要在午餐后再睡0.5～1 h。晚间不宜看惊险、悲惨的电视或电影。按时定量用餐，注意避免过饥过饱，特别是晚间不能饮用浓茶或咖啡。合理安排工作和休息，保证充足的睡眠，对于保护围绝经期身心健康以达到延年益寿的目的是十分必要的。

六、护理评价

1. 病人能正确评价自己。
2. 病人学会此期的保健知识，主动调节心理状况。

病案分析

病人入院基本资料评估

一、一般资料

姓名　陈某　　性别　女　　年龄　44岁　　职业　工人

民族　汉族　　籍贯　湖北　　文化程度　初中　　婚姻状况　已婚

地址　××市城关路156号　　联系电话　139××××681

入院时间　2013年8月26日　　病历记录时间　2013年8月26日

入院方式　步行

入院医疗诊断　功能失调性子宫出血

主诉　月经紊乱，经量增多3月余。

现病史　病人近3个月来月经不规律，时有不规则阴道出血，经期7～10 d，周期15～20 d，经量多，无腹痛及其他不适。未做任何治疗。此次月经持续10 d尚未净，量仍较多，患者顾虑重重，怀疑有其他疾病，今来我院门诊就诊，门诊以“功血”收住院治疗。

月经史　$18\frac{3\sim5}{28\sim30}$量中，无痛经，末次月经2013年8月16日。

婚育史　23岁结婚，丈夫体健，孕$_3$产$_1$，末次人工流产于1998年。采用避孕套避孕。

既往史　平时身体健康，否认急、慢性传染病史，无药物过敏史。

家族史　无特殊病史。

二、生活习惯及自理能力

饮食　正常　　睡眠　尚可　　大小便　正常

烟酒嗜好　无　　活动能力　正常　　心理状况　紧张、焦虑

三、家庭情况

家庭成员4人，夫妻关系较好，家庭经济一般。

四、身体评估

（一）全身检查

体温 36.4 ℃，脉搏 84 次/min，呼吸 19 次/min，血压 12.0/9.3 kPa(90/70 mmHg)。身高 162 cm，体重 52 kg，意识清楚，语言表达完整。发育正常，营养中等。皮肤黏膜无黄染。心肺无异常。腹软，肝、脾未触及。未触及包块。腹部无压痛及反跳痛，肠鸣音正常。脊柱四肢无畸形，生理反射存在，病理反射未引出。

（二）妇科检查

外阴　发育正常，已婚已产型。

阴道　通畅，内有大量暗红色血液。

子宫颈　子宫颈肥大，光滑。无宫颈抬举痛。

子宫体　子宫体前位，稍大，活动好，无明显压痛。

附件　双侧附件无异常。

（三）辅助检查

由子宫颈管及子宫腔取出内容物做细胞学检查，均为巴氏分类Ⅱ级，进一步行诊断性刮宫，证明子宫内膜肥厚，病理检查呈子宫内膜增生像。

五、治疗措施

目前主要采用止血，减少经量及支持疗法。护理计划见表 18－2。

表 18－2　功能失调性子宫出血病人护理计划

护理诊断	护理目标	护理措施
1. 焦虑　与缺乏相关疾病知识，环境陌生、担心疾病的治疗有关	1. 病人能说出自我的心理感受 2. 病人能尽快适应环境，主动配合检查及治疗 3. 病人焦虑感减轻	1. 入院时护士热情接待病人，鼓励病人说出自身感受，并给予及时解答 2. 避免与其他具有焦虑情绪的病友或亲友接触 3. 介绍主管医生及护士、病房环境，有关规章制度，帮助病人尽快适应环境 4. 向病人解释阴道不规则出血的原因。讲解疾病有关知识及治疗效果 5. 指导病人学会应用正确的心理调整方法。如听音乐、读小说、谈心、散步等 6. 鼓励家属给予爱的表达，以帮助病人摆脱焦虑
2. 有感染的危险　与阴道长期不规则出血及因出血所致机体抵抗力下降有关	1. 病人能说出阴道不规则出血的原因及治疗措施 2. 病人能说出感染发生的原因 3. 病人阴道出血量减少或停止 4. 病人无感染发生，生命体征维持在正常范围	1. 卧床休息，鼓励病人进富含营养饮食、增强体质，提高机体抵抗力 2. 评估阴道出血的量，避免贫血 3. 保持会阴部清洁干燥，每日擦洗会阴 2 次，使用消毒会阴垫，勤换内裤，预防感染 4. 观察生命体征及阴道出血量，按时做血常规检查，发现感染征象及时遵医嘱使用抗生素

续表

护理诊断	护理目标	护理措施
3. 营养失调:低于机体需要　与出血过多所致的乏力、食欲减退及因激素对胃肠道刺激反应有关	1. 病人能说出乏力、营养失调的原因 2. 病人能列举加强营养的具体方法 3. 病人能说出激素药物的不良反应,并能列举应对措施 4. 病人营养状况改善	1. 解释营养失调的原因,让病人明白改善营养对疾病恢复的重要性 2. 注意休息,避免疲劳及受凉,预防感冒 3. 嘱病人加强营养,改善全身状况,多食高蛋白质及含铁高的食物 4. 贫血严重者,按医嘱做好配血、备血、输血准备 5. 口服大量雌激素可有恶心、呕吐等不良反应,应指导病人于饭后、睡前服用 6. 观察病人营养状况的改善情况
4. 潜在并发症:失血性休克　与子宫长期大量出血未获及时治疗及在贫血基础上再次发生大出血有关	1. 病人能列举休克时的症状 2. 病人于治疗 1 d 后阴道出血量减少或止血	1. 向病人解释发生休克时的症状及抢救措施 2. 严密观察阴道出血量,发生大出血时及时抢救 3. 观察生命体征,注意有无出冷汗、发绀等表现,做好备血及输血准备 4. 配合医生进行治疗,维持病人正常血容量 5. 服用激素时严格遵医嘱按时按量,不得随意停服或漏服,以免发生药物撤退性大出血
5. 知识缺乏　缺乏有关功血及激素类药物治疗的知识	1. 病人能叙说无排卵性功血的发病因素及临床主要症状 2. 病人能按医嘱配合治疗	1. 评估病人知识缺乏的范围 2. 向病人说明无排卵性功血发生的原因及临床表现 3. 帮助病人了解用药目的、适应证、药物剂量及用药时可能出现的不良反应 4. 对长期接受雌激素治疗者要求定期随访,有异常出血时应做诊断性刮宫排除子宫内膜病变

责任护士　张某
护士长　蔡某

自测题

一、以下每道考题下面有 A、B、C、D、E 五个备选答案,请从中选择一个最佳答案。(A1、A2 型题)

1. 护士指导病人选择测定卵巢功能的辅助检查不包括(　　)。
   A. 基础体温测定　　B. 宫颈黏液结晶检查
   C. 阴道脱落细胞涂片　　D. 输卵管通畅术
   E. 诊断性刮宫术
2. 护理评估出现下列结果中表示卵巢有排卵的是(　　)。
   A. 双相型体温　　B. 宫颈黏液呈现羊齿植物叶状结晶

C. 增生期子宫内膜　　D. 体内雌激素水平含量高

E. 阴道脱落细胞涂片可见大量角化

3. 护士应该清楚，功血治疗时，具有“药物性刮宫”作用的性激素是(　　)。

A. 雌激素　　B. 孕激素　　C. 绒毛膜促性腺激素

D. 雄激素　　E. 前列腺素

4. 某妇女，第一胎产后大出血休克后，一直闭经4年，现咨询闭经的原因，护士正确的回答应是(　　)。

A. 子宫性闭经　　B. 卵巢性闭经　　C. 垂体性闭经

D. 下丘脑性闭经　　E. 卵巢功能早衰

5. 护士为功血病人提供的护理措施不包括(　　)。

A. 加强营养　　B. 加强剧烈运动　　C. 预防感染

D. 指导性激素应用　　E. 指导病人复诊

6. 病人及家属咨询闭经的最常见病因，护士最佳答案是(　　)。

A. 子宫性闭经　　B. 卵巢性闭经　　C. 垂体性闭经

D. 下丘脑性闭经　　E. 其他原因

7. 子宫内膜不规则脱落的病人，经期第5 d行诊刮，护理评估子宫内膜的变化最可能的是(　　)。

A. 增生期子宫内膜　　B. 子宫内膜增生过长

C. 分泌期子宫内膜　　D. 增生与分泌期内膜同时存在

E. 萎缩型子宫内膜

8. 某女孩，15岁，月经来潮有3次，月经周期紊乱，经量中等，基础体温呈单相型，护士为其提供的最佳治疗措施是(　　)。

A. 暂不处理　　B. 雌激素治疗　　C. 孕激素治疗

D. 雌、孕激素序贯治疗　　E. 雄激素治疗

9. 某妇女，48岁，月经紊乱半年，此次月经来潮大量出血，B型超声示盆腔无异常，护士为该病人提供的止血首选方法是(　　)。

A. 大剂量雌激素　　B. 大剂量孕激素　　C. 大剂量雄激素

D. 大剂量止血药物　　E. 诊断性刮宫

10. 某妇女，30岁，人工流产后，月经周期28～30 d，经期8～12 d，经量多少不定，根据评估结果，护士首先考虑按下列哪种情况制订护理计划(　　)。

A. 正常月经　　B. 无排卵性功血　　C. 子宫内膜不规则脱落

D. 黄体发育不全　　E. 子宫内膜慢性炎症

11. 某妇女，30岁，阴道出血7 d，门诊以功血收住院。评估发现阴道仍有出血，量约500 mL，血压11.3/6.7 kPa(85/50 mmHg)，血红蛋白60 g/L，护士提供的护理措施不正确的是(　　)。

A. 迅速建立静脉通道　　B. 备血，做交叉配血试验

C. 做好刮宫准备　　D. 做好子宫切除准备

E. 大量使用抗生素

二、以下提供若干个案例，每个案例下设若干个考题。请根据各考题题干所提供的信息，在每道下面的 A、B、C、D、E 五个备选答案中选择一个最佳答案。（A3 型题）

（1～2 题共用题干）

张某，48 岁，贫血面貌，平常月经规律，近 4 个月来月经期长达 10 d，且出血量多，妇科检查未见异常，诊断为功血。

1. 护士告知病人，此种情况最佳的止血方法应选（　　）。
   A. 止血药　B. 雌激素　C. 雄激素　D. 刮宫术及送病理检查　E. 中草药
2. 护士为此病人实施的护理中应不包括（　　）。
   A. 消除紧张情绪　B. 严密观察生命体征变化
   C. 保持会阴清洁　D. 快速大量输血
   E. 根据医嘱给予抗生素

（3～6 共用题干）

某 48 岁妇女，半年前因月经不调到医院就医，未查出明显病变，疑绝经过渡期月经不调。

3. 下列评估结果中符合可疑诊断的是（　　）。
   A. 月经周期正常，经期长　B. 月经周期紊乱，血时多时少
   C. 月经周期延长，经期正常　D. 月经周期缩短，经期正常
   E. 阴道流血伴腰骶部痛
4. 在下述评估检查中，支持诊断的是（　　）。
   A. B 型超声示为子宫肌瘤　B. 子宫内膜炎
   C. 子宫内膜增生过长　D. 分泌期子宫内膜
   E. 蜕膜组织
5. 护士应该清楚，若该病人确诊为功血，治疗原则是（　　）。
   A. 止血　B. 调整周期　C. 促进排卵
   D. 止血调经，减少经量为主　E. 大量雌激素治疗
6. 为上述病人提供的护理措施中，不妥的是（　　）。
   A. 重症贫血者需卧床休息
   B. 保持外阴清洁
   C. 用性激素治疗时，应严格遵守医嘱
   D. 交代用药剂量及方法
   E. 用性激素药物可以随意停药

三、以下每道考题下面有 A、B、C、D、E 五个备选答案，请从中选择所有正确的答案。（X 型题）

1. 功血病人咨询青春期功血的治疗原则，护士正确的回答应是（　　）。
   A. 加强营养，改善全身状况　B. 止血　C. 调整月经周期
   D. 促排卵　E. 切除子宫
2. 对绝经综合征的病人进行护理评估时，可能发现下列哪些评估结果（　　）。
   A. 潮热　B. 基础体温双相，下降慢　C. 情绪不稳定
   D. 生殖器官萎缩　E. 骨质疏松

3. 对无排卵性功血的病人进行护理评估,可能出现下列哪些病理变化(　　)。

A. 增生期子宫内膜　　B. 子宫内膜增生症

C. 萎缩型子宫内膜　　D. 子宫内膜呈现分泌不良

E. 增生期与分泌期内膜混杂

四、病例分析

王某,女,48 岁。近半年因经量多,经期持续时间长而就诊。病人自 6 个月前开始,月经周期为 20 d,出血量多,经期持续 8 ~ 10 d。此次行经距上次月经 69 d,量多如注,伴全身乏力。月经史:13 岁初潮,经期 4 ~ 5 d,周期 28 ~ 30 d,量中,无痛经。孕$_3$产$_2$,于 1989 年放置宫内节育器,后因经量多于 2000 年取环,采用安全期避孕。

体格检查:体温 36.6 ℃,脉搏 76 次/min,呼吸 18 次/min,血压 12.0/8.0 kPa(90/60 mmHg)。妇科检查:外阴已婚已产型,无畸形,阴道有血液及血块,子宫颈已产型,轻度糜烂,质中,无举痛,子宫体稍增大,质软,活动,无压痛。两侧附件未见异常,最近基础体温曲线呈单相型。

实验室检查:红细胞 3.8×10^{12}/L,血红蛋白 100 g/L。

1. 如何对该病人进行身体评估,还需采集哪些资料或采取哪些检查以明确诊断?

2. 目前病人主要存在哪些护理问题?

3. 如果目前病人首要问题是潜在并发症:出血性休克,应采取哪些护理措施?

(赵风霞　王艳红)

第十九章 女性生殖系统肿瘤病人的护理

学习要点

1. 熟悉女性生殖系统肿瘤的临床特点及治疗原则。
2. 熟悉女性生殖系统肿瘤病人的护理诊断。
3. 掌握女性生殖系统肿瘤的护理措施。
4. 掌握女性生殖系统肿瘤的健康教育方法。
5. 了解女性生殖系统肿瘤的病因及病理。

女性生殖系统肿瘤可发生在生殖器的任何部位，子宫和卵巢肿瘤的发生率较高，外阴、阴道、输卵管则较少。女性生殖系统肿瘤按性质分为良性和恶性，良性肿瘤以子宫肌瘤发病率最高，其次为卵巢浆液性和黏液性囊腺瘤及成熟畸胎瘤。恶性肿瘤以宫颈癌最多见，其次为卵巢恶性肿瘤和子宫内膜癌。近年来，由于B型超声、CT等新技术的广泛应用，明显地提高了妇科肿瘤的诊断水平，从而能及时采取有效的防治措施，减少晚期癌症病人的发生率，提高了生殖系统肿瘤的治愈率。

情景设置

某妇女，42岁，因“月经过多3年，加重半年”之主诉入院。病人3年前开始出现月经量增多，伴血块，色暗红，经期10 d，常感头晕、乏力。曾用中药治疗，效果不佳。护理评估发现生命体征正常，面色苍白，心肺无异常。腹平软，无压痛、反跳痛，肝脾肋下未触及。子宫前位，约孕12周大小，子宫体表面不平，质硬，活动好，无压痛。双侧附件未触及异常。

实验室检查：红细胞2.80×10^{12}/L，血红蛋白80 g/L，白细胞6.9×10^{9}/L，血小板270×10^{9}/L。

思考：该妇女首先考虑为何疾病？作为一名护理人员，我们应怎样帮助她？

第一节 子宫肌瘤

一、概述

子宫肌瘤(myoma of uterus)是女性生殖系统最常见的良性肿瘤。多见于30～50岁的妇女,其中40～50岁年龄的妇女最多见,20岁以下少见。

(一)病因

子宫肌瘤确切的病因尚不清楚。根据肌瘤好发于生育期,妊娠期肌瘤增大,绝经后肌瘤停止生长,甚至萎缩、消失,提示子宫肌瘤发生可能与女性激素有关。雌激素是肌瘤生长的主要促进因素。孕激素也可刺激细胞核分裂,促进肌瘤生长。

知识库

子宫肌瘤的病因

细胞遗传学研究显示,25%～50%的子宫肌瘤存在细胞遗传学异常。分子生物学研究提示,子宫肌瘤是由单克隆平滑肌细胞增殖而成,多发性子宫肌瘤是由不同克隆细胞形成。子宫肌瘤细胞中雌激素受体和组织中雌二醇含量较正常子宫肌组织高。

(二)病理

1. 巨检　子宫肌瘤为球形实质性肿瘤,可在子宫的任何部位生长,大小不一,单个或多个,表面有子宫肌层被压而形成的假包膜,手术时使肌瘤容易剥离。肌瘤表面白色,质硬,切面呈漩涡状结构。

2. 镜检　肌瘤由平滑肌纤维相互交叉组成,中间有不等量的纤维结缔组织。

(三)分类

子宫肌瘤按肌瘤生长的部位分为子宫体肌瘤(占90%)和子宫颈肌瘤(占10%)。按肌瘤与子宫肌壁的关系分为以下3种类型(图19-1)。

1. 肌壁间肌瘤　是最常见的类型,占60%～70%,瘤体位于子宫肌壁的肌层内。

2. 浆膜下肌瘤　约占20%,肌瘤突向子宫表面,其表面仅覆盖子宫浆膜层,有时仅有细蒂与子宫肌壁相连,为带蒂浆膜下肌瘤,易发生蒂扭转,并发急腹症。肌瘤向子宫阔韧带内生长,则成为子宫阔韧带肌瘤。

3. 黏膜下肌瘤　占10%～15%。肌瘤向子宫腔内突出,表面仅由子宫黏膜层覆盖。黏膜下肌瘤易形成蒂,在子宫腔内生长犹如异物,常引起宫缩,肌瘤被挤经子宫颈突入阴道。

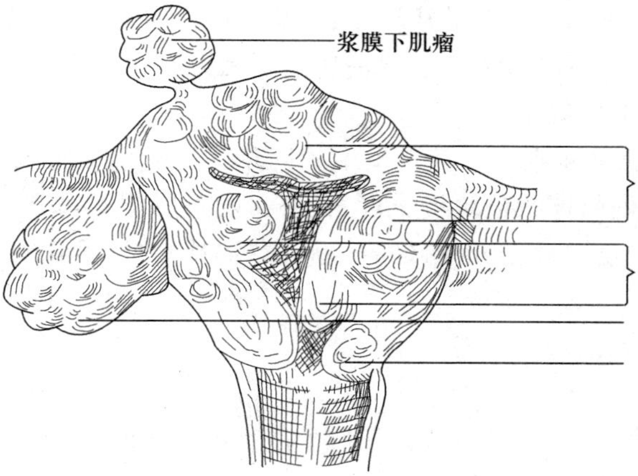

图 19－1 子宫肌瘤分类图

各种类型的子宫肌瘤可发生在同一子宫，称多发性子宫肌瘤。多发性肌瘤约占 60%，单个肌瘤占 40%。

（四）肌瘤变性

当肌瘤较大或生长迅速时，来源于假包膜的血运不足，发生中心性缺血，使肌瘤失去原有的结构而发生各种退行性变，常见变性有玻璃样变（最多见）、囊性变、红色变（多见于妊娠期或产褥期）、肉瘤样变（即肌瘤恶变，发病率为 0.4% ～0.8%）及钙化。

二、护理评估

（一）健康史

询问病人的月经史、生育史，有无不孕、流产史，有无长期使用雌激素史，有无接受过药物治疗及治疗后的效果。

（二）身体评估

1. 月经改变　是最常见的症状，主要表现为月经量过多、经期延长或不规则子宫出血，因肌瘤使子宫内膜面积增大、宫缩不良或伴有子宫内膜增生过长等所致。多见于黏膜下肌瘤。其次是肌壁间肌瘤，而浆膜下肌瘤则较少影响月经。应详细评估月经的量、经期及周期，并与既往月经史相比较。

2. 腹部包块　了解病人是否在下腹扪及包块，尤其当膀胱充盈时更易扪及质硬、形态不规则的腹部包块。

3. 白带增多　了解病人阴道分泌物的量、色、性，因较大的肌壁间肌瘤和黏膜下肌瘤可致白带增多。黏膜下肌瘤感染、坏死、溃疡时，可致不规则阴道出血、脓血性或伴有臭味的液体排出。

4. 其他　评估病人有无尿频、尿潴留、排尿及排便困难等肌瘤压迫膀胱、直肠的症状。询问病人有无腹痛、腰痛、下腹坠胀等症状，当浆膜下肌瘤蒂扭转和子宫肌瘤红色变性时可出现急性剧烈腹痛。了解病人有无不孕或流产的病史,因肌瘤压迫输卵管或使子宫腔变形,可导致不孕;肌瘤使宫内胚胎供血不足,可导致流产。评估病人有无头晕、面及眼睑苍白等表现,因子宫肌瘤可致月经过多,引起继发性贫血。

5. 评估妇科检查结果　肌壁间肌瘤子宫常呈不规则增大、质硬,表面有单个或多个结节状突起;浆膜下肌瘤可触及质硬的球状包块与子宫相连;黏膜下肌瘤子宫常呈均匀增大,有时可在子宫颈口或阴道内见到红色、表面光滑的黏膜下肌瘤,如伴感染,表面有渗出液覆盖或有溃疡灶形成。

(三)心理社会资料

病人及其家属对子宫肌瘤的相关知识缺乏,害怕子宫肌瘤恶变或术后并发症,担心切除子宫后会改变其女性特征,担心影响夫妻生活。

(四)辅助检查

1. B型超声检查　可查到肌瘤大小、位置和数目,可得到确切的诊断依据。
2. 内镜检查　如宫腔镜、腹腔镜可在直视下分别看到黏膜下肌瘤、浆膜下肌瘤的位置、大小、形状,并可在内镜下手术切除肌瘤,有诊断及治疗的双重作用。
3. 其他检查　如子宫探针探测子宫腔深度及方向,子宫输卵管造影等可协助诊断。

三、护理诊断/合作性问题

1. 潜在并发症:贫血。
2. 恐惧　与担心子宫肌瘤恶变及手术切除子宫会产生后遗症有关。
3. 自我形象紊乱　与手术切除子宫有关。

四、护理目标

1. 病人贫血被及时纠正。
2. 病人获得有关子宫肌瘤的知识,能正确地认识疾病。
3. 病人出院时具有适应术后生活的能力和信心。

五、治疗原则和护理措施

(一)治疗原则

根据病人年龄、症状、生育要求及肌瘤位置、大小、数目等状况全面考虑。

1. 随访观察　适用于肌瘤小且无症状,尤其近绝经年龄的病人,因体内雌激素水平逐渐下降,肌瘤可自然萎缩或消失。

2. 药物治疗　症状较轻、近绝经期或全身状况不能手术者,可给予药物对症治疗。

3. 手术治疗　月经过多致继发贫血,药物治疗无效者;严重腹痛、性交痛或慢性腹痛、有蒂肌瘤扭转引起的急性腹痛者;肌瘤体积大或引起膀胱、直肠等压迫症状者;能确定肌瘤是不孕或反复流产的唯一原因者;疑有肌瘤肉瘤变者。

（二）护理措施

1. 病情监护

（1）阴道出血　严密监测生命体征，了解有无头晕、乏力、眼花、面色苍白等症状；观察阴道出血的时间、量、色及性状，注意收集会阴垫以正确评估阴道出血量。

（2）腹痛　注意观察腹痛的部位、性质、程度。出现剧烈腹痛时，应立即报告医生处理，必要时做好经腹急症手术的准备。

2. 治疗配合

（1）随访观察的护理　一般每3～6个月随访1次。让病人明确随访的目的、时间、联系方式，不可忽视定期检查，应按时接受随访指导，以便根据病情需要及时修正治疗方案。

（2）药物治疗护理

按医嘱选择及应用药物　① 雄激素：可对抗雌激素，使子宫内膜萎缩，直接作用于子宫平滑肌，使其收缩而减少子宫出血。常用药物有：甲睾酮、睾酮。甲睾酮5 mg舌下含服，每日2次，连续20 d为1个疗程，一般无不良反应。睾酮25 mg肌内注射，每5 d 1次；月经来潮时则25 mg肌内注射，每日1次，共3次，每月总量不超过300 mg，以免引起男性化。② 黄体生成素释放激素类似物：可抑制垂体、卵巢功能，降低雌激素水平，使肌瘤缩小或消失。但应避免长期应用，因雌激素缺乏可导致骨质疏松。③ 其他药物：止血药、铁剂、宫缩剂、抗生素等。

指导病人正确运用激素　对用激素治疗的病人，应讲明药物的名称、作用原理、剂量、用药方法、可能出现的不良反应及应对措施，告知服药过程中不能擅自停用或多用药物，以免出现撤退性出血或男性化等不良反应。

（3）手术治疗的护理

协助选择手术方式　① 肌瘤摘除术：适用于未生育，希望保留生育功能者。经腹或经腹腔镜下切除肌瘤，黏膜下肌瘤可经阴道或宫腔镜切除。② 子宫切除术：症状明显、药物治疗无效、无需保留生育功能或疑有恶变者，可行子宫全切术或子宫次全切除术。

护理　根据不同的手术方式做好手术前、后的护理。术后尤应注意阴道残端出血情况的观察及护理。

3. 一般护理

（1）注意休息，加强营养，尤其是贫血的病人应进食高蛋白质、高维生素和含铁量丰富的食物，必要时静脉给予。

（2）注意保持外阴清洁，防止感染。黏膜下肌瘤如脱出至阴道者，每日用消毒液行外阴冲洗。

（3）肿瘤压迫膀胱出现排尿障碍、尿潴留时，应给予导尿；压迫直肠引起便秘者，可给缓泻剂软化粪便或灌肠等处理。

（4）协助完成血常规、血型及凝血功能检查，并交叉配血备用。

4. 心理护理

（1）主动热情关心病人，鼓励病人说出心里的担忧和感受，让病人尽快适应病区环境，建立良好的护患关系。

(2) 讲解子宫肌瘤的有关知识,帮助病人正确认识此种疾病,使病人确信子宫肌瘤属于良性肿瘤,恶变率极低;对采取手术治疗的病人,讲解术后的效果。

(3) 与病人及其家属交流,帮助病人分析住院期间及出院后可被利用的资源与支持系统,减轻无助感,增强康复信心,也有利于家属参与病人的治疗和护理。

5. 健康教育 告知病人任何时候出现不适或异常情况均需及时随诊。手术病人出院后1个月应到门诊复查,了解术后康复情况。指导病人术后性生活及自我保健知识。

六、护理评价

1. 积极补充营养,病人没发生贫血或贫血得到及时纠正。
2. 病人能叙述子宫肌瘤的治疗方法及术后的效果。
3. 病人出院后有能力和信心适应术后的生活。

第二节 宫 颈 癌

一、概述

宫颈癌(cervical cancer)是最常见的妇科恶性肿瘤,高发年龄为50~55岁。近年来由于生活方式的改变,30岁以下年轻妇女的发病率呈上升趋势。由于宫颈癌有较长癌前病变阶段,因此宫颈脱落细胞学筛查可使宫颈癌得到早期诊断与早期治疗。

(一) 病因

宫颈癌的病因与下列因素有关:人乳头瘤病毒感染、过早性生活、性生活紊乱、早婚、多次结婚、早育、孕产频繁、宫颈慢性炎症、经济状况低下、种族和地理环境等。

(二) 分类及病理变化

1. 依肿瘤的外观形态分类 宫颈癌分为外生型(最常见)、内生型、溃疡型和颈管型(图19-2)。

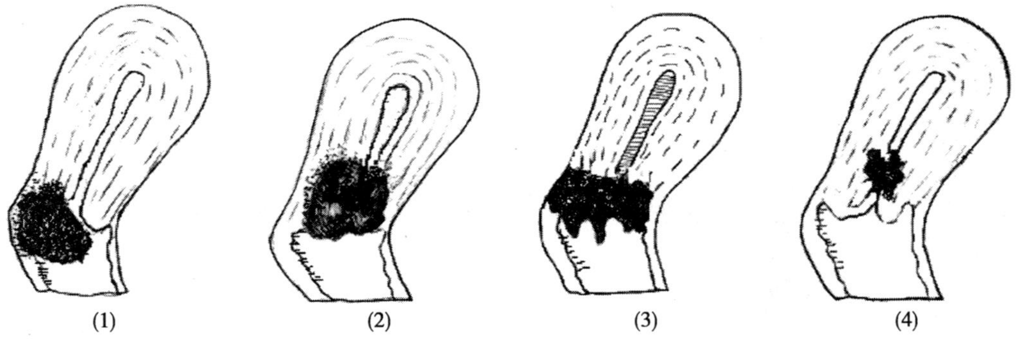

图19-2 宫颈癌

(1)外生型;(2)内生型;(3)溃疡型;(4)颈管型

2. 按组织学分类　以鳞癌最多见，其次为腺癌、鳞腺癌。

3. 按病变发展过程分类　① 癌前病变：又称宫颈上皮内瘤样病变（cervical intraepithelial neoplasia，CIN），是一组病变的统称，包括宫颈不典型增生及宫颈原位癌。② 宫颈浸润癌：分为早期浸润癌及宫颈浸润癌。

知识库

宫颈癌按病变发生发展过程的病理改变分类

1. 癌前病变　宫颈上皮内瘤样病变镜下见底层细胞从正常仅 1～2 层增至多层，且有细胞排列紊乱及细胞核大、深染、染色质分布不均等核异质改变，常依据这种细胞侵犯上皮程度分轻（CIN Ⅰ级）、中（CIN Ⅱ级）、重度（CIN Ⅲ级）非典型增生，其中重度非典型增生（CIN Ⅲ级）与原位癌不易区别。宫颈原位癌又称上皮内癌，是指病变局限于上皮层内，癌变未穿透基底膜，病变可累及腺体，但无间质浸润。

2. 宫颈浸润癌　癌细胞进一步发展，穿透上皮层的基底膜，侵入间质，分为早期浸润癌及宫颈浸润癌。

（三）转移途径

宫颈癌主要转移途径为直接蔓延、淋巴转移、血行转移和腹腔种植。以直接蔓延和淋巴转移为主，血行转移极少见。

知识库

宫颈癌的临床分期

现在普遍采用国际妇产科联盟（International Federation of Gynecology and Obstetrics，FIGO，2000 年）修订的宫颈癌临床分期。

0 期　原位癌（浸润前癌）。

Ⅰ期　癌灶局限在子宫颈。

Ⅱ期　癌灶超过子宫颈，浸润子宫旁，但未达盆壁；浸润阴道，但未达阴道下 1/3。

Ⅲ期　癌灶扩散至盆壁和延及阴道下 1/3，导致肾盂积水或无功能肾。

$Ⅳ_A$ 期　癌灶已扩散至真骨盆外或癌灶浸润膀胱黏膜及直肠黏膜。

$Ⅳ_B$ 期　癌灶远处转移。

二、护理评估

（一）健康史

询问病人婚姻史、生育史、性生活状况等宫颈癌的高危因素，询问病人有无未治疗的慢性宫颈炎病史。了解月经情况，询问有无不规则阴道出血史，尤其要重视接触性阴道出血病史。

（二）身体评估

早期宫颈癌常无症状，也无明显体征。接触性出血及白带增多常为宫颈癌最早症状。晚期明显症状为阴道出血、排液、疼痛。

1. 阴道出血　年轻病人常表现为接触性出血，也可表现为经期延长、周期缩短、经血量多等。老年病人常为绝经后不规则阴道出血。应仔细评估病人年龄，阴道出血的量、颜色、性状；了解有无性交或妇科检查后少量阴道出血及阴道出血与月经的关系等。

2. 阴道排液　评估病人阴道分泌物的量、颜色、气味、性状。宫颈癌早期可表现为阴道分泌物增多，白色或血性，无臭味。随着癌组织破溃，阴道分泌物增多，稀薄如水样或米泔样，有腥臭味。晚期癌坏死继发感染时，则排出大量脓性或米汤样恶臭白带。

3. 晚期癌的症状　疼痛为晚期症状，表示子宫颈旁已有明显浸润。了解病人有无疼痛、尿频、尿急、肛门坠胀、下肢水肿、输尿管梗阻、肾盂积水等癌灶侵蚀部位的症状。了解病人有无出现尿毒症、恶病质等。

4. 评估病人妇科检查结果　早期宫颈癌局部无明显病灶，或呈宫颈糜烂等一般慢性宫颈炎的表现；随着病程的发展可见外生型、内生型或溃疡型等宫颈癌的病变，可扪及两侧盆腔组织增厚、结节状，有时形成冰冻骨盆，可触及直肠有癌灶浸润。

（三）心理社会资料

病人对癌症恐惧、焦虑，进而失去战胜疾病的信心；宫颈癌手术范围广，留置导尿管时间长，病程长，使病人较长时间不能履行各种角色职能。

（四）辅助检查

1. 宫颈细胞学检查　是目前最常用、最简单、最有效的早期发现宫颈癌的普查方法。注意子宫颈取材并仔细镜检，防癌涂片用液基细胞涂片法或巴氏涂片法，结果分宫颈/阴道细胞学 TBS 报告系统或巴氏 5 级分类法。

2. 高危型 HPV DNA 检测　相对于细胞学检查其敏感性较高，特异性较低。可与细胞学检查联合应用于宫颈癌筛查。也可用于细胞学检查异常的分流，细胞学为意义未明的宫颈非典型鳞状细胞（ASCUS）时进行高危型 HPV DNA 检测，阳性者行阴道镜检查，阴性者 12 个月后行细胞学检查。

3. 阴道镜检查　若细胞学检查为 ASCUS 并高危 HPV DNA 检测阳性，或低度鳞状上皮内病变（LSIL）及以上者，应行阴道镜检查。

4. 宫颈及颈管活组织检查　临床确诊和鉴别宫颈癌最可靠的方法。选择宫颈鳞-柱状上皮细胞交接处的 3、6、9、12 点行多点活检或在碘试验、阴道镜指导下取材活检。

5. 宫颈锥切术　当宫颈刮片多次检查为阳性，而宫颈活检多次为阴性，或活检为 CINⅡ和 CINⅢ需确诊者，或不能排除微小浸润癌时，可行宫颈锥切术。因损伤大，现已很少应用。

6. 其他检查　宫颈癌确诊后，需根据情况进行胸部 X 线检查、淋巴造影、膀胱镜、直肠镜等检查，以确定临床分期。

三、护理诊断/合作性问题

1. 恐惧、担忧　与宫颈癌的确定及手术承受有关。
2. 营养失调　与阴道出血、疾病痛苦及放射治疗等影响消化功能，造成食欲下降、摄入减少有关，还与疾病消耗造成恶病质有关。
3. 疼痛　与晚期癌浸润或手术创伤有关。
4. 排尿异常　与手术造成膀胱正常张力下降有关。
5. 自我形象紊乱　与手术切除子宫有关。

四、护理目标

1. 病人恐惧感减轻，接受目前治疗方案，主动配合治疗。
2. 病人能积极配合，合理膳食，营养不良得以纠正。
3. 病人能说出减轻疼痛的方法，疼痛感减轻。
4. 病人术后排尿功能恢复正常。
5. 病人有信心树立正确的自我形象。

五、治疗原则和护理措施

（一）治疗原则

根据临床分期、病人年龄和全身情况、医院设备及医护技术水平等综合因素决定治疗措施，常采用手术、放射治疗为主，化学药物治疗为辅等综合治疗方法。放射治疗（简称放疗）可用于所有期别的病人，包括体外照射和腔内照射；而手术主要用于早期宫颈癌 I_A ~ II_A 期病人；化学药物治疗（简称化疗）主要用于晚期或复发转移病人和同期放化疗。

知识库

CIN 的治疗

确诊为 CIN Ⅰ级按炎症处理，每 3 ~ 6 个月重复刮片进行随访，必要时再次活检；确诊为 CIN Ⅱ级，行宫颈局部物理治疗，常选用电熨、冷冻、激光、微波等方法，术后每 3 ~ 6 个月随访 1 次；确诊为 CIN Ⅲ级，无生育要求者行子宫全切术，年轻、希望生育者可行宫颈锥形切除术，术后密切随访。

（二）护理措施

1. 病情监护

（1）监测阴道出血量及全身情况，注意观察阴道排液的性状、气味。

（2）观察晚期宫颈癌病人下腹部、腰骶部疼痛程度。

2. 治疗配合

（1）手术病人的护理

术前准备　按腹部手术前护理内容进行常规术前准备，尤其注意术前 3 d 选用消毒液消毒阴道及子宫颈，手术前晚行清洁灌肠，保证肠道呈清洁、空虚状态。

协助术后恢复　按腹部手术后护理内容进行常规护理。宫颈癌根治术范围大、时间长，对病人的身心创伤也大，更要注意加强术后护理。① 每 0.5 ~ 1 h 观察并记录生命体征及出入量 1 次，平稳后再改为每 4 h 测量 1 次。② 注意保持导尿管、腹腔各种引流管及阴道引流的通畅，认真观察引流液的性状及量。③ 通常按医嘱于术后 48 ~ 72 h 取除引流管，术后 7 ~ 14 d，甚至 21 d 拔除尿管。拔除尿管前 3 d 开始夹闭导尿管，每 2 ~ 3 h 定时开放 1 次，训练膀胱功能，促使恢复正常的排尿功能。拔管后嘱病人 1 ~ 2 h 排尿 1 次，排尿后测残余尿。可用直接测量法，即插导尿管导出残余尿；也可用间接测量法，即 B 型超声测量。如残余尿连续 3 次在 100 mL 以下，证明膀胱功能恢复尚可，不需再留置尿管；如残余尿超过 100 mL，应及时给病人再留置尿管 3 ~ 5 d，再行拔管，测残余尿，直至残余尿在 100 mL 以下。

（2）放疗病人的护理　注意观察放疗的不良反应。放疗是宫颈癌的主要治疗方法，疗效高、危险少。放疗的近期反应有直肠炎和膀胱炎，但一般均能自愈。晚期并发症多于放疗后的 1 ~ 3 年出现，主要是因缺血引起直肠溃疡、狭窄及血尿，甚至形成直肠阴道瘘及膀胱阴道瘘等。其他按放疗有关护理方法进行护理。

（3）化疗病人的护理　按化疗病人的护理常规进行护理。

3. 一般护理

（1）鼓励病人摄入足够的营养，提高机体抵抗力。评估病人的营养状况，纠正病人的不良饮食习惯，促使病人主动摄入足够营养。必要时与营养师联系，制订合理的饮食计划，以多样化食谱满足病人需要，保证摄热量大于 7 524 kJ/d（1 800 kcal/d），维持体重不继续下降。

（2）保持会阴清洁，勤换会阴垫，每天冲洗会阴 2 次，防止发生感染。指导病人注意个人卫生，协助病人勤擦身、更衣，保持床单位清洁，促进舒适，注意室内空气流通。

（3）阴道有活动性出血，需要用消毒纱布填塞止血时，要认真交班，按时如数取出或更换；发生阴道大出血时立即向医生汇报，并备好急救用物，协助处理。

（4）有贫血、消瘦、发热及恶病质等表现者，应加强护理，高热时用物理降温，预防肺炎、口腔感染等并发症的发生。

4. 心理护理　利用挂图、实物、宣传资料等向病人介绍宫颈癌的有关知识，与病人多交流，让病人及其家属了解病情、治疗方法及效果，为病人提供安全、隐蔽的环境，鼓励病人提问，一起寻找引起不良心理反应的原因。帮助病人消除恐惧，树立战胜疾病的信心，积极配合治疗。

5. 健康教育

（1）提供预防保健知识，提倡晚婚、少育，开展性卫生教育，普及防癌知识，尤其要注意防治人乳头瘤病毒感染。积极治疗慢性宫颈炎，及时诊治 CIN，以阻断宫颈癌的发生。

（2）指导妇女定期普查，做到早发现、早诊断、早期治疗（三早）。凡30岁以上妇女至妇科门诊就诊者，应常规做宫颈细胞学检查，一般妇女应每1~2年普查1次，已婚妇女，尤其是绝经过渡期以及绝经后妇女有异常阴道出血或接触性出血者应及时就诊。

（3）宫颈癌手术病人出院前，护士应与病人及其家属一起制订出院康复计划，要求病人做到定期随访，出院后第1年，第1个月行第1次随访，以后每隔2~3个月复查1次；出院后第2年，每3~6个月复查1次；出院后第3~5年，每半年复查1次；第6年开始每年复查1次。如有症状随时检查。

六、护理评价

1. 病人恐惧感基本消失，接受治疗方案并主动配合，达到了预期的治疗效果。
2. 病人合理膳食，营养不良得以纠正。
3. 医护人员和病人共同实施减轻疼痛的方法，疼痛缓解。
4. 病人术后膀胱功能恢复正常。
5. 病人能接受现实，适应术后的生活方式。

第三节　子宫内膜癌

一、概述

子宫内膜癌（carcinoma of endometrium）发生于子宫体内膜层，以腺癌为主，又称子宫体癌，为女性生殖系统常见的三大恶性肿瘤之一，多见于老年妇女，平均年龄为60岁。癌肿生长缓慢，发生转移也较晚。病变局限于子宫，预后较好；当病变蔓延至子宫颈，侵犯子宫肌层或子宫外，预后极差。近年来发病有上升趋势，已接近或超过宫颈癌的发病率。

（一）病因

确切病因尚不清楚，但与雌激素长期持续刺激、遗传等因素有关，经研究，妇女肥胖、高血压、糖尿病、不孕、不育及绝经延迟等体质因素是子宫内膜癌的高危因素。

（二）病理变化

1. 巨检　依肿瘤的病变形态和范围可分为弥漫型、局限型。
2. 镜检　有多种细胞类型，较常见的有内膜样腺癌（最常见）、腺癌伴鳞状上皮分化、浆液性腺癌、透明细胞癌等。

（三）转移途径

子宫内膜癌大多转移较晚，其转移途径有直接蔓延、淋巴转移（为内膜癌的主要转移途径），晚期有血行转移（少见）。

知识库

子宫内膜癌的临床分期

临床通用国际妇产联盟(FIGO,1988年)修订的子宫内膜癌分期法,一般分为5期。

0期 腺瘤样增生或原位癌。

Ⅰ期 癌灶局限于子宫体。

Ⅱ期 癌灶已侵犯子宫颈。

Ⅲ期 癌灶已扩散到子宫以外,但未超出真骨盆。

Ⅳ期 癌灶超出真骨盆或侵犯其他组织和器官。

二、护理评估

(一)健康史

询问病人有无不孕不育、绝经延迟等病史,有无月经紊乱、月经过多及绝经后阴道出血等情况,是否用过激素替代治疗及有无家族史。评估病人有无肥胖、高血压及糖尿病等子宫内膜癌的体质因素。

(二)身体评估

1. 阴道出血　子宫内膜癌极早期无明显症状。一旦出现症状,以绝经后不规则阴道出血为最典型,量一般不多,常断续不止。未绝经病人可表现为经期延长、经量增多或经间期出血。应从病人阴道出血的量及与月经周期、经期的关系详细进行评估。

2. 阴道排液　详细了解病人阴道排液的量、色、性、味等。早期子宫内膜癌呈浆液性或浆液血性白带,晚期合并感染时出现脓性或脓血性排液,并有恶臭。

3. 晚期癌症状　晚期癌肿浸润周围组织,或压迫神经时,可引起下腹及腰骶部疼痛,并向下肢及足部放射。当癌瘤侵犯子宫颈,堵塞子宫颈管致宫腔积脓时,可出现下腹胀痛及痉挛性腹痛。评估病人疼痛的部位、性质、程度及有无放射痛。评估病人有无贫血、消瘦、发热、恶病质等晚期癌表现。

4. 评估妇科检查结果　早期无明显异常。病情逐渐发展时,子宫增大,稍软。晚期时,可见癌组织自子宫颈口脱出,质脆,触之易出血。癌组织向周围浸润时,子宫固定,可于子宫旁扪及结节状不规则肿块。

(三)心理社会资料

子宫内膜癌多发于绝经后的妇女,此年龄段的妇女常有孤独感,再有本病的发生,增加了病人的心理应激,可产生严重的焦虑。

（四）辅助检查

1. 分段诊刮　是确诊子宫内膜癌最常用、最可靠的方法。先环刮子宫颈管，再进入子宫腔刮子宫内膜，标本分瓶做好标记，送病理检查。

2. 细胞学检查　是筛查子宫内膜癌的方法。采用特制的宫腔吸管或宫腔刷放入子宫腔，吸取分泌物做细胞学检查，查找癌细胞。

3. 宫腔镜检查　可直接观察子宫内膜病灶的生长情况，并可取活组织送病理检查。

4. 其他检查　B 型超声检查、淋巴造影、CT 及血清 CA_{125} 检测。

三、护理诊断/合作性问题

1. 恐惧、焦虑　与癌症的诊断、住院及手术治疗有关。

2. 营养失调：低于机体需要量　与阴道出血造成贫血，或手术、放疗、化疗引起食欲下降、摄入减少有关。

3. 知识缺乏　子宫内膜癌相关的治疗、护理知识缺乏。

四、护理目标

1. 病人恐惧感减轻，能主动配合治疗。

2. 病人能主动摄食，营养失调得以纠正。

3. 病人获得与子宫内膜癌相关的治疗、护理知识。

五、治疗原则和护理措施

（一）治疗原则

1. 手术治疗　为首选治疗方法。Ⅰ期病人行筋膜外全子宫切除及双侧附件切除术。Ⅱ期行改良广泛性子宫切除及双侧附件切除术，同时行盆腔淋巴结切除及腹主动脉旁淋巴结取样术。Ⅲ期和Ⅳ期的手术应个体化，以尽可能切除所有肉眼可见病灶为目的，手术范围与卵巢癌相同，进行肿瘤细胞减灭术。

2. 放射治疗　单纯放疗仅用于有手术禁忌证或无法手术切除的晚期病人。放疗联合手术及化疗，术后放疗是Ⅰ期高危和Ⅱ期内膜癌最主要的术后辅助治疗，可降低局部复发率，改善无瘤生存期。对Ⅲ期和Ⅳ期病例，放疗、手术及化疗可提高疗效。

3. 化学治疗　为晚期或复发子宫内膜癌综合治疗措施之一，也可用于术后有复发高危因素病人的治疗，以减少盆腔外的远处转移。

4. 孕激素治疗　主要用于晚期或复发癌，也可用于极早期要求保留生育功能的年轻病人。

（二）护理措施

1. 病情监护　手术病人术后 6 ~ 7 d 阴道残端羊肠线吸收或感染可致残端出血，需严密观察并记录阴道出血情况，如发生大出血，应立即向医生汇报，并协助纱条填塞等止血措施的实施。

2. 治疗配合

（1）手术病人护理　做好分段诊刮病人的术前准备、术中配合及术后护理，刮出物应送病理学检查。告知病人手术是治疗子宫内膜癌的首选方法，只要全身情况能耐受，手术无禁忌证，均应行手术治疗。手术前后的护理严格按腹部手术病人进行。

（2）药物治疗的护理

孕激素治疗　① 教会病人口服药物的方法。常用醋酸甲羟孕酮 200～400 mg/d；己酸羟孕酮 500 mg，每周 2 次。② 告知病人孕激素治疗一般用药剂量大，至少 12 周以上才能评价疗效，病人需要有配合治疗的耐心。③ 治疗过程中注意观察不良反应，该类药可引起药物性肝炎、水钠潴留、水肿等，一般不良反应较轻，停药后会逐渐好转。

抗雌激素制剂治疗　他莫昔芬（tamoxifen，TMX）20～40 mg/d，口服，可长期应用或分疗程应用。用药过程中注意观察药物不良反应，如潮热、畏寒、急躁等类似围绝经期症状。还可引起骨髓抑制、阴道出血、恶心、呕吐等反应。如有异常，及时汇报，对症处理。

化学药物治疗　晚期不能手术或复发病人，可考虑使用化疗。一般按化疗常规进行护理。

（3）放射治疗的护理　对病人讲解放疗的目的、方法、作用及不良反应。按放疗病人护理。

3. 一般护理

（1）保持外阴清洁，尤其对大量阴道排液病人应每日冲洗外阴 1～2 次。

（2）出现恶病质应加强观察，记录出入量，饮入不足时应按医嘱补液。

（3）注意病人进食状况，给予高蛋白质、高维生素饮食，进食不足或全身营养状况极差者应按医嘱给予支持疗法，静脉补充营养。

4. 心理护理

（1）护士应热心与病人交谈，并介绍有关疾病知识，让病人正确认识疾病。对病人及其家属讲明子宫内膜癌虽是一种恶性肿瘤，但转移晚、预后较好，缓解其恐惧、焦虑心理，增强治病信心。

（2）住院期间给病人介绍病室，提供安静、舒适的睡眠环境，减少夜间不必要的治疗程序，必要时按医嘱使用镇静剂，以保证病人夜间连续睡眠 7～8 h。

（3）鼓励病人选择积极有效的应对方式，如听音乐，分散注意力，向家人、朋友或医护人员述说心理感受。

5. 健康教育

（1）大力宣传定期进行妇科检查的重要性，中年妇女每 1～2 年接受 1 次防癌普查。对具子宫内膜癌高危因素的人群应增加检查次数，尤其注意体重、血压、血糖的监测。对雌激素替代治疗者应严格用药指征，加强用药期间的监护。绝经过渡期月经紊乱及绝经后阴道出血病人应进行排除子宫内膜癌的检查，及早接受正规治疗。

（2）出院前护士应教育病人定期随访，及时确定有无复发。随访时间为术后 2 年内，每 3～6 个月 1 次；术后 3～5 年，每 6～12 个月 1 次。如有症状随时检查。

六、护理评价

1. 病人恐惧感基本缓解，主动配合治疗。
2. 病人主动摄食，增加营养，纠正了营养失调。
3. 病人能说出与子宫内膜癌相关的治疗和护理知识。

第四节 卵巢肿瘤

一、概述

卵巢肿瘤(ovarian tumor)是女性生殖系统常见的肿瘤,可发生于任何年龄,卵巢恶性肿瘤为女性生殖系统三大恶性肿瘤之一。卵巢肿瘤具有三大特点:① 卵巢恶性肿瘤病死率居妇科恶性肿瘤之首。由于卵巢位于盆腔内,无法直接窥视,且早期无症状,迄今缺乏完善的早期诊断和鉴别方法,一旦发现恶性肿瘤时,往往已属晚期病变而疗效不佳。② 是全身各脏器肿瘤类型最多的部位。卵巢虽小,但卵巢肿瘤不仅组织学类型多,而且有良性、恶性、交界性之分。③ 可以长成全身最大的肿瘤,如黏液性囊腺瘤。目前病因仍不清楚,可能与遗传因素、内分泌因素、持续排卵、环境因素、高胆固醇饮食等有关。

知识库

卵巢肿瘤的组织学分类法

卵巢肿瘤目前普遍采用的是世界卫生组织(WHO,1973年)制定的分类方法(图19-3)。

1. 卵巢上皮性肿瘤　包括浆液性肿瘤、黏液性肿瘤、子宫内膜样瘤、勃勒纳瘤、透明细胞瘤(中肾样瘤)、混合性上皮瘤及未分化癌。

2. 卵巢性索间质肿瘤　包括颗粒细胞-间质细胞瘤(颗粒细胞瘤、卵泡膜细胞瘤、纤维瘤)、支持细胞-间质细胞瘤(睾丸母细胞瘤)、两性母细胞瘤。

3. 卵巢生殖细胞肿瘤　无性细胞瘤、内胚窦瘤、胚胎癌、多胚瘤、绒毛膜癌、畸胎瘤(未成熟型、成熟型)、混合型。

4. 卵巢转移性肿瘤　原发癌灶部位常为乳腺、胃肠道、泌尿生殖道等。

注意:卵巢瘤样病变,常见的有滤泡囊肿、黄素囊肿、黄体囊肿、多囊卵巢。

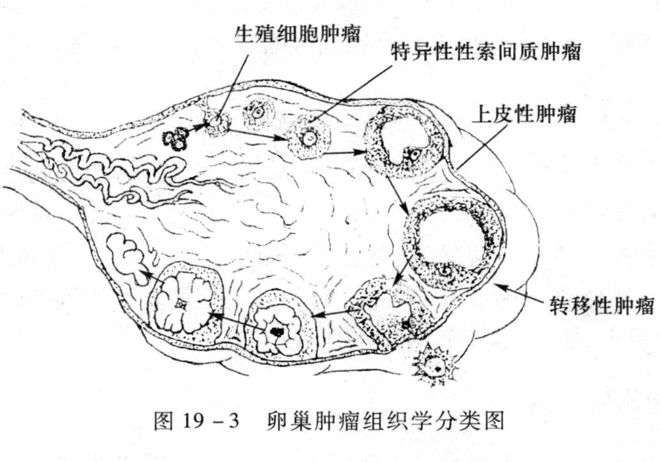

图 19-3　卵巢肿瘤组织学分类图

(一)常见的卵巢肿瘤及病理特点

1. 卵巢上皮性肿瘤　是最常见的卵巢肿瘤,有良性、交界性和恶性之分。交界性肿瘤是一种低度潜在恶性肿瘤,恶性上皮性肿瘤占卵巢恶性肿瘤的90%。

(1)浆液性囊腺瘤　良性,约占卵巢良性肿瘤的25%。多见于育龄妇女。

(2)浆液性囊腺癌　为最常见的卵巢恶性肿瘤,占40%~50%。肿瘤多为双侧,体积较大,生长迅速,预后差。

(3)黏液性囊腺瘤　良性,约占卵巢良性肿瘤的20%,是人体中生长最大的一种肿瘤,其囊内含黏稠或胶冻状黏液。若囊肿破裂,黏液性上皮种植在腹膜上继续生长,并分泌黏液,形成腹膜黏液瘤,外观极像卵巢恶性肿瘤转移。

(4)黏液性囊腺癌　恶性,约占10%,瘤体较大。

2. 卵巢生殖细胞肿瘤　好发于儿童及青少年,青春期前发病率占60%~90%。除成熟畸胎瘤为良性肿瘤外,其他均为恶性。

(1)成熟畸胎瘤　又称皮样囊肿,是最常见的卵巢肿瘤。可发生于任何年龄,以20~40岁居多。多为单侧圆形或卵圆形,中等大小,表面光滑,壁薄质韧。切面多单房,瘤内可见内、中、外三个胚层组织,如油脂、毛发、牙齿、骨质等。成熟畸胎瘤恶变率为2%~4%,多见于绝经后妇女。

(2)未成熟畸胎瘤　恶性肿瘤,好发于青少年。常为单侧实质性,复发及转移率均高。

(3)无性细胞瘤　中等恶性,好发于青春期及生育期女性,幼女及老年妇女少见。

(4)内胚窦瘤　较罕见,恶性程度高,生长迅速,易早期转移,多见于儿童及年轻女性,其形态与人胚的卵黄囊相似,又名卵黄囊瘤。肿瘤细胞产生甲胎蛋白(AFP),故测定病人血清中的AFP浓度,可作为诊断和治疗监护时的重要指标。

3. 卵巢性索间质肿瘤　来源于原始性腺中的性索或间质组织。肿瘤多有内分泌功能,能分泌性激素。

(1)颗粒细胞瘤　低度恶性,占性索间质肿瘤的80%左右。好发于45~55岁的妇女。肿瘤能分泌雌激素,故有女性化作用。青春期前可出现假性性早熟;生育年龄可出现月经紊乱;绝经后有不规则阴道出血,常合并子宫内膜增生过长,甚至发生腺癌,预后良好。

(2)卵泡膜细胞瘤　良性肿瘤,常与颗粒细胞瘤合并存在。因肿瘤可分泌雌激素,有女性化作用。

(3)纤维瘤　良性肿瘤,多见于中年妇女,多单侧,实性,坚硬,中等大小,表面光滑或呈结节状。偶见病人伴有腹水或胸腔积液,称梅格斯综合征(Meigs syndrome),手术切除肿瘤后,腹水或胸腔积液自行消失。

4. 卵巢转移性肿瘤　体内任何部位(如乳腺、胃肠道、生殖道、泌尿道等)的原发性癌均可转移到卵巢,库肯勃瘤(Krukenberg tumor)是一种特殊类型的转移性腺癌,原发病灶在胃肠道,常侵犯双侧卵巢,中等大,实性,镜下见典型的印戒细胞。

(二)恶性肿瘤的转移途径

卵巢恶性肿瘤的转移途径主要通过直接蔓延及腹腔种植,其次为淋巴道转移,血行转移少见。

知识库

原发性卵巢恶性肿瘤的分期

采用国际妇产联盟（FIGO,2002 年）修订的临床分期。

Ⅰ期　肿瘤局限于卵巢。

Ⅱ期　一侧或双侧卵巢肿瘤，伴盆腔内扩散。

Ⅲ期　一侧或双侧卵巢肿瘤，伴显微镜下证实的盆腔外的腹腔转移和区域淋巴转移，肝表面转移。

Ⅳ期　一侧或双侧卵巢肿瘤有远处转移，胸腔积液有癌细胞，肝实质有转移。

二、护理评估

（一）健康史

询问病人年龄，患病时间，有无自觉症状，有无家族史。

（二）身体评估

仔细评估病人有无腹痛、发热、腹水及腹部包块的大小、生长特点，分析妇科检查和 B 型超声等辅助检查的结果，评估卵巢肿瘤的良、恶性，判断有无并发症。

1. 卵巢良性肿瘤与恶性肿瘤的鉴别　见表 19－1。

表 19－1　卵巢良性肿瘤与恶性肿瘤的鉴别

鉴别点	卵巢良性肿瘤	卵巢恶性肿瘤
年龄	生育年龄	幼女、年轻女性、绝经后妇女为多
病史	病程长，逐渐长大	病程短，长大迅速
症状	肿瘤早期多无症状，当肿瘤长大后，自觉在腹部扪及包块，甚至可出现腹胀、尿频、便秘、气急、心悸等压迫症状	早期多无症状；增大迅速，伴腹水，出现腹胀。晚期恶性肿瘤可有贫血、消瘦、疼痛等
体征	单侧多，包膜完整，活动好；囊性，表面光滑，多无腹水	双侧多，固定，实性或囊实性，表面结节状，常伴腹水，多为血性
一般情况	良好	逐渐出现恶病质
B 型超声	为液性暗区，可有间隔光带，边缘清晰	液性暗区，内有杂乱光团、光点，肿块周界不清

2. 并发症

（1）蒂扭转　是卵巢肿瘤最常见的并发症，也是妇科常见的急腹症。① 原因：好发于瘤蒂长、活动度大、中等大小、重心偏于一侧的肿瘤（如皮样囊肿）。病人体位突然改变、连续向同一方向转动、妊娠期或产褥期子宫位置的改变易发生蒂扭转(图 19－4)。② 主要表现:突然发生一侧下腹剧痛,伴恶心、呕吐甚至休克。有时扭转可自然复位,腹痛也随之缓解。腹部检查发现下腹包块,腹肌紧张,压痛。妇科检查可扪及张力较大包块,与子宫分开,压痛以瘤蒂处最剧。③ 处理原则:一经确诊,立即手术切除。

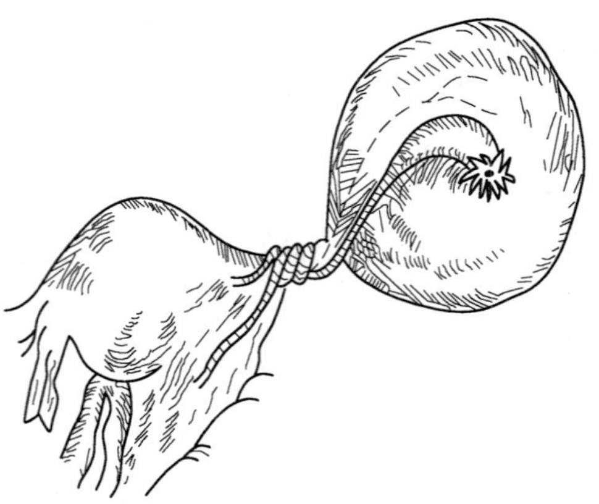

图 19－4 卵巢肿瘤蒂扭转

(2) 破裂 有自发性破裂和外伤性破裂两种。① 原因:自发性破裂可为恶性肿瘤侵蚀囊壁而破裂或继发于蒂扭转之后的自发破裂,外伤性破裂常因挤压、分娩、性交、粗暴妇科检查、穿刺所致。② 主要表现:发生破裂后,大量内容物进入腹腔,引起剧烈腹痛、恶心呕吐和不同程度的腹膜刺激症状,有时导致腹膜炎及休克,妇科检查发现原有肿块缩小或消失。③ 处理原则:疑有肿瘤破裂应立即手术治疗。

(3) 感染 ① 原因:多因蒂扭转或破裂引起,也可因邻近脏器的感染所致。② 主要表现:高热、腹痛、白细胞升高及腹膜炎等表现。③ 处理原则:先用抗生素控制感染,再择期手术。若短期内感染不能控制,宜即刻手术。

(4) 恶变 为卵巢良性肿瘤的并发症。多见于年龄大,尤其是绝经后妇女。恶变早期无症状不易发现,当双侧性肿瘤迅速生长,应疑为恶变。因此卵巢肿瘤一经确诊,应尽早手术切除。

(三) 心理社会资料

卵巢肿瘤可以是良性,也可以是恶性,检查期间病人感焦虑、恐惧,一旦确诊为恶性肿瘤,病人出现悲观、绝望的心理反应。

(四) 辅助检查

1. B 型超声 是诊断卵巢肿瘤的最主要手段。B 型超声可见肿瘤位置、形状、大小、性质及有无腹水。临床诊断符合率 $>90\%$,但直径 <1 cm 的实性肿瘤不易测出。

2. 细胞学检查 经腹腔或后穹隆穿刺抽吸腹水查找癌细胞。如无腹水,则注入生理盐水后抽吸冲洗液检查,可协助诊断卵巢恶性肿瘤。

3. 腹腔镜检查 可直视肿物情况,并可在可疑部位多点活检协助诊断。

4. 肿瘤标志物 卵巢肿瘤可释放抗原、激素及酶等多种产物,这些物质在病人血清中可通过免疫、生化等方法测出,提示体内有某种肿物存在。

(1) AFP 是内胚窦瘤的最佳标志物。

(2) CA_{125} 卵巢上皮性癌病人血清中 CA_{125}浓度高于正常。

(3) β-HCG 对于原发性卵巢绒癌有特异性。

(4) 性激素 颗粒细胞瘤、卵泡膜细胞瘤具有产生雌激素功能,使病人体内雌激素水平升高。

5. 其他检查　X 线、CT 及磁共振、淋巴造影检查。

三、护理诊断/合作性问题

1. 恐惧、焦虑　与担心肿瘤危及生命，手术会留下后遗症，化疗或放疗的不良反应有关。
2. 有感染的危险　与手术、肿瘤并发症、机体抵抗力低等有关。
3. 营养失调　与恶性肿瘤的慢性消耗及放疗、化疗不良反应有关。
4. 自理能力缺陷　与恶性肿瘤衰竭、手术、化疗等有关。

四、护理目标

1. 病人情绪稳定，能正确对待疾病，主动配合治疗。
2. 病人能说出引起感染的因素及预防措施，不发生感染。
3. 病人营养失调得到纠正。
4. 病人自理能力增强。

五、治疗原则和护理措施

（一）治疗原则

1. 良性肿瘤　一经确诊应及时手术治疗。根据病人年龄、生育要求及对侧卵巢的情况决定手术方式。如肿瘤剥除术、卵巢肿瘤切除术、子宫及附件切除术等。

2. 恶性肿瘤　以手术治疗为主，辅以化疗和放疗。

（二）护理措施

1. 病情监护

（1）注意观察病人腹痛的特点，如发生蒂扭转、破裂等，则可出现急性剧烈腹痛；恶性肿瘤浸润周围组织或压迫神经，可产生腰痛、下腹疼痛。

（2）重视盆腔肿块生长速度、质地，观察是否有气急、心悸、尿频、便秘等压迫症状出现，及明显消瘦、贫血、水肿、衰竭等恶病质的表现。

2. 治疗配合

（1）手术病人的护理　① 认真按腹部手术护理内容做好术前准备及术后护理，包括与病理科联系快速切片组织学检查事项及应对必要时扩大手术范围的需要。② 巨大卵巢肿瘤病人应准备沙袋，术后腹部置沙袋压迫，以防腹压骤然下降引起休克。

（2）抽腹水时的护理　① 需放腹水者，备好腹腔穿刺用物，并协助医生完成操作过程。② 放腹水过程中，严密观察病人的反应、生命体征变化及腹水性状，并记录。③ 一次可放腹水 3 000 mL 左右，不宜过多，速度宜缓慢，放腹水后腹部用腹带包扎，以免腹压骤降发生虚脱。

（3）化疗病人的护理　化疗是治疗卵巢恶性肿瘤的主要辅助手段。卵巢恶性肿瘤对化疗敏感，效果好，即使已广泛转移也能取得一定疗效。化疗既可用于晚期卵巢恶性肿瘤不能手术的病人，也可用于手术后的补充治疗或为手术创造条件。

化疗常用药物　常用药物有顺铂、卡铂、环磷酰胺、多柔比星、平阳霉素、紫杉醇等,以顺铂最为常用。

化疗方案　多采用联合化疗,并以铂类药物为主。目前提倡大剂量顺铂腹腔内化疗,药物可直接作用于肿瘤,局部浓度大大高于血浆浓度,不良反应较全身用药为轻,但仍有肾损害。

腹腔化疗用法　将顺铂 100 mg/m^2 置于生理盐水 2 000 mL 中,注入腹腔,化疗同时行静脉水化,使每小时尿量达 100 ~ 150 mL,静脉滴注硫代硫酸钠 4 g/m^2,以减轻肾损害。每 3 周重复疗程,应用 6 ~ 8 个疗程后,应行二次探查术,对评估化疗效应以及指导以后治疗有价值。

腹腔化疗护理　① 注意手术后留置的腹腔化疗药管是否脱落。② 保持药管局部干燥,因腹水常从注药管的缝隙渗出,应及时更换敷料,保持敷料干燥。③ 应于抽腹水后进行腹腔化疗,将化疗药物稀释后注入腹腔,注入后更换体位,使药物尽量接触腹腔每个部位。④ 严密观察药物对机体的毒性反应,如发现有骨髓、肝、肾、心、肺及神经系统的不良反应,应及时报告医生并遵医嘱减量或停药,以免发生不可逆的毒性反应而致死。

化疗期间的其他护理按化疗常规进行。

(4) 辅助检查的护理　① 向病人介绍卵巢肿瘤可能施行的各种检查方法及目的,以取得病人主动配合。② 如行腹腔或后穹隆穿刺抽吸腹水做细胞学检查时,应严格无菌操作,抽出液贴好标签,尽快送检。

3. 一般护理

(1) 饮食　① 讲解营养对疾病治疗和康复的重要性。② 纠正不良的饮食习惯,给予高蛋白质、高维生素及易消化的饮食。③ 对进食不足或全身状况极差者应给予支持治疗,按医嘱静脉补充营养,提高机体对手术及化疗的耐受力。

(2) 休息　① 创造安静的休养环境,排除不必要的刺激,使病人得到充分的休息。② 肿瘤过大或腹部过度膨隆的病人,不能平卧,应给予半卧位。

4. 心理护理

(1) 主动热情关心病人,使之尽快适应病区环境,建立良好的护患关系。

(2) 耐心向病人及其家属讲解疾病有关知识、治疗方案、护理措施等,消除病人疑虑,以积极心态配合各种治疗。

(3) 对疑为恶性者,护士应解释良、恶性肿瘤的区别,并协助医生尽快明确诊断,将良性诊断结果及时告诉病人,消除其猜疑心理。

(4) 鼓励病人坚持治疗,定期检查,以乐观心态回到正常生活和工作中。

5. 健康教育

(1) 指导病人做好随访工作　① 直径 <5 cm 的囊性包块,疑卵巢瘤样病变者可做短期随访观察,检查结果应详细记录。② 良性肿瘤手术后 1 个月常规复查。③ 恶性肿瘤术后常需辅以多个疗程的化疗或放疗,护士应同病人制订完整的随访计划,鼓励和协助病人克服实际困难,完成治疗计划,提高疗效。④ 卵巢恶性肿瘤易于复发,应坚持长期随访和监测:术后 1 年内,每月 1 次;术后第 2 年,每 3 个月 1 次;术后第 3 年,每 6 个月 1 次;3 年以上者,每年 1 次。⑤ 对患有其他脏器癌症病人,应定期随访检查,以减少卵巢转移性肿瘤的发生。

（2）开展普查普治　凡30岁以上妇女、与高危因素有关的人群，均应列为卵巢恶性肿瘤的筛查对象。每年进行1次妇科检查，高危人群不论年龄大小最好每半年接受1次检查，以排除卵巢肿瘤。对实质性或囊实相间，或直径>8cm的囊性附件包块，应通过肿瘤标志物和影像学等检查，必要时腹腔镜检查明确诊断，有恶性征象时及早手术。

（3）大力宣传防癌知识　工业发达国家卵巢肿瘤发病率高，证明与环境污染、饮食中胆固醇含量高有关，因此饮食中应增加蛋白质、维生素A，减少胆固醇食物，同时防止病毒感染。高危妇女口服避孕药有利于预防卵巢恶性肿瘤的发生。

六、护理评价

1. 病人能正确对待疾病，积极配合治疗。
2. 病人住院期间无感染发生，生命体征维持在正常范围。
3. 病人营养合理，体重维持正常。
4. 病人生活能自理。

病案分析

病人入院基本资料评估

一、一般资料

姓名　李某　性别　女　年龄　45岁　职业　个体

民族　汉族　籍贯　浙江　文化程度　高中　婚姻状况　已婚

地址　××市江东区106号　联系电话　879××××212

入院时间　2013年10月9日　病历记录时间　2013年10月9日

入院方式　步行

入院医疗诊断　1. 子宫肌瘤

2. 继发性贫血

主诉　月经量增多3年，加重6个月。

现病史　病人3年前开始出现月经量增多，加重近6个月，有血块，色暗红，无痛经，经期延长至8～10 d，周期25～26 d，常感头晕、乏力、心悸，曾用“中药”治疗，效果不佳。故来我院就诊，门诊以“子宫肌瘤”收入院。

月经史　$13\frac{3\sim4}{25\sim26}$，量中，经期无不适。末次月经2013年9月28日。

婚育史　27岁结婚，丈夫身体健康。孕$_2$产$_1$，末次人工流产于1992年，采用宫内节育环避孕15年。

既病史　平时身体健康，否认急、慢性传染病史，无药物过敏史。

家族史　无特殊病史。

二、生活习惯及自理能力

饮食　正常　睡眠　良好　大小便　正常

烟酒嗜好　无　活动能力　一切活动能自理　心理状况　紧张、恐惧

三、家庭情况

家庭成员共3人,与丈夫关系和睦,经济收入一般。

四、身体评估

(一)全身检查

体温36.8 ℃,脉搏80次/min,呼吸20次/min,血压14.0/10.0 kPa(110/80 mmHg)。精神欠佳,贫血貌。意识清楚,皮肤黏膜正常。发育中等,心肺无异常。腹软,无压痛,无反跳痛,肝、脾肋下未触及。肠鸣音正常。脊柱四肢无畸形。

(二)妇科检查

外阴 经产型。

阴道 通畅,内有较多血液。

子宫颈 肥大,糜烂Ⅱ度。

子宫体 前位,约妊娠3个月大小,表面呈节结状、质硬、活动好、无压痛。

附件 双侧附件区未触及异常。

(三)辅助检查

彩色超声提示 子宫肌瘤。

实验室检查 红细胞 $2.80\times10^{12}/L$,血红蛋白80 g/L,白细胞 $6.9\times10^{9}/L$,血小板 $270\times10^{9}/L$。

五、治疗措施

目前主要采用止血及支持疗法等措施,择期行手术治疗。护理计划见表19-2。

表19-2 子宫肌瘤病人护理计划

护理诊断	护理目标	护理措施
1. 恐惧、忧虑 与害怕子宫肌瘤恶变及手术切除子宫会影响今后生活有关	1. 病人能说出自我的心理感受 2. 病人了解疾病的相关知识 3. 病人恐惧感消失	1. 理解、同情病人,鼓励病人说出自己的心理感受,并给予及时解答 2. 讲解子宫肌瘤有关知识及治疗效果,帮助病人正确认识疾病,使病人确信子宫肌瘤属于良性疾病,恶变率极低 3. 对症状重者采取手术治疗,术后不会导致性生活不协调 4. 进行术后性生活指导
2. 烦躁、焦虑 与医院陌生的环境及长时间出血有关	1. 病人能说出引起月经过多的原因 2. 病人能尽快适应医院的环境 3. 病人能安静入睡,焦虑感消除	1. 解释子宫肌瘤的类型与阴道出血的关系,使病人了解出血的原因 2. 介绍主管医生、护士、病房环境、有关规章制度,帮助病人尽快适应环境 3. 避免与其他具有焦虑情绪的病友或亲友接触 4. 鼓励家属给予爱的表达,以帮助病人摆脱焦虑 5. 指导病人学会应用正确的心理调整方法。如听音乐、谈心、散步等 6. 按医嘱给镇静剂:地西泮10 mg,口服

续表

护理诊断	护理目标	护理措施
3. 营养失调 与下列因素有关：① 长期月经过多所致的贫血。② 食欲下降，摄入量不能满足机体需要	1. 病人能说出营养不足发生的原因，并积极配合纠正营养不足 2. 病人能列举加强营养的具体方法 3. 病人贫血程度得到纠正，血常规正常 4. 病人营养状况改善	1. 解释营养失调的原因，让病人明白改善营养对疾病恢复的重要性 2. 鼓励病人进富含营养的饮食，增强体质，提高机体抵抗力 3. 注意休息，避免疲劳及受凉，预防感冒 4. 按医嘱静脉输血 5. 按医嘱做血常规检查，观察病人营养改善状况
4. 有感染的危险 与病人严重贫血所致机体抵抗力下降，手术过程及术后阴道残端恢复有关	1. 病人能说出引起感染的原因 2. 病人无感染发生，生命体征维持在正常范围	1. 向病人介绍疾病状况，解释易发生感染的原因及感染的症状、预防感染的措施 2. 保持会阴部清洁干燥，每日擦洗会阴 2 次，使用消毒会阴垫，勤换内裤 3. 鼓励病人进食，增加营养，提高机体抵抗力 4. 观察手术切口处敷料有无渗液并及时更换敷料 5. 监测体温和血象，发现异常及时报告医生 6. 遵医嘱使用抗生素
5. 自我形象紊乱 与手术切除子宫有关	1. 病人心情开朗，情绪乐观 2. 病人能面对疾病现实 3. 病人于出院时具有适应术后生活的能力和信心	1. 向病人讲解手术治疗的适应证和禁忌证 2. 关心体贴病人，耐心倾听病人的内心感受，给予心理安慰 3. 解释手术切除的部位、方式及对术后日常生活和性生活的影响 4. 嘱病人家属多陪伴病人，给予关爱 5. 加强病人之间的沟通，增强自信和自尊
6. 自理能力缺陷 与下列因素有关：① 手术创伤。② 手术切口疼痛。③ 带有引流管	1. 病人能叙述自理能力缺陷的原因 2. 病人能接受活动计划 3. 病人术后 3 d 恢复部分生活自理 4. 病人术后 7 d 基本恢复生活自理	1. 给病人讲述造成自理缺陷的原因及可能的程度 2. 解释早期活动、增强自理能力对促进健康的意义 3. 与病人家属共同讨论、制订恢复自理能力的活动计划：① 术后 3 d 能洗脸、刷牙、进食、穿衣、床边活动等。② 术后 7 d 生活基本自理，如洗漱、进餐、如厕、修饰等

责任护士　刘某

护士长　余某

自 测 题

一、以下每道考题下面有 A、B、C、D、E 五个备选答案，请从中选择一个最佳答案。（A1、A2 型题）

1. 某女，40 岁，经量增多 3 年，近半年经期延长，量多伴血块，常感头晕、乏力。妇科检查：子宫体约妊娠 3 个月大，子宫体表面结节，质硬，子宫体活动好，无明显压痛。护士经过评估后，应考虑病人患（　　）。

A. 子宫肌瘤　　B. 宫体癌　　C. 宫颈癌
D. 子宫内膜异位症　　E. 子宫慢性炎症

2. 护士在评估子宫内膜癌的检查时，应清楚早期诊断子宫内膜癌最简便可靠的检查方法是（　　）。

A. 阴道涂片细胞学检查　　B. 分段诊刮，病理组织学检查　　C. 腹腔镜检查
D. 宫腔镜直视法　　E. 子宫腔冲洗细胞学检查

3. 护士在看关于卵巢肿瘤标志物的化验单时，应知道产生 AFP（甲胎蛋白）的卵巢肿瘤是（　　）。

A. 浆液性囊腺瘤　　B. 黏液性囊腺瘤　　C. 成熟畸胎瘤
D. 纤维瘤　　E. 内胚窦瘤

4. 在护理卵巢良性肿瘤蒂扭转的措施中错误的是（　　）。

A. 术后抗感染治疗　　B. 一旦确诊立即剖腹探查　　C. 立即嘱病人禁食禁饮
D. 术后注意伤口感染　　E. 一旦确诊应给予热敷

5. 护士在评估子宫肌瘤的症状时，如子宫肌瘤在短期内长大，伴阴道出血，应首先考虑（　　）。

A. 急性子宫内膜炎　　B. 红色变性
C. 黏膜下肌瘤表面破溃感染　　D. 肉瘤变
E. 囊性变

6. 护士应了解浆膜下肌瘤最常见的症状是（　　）。

A. 痛经　　B. 白带增多　　C. 继发出血
D. 月经量过多　　E. 腹部包块

7. 在健康教育时，护士应告诉病人宫颈癌的好发部位是（　　）。

A. 鳞状上皮　　B. 柱状上皮
C. 鳞－柱交界处的移行上皮　　D. 子宫颈内口
E. 子宫颈管腺上皮

8. 护士应了解宫颈癌癌前病变的病理变化是（　　）。

A. 重度宫颈糜烂　　B. 子宫颈腺囊肿　　C. 宫颈鳞状上皮化生
D. 宫颈鳞状上皮脱落　　E. 宫颈上皮内瘤样病变

9. 护士在进行健康教育时，应告知病人早期发现宫颈癌的普查方法首选（　　）。

A. 碘试验　　B. 阴道镜检查　　C. 子宫分段诊刮
D. 宫颈活检病理检查　　E. 宫颈刮片细胞学检查

10. 某女学生，22 岁，下腹坠胀不适 3 个月，月经无改变。肛诊子宫前位，大小、活动正常，左侧附件区可扪及拳大囊性包块，活动。护士经评估后，首先应考虑（　　）。

A. 异位妊娠　　B. 畸胎瘤　　C. 宫颈肿瘤
D. 子宫肌瘤　　E. 以上均是

11. 护士应清楚确诊宫颈癌的常用可靠方法是（　　）。

A. 宫颈刮片　　B. 宫颈和宫颈管活检　　C. 阴道脱落细胞检查
D. 宫颈锥形切除术　　E. 阴道镜检查

12. 护士对早期宫颈癌病人进行护理评估时,最可能发现的常见症状是(　　)。
A. 绝经过渡期月经周期短　B. 消瘦
C. 接触性出血　D. 育龄期月经前后点滴出血
E. 阴道水样排液

13. 护士应了解子宫内膜癌绝大多数为(　　)。
A. 鳞癌　B. 腺癌　C. 腺鳞癌
D. 肉瘤　E. 腺角化癌

14. 病人咨询哪种肿瘤是女性生殖系统最常见的良性肿瘤,护士的最佳答案是(　　)。
A. 卵巢肿瘤　B. 子宫肌瘤　C. 畸胎瘤
D. 卵巢纤维瘤　E. 卵巢浆液性囊腺瘤

15. 子宫内膜癌病人,出现少量不规则阴道出血,护士提供护理措施中应不包括(　　)。
A. 保留会阴垫,准确估计出血量　B. 保持会阴清洁
C. 及时更换被污染的被褥　D. 嘱病人绝对卧床休息
E. 准确执行医嘱并做好辅助检查

16. 护士应清楚女性生殖系统恶性肿瘤中病死率最高的是(　　)。
A. 子宫颈癌　B. 子宫内膜癌　C. 外阴癌
D. 卵巢恶性肿瘤　E. 子宫内膜息肉

17. 一位患卵巢肿瘤的病人,护士与她讨论卵巢肿瘤最常见的并发症,下列哪种说法表明她已理解了护士的指导(　　)。
A. 瘤蒂扭转　B. 囊肿破裂　C. 感染
D. 恶变　E. 囊性变

18. 护士协助病人选择治疗方案时,应告知病人下列激素中对子宫内膜癌有效的是(　　)。
A. 甲状腺素　B. 肾上腺皮质激素　C. 雄激素
D. 孕激素　E. 雌激素

19. 护士在评估卵巢肿瘤的临床表现时,下列不是卵巢良性肿瘤特点的是(　　)。
A. 多伴有腹水　B. 单侧多见　C. 表面光滑
D. 多为囊性　E. 生长缓慢

二、以下提供若干个案例,每个案例下设若干个考题。请根据各考题题干所提供的信息,在每道下面的A、B、C、D、E五个备选答案中选择一个最佳答案。(A3型题)

(1~2题共用题干)

女性,25岁,闭经2个月,有早孕反应,查子宫如孕2个月大小,左侧扪及圆形囊性肿块,壁薄,直径约6 cm,活动,无压痛。

1. 护士经上述资料的评估,考虑此病人患何种疾病的可能性大(　　)。
A. 卵巢皮样囊肿　B. 卵巢输卵管囊肿　C. 卵巢黄体囊肿
D. 卵巢浆液性囊腺瘤　E. 卵巢黏液性囊腺瘤

2. 上述病人的最佳护理措施是(　　)。
A. 手术切除卵巢肿块　B. 先人工流产再切除卵巢肿块
C. 先切除卵巢肿块再人工流产　D. 密切追踪观察肿块的消长情况

E. 同时切除卵巢肿块及子宫

(3～4题共用题干)

女性,27岁,平素月经规律,突然右下腹部剧痛,前来就诊,查血压11.3/6.7 kPa(85/50 mmHg),痛苦面容,右下腹明显压痛,妇科检查于子宫旁侧可扪及张力较大肿物,无宫颈举痛。

3. 经上述临床资料的评估,首选考虑按(　　)病人制订护理计划。

A. 卵巢肿瘤蒂扭转　　B. 异位妊娠　　C. 急性阑尾炎
D. 卵巢囊肿破裂　　E. 急性盆腔炎

4. 在护理上述病人的过程中,不正确的是(　　)。

A. 保暖,氧气吸入　　B. 密切观察生命征　　C. 小量不保留灌肠
D. 迅速静脉输液、备血　　E. 做好腹部手术常规准备

(5～6题共用题干)

女性,37岁,近2个月来,阴道接触性出血,为排除宫颈癌需做宫颈刮片细胞学检查。

5. 护士应该清楚,该项检查取材部位应是(　　)。

A. 鳞状上皮区　　B. 子宫颈管内　　C. 非典型增生区
D. 鳞－柱状上皮交界区　　E. 鳞状上皮化生区

6. 此病人最终被确诊为宫颈癌Ib,正确治疗方法为(　　)。

A. 化疗　　B. 手术　　C. 激素治疗
D. 随访观察　　E. 激光治疗

三、以下提供若干组考题,每组考题共同使用在考题前列出的A、B、C、D、E五个备选答案,请从中选择一个与考题关系密切的答案。每个备选答案可能被选择一次、多次或不被选择。(B型题)

(1～3题共用备选答案)

A. 宫颈癌　　B. 子宫内膜癌　　C. 外阴癌
D. 绒癌　　E. 卵巢恶性肿瘤

1. 发病率最高的是(　　)。

2. 最难早期发现的是(　　)。

3. 化疗效果最好的是(　　)。

四、以下每道考题下面有A、B、C、D、E五个备选答案,请从中选择所有正确的答案。(X型题)

1. 护士在进行健康教育时,应告诉病人宫颈癌的高危因素有(　　)。

A. 早婚　　B. 早育　　C. 宫颈糜烂
D. 多产　　E. 病毒感染

2. 护士在协助卵巢肿瘤病人选择手术方式时,应注意考虑的问题是(　　)。

A. 肿瘤的性质　　B. 肿瘤侵犯的部位　　C. 病人的年龄
D. 致病因素　　E. 病人对手术的耐受性

五、病例分析

1. 某女,60岁,以“绝经7年,阴道少量出血2次”之主诉入院。护理评估:体温36.8 ℃,

脉搏 76 次/min，呼吸 18 次/min，血压 17.3/10.7 kPa（130/80 mmHg），心肺未见异常，腹部平软，无压痛、反跳痛。子宫正常大小、活动、稍软、无压痛，双侧附件未扪及异常。病人入院后，积极术前准备，准备手术治疗。

（1）你认为对该病人还需进一步收集哪些评估资料？

（2）病人目前存在的主要护理问题有哪些？请针对你提出的护理问题制订出相应的护理措施。

2. 某女，35 岁，以“发现右下腹包块 3 个月”之主诉入院。护理评估：体温 37.0 ℃，脉搏 80 次/min，呼吸 16 次/min，血压 16.0/9.3 kPa（120/70 mmHg），心肺未见异常，腹部平软，无压痛、反跳痛。子宫正常大小、活动、质中、无压痛，右侧附件区可扪及一 7 cm × 6 cm × 6 cm 包块，囊性、活动、表面光滑、无压痛、无腹水。

（1）首先考虑该病人患的是何疾病？

（2）若病人肿瘤发生恶变，准备行腹腔化疗，请你为该病人制订一份护理计划。

（赵风霞）

第二十章 妊娠滋养细胞疾病病人的护理

学习要点

1. 掌握葡萄胎、侵蚀性葡萄胎、绒毛膜癌的护理评估、护理措施。
2. 熟悉葡萄胎、侵蚀性葡萄胎、绒毛膜癌的辅助检查、治疗原则。
3. 掌握化疗病人的护理措施。
4. 了解葡萄胎、侵蚀性葡萄胎、绒毛膜癌的概述、病理。

妊娠滋养细胞疾病(gestational trophoblastic disease,GTD)是一组来源于胎盘绒毛滋养细胞的疾病。按滋养层细胞增生程度、有无绒毛、侵蚀能力及其他生物学特性,分为葡萄胎、侵蚀性葡萄胎和绒毛膜癌(简称绒癌)。

滋养细胞是胎儿附属物,对母体可视为一种同种异体移植物。在正常妊娠时,滋养细胞可直接从母体吸收养分或将物质分解、合成供胚胎生长;也可脱落入血窦内随血流游走至远处脏器,如肺、阴道、子宫肌层,但不造成破坏,它的侵蚀范围仅限于蜕膜层内,正常滋养细胞的这种功能随着妊娠终止而消退。

在某种情况下,滋养细胞过度增生,侵蚀能力增强,可深达子宫肌层,甚至转移到远处,危及母体生命,而成为滋养细胞疾病。滋养细胞疾病绝大部分继发于妊娠,非妊娠性滋养细胞疾病不属于本章讨论内容。

第一节 葡 萄 胎

葡萄胎

一、概述

葡萄胎(hydatidiform mole,HM)是由于滋养层细胞增生和绒毛间质水肿,使绒毛变成了大小不一的水泡,相互间有细蒂相连成串,如葡萄状,故称葡萄胎(图 20－1)。葡萄胎分为完全性葡萄胎和部分性葡萄胎两类,多数为完全性葡萄胎。

二、护理评估

(一) 健康史

询问病人的年龄、月经史、生育史,有无病毒感染史。了解病人及其家族的既往疾病史,包括滋养细胞疾病病史。询问本次妊娠的反应，有无妊娠剧吐、阴道出血等。

（二）身体评估

1. 停经后阴道出血　是最常见的症状。多数病人在停经 8 ~12 周后出现不规则反复阴道出血，时断时续，开始量少，以后逐渐增多，可因反复大量出血造成贫血及继发感染。评估阴道出血的时间、量及排出物的性状，了解排出物中是否可见水泡状物。

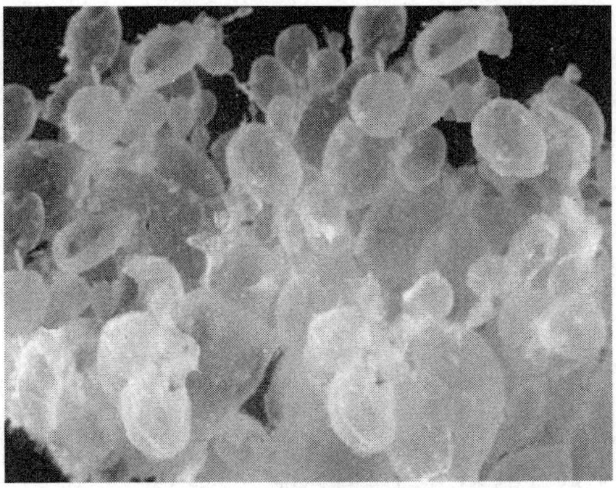

图 20 -1　良性葡萄胎

2. 妊娠呕吐及妊娠期高血压疾病　病人妊娠呕吐及妊娠期高血压疾病的症状出现较早且严重。评估有无妊娠呕吐、高血压、蛋白尿、水肿等表现及持续的时间，了解其轻重程度。

3. 腹痛　由于葡萄胎迅速增长，使子宫急速增大，导致下腹部胀痛。若发生黄素化囊肿扭转或破裂则为急性腹痛。评估其疼痛的部位、程度、性质，了解有无阴道出血等伴随症状。

4. 子宫异常增大　由于滋养细胞增生及宫腔积血，子宫异常增大，质地极软。评估子宫的大小、质地，能否触及胎体、听到胎心音，询问有无胎动感。少数胚胎因水泡退行性变，停止发育，子宫小于停经月份。

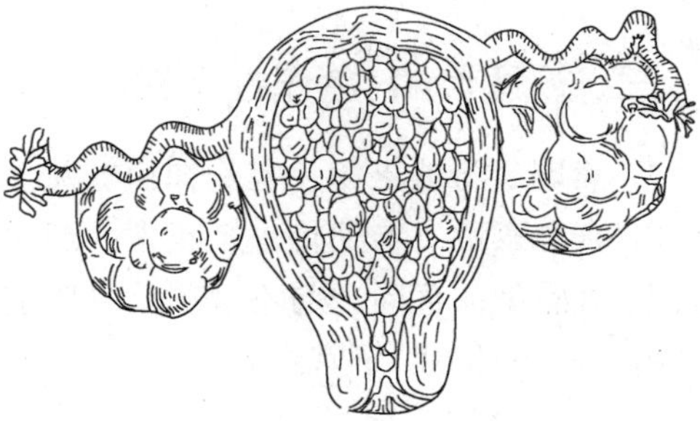

图 20 -2　良性葡萄胎及双侧卵巢黄素化囊肿

5. 卵巢黄素化囊肿　由于滋养细胞增生，产生大量人绒毛膜促性腺激素（HCG），刺激卵巢，使之过度黄素化而形成囊肿，称卵巢黄素化囊肿（图 20 -2）。多为双侧性，大小不一。常在水泡状胎块清除后 2 ~4 个月自行消失。

（三）心理社会资料

葡萄胎一旦确诊，病人及其家属会有极大的不安，担心本次妊娠的结局及对今后生育的影响，并表现出对清宫手术的恐惧。

（四）辅助检查

1. 人绒毛膜促性腺激素（HCG）测定　常用的 HCG 测定方法是尿 HCG 酶联免疫吸附试验和血 β-HCG 放射免疫测定。葡萄胎时血 β-HCG 在 100 000 U/L 以上，常超过 1 000 000 U/L，且持续不降。

2. 超声检查

（1）B 型超声检查　子宫腔内充满了弥漫分布的光点和小囊样无回声区，呈现“落雪状”图像，见不到妊娠囊及胎心搏动，或可见较小的胚胎位于子宫一侧。

（2）超声多普勒检查　无胎心音，仅能听到子宫血流杂音。

知识库

葡萄胎的病因与病理

葡萄胎真正发病原因不明，可发生在生育妇女的任何年龄。年龄大于 40 岁或小于 20 岁是发生完全性葡萄胎的高危因素，部分性葡萄胎与孕妇年龄无关；完全性葡萄胎有家族易感性及再发倾向；其发生率有明显的地域差异，东南亚地区发病率比欧美国家高；营养不良、病毒感染、细胞遗传异常等也可能与发病有关。部分性葡萄胎可能与口服避孕药和不规则月经等有关，与年龄和饮食无关。

葡萄胎是一种滋养细胞的良性病变，组织学检查的主要病理特点为：滋养细胞增生，绒毛间质水肿，间质内胎源性血管消失。葡萄胎病变局限于子宫腔内，不侵入肌层也不发生远处转移。葡萄样水泡大小不一，小的如米粒，大的直径为 1～2 cm。水泡壁薄、透亮，内含黏液性液体，水泡间隙充满血液及凝血块。完全性葡萄胎时，子宫膨大，整个子宫腔充满水泡，胎盘绒毛全部变性，无胎儿及附属物可见。部分性葡萄胎时，仅有部分胎盘绒毛发生水泡状变，故胚胎可以存活。

三、护理诊断/合作性问题

1. 焦虑　与缺乏相关疾病知识有关。
2. 自尊紊乱　与期待一个正常的新生儿不能满足有关。
3. 有感染的危险　与不规则反复阴道出血及机体抵抗力降低有关。
4. 潜在并发症：子宫穿孔。

四、护理目标

1. 病人情绪稳定，并获得相关知识和信息。
2. 病人自信心增强。
3. 病人能说出引起感染的危险因素及预防措施，不发生感染。
4. 病人有良好的结局，不发生子宫穿孔。

五、治疗原则和护理措施

（一）治疗原则

葡萄胎一经确诊应立即行清宫术，必要时予子宫切除及预防性化疗。年龄在 40 岁以上、无再生育要求、子宫迅速增大、有恶变可疑者可行子宫切除。存在恶变的高危因素时给予预防性化疗：如年龄大于 40 岁；葡萄胎排出前 HCG 值异常升高，葡萄胎清除后 HCG 值下降缓慢；

病理报告提示滋养细胞高度增生或伴有不典型增生;出现可疑的转移灶;无条件随访者。

(二)护理措施

1. 病情监护

(1)阴道出血　注意观察病人阴道出血情况,若排出物中有水泡状组织,应收集标本送病理学检查。

(2)生命体征　注意观察病人的血压、脉搏、呼吸、面色、神志等情况,以了解病情变化。监测体温,及时发现感染征兆。

2. 治疗配合

(1)清宫术的护理　清宫是葡萄胎的首选治疗措施。① 术前配血备用,建立静脉通道,做好应急抢救药品、物品准备及术前准备。② 做好术中配合,同时密切观察病人情况,注意有无面色苍白、出冷汗、口唇发绀和腹痛等表现,及时监测生命体征,按医嘱使用缩宫素,加强宫缩,防止术中子宫穿孔和大出血的发生。③ 每次刮出物均应及时送病理检查,注意挑选较小的及靠近子宫壁的葡萄状组织送检。④ 对于子宫过大者,可在 1 周后行第二次清宫术。⑤ 术后按医嘱使用缩宫素及抗生素,促进宫缩及预防感染。

(2)子宫切除术的护理　病人按妇科腹部手术病人常规护理。

(3)预防性化疗的护理　具体内容参见本章第三节。

3. 一般护理

(1)提供安静、舒适的休息环境,保证充足的睡眠。

(2)指导病人进食高蛋白质、高维生素、清淡、易消化的食物,少食多餐,必要时静脉补液,保证所需营养及液体的摄入。

(3)保持外阴局部清洁干燥,每日清洗外阴,使用消毒卫生垫。

(4)介绍病房环境及规章制度,介绍主管护士、医生,帮助病人尽快熟悉和适应病房环境。

4. 心理护理　鼓励病人表达其内心感受,护士在详细评估病人心理问题的基础上,针对个体病人提供医疗及护理信息。讲解葡萄胎发生、发展以及治疗的过程,如清宫、随访等,让病人了解葡萄胎是良性病变,经过治疗后能恢复正常,减轻病人焦虑及恐惧心理,增强战胜疾病的信心。

5. 健康教育

(1)随访　葡萄胎的恶变率为 10% ~25%,故应定期随访。① 随访时间:葡萄胎清除后每周作 1 次尿或血 HCG 测定,直到降至正常水平。开始 3 个月内仍每周复查 1 次,此后 3 个月每 2 周 1 次,然后每月 1 次持续半年,第 2 年起改为每半年 1 次,共随访 2 年。② 随访内容:除每次必须监测 HCG 外,应注意有无阴道出血、咳嗽、咯血及其他转移灶症状,了解子宫是否恢复到正常大小,黄素囊肿是否消退,并做盆腔 B 型超声、X 线胸片检查。③ 避孕:在随访的第 1 年应坚持避孕。宜选用阴茎套避孕。宫内节育器可混淆子宫出血原因,故不宜使用。

(2)其他　教会有阴道出血的病人注意观察阴道出血的量、性质和颜色,及早发现异常,及时与医护人员联系;保持会阴部清洁,预防感染;正确留置尿标本,一般情况下清晨第 1 次尿作为尿 HCG 检查的标本。

六、护理评价

1. 病人能了解疾病的信息，焦虑减轻，情绪稳定。
2. 病人能与家属和医护人员讨论疾病知识及以后妊娠问题。
3. 病人能采取预防感染的措施，进行自我护理。
4. 病人顺利经历手术过程，未出现并发症。

第二节 侵蚀性葡萄胎与绒毛膜癌

一、概述

侵蚀性葡萄胎(invasive hydatidiform mole, IHM)是指葡萄胎组织侵入子宫肌层或转移至子宫以外(图 20-3)。侵蚀性葡萄胎继发于良性葡萄胎之后，具有恶性肿瘤的特征。一般认为有5%～20%的葡萄胎可发展成侵蚀性葡萄胎，大多数发生在葡萄胎清除后6个月以内。预后较好。滋养细胞有不同程度的增生，并有出血和坏死，但仍可见变性的或完好的绒毛结构。

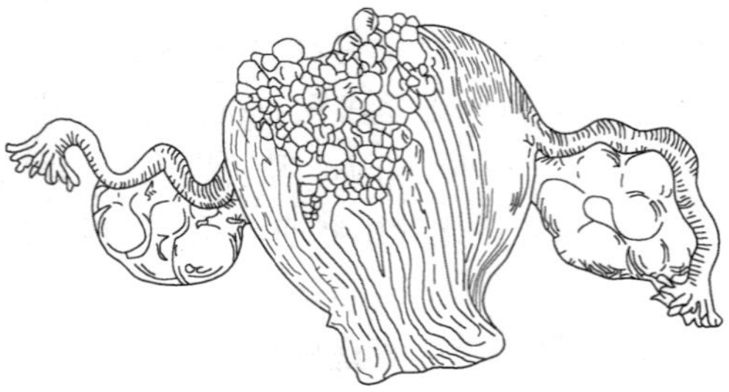
图 20-3 侵蚀性葡萄胎及双侧卵巢黄素囊肿

绒毛膜癌(choriocarcinoma, CC)是一种高度恶性的滋养细胞肿瘤，具有更广泛的侵蚀和转移能力，早期就可通过血液转移至全身各个组织器官，引起出血坏死。常发生于葡萄胎、流产、足月妊娠、异位妊娠后。病人多为育龄妇女，少数可发生于绝经后，因滋养细胞具有可隐匿多年的特性。滋养细胞极度不规则增生，完全丧失绒毛结构。

二、护理评估

(一) 健康史

采集病人的月经史、生育史、既往史、家族史，包括滋养细胞疾病史；询问葡萄胎第一次清宫的资料，包括时间、水泡大小、量等；清宫次数及清宫后阴道出血的量、质、时间；子宫复旧情况；收集随访的资料；询问原发病灶及转移灶的症状；了解肺X线检查结果。

(二) 身体评估

1. 原发灶症状评估　阴道不规则出血为最常见、最主要的症状。在葡萄胎排空、足月产、流产、异位妊娠之后有持续不规则阴道出血，或月经恢复正常数月后又出现阴道出血，量多少不定。当滋养细胞突破子宫时，则有腹腔内出血及腹痛。长期出血者可继发贫血。子宫复旧延迟，黄素囊肿持续存在。评估阴道出血出现的时间、血量、性状，了解子宫大小、形状、复旧情况及盆腔两侧可否触及增大的黄素囊肿。

2. 转移灶症状评估　肿瘤主要经血行播散，最常见和较早的是肺转移（80%），可出现咳嗽、咯血、胸痛、憋气等，评估这些症状的严重程度；其次是阴道（30%）、盆腔（20%）转移，了解阴道有无紫蓝色转移结节及结节破溃引起的大出血；再次是肝（10%）和脑（10%）转移等，脑转移是绒毛膜癌死亡的最常见原因。评估是否有上腹部或肝区疼痛及失明失语、猝然跌倒、头痛、呕吐、抽搐、昏迷甚至脑疝的发生。

3. 侵蚀性葡萄胎与绒毛膜癌的鉴别　见表 20－1。

表 20－1　侵蚀性葡萄胎与绒毛膜癌的鉴别

鉴别点	侵蚀性葡萄胎	绒毛膜癌
病史	发生于良性葡萄胎后	发生于良性葡萄胎、流产、足月产、异位妊娠后
病理检查	有绒毛结构	无绒毛结构
潜伏期	葡萄胎排出后半年内	葡萄胎排出后 1 年以上
脑转移	较少	较多见

（三）心理社会资料

评估病人对疾病的反应，病人是否存在不适、悲哀、痛苦、无助感、恐惧感，担心疾病的预后，害怕化疗等情绪。若需要手术，生育过的病人因为要切除子宫而产生心理负担；未生育的病人则因为生育无望而感绝望，迫切希望得到亲人的理解、帮助。

（四）辅助检查

1. 血、尿 HCG 测定　葡萄胎排空后 9 周以上，或流产、足月产、异位妊娠后 4 周以上，血 β-HCG持续高水平，或一度下降后又上升。

2. B 型超声检查　子宫增大不规则，子宫壁可见不均质低回声区，形态不规则。

3. 其他影像学检查　胸部 X 线片检查可发现肺部转移病灶，表现为片状及结节状阴影改变；CT 可发现脑、肝部转移灶及早期肺转移病灶；磁共振可用于脑转移和盆腔病灶的诊断。

4. 组织学检查

（1）侵蚀性葡萄胎　滋养细胞过度增生及不典型增生的程度不等，但有绒毛结构。

（2）绒毛膜癌　可见增生的滋养细胞大片地侵犯子宫肌层及血管，伴有大量出血坏死，而未见绒毛结构。

三、护理诊断/合作性问题

1. 自我形象紊乱　与较长时间住院、化疗及手术有关。

2. 活动无耐力　与化疗不良反应、腹痛、存在转移灶有关。

3. 有感染的危险　与长期阴道出血及化疗有关。

四、护理目标

1. 病人能通过自我调节，正确面对现实。

2. 病人能接受为其制订的活动计划，提高活动耐力。

3. 病人不发生感染。

五、治疗原则和护理措施

（一）治疗原则

治疗原则是以化疗为主，手术为辅。对脑转移和肺部耐药病灶的病人，可加用放疗。滋养细胞疾病是所有肿瘤中对化疗最敏感者，即使病人已有广泛的转移，化疗后大部分病人仍能取得根治效果。

（二）护理措施

1. 病情监护

（1）观察阴道出血的量、质、色，出血多时注意监测生命体征的变化。

（2）注意观察有无腹痛及腹痛的部位、范围、程度及持续时间。

（3）观察有无咳嗽、咯血、呼吸困难、头痛、呕吐、抽搐、昏迷等转移灶症状出现。

2. 治疗配合

（1）肺转移病人的护理　① 卧床休息，出现呼吸困难给予半卧位并输氧。② 按医嘱给予镇静剂及化疗药物。③ 大咯血时立即通知医生，同时置病人头低侧卧位，轻击背部，及时清除积血，保持呼吸道通畅。

（2）阴道转移病人的护理　① 注意观察阴道有无破溃出血及出血的量、色等。② 禁止不必要的阴道检查及盆腔检查，以防发生转移灶破溃导致大出血。严禁阴道冲洗。③ 准备好各种抢救器械和药品，配血备用。④ 发生破溃大出血时，立即通知医生并配合抢救，用消毒纱条填塞阴道压迫止血，按医嘱给予输液、输血，并注意监测生命体征的变化。⑤ 填塞纱条于 24 ~ 48 h 内取出，保持外阴清洁，每天外阴擦洗 2 次，按医嘱给予抗生素。

（3）脑转移病人的护理　① 病人置于单间并有专人护理，病室内保持空气新鲜，暗化光线，防止强光引起病人烦躁、紧张、头痛而加重病情，抽搐的病人安置床档，防止发生意外。② 按医嘱给予吸氧、止血、脱水及化疗等。③ 重视病人早期症状，并采取必要的护理措施，预防病人猝然跌倒及吸入性肺炎、咬伤、褥疮等并发症的发生。

（4）检查的护理　做好 X 线胸片、HCG 测定、B 型超声、CT 等项目的检查配合。

3. 一般护理

（1）休息　卧床休息、适当运动，避免疲劳。

（2）饮食　鼓励病人进高营养、高蛋白质、高维生素、易消化的饮食，纠正贫血，改善机体状况，以增强机体抵抗力。

（3）其他　保持室内空气新鲜，定时通风，定期消毒病房及病人用物，严格控制探视，避免交叉感染。

4. 心理护理　鼓励病人诉说痛苦及失落感，让病人充分表达自己的心理感受。给病人讲解疾病发生发展的过程，并提供医疗及护理信息。向病人介绍一些有效心理应对的方法，如倾诉心理感受，听音乐、看书报等，减轻心理应激反应。

5. 健康教育　指导病人按时完成每个疗程的化疗，注意休息，避免疲劳及受凉，预防感冒。阴道有转移者，应禁止性生活，卧床休息，以免引起溃破大出血。注意保持外阴清洁，以预防感染。出院后严密随访，第1年内每月随访1次，1年后每3个月随访1次，持续至第3年，再每年1次至第5年，此后每2年1次。随访内容同葡萄胎。随访期间严格避孕，于化疗停止12个月后方可妊娠。

六、护理评价

1. 病人能正确接受当前身体外表的改变，安心住院，接受治疗。
2. 病人按护理指导参加适当的体力活动。
3. 病人能采取预防感染的措施，进行自我护理。

第三节　化疗病人的护理

一、概述

临床上已广泛采用化学药物治疗（简称化疗）恶性肿瘤，通过化疗，能使许多恶性肿瘤病人的症状得到缓解，甚至达到基本根治。对滋养细胞疾病，化疗已是首选的治疗方法，而该病也是所有肿瘤中对化疗最为敏感的一种。

知识库

化疗常用药物的种类

目前临床上常用的化疗药物很多，根据药物的性质可分为：①烷化剂：是细胞周期非特异性药物，常用药物有邻脂苯芥（抗瘤新芥）、硝卡芥（消瘤芥）、氮芥、环磷酰胺（cyclophosphamide，CTX）。②抗代谢药：属于细胞周期特异性药物，能干扰核酸代谢，导致肿瘤细胞死亡。常用药物有氟尿嘧啶（fluorouracil，5-Fu）、甲氨蝶呤（methotrexate，MTX）。③抗肿瘤植物药：常用药物有长春碱、长春新碱（vincristine，VCR）、紫杉醇。④抗肿瘤抗生素：是细胞周期非特异性药物，常用药物有放线菌素D即更生霉素（KSM）。⑤其他类抗肿瘤药物：如顺铂。

知识库

化疗药物的作用机制

化疗药物的主要作用机制为：①影响去氧核糖核酸（DNA）的合成。②直接干扰去氧核糖核酸（DNA）的复制。③干扰转录，抑制信使RNA（mRNA）的合成。④阻止蛋白质的合成。⑤阻止纺锤丝的形成。

二、护理诊断/合作性问题

1. 营养失调:低于机体需要量　与热量摄入减少及化疗所致的消化道反应有关。
2. 体液不足　与化疗所致的恶心、呕吐、腹泻有关。
3. 自我形象紊乱　与化疗所致的脱发有关。
4. 有感染的危险　与化疗所致的白细胞减少,机体抵抗力降低有关。

三、护理目标

1. 能满足机体的营养需要,病人营养状况改善。
2. 病人补充足够的水分。
3. 病人能维持良好自尊。
4. 病人没有感染。

四、护理措施

(一)一般护理

1. 休息　化疗前病人每天要保证足够的睡眠时间,一般成人每日睡眠时间不少于8 h。

2. 饮食　保证所需营养及液体的摄入。饮食注意菜肴的色香味调配,鼓励病人进食高蛋白质、富含维生素、易消化的食物,多食水果、蔬菜。必要时,按医嘱给予静脉补液。

(二)化疗前准备

1. 心理准备　让病人了解本次化疗用药情况以及化疗一般常识。激发病人乐观自信的心理,动员周围的人关心体贴病人,建立良好的护患关系,为病人创造温馨舒适、安静优雅的生活环境,还可以指导病人通过做气功、听音乐等形式放松心情,消除紧张心理。

2. 准确测量体重　化疗前准确测量并记录体重,以正确计算及调整药量,若体重不准确,用药剂量过大,可发生中毒反应;过小则影响疗效。测量体重时应首先核准磅秤,选择在清晨,病人空腹、排空大小便后,由护士进行测量,必要时需两人核对,酌情减去衣服质量。

3. 做好化疗防护工作　为避免化疗药物不慎接触裸露皮肤,护士在配药、给病人进行操作时均应戴好帽子、口罩、手套,操作后应及时洗手。有条件的应使用生物安全柜配制化疗药物。

4. 配合医生完成必要的检查　如血常规、肝功能、肾功能、心电图、B型超声、X线胸片等检查,必要时做CT或磁共振等检查。

(三)化疗中的护理

1. 根据医嘱严格三查七对,正确溶解和稀释药物,保证药物完全溶解,做到现配现用,在常温下从配置到使用一般不超过1 h,尤其是氮芥类药物。按医嘱控制给药速度。

2. 对需要避光的药物,如放线菌素D、顺铂等,使用时用避光罩包好。

3. 合理使用静脉血管,并注意保护血管,从远端小静脉开始有计划地穿刺,尽量减少穿刺的次数。

4. 注射时严防药液外渗，先用生理盐水穿刺成功后，接化疗药物的液体，滴完后用生理盐水 10 mL 冲洗静脉。一旦发现药液外渗，立即停药，用生理盐水或普鲁卡因局部封闭，并用冰袋冷敷或硫酸镁湿敷，嘱病人局部 24 h 不可接触热物，以减轻疼痛和肿胀，防止局部组织坏死。

5. 腹腔化疗者应注意变动卧位，使药物尽量接触腹腔的各个部位，效果更好。

6. 动脉插管者，绝对卧床休息，控制滴速，拔管后用沙袋压迫包扎 24～48 h，防止穿刺处出血，并注意防止感染。出现不良反应时用生理盐水保持动脉灌注的通畅，当反应消退后再酌情恢复用药。

（四）化疗不良反应的护理

抗肿瘤药物在抑制肿瘤细胞生长的同时也影响机体正常的细胞代谢，并且用量越大，不良反应越明显，故化疗有一定的毒性。因此，周密的观察、细致的护理对治疗的顺利进行很重要。

1. 造血功能障碍（骨髓抑制） 骨髓抑制是化疗过程中最常见和最严重的一种毒性反应，同时也是引起严重并发症被迫停药的主要原因。主要表现为外周血液中的白细胞及血小板计数下降。

（1）按医嘱定期测量白细胞计数，当白细胞低于正常值以下时要采取预防感染的措施：安排病人转入指定的病房，有条件者可安排单人病房，每日病房行紫外线照射消毒一次，地面用“84”消毒液擦拭；严格限制探视，禁止带菌者入室，实行保护性隔离；避免病人到公共场所活动，预防感冒；保持口腔、皮肤、会阴部清洁，预防感染；护士要严格各项无菌操作，预防医源性交叉感染的发生。白细胞低于 $3.0\times10^9/L$ 时，应与医生联系考虑停药；白细胞低于 $1.0\times10^9/L$ 时，要进行保护性隔离。

（2）观察病人有无鼻出血、皮下淤血、牙龈出血或阴道活动性出血的倾向，发现异常报告医生及时处理，以免大出血而造成休克的发生。观察体温变化，及时发现感染征象。

（3）如病人血象下降过低或停药后不及时回升，应按医嘱应用抗生素、输新鲜血或白细胞等，预防感染或出血。

2. 消化道反应 消化道上皮也是体内增生活跃的组织，因此也易受抗肿瘤药物的抑制。一般较骨髓抑制出现早，最常见的症状为食欲减退、恶心、呕吐。

（1）给食欲减退、恶心、呕吐者创造一个良好的进食环境，以增加食欲，鼓励病人进食清淡、易消化食物，少量多餐，食用自己平时喜爱的食物。可按医嘱应用镇静剂、止吐剂，必要时给予静脉补充营养，纠正贫血。详细记录 24 h 出入量。

（2）对出现口腔溃疡者，应保持口腔清洁，忌辛辣、过冷或过热等刺激性食物，给予温凉的流质或软食，鼓励病人多喝水、多说话、多进食，促进咽部活动。进食前 15 min 用丁卡因溶液涂敷溃疡面以减少进食疼痛。进食后漱口，并用生肌散或冰硼散等局部涂抹。

（3）当出现腹痛、腹泻时，应观察大便的次数、性质和量，必要时送检，警惕假膜性肠炎的发生。

3. 心、肝、肾功能受损 注意肝功能变化，观察有无药物中毒性肝炎，以及有无心动过速或心力衰竭等心脏受损的表现。观察有无肢体麻木、肌肉软弱、偏瘫等神经系统反应，一般于停药后一定时期内恢复正常，未恢复时不能继续化疗。某些药物对肾有一定的毒性，在化疗过程中通过静脉给予大量液体，同时鼓励病人多饮水，以保证肾的持续灌注，保证尿量，或按医嘱给予解救药，如硫代硫酸钠、碳酸氢钠。观察有无尿急、尿频、血尿等膀胱炎的症状，出现异常及时通知医生。

4. 皮肤、黏膜损伤　化疗期间出现脱发，停药后可逐渐恢复。少数病人出现皮疹，应积极治疗，防止剥脱性皮炎的发生。

（五）心理护理

与病人建立良好的护患关系，关心病人以取得信任，使病人能放心地谈论自身感受。耐心倾听病人诉说，加强与病人及其家属的沟通及解答疑难，介绍化疗药物的作用、不良反应及用药的注意事项，使病人对化疗的反应有充分准备，促进病人克服化疗反应，减轻恐惧、焦虑等不良心理因素。鼓励病人适当地化妆修饰，协助其选择假发、围巾、帽子等装饰物，维护病人的自尊。给病人爱和关心，尽量减少其躯体和精神痛苦，使其能与医护人员合作，主动配合治疗。

（六）健康教育

鼓励病人进食，保证所需营养和液体的摄入。保持口腔清洁，使用软毛牙刷，进食前后用消毒溶液漱口，经常擦身更衣，保持皮肤、会阴部清洁，预防感染。鼓励进行适当的户外活动，增加食欲，动静结合，注意休息，减少消耗。

五、护理评价

1. 病人体重保持在化疗前水平。
2. 病人口腔黏膜保持湿润，无虚弱感。
3. 病人能正确面对自身形象改变，叙述脱发的原因，参加正常社交。
4. 病人在化疗期间无感染发生，体温正常。

病案分析

病人入院基本资料评估

一、一般资料

姓名　苦某　　性别　女　　年龄　29 岁　　职业　工人

民族　汉族　　籍贯　辽宁　　文化程度　高中　　婚姻状况　已婚

地址　××市城西路 196 号　　联系电话　139×××××199

入院时间　2013 年 8 月 26 日　　病历记录时间　2013 年 8 月 26 日

入院方式　步行

入院医疗诊断　绒毛膜癌

主诉　不规律阴道出血 4 个月。

现病史　病人于 2013 年 1 月 20 日初孕足月顺产一胎，阴道恶露持续半月干净。3 个月后无明显原因出现阴道出血，色暗红，淋漓不尽，1 周后血量增加，超过月经量，色鲜红，本院门诊疑胎盘组织残留给予清宫术，术后给予抗感染、止血处理后血止。12 d 后再次阴道出血，以后反复出血又清宫两次，最后一次清出黑红碎烂组织约50 g。刮出物送病理检查提示“大片分化不良滋养细胞，未见绒毛结构”。现出血已持续近4个月。B型超声提示绒癌可能及右侧卵巢有一黄素囊肿，遂以绒毛膜癌收入院。

发病以来病人精神欠佳，无咳嗽、咯血，亦无头痛、呕吐等不适。睡眠饮食尚可，大小便正常，身体较前消瘦，体力有所下降。

月经史 $13\frac{4\sim6}{30\sim32}$，量中等，无痛经，色暗红。末次月经2013年4月13日。

婚育史 26岁结婚，丈夫体健，孕$_1$产$_1$。

既往史 无高血压、心脏病、糖尿病病史。对磺胺类药物过敏。

家族史 无特殊病史。

二、生活习惯及自理能力

饮食 正常　　睡眠 尚可　　大小便 正常

烟酒嗜好 无　　活动能力 体力下降　　心理状况 紧张、略感恐惧

三、家庭情况

家庭成员4人，母亲健在，与丈夫关系和睦，经济收入尚可。

四、身体评估

（一）全身检查

体温36.4 ℃，脉搏84次/min，呼吸19次/min，血压13.7/9.3 kPa(110/70 mmHg)。身高162 cm，体重52 kg。神志清楚，贫血貌。五官正常。心肺无异常，腹部略隆起，肝、脾肋下未触及，肝区无压痛，腹部无压痛及反跳痛，右侧下腹部似触及一包块，质中等，可活动，无明显压痛，移动性浊音(—)。

（二）妇科检查

外阴 已婚，经产型。

阴道 通畅，内存暗红色血液约10 mL。

子宫颈 子宫口松，子宫颈轻度单纯型糜烂。

子宫体 直立约鸭蛋大，质软，无明显触痛。

附件 右侧附件可触及6.0 cm×5.0 cm×5.0 cm囊性肿物，活动、光滑，无压痛。
左侧附件无异常。

（三）辅助检查

血常规检查 红细胞计数2.62×10^{12}/L，血红蛋白85 g/L，白细胞计数9.6×10^{9}/L，中性粒细胞0.72，淋巴细胞0.28。

血β-HCG>600 KU/L。

B型超声 提示绒癌可能及右侧卵巢有一约6.0 cm×5.0 cm×5.0 cm黄素囊肿。

五、治疗措施

目前主要采用化疗、支持疗法及对症处理，必要时行手术治疗。护理计划见表20－2。

表 20-2 绒毛膜癌病人护理计划

护理诊断	护理目标	护理措施
1. 焦虑、恐惧与环境陌生，担心疾病的治疗及预后有关	1. 病人能说出自我的心理感受 2. 病人能尽快适应环境，主动配合治疗	1. 入院时护士热情接待病人，鼓励病人说出自己的焦虑、恐惧感受，并及时解答各种疑问 2. 介绍主管医生、护士、病房环境、有关规章制度，帮助病人尽快适应环境 3. 讲解疾病有关知识及治疗效果 4. 指导病人学会使用减轻和消除焦虑、恐惧的调节方法，如听音乐、读小说、谈心、散步等
2. 阴道出血与滋养细胞脱落坏死或侵蚀子宫内膜，导致血管破裂有关	1. 病人能说出阴道出血的原因及治疗措施 2. 病人阴道出血量减少或停止 3. 病人的生命体征维持在正常范围	1. 注意观察病人阴道出血的性质及出血量，若排出物中有水泡状组织，应收集标本送病理学检查 2. 鼓励病人进富含营养饮食，纠正贫血，增强机体抵抗力 3. 观察病人血压、脉搏、呼吸及阴道出血量，若发生大出血时，及时通知医生，并协助抢救 4. 协助医生行清宫术 5. 保持病人会阴部清洁卫生，每日擦洗会阴 2 次，使用消毒会阴垫，勤换内裤，预防感染
3. 咳嗽 与病变转移，侵犯肺组织有关	1. 病人能说出咳嗽的原因和治疗措施 2. 病人咳嗽症状减轻	1. 解释咳嗽的原因及治疗措施 2. 让病人注意休息，避免疲劳及受凉，预防感冒 3. 协助病人胸部拍片，监测肺部转移灶的变化 4. 指导病人有效咳嗽和排痰的方法，防止发生坠积性肺炎 5. 遵医嘱应用抗生素及治疗咳嗽药物 6. 若出现咳血痰及大量咯血及时协助医生抢救
4. 自我形象紊乱 与化疗所致的脱发有关	1. 病人能说出脱发的原因及内心感受 2. 病人能通过自我调节正确面对现实	1. 关心体贴病人，耐心倾听病人说出内心感受，给予心理安慰及支持 2. 解释脱发原因，告知病人化疗期间出现的脱发，停药后可逐渐恢复，消除病人的顾虑 3. 指导病人不要用力梳理头发，戴假发或戴帽，注意修饰 4. 加强病人之间沟通，增强其自信心和自尊
5. 口腔黏膜改变 发生溃疡与化疗的不良反应有关	1. 病人能说出发生口腔溃疡的原因及护理措施 2. 病人能养成良好的口腔卫生习惯 3. 病人口腔溃疡疼痛减轻，溃疡逐渐愈合	1. 解释口腔溃疡发生的原因和护理措施 2. 指导病人养成良好的口腔卫生习惯，如用软毛刷刷牙，饭前、饭后漱口，避免进有刺激性的食物 3. 减轻口腔溃疡疼痛及促进口腔溃疡的愈合 (1) 每日用生理盐水清理口腔两次 (2) 溃疡表面涂生肌散或冰硼散 (3) 溃疡局部喷涂 0.5% 普鲁卡因减轻疼痛

续表

护理诊断	护理目标	护理措施
6. 活动耐力下降　与胃肠道反应,营养摄入不足,体质虚弱有关	1. 病人能说出营养失调,活动无耐力的原因 2. 病人能叙述加强营养对疾病康复的重要性,并接受为其制订的活动计划 3. 病人营养状况明显改善	1. 解释活动耐力下降的原因,以及增强营养对疾病康复的重要性 2. 指导病人进高热量、高蛋白质、高维生素、易消化的食物,增强体质,提高活动耐力 3. 化疗期间每周测体重 4. 遵医嘱运用止吐、止泻的药物 5. 观察病人营养改善情况。注意休息,根据体力适当活动,并观察病人活动耐力恢复情况
7. 有感染的危险　与化疗引起的白细胞减少,机体免疫功能降低有关	1. 病人能说出发生感染的原因、症状及预防措施 2. 病人不发生感染	1. 解释易发生感染的原因、症状及预防措施 2. 病房每日空气消毒一次,地面用“84”消毒液擦拭 3. 严格控制陪伴,避免交叉感染,进行保护性隔离 4. 保持口腔、皮肤、会阴部清洁,预防感染;注意保暖,预防感冒 5. 鼓励病人进食,增强机体抵抗力 6. 观察体温变化情况。及时监测血象,发现异常,提醒医生停止化疗 7. 遵医嘱运用抗生素、输鲜血

责任护士　王某

护士长　李某

自 测 题

一、以下每道考题下面有 A、B、C、D、E 五个备选答案,请从中选择一个最佳答案。(A1 、A2 型题)

1. 陈某,22 岁。停经 2 个月,初步诊断为葡萄胎。护士在对其进行身体评估时价值不大的临床资料是(　　)。

A. 不规则阴道出血 10 d　　B. 子宫底脐耻之间

C. 近两天咳嗽、流涕、咽部疼痛　　D. 下腹轻度胀痛

E. 阵发性下腹胀痛

2. 关于葡萄胎的病因病理,不正确的是(　　)。

A. 滋养细胞不同程度增生　　B. 滋养细胞局限于子宫内,不侵犯肌层

C. 病毒感染　　D. 体腔上皮化生

E. 营养不良

3. 柳某,34 岁,接受化疗治疗侵蚀性葡萄胎 1 个疗程。在此期间护士对她进行的口腔护理不正确的是(　　)。

A. 化疗开始即指导病人清洁口腔

B. 必要时在进食前后用黏膜麻醉剂及消炎药喷撒创面

C. 避免食用酸、辣、过冷、过热及粗糙的食物

D. 每天检查口腔 3 ~4 次

E. 发现口腔有溃疡应立即停止化疗

4. 邢某，44 岁。既往史：葡萄胎。今日再次出现阴道不规则出血。为了明确诊断护士应主要依靠（　　）。

A. 继发于葡萄胎的时间　　B. 症状轻重

C. 有无阴道转移　　D. 有无黄素囊肿

E. 病理切片有无绒毛结构

5. 唐某，35 岁。葡萄胎清宫术后 5 个月，今日随访，尿妊娠试验（+），护士应告知（　　）。

A. 葡萄胎复发　　B. 检验结果可能有误，不用担心

C. 再次妊娠　　D. 有可能恶变，须进一步检查

E. 正常现象

二、以下提供若干个案例，每个案例下设若干个考题，请根据考题题干所提供信息，在每道题下面的 A、B、C、D、E 五个备选答案中选择一个最佳答案。（A3 、A4 型题）

（1 ~2 题共用题干）

张某，26 岁，G_1P_0。停经 8 周，下腹胀痛伴阴道不规则出血 5 d。护理评估：阴道出血超月经量，其中有水泡状物，子宫软，宫底脐耻之间。病人情绪激动，担心自身健康及预后。

1. 针对病人的心理状态，护士进行护理时的重点应为（　　）。

A. 保持病室安静整洁　　B. 定期消毒，避免交叉感染

C. 介绍疾病相关知识，鼓励病人乐观自信　　D. 帮助病人选择合适体位

E. 协助病人进行相关检查

2. 治疗后指导病人随访时间至少（　　）。

A. 1 年　　B. 2 年　　C. 3 年　　D. 4 年　　E. 5 年

（3 ~7 题共用题干）

余某，38 岁，孕$_1$ 产$_0$。停经 58 d，阴道反复出血，早孕反应明显。检查：子宫软，宫底耻上 3 横指。

3. 护士应该清楚，该病人目前的首选处理原则是（　　）。

A. 保胎治疗　　B. 子宫次全切除　　C. 清宫术

D. 全子宫切除　　E. 预防性化疗

4. 第 1 次手术和第 2 次手术间隔时间一般为（　　）。

A. 1 周　　B. 1 个月　　C. 3 个月　　D. 半年　　E. 1 年

5. 术后指导病人进行随访的内容不包括（　　）。

A. 测 HCG　　B. 随访期间注意避孕　　C. 注意有无咳嗽

D. 测量基础体温　　E. 必要时做胸部 X 线检查

6. 12 个月后，病人再次出现不规则少量阴道出血，咳嗽、胸痛。初步考虑病人可能为（　　）。

A. 葡萄胎　　B. 侵蚀性葡萄胎　　C. 绒毛膜癌
D. 子宫内膜癌　　E. 卵巢癌

7. 目前病人正在接受化疗。护士在用药护理的过程中不正确的操作是(　　)。
A. 药物仔细核对,现用现配
B. 注意保护静脉,从远端开始穿刺
C. 腹腔化疗者应注意变动体位
D. 做好自身的防护工作
E. 一旦发现药液外漏,立即停药,局部热敷,减轻疼痛和肿胀

(熊　瑛)

第二十一章　妇产科手术护理

学习要点

1. 了解妇产科常见腹部、外阴、阴道手术范围。
2. 熟悉妇产科腹部、外阴、阴道手术的护理诊断及护理目标。
3. 掌握妇产科腹部、外阴、阴道手术的术前准备、术后护理措施。

第一节　腹部手术病人的护理

一、腹部手术前的护理

（一）概述

妇产科腹部手术根据疾病的轻、重、缓、急，可分为择期手术、限期手术、急诊手术三种；根据手术部位主要分为剖宫产术、剖腹探查术、附件切除术、次全子宫切除术、子宫全切术、全子宫及双侧附件切除术、肿瘤细胞减灭术等。腹部手术前护理的目的是尽可能使受术者的身心处于最佳状态，平静地接受手术，避免或减少并发症的发生，使病人早日康复。

（二）护理评估

1. 健康史　评估病人的年龄、职业、药物过敏史、月经史、婚育史、既往史等，全面了解病人的健康状况和接受麻醉及手术的耐受力；过去曾施行过手术者，应详细询问病人既往诊断、手术情况、效果；从病人所患疾病中了解手术名称、手术范围及病人目前需要解决的主要问题。

2. 身体评估　评估病人的生命体征，如体温过高者应观察体内是否存在感染灶、炎症或代谢失调，血压过高者应观察其波动范围及原因；评估肺、心、肝、肾等重要脏器的功能；观察病人皮肤的颜色、弹性，了解有否贫血、营养不良，正确评估病人对手术的耐受力。

3. 心理社会资料　病人由于陌生的住院环境，恐惧手术对生命的威胁，害怕手术引起疼痛，担心子宫或卵巢等生殖器官的切除，会失去女性特征、影响夫妻关系或过早衰老，而对手术产生焦虑、紧张、恐惧、悲观或消极等各种不良的心理状态。

4. 辅助检查　心电图、胸部 X 线片、B 型超声检查，血、尿、便三大常规，出凝血时间、血型、血交叉配血试验，肝、肾功能测定，血生化等检查，了解重要器官的功能。

（三）护理诊断/合作性问题

1. 恐惧　与担心手术能否顺利、手术的效果及预后有关。
2. 知识缺乏　缺乏有关疾病诊治、手术前准备、麻醉及护理方面的知识。
3. 自尊紊乱　与手术切除某生殖器有关。

（四）护理目标

1. 病人能说出恐惧的心理感受，能运用减轻恐惧的调节方法，保持情绪稳定。
2. 病人能叙述有关疾病诊治、术前准备及手术前配合的知识。
3. 病人对手术切除生殖器有正确的认识。

（五）护理措施

1. 病情监护　根据医嘱观察生命体征。如病人有发热、脉搏或血压异常等情况应及时查明原因，积极处理后再行手术。病人若月经来潮，应报告医生，推迟手术时间。

2. 治疗配合

（1）皮肤准备　术前 1 d 淋浴、更衣、剪指甲，然后行手术区域皮肤准备。其范围上至剑突下，两侧至腋中线，下达大腿上 1/3 处及外阴部的皮肤，尤其注意脐部清洁。备皮完成后用温水洗净、拭干。

（2）胃肠道准备　择期和限期手术应在术前 1 d 进流质饮食。一般于麻醉前 8 ~ 10 h 开始禁食、禁饮，以保证胃彻底排空，防止术中和术后反流、呕吐，导致误吸、窒息或肺部感染。妇科腹部手术于手术前 1 d 晚及术晨各灌肠 1 次，也可口服番泻叶汁或蓖麻油代替，以免手术时肛门括约肌松弛，大便污染手术台，同时排空肠道，可减轻和防止术后肠胀气。可能涉及肠道的手术，如卵巢恶性肿瘤所做的肿瘤减灭术，术前 3 d 起进食无渣半流质饮食，按医嘱给肠道抗生素，术前 1 d 进流质饮食并行清洁灌肠，或口服缓泻剂，直至排出的灌肠液中无大便残渣。

（3）阴道准备　术前 3 d 需用消毒液行阴道冲洗，每日 2 次。阴道出血者改用消毒液擦洗阴道，消毒后用大棉签蘸干；如经腹子宫全切术，应在子宫颈和穹隆部涂 1% 甲紫作为术者切除子宫的标记。

（4）留置尿管　手术前 30 min 导尿并留置尿管，术中持续开放，避免术中损伤充盈的膀胱并较好地暴露手术野，避免术后尿潴留。对复杂的大手术及危重病人有利于观察尿量。

（5）术前用药　做青霉素、普鲁卡因皮肤过敏试验，了解药物过敏史，并做好记录，为术中、术后用药作准备；术前 0.5 h 给基础麻醉药，稳定病人情绪，诱导麻醉，抑制腺体分泌，防止呕吐和误吸，常用苯巴比妥、阿托品等药物。

（6）其他　病人入手术室前取下义齿、发夹、首饰等贵重物品交予家属或护士长保管。按手术需要将病历及药物带入手术室。送病人至手术室并与手术室护士交接班。根据病人手术种类及麻醉方式铺好麻醉床，准备好监护仪、负压吸引、输液、引流装置及各种急救物品，检查其功能，并确保其有效运转。

3. 一般护理

(1) 休息　术前保证病人充足的睡眠,使病人产生心理上的安全感,提高手术耐受力,有利于疾病的治疗和身体的康复。术前晚睡前按医嘱给予镇静、安眠药,如地西泮、苯巴比妥等,并提供安静、舒适的环境。

(2) 饮食　术前病人的营养状况直接影响病人对麻醉、手术的耐受性及术后的康复。指导病人进食高营养、高蛋白质、高维生素的饮食,必要时静脉补充营养,以保证机体处于最佳营养状况。

4. 心理护理

(1) 多数病人在手术前存在不同程度的恐惧、紧张、焦虑心理,过度的情绪紧张可导致中枢神经和交感神经系统过度活动,降低病人对麻醉及手术的耐受力,因此,病区护士应用通俗易懂的语言向病人介绍与病情相关的知识,让病人了解手术的意义及必要性,术前准备的内容及目的,使病人对手术过程有一完整的了解。

(2) 可以根据病人要求安排她所期望的人前来探望、陪护,提供心理上的支持。

(3) 手术室护士和麻醉医生在术前 1 d 到病房向病人作健康宣传教育,将手术室的环境、麻醉的方式、手术的过程向病人作介绍。使护理从病房延续到手术室,消除病人焦虑、恐惧心理。对焦虑情绪严重者,可提前通知麻醉师进行相应处理,保证手术顺利进行。

5. 健康教育

(1) 告知病人及其家属手术的范围、名称、目的及术中、术后可能发生的问题,得到病人及其家属的理解、支持和配合,病人及其家属签手术同意书。

(2) 向病人及其家属讲解术前皮肤准备、禁食、禁饮和术后可能留置的各种引流管、氧气管、导尿管的目的及意义,让病人及其家属在了解手术的基础上做好护理配合。

(3) 指导病人进行预防术后并发症的训练。向病人介绍练习深呼吸及咳嗽、咳痰的意义,训练病人做胸式呼吸运动和有效的咳嗽、咳痰方法。方法是请病人坐在床边,或仰卧膝盖屈曲,放松腹部肌肉,双手按住腹部两侧以胸式呼吸,并练习咳嗽、咳痰。大多数病人不习惯在床上大小便,术前指导病人床上练习使用便器,以适应床上解便。指导病人床上漱口、翻身、肢体运动及上下床活动,以利术后的康复。

(六) 护理评价

1. 病人情绪稳定,会运用减轻恐惧的调节方法,积极配合手术。
2. 病人能说出腹部手术名称、术前准备的意义并积极配合完成术前准备。
3. 病人和医生共同选择对病人最适宜的手术方案。
4. 病人能正确自我评价,处事、沟通良好。

二、腹部手术后的护理

(一) 概述

术后护理是指病人术后返回病室至出院这一阶段的护理。目的是尽快恢复病人正常的心理及生理功能,减轻疼痛与不适,防止术后并发症的发生,给予出院卫生宣传教育,促进病人早日康复。

（二）护理评估

1. 健康史　病人被送回休养室后，责任护士与手术室护士、麻醉医师进行床旁交接班并记录，详细了解病人的麻醉方式、手术范围，术中出血、尿量，输血、输液、用药情况及目前输液所用药物的名称、剂量和术中并发症等。

2. 身体状况　观察生命体征、精神状态及神志；评估病人术后疼痛的部位、性质、程度；观察切口敷料是否干燥，有无渗血、渗液；了解留置尿管及引流管是否通畅，评估引流液的量、颜色、性状及尿量；评估阴道出血情况。

3. 心理社会资料　手术后出现疼痛和其他不适会使病人产生紧张、焦虑、不安、失眠等情绪反应，病人及其家属可能对手术后体力的恢复、性生活的恢复表示担忧。

4. 实验室检查　血常规检查以了解有无贫血和感染。

（三）护理诊断/合作性问题

1. 疼痛　与手术创伤有关。
2. 自理能力缺陷　与切口疼痛、留置导尿管或引流管有关。
3. 有体液不足的危险　与术后可能发生出血和摄入不足有关。
4. 有感染的危险　与手术、呼吸道分泌物积聚、留置导管等有关。

（四）护理目标

1. 病人切口疼痛缓解，休息睡眠良好。
2. 病人自理能力逐渐恢复。
3. 病人未发生内出血，补液充足。
4. 病人无感染发生，切口愈合良好。

（五）护理措施

1. 病情监测

（1）观察生命体征　术后一般0.5～1 h监测1次血压、脉搏、呼吸，连续监测6次以后，改为4～6 h 1次，24 h以后每日2次，3 d后改为每日1次。术后每日测体温4次，术后1～3 d体温可升高，但不超过38 ℃，这是机体对手术创伤的反应。如果术后持续高热，或体温正常后再次升高，则提示有感染存在。

（2）观察麻醉恢复情况　手术结束麻醉停止后，病人苏醒，但有些病人可能出现意识模糊、嗜睡、躁动，应加强监护。全身麻醉病人观察意识恢复情况，蛛网膜下隙麻醉（简称腰麻）和硬脊膜外腔麻醉的病人观察下肢感觉的恢复，必要时遵医嘱给予对症处理及氧气吸入。

（3）观察留置管情况

尿管　术后一般留置导尿管24～48 h，广泛性子宫切除加盆腔淋巴结清扫术留置尿管10～14 d。观察尿量、质、色，以判断有无输尿管及膀胱的损伤。保持导尿管通畅，拔除尿管后6 h内注意观察病人能否自行排尿，必要时再次保留尿管，定时开放，锻炼膀胱肌肉，促进排尿功能恢复。为预防逆行感染应保持外阴清洁、干燥，每日擦洗会阴2次，每日更换尿袋。

引流管　观察盆腔或腹腔引流管是否通畅及引流液的量、色、质并做好记录。按医嘱于术后48～72 h拔除引流管。

(4) 观察切口情况　观察切口有无渗血、渗液、硬结及红、肿、热、痛等感染征象。了解敷料有无脱落，必要时及时更换敷料，协助医生无菌换药，按医嘱运用抗生素预防切口感染。

(5) 观察阴道情况　子宫全切的病人同时应注意观察阴道有无渗血及分泌物的量、颜色、性质，以判断阴道残端伤口的愈合情况。

2. 治疗配合

(1) 缓解疼痛　麻醉作用消失以后至术后24 h内疼痛最明显，任何增加切口张力的因素(如腹胀、咳嗽、翻身等)均会加剧疼痛。应注意观察病人疼痛的性质及程度，提供相应的护理措施，如减少外界不良刺激，护理操作轻柔、集中，减少移动病人；协助病人取舒适的卧位，减轻切口疼痛和不适；按医嘱应用镇静、止痛剂等。

(2) 保持外阴清洁　每日擦洗外阴2次，对外阴包扎或阴道内填塞纱布的病人，应详细交班，纱布于术后12～24 h取出。取出时注意清点纱布数目，观察有无出血，并做好记录。

(3) 缓解腹胀　术后腹胀多因手术麻醉造成病人肠蠕动减弱所致，炎症、低钾等也可引起。术后24～48 h排气，肛门排气是肠道功能恢复的重要标志。防治腹胀的具体方法：早期下床活动、热敷下腹部、生理盐水低位灌肠、肛管排气和新斯的明肌内注射等。

3. 一般护理

(1) 搬移　病人手术完毕送回病室时，应正确地搬移，需3～4人合作，平稳轻移，避免发生直立性低血压；固定引流管、输液管避免牵拉脱落。

(2) 卧位　① 全身麻醉未清醒的病人需专人守护，去枕平卧，头偏向一侧，保持呼吸道通畅以防舌后坠引起窒息，以及呕吐物、分泌物呛入气管引起窒息或吸入性肺炎。② 腰麻病人需去枕平卧6 h，避免脑脊液通过麻醉穿刺孔流入硬脊膜外，导致颅内压降低，血管扩张而致头痛。③ 硬脊膜外腔麻醉病人平卧位(可不去枕)6～8 h。④ 麻醉解除，血压平稳后，腹部手术的病人应取半卧位。此卧位有利于腹腔引流，使术后腹腔内血性液体或炎性积液以重力作用局限在直肠子宫陷凹，将炎症局限于盆腔，可减少毒性物质吸收所致的全身反应；使腹肌松弛，减轻腹壁切口张力，缓解疼痛；使膈肌下降，促使肺扩张，增加肺通气量，有利于呼吸、咳嗽、咳痰，减少术后肺部并发症的发生。

(3) 休息　提供安静、舒适的休养环境，限制陪伴，各项操作尽量集中进行，减少对病人不必要的干扰，以免影响病人的睡眠；病人卧床时应鼓励其多翻身，注意下肢的活动；鼓励病人早日下床活动，减少术后并发症的发生。

(4) 饮食　对未涉及肠道的手术病人，术后6 h可进流质饮食，应避免牛奶、豆浆、糖等产气食物，在肛门排气后逐渐改为半流质和普食。涉及肠道的手术病人，术后应禁食至肠功能恢复，待排气后才能进流质饮食，逐渐过渡到半流质和普食。指导病人进高营养、高蛋白质、高维生素饮食，使其有足够的体力进行活动。必要时静脉补液增强病人体质。

4. 心理护理　疼痛是术后前3 d不良心理反应的主要原因，也是术后主要的护理问题，可直接影响病人的情绪。应关心体贴病人,给病人以心理安慰和支持。耐心向病人解释疼痛的原因、持续时间和缓解的方法,指导病人运用节律的深呼吸、放松、听音乐、与人交谈等方法分散注意力,降低机体对疼痛的感受性,保持乐观的心态。

5. 健康教育

(1) 向病人及其家属解释增强自我护理对促进机体康复的意义,鼓励病人进行力所能及的自理活动,并与病人及其家属共同制订恢复自理能力的计划,如在护士的协助下完成床上洗漱、进食、排便、更衣、下床等活动。从病人自理能力的恢复状况了解病人住院期间健康教育知识掌握的程度,可在饮食、休息、睡眠、用药、复诊、卫生知识、性生活等方面制订出详细的出院指导。如子宫全切术后禁止性生活和盆浴 3 个月,卵巢囊肿剔除术、子宫肌瘤剔除术、异位妊娠手术后禁止性生活及盆浴 1 个月。

(2) 指导妇科手术病人出院后在 1 个月至 1 个半月来医院复查。

(六) 护理评价

1. 病人自诉切口疼痛减轻,安静入睡。
2. 病人进行力所能及的自我护理。
3. 病人无血压下降、口渴、皮肤干燥等体液不足的表现。
4. 病人体温正常,血化验指标正常,切口无红、肿、热、痛等表现。

第二节 外阴、阴道手术病人的护理

一、外阴、阴道手术前的护理

(一) 概述

外阴手术是女性外生殖器部位的手术,主要包括前庭大腺切除术、处女膜切开术、外阴癌根治切除术等;阴道手术包括阴道部位的手术及经阴道的手术,如尿瘘修补术、阴道前后壁修补术、会阴Ⅲ度撕裂修补术、子宫黏膜下肌瘤摘除术、阴道成形术、阴道全子宫切除术等。外阴、阴道手术前护理的目的是根据病人的病情、手术方式,制订切实可行的护理计划,做到有预见性的观察和护理,有效地预防并发症的发生,减轻病人的痛苦和不适,使病人早日痊愈出院。

(二) 护理评估

1. 健康史 询问病人的年龄、职业;评估既往健康状况,有无手术产史及手术的原因、效果;有无药物过敏史;了解婚育史、有无难产史和产后恢复情况;了解病人所患疾病及拟施行的手术方式、范围、时间等。

2. 身体状况 同腹部手术。

3. 心理社会资料 病人及其家属对病情、手术缺乏了解,因手术部位的特殊性,病人既害怕疾病对健康带来不良后果,又担心会影响婚姻、家庭、生育等问题,故病人思想顾虑多,常表现出忧虑、失眠、焦虑、紧张、恐惧等心理。

(三) 护理诊断/合作性问题

1. 情境性自尊低下　与外阴、阴道部位疾病导致的羞怯、内疚有关。
2. 知识缺乏　缺乏有关疾病及手术方面的知识。

(四) 护理目标

1. 病人的心理状态得到调整,维持较好的自尊。
2. 病人获得与疾病相关的知识。

(五) 护理措施

1. 病情监测　生命体征观察同腹部手术前护理,如观察体温、脉搏、呼吸、血压是否正常,注意有无月经来潮、感冒、发烧、皮肤感染等,如有异常及时报告医生,并根据病情延期手术。

2. 治疗配合

(1) 肠道准备　会阴Ⅲ度撕裂伤修补术、直肠阴道瘘修补术等,手术前 3 d 应进少渣半流质饮食 2 d、流质饮食 1 d,按医嘱给肠道抗生素。手术前 1 d 晚上或手术日晨给予清洁灌肠。

(2) 皮肤准备　术前 1 d 做好皮肤准备,备皮范围是上至耻骨联合上 10 cm,下至肛门以下 10 cm,包括腹股沟、外阴和大腿上 1/3。尿瘘、粪瘘和子宫Ⅲ度脱垂等病人由于大小便及分泌物的长期刺激,外阴皮肤常有湿疹、炎症、溃疡,术前 3 ~ 5 d 应用 1∶5 000 高锰酸钾液坐浴。有外阴湿疹者,在坐浴后局部涂擦氧化锌油膏,痊愈后再行手术。

(3) 阴道准备　术前 3 d 开始进行阴道准备,一般行阴道冲洗或坐浴,每日 2 次,常用 1∶5 000高锰酸钾溶液或 0.05% 的聚维酮碘溶液。

(4) 实验室检查　血、尿、大便常规,肝功能、肾功能,心电图,出凝血时间、交叉配血试验并备血。

3. 一般护理　为提高手术的耐受性,应提供安静舒适的休息环境,保证病人充足的睡眠,必要时睡前按医嘱给予镇静、安眠药,如地西泮、苯巴比妥。

4. 心理护理

(1) 术前准备、检查时注意用屏风遮挡,避免多余人员,尽量减少暴露部位。由于女性生殖系统的特殊性,病人害羞心理强,尤其是年轻未婚女性病人,应注意保护病人的隐私,使其配合治疗及护理。

(2) 根据病人的个性、社会背景、经济条件等不同情况,深入了解病人的心理状态及心理需求,提供有针对性的个体化的心理支持和健康教育,保证病人以最佳的心理状态接受手术治疗。

5. 健康教育

(1) 耐心细致地对病人及其家属讲解有关生殖系统的解剖生理知识,使其理解手术与手术后月经、性生活、生育的关系,使病人解除思想顾虑。

(2) 告知病人及其家属手术的方式、范围、目的及术中、术后可能面临的问题,得到病人及其家属的理解、支持和配合。

其他护理同腹部手术。

（六）护理评价

1. 病人能正确地自我评价，表达内心感受，交往良好。
2. 病人能叙述治疗方式和护理要点。

二、外阴、阴道手术后护理

（一）概述

外阴、阴道手术后护理的目的是积极地减轻疼痛与不适，预防术后并发症的发生，给予出院宣传教育，帮助病人身心早日康复。

（二）护理评估

同腹部手术病人。

（三）护理诊断/合作性问题

1. 疼痛　与手术创伤有关。
2. 自理能力缺乏　与伤口疼痛、持续留置尿管有关。
3. 有感染的危险　与存在手术切口、术后机体抵抗力下降有关。

（四）护理目标

1. 病人疼痛逐渐减轻。
2. 病人自理能力逐渐恢复。
3. 病人术后未发生感染。

（五）护理措施

1. 病情监测　术后注意观察切口有无渗血、渗液，有无红、肿、热、痛等炎性反应。阴道前后壁修补术、会阴Ⅲ度撕裂修补术、经阴道子宫全切术的病人，阴道有伤口，应注意观察阴道分泌物的量、颜色、性质和气味，以判断阴道伤口的愈合情况及有无感染征象。伤口或阴道内填塞止血纱条或纱布在术后 24 h 取出，核对纱布数量，观察有无出血，并记录。

2. 治疗配合　根据不同的手术，按医嘱给予静脉补充液体和营养，给予抗生素、镇静、止痛剂等。

3. 一般护理

（1）体位　外阴、阴道手术后的病人应根据不同的手术，协助病人采取不同的卧位。子宫脱垂的病人采取平卧位；阴道前后壁修补术或盆底修补术后的病人以平卧位为宜，以降低外阴、阴道张力，禁止半卧位；外阴癌及外阴根治术后病人取平卧双腿外展屈膝位，膝下垫软垫，以减少腹股沟及外阴的张力，有利于伤口愈合；处女膜闭锁及有子宫的先天性无阴道病人术后采取半卧位或头高足低位，有利于经血流出；尿瘘修补术后病人应根据瘘孔位置决定体位，避免尿液浸湿伤口，影响其愈合。

（2）保持大小便通畅　一般留置尿管5～7 d，生殖器官瘘手术后保留尿管7～14 d，要注意保持尿管通畅，鼓励病人多饮水，2 500～3 000 mL/d，以增加尿量，冲洗膀胱，及时倒尿，每日更换尿袋，预防泌尿系感染。会阴Ⅲ度撕裂修补术的病人，一般控制术后5 d内不解大便，术后3 d进无渣流质或半流质饮食，如牛奶、鸡蛋、面汤等；术后5 d进少渣饮食，如馄饨、挂面等。术后第3 d开始服用液状石蜡30 mL，每晚1次，使大便软化，避免排便困难。一般于便后拆线。

（3）保持外阴清洁干燥　每天外阴冲（擦）洗2次，每次大便后要清洁外阴。手术2 d后可行外阴烤灯，以保持切口干燥，促进血液循环，有利于切口的愈合。勤换内衣内裤，保持床单位清洁。

4. 心理护理　护士应鼓励病人表达自己的心理感受和身体不适，针对具体问题耐心解释有关知识，给予病人言语性及非言语上的心理支持，了解病人与家属的关系，特别是了解病人与丈夫的关系，以取得家属的积极配合，使病人对治疗充满信心。

5. 健康教育　嘱病人避免增加腹压的动作，如用力大便、下蹲等，以免增加切口张力，影响切口愈合。注意逐渐增加活动量，避免重体力劳动；保持外阴清洁，避免感染；出院后1个月、3个月各到门诊检查1次，了解术后恢复情况，经医生确定伤口愈合后方可恢复性生活。有异常情况及时就诊。针对病人存在的问题，制订出详细的出院康复计划，在病人、家属、医护人员共同努力下，使病人早日康复。

其他护理同腹部手术。

（六）护理评价

1. 病人自述疼痛减轻，无痛苦表情。
2. 病人能做力所能及的自我护理。
3. 病人无异常发热，切口无红、肿、热、痛等表现。

病案分析

病人入院基本资料评估

一、一般资料

姓名　张某　　性别　女　　年龄　39岁　职业　个体

民族　汉族　　籍贯　浙江　　文化程度　中学　婚姻状况　已婚

地址　××市海曙区孝闻街26号　　联系电话　872××498

入院时间　2013年4月6日　　病历记录时间　2013年4月6日

入院方式　步行

入院医疗诊断　宫颈鳞状细胞癌 I_b

主诉　接触性阴道出血1年，加重3个月。

现病史　病人1年前出现同房后时有阴道出血，量少，色鲜红，混杂在白带中，近3个月，同房后阴道出血量增多，曾自用“甲硝唑阴道栓剂”治疗，效果不佳。故来我院就诊，门诊以“宫颈癌”收入院。

月经史　$13\frac{3\sim4}{25\sim26}$，量中，色暗红，无痛经。末次月经2013年3月28日。

婚育史　22岁结婚，丈夫身体健康。孕$_3$产$_1$，末次人工流产于2009年，采用宫内节育环避孕至今。

既病史　平时身体健康，否认急、慢性传染病史，无药物过敏史。患“宫颈糜烂”10年，曾用中药及西药治疗，效果不佳。

家族史　无特殊病史。

二、生活习惯及自理能力

饮食　正常　　睡眠　较差　　大小便　正常

烟酒嗜好　无　　活动能力　一切活动能自理　　心理状况　紧张、恐惧

三、家庭情况

家庭成员共3人，与丈夫关系和睦，经济收入良好。

四、身体评估

（一）全身检查

体温37.2 ℃，脉搏72次/min，呼吸18次/min，血压14.0/10.0 kPa（105/70 mmHg）。精神欠佳，意识清楚，语言表达完整，皮肤黏膜正常。发育正常，营养中等，心肺无异常。腹平软，无压痛、反跳痛。肝、脾肋下未触及。肠鸣音正常。脊柱四肢无畸形。

（二）妇科检查

外阴　经产型。

阴道　通畅，有少量血液，阴道穹隆黏膜正常，触之柔软。

子宫颈　肥大，于子宫颈外口下唇处有一直径约1 cm的乳头状突起，质脆，易出血。

子宫体　前位，正常大小，质中，表面光滑，活动，无压痛。

附件　两侧子宫旁及侧附件未触及异常。

（三）辅助检查

宫颈活检　鳞状细胞癌Ⅱ级。

实验室检查　红细胞3.80×10^{12}/L，血红蛋白110 g/L，白细胞6.7×10^{9}/L，中性粒细胞0.7，淋巴细胞0.3%，血小板274×10^{9}/L。

五、治疗措施

目前积极术前准备，拟行广泛性子宫切除术及盆腔淋巴结清扫术。护理计划见表21－1。

表21－1　宫颈癌病人护理计划

护理诊断	护理目标	护理措施
1. 恐惧、焦虑与宫颈癌的确定及手术承受有关	病人恐惧感减轻，接受目前治疗方案，主动配合治疗	1. 理解、同情病人，与病人多交流，鼓励病人说出心理感受，并给予及时解答 2. 让病人了解病情，帮助病人正确认识疾病，了解治疗方法及效果，为病人提供安全、私密的环境，鼓励病人表达内心感受

续表

护理诊断	护理目标	护理措施
2. 睡眠型态紊乱 与疾病类型和环境改变有关	1. 病人能正确认识疾病 2. 病人能尽快适应医院的环境 3. 病人能安静入睡	1. 解释癌症的分期及手术后的效果 2. 介绍主管医生、护士、病房环境、有关规章制度，帮助病人尽快适应环境 3. 避免与其他具有焦虑情绪的病友或亲友接触 4. 鼓励家属给予爱的表达，以帮助病人摆脱焦虑 5. 按医嘱给予镇静剂
3. 营养失调 与恐惧、焦虑、失眠导致食欲减退、摄入量不足有关	1. 病人能说出营养不足发生的原因，并积极配合纠正营养失调 2. 病人能列举加强营养的具体方法	1. 解释营养失调的原因，让病人明白改善营养对疾病恢复的重要性 2. 鼓励病人进富含营养的饮食，增强体质，提高机体抵抗力 3. 注意休息，避免疲劳及受凉，预防感冒 4. 按医嘱做血常规检查，观察病人营养状况
4. 疼痛 与手术创伤有关	病人疼痛感减轻，并能说出减轻疼痛的方法	1. 为病人提供安静、舒适的休息环境，减少外界不良刺激，促进病人的睡眠 2. 协助病人取舒适的卧位，减轻切口疼痛和不适，治疗护理操作应尽量集中进行，减少对病人不必要的干扰 3. 观察病人切口疼痛的性质及程度，给予相应的处理，遵医嘱应用镇静、止痛剂，观察病人疼痛缓解的情况
5. 有感染的危险 与手术范围广有关	1. 病人能说出引起感染的原因 2. 病人无感染发生，生命体征维持在正常范围	1. 向病人介绍疾病状况，解释易发生感染的原因及感染的症状、预防感染的措施 2. 保持会阴部清洁干燥，每日擦洗会阴 2 次，使用消毒会阴垫，勤换内裤 3. 鼓励病人进食，增加营养，提高机体抵抗力 4. 观察手术切口处敷料有无渗液并及时更换敷料 5. 监测体温和血象，发现异常及时报告医生 6. 遵医嘱使用抗生素
6. 自我形象紊乱 与手术切除子宫有关	1. 病人心情开朗，情绪稳定 2. 病人能面对疾病现实 3. 病人于出院时有能力和信心适应术后生活	1. 向病人讲解手术治疗的适应证和禁忌证 2. 关心体贴病人，耐心倾听病人的内心感受，给予心理安慰 3. 解释手术切除的部位、方式及对术后日常生活和性生活的影响 4. 嘱病人家属多陪伴病人，给予关爱 5. 加强病人之间的沟通，增强自信和自尊

续表

护理诊断	护理目标	护理措施
7. 排尿异常　与手术造成膀胱正常张力下降有关	病人术后排尿功能恢复正常	1. 术后留置尿管7～14 d,甚至21 d 2. 拔除尿管前3 d开始夹闭尿管,每2～3 h定时开放1次,训练膀胱功能 3. 拔管后嘱病人1～2 h排尿1次,拔管次日排尿后导残余尿,如残余尿连续3次在100 mL以下,证明膀胱功能恢复尚可,不需再留置尿管 4. 残余尿超过100 mL,应及时给病人再留置尿管3～5 d,再行拔管,导残余尿,直至100 mL以下
8. 自理能力缺陷与下列因素有关:① 手术创伤。② 手术切口疼痛。③ 带有引流管	1. 病人能叙述自理能力缺陷的原因 2. 病人能接受活动计划 3. 病人术后3 d恢复部分生活自理 4. 病人术后7 d基本恢复生活自理	1. 给病人讲述造成自理缺陷的原因及可能的程度 2. 解释早期活动、增强自理能力对促进健康的意义 3. 与病人家属共同讨论、制订恢复自理能力的活动计划:① 术后3 d能洗脸、刷牙、进食、穿衣、床边活动等。② 术后7 d生活基本自理,如洗漱、进餐、如厕、修饰等

责任护士　吴某

护士长　李某

自 测 题

一、以下每道考题下面有A、B、C、D、E五个备选答案,请从中选择一个最佳答案。(A1、A2型题)

1. 护士护理妇科腰麻手术后的病人,术后应去枕平卧的时间是(　　)。

A. 1～2 h　B. 2～3 h　C. 6～8 h　D. 10～12 h　E. 16～18 h

2. 护士为腹部手术的病人进行皮肤备皮的范围应为(　　)。

A. 剑突下至阴阜　B. 脐周围旁开10 cm

C. 脐以下至大腿上1/3处　D. 脐下至阴阜

E. 上至剑突下,两侧至腋中线,下达大腿上1/3及外阴处皮肤

3. 护士在进行术前准备时,下列手术中需术前当晚行清洁灌肠的是(　　)。

A. 剖腹探查术　B. 子宫肌瘤摘除术

C. 卵巢肿瘤切除术　D. 阴道壁修补术

E. 腹腔镜检查

4. 接受阴道修补者术后的护理措施应禁忌(　　)。

A. 半卧位　B. 仰卧位　C. 侧卧位　D. 平卧头高位　E. 膀胱截石位

5. 腹部手术后72 h，病人仍伤口疼痛厉害，呻吟不止，错误的护理措施是(　　)。

A. 立即给哌替啶75 mg　　B. 及时报告医生分析原因

C. 检查伤口有无红肿感染　　D. 给予安慰解释

E. 适当使用安眠药物镇静

6. 子宫全切术后2 d，病人体温连续2次达38.3 ℃，护士应知晓下列护理措施中不恰当的是(　　)。

A. 抗生素加倍　　B. 多饮水

C. 每4 h测生命体征1次　　D. 按需要量补充体液

E. 出汗时勤换衣服

7. 护士应该清楚，一般妇科手术后病人保留尿管的时间应是(　　)。

A. 1～2 d　　B. 3～5 d　　C. 7～10 d　　D. 10～14 d　　E. 4～6 d

8. 广泛性全子宫切除术和盆腔淋巴结清除术后病人咨询尿管留置的时间，护士正确的回答是(　　)。

A. 7～10 d　　B. 4～6 d　　C. 5～7 d　　D. 6～8 d　　E. 10～14 d

9. 护士行术前指导的内容，应不包括(　　)。

A. 指导病人床上使用便器　　B. 某些脏器切除后可能出现的情况

C. 术后如何咳嗽　　D. 伤口感染的可能

E. 指导病人床上翻身

10. 子宫全切术后2 d，尿管自行脱出，病人不能自行排尿，护士首选的护理措施是(　　)。

A. 重新留置导尿管　　B. 嘱病人每4 h解小便1次

C. 可用诱导法排尿和协助病人下床排尿　　D. 大量增加饮水量

E. 立即肌内注射新斯的明0.5 mg

11. 护士为阴道手术者备皮的范围为(　　)。

A. 上至耻骨联合上10 cm，下至肛门以下10 cm，包括腹股沟、外阴和大腿上1/3处

B. 上至脐，下至会阴

C. 脐以下至肛门包括会阴

D. 会阴旁开10 cm

E. 阴阜至大腿上1/3处，包括腹股沟

12. 关于会阴Ⅲ度裂伤修补术，下列护理措施中不正确的是(　　)。

A. 术前3 d起半流食2 d，流食1 d　　B. 遵医嘱给抗生素

C. 术前1 d晚清洁灌肠　　D. 术前1 d晚灌肠1次

E. 术前1 d晚睡前给镇静安眠药

13. 某女，32岁，突然左下腹痛，查左下腹部肿物张力较大。血压10.7/6.7 kPa(80/50 mmHg)，准备行剖腹探查术，护士术前准备的项目不包括(　　)。

A. 输液　　B. 禁食水、皮肤准备

C. 留置尿管　　D. 做青霉素皮肤过敏试验

E. 立即灌肠及阴道准备

二、以下提供若干个案例，每个案例下设若干个考题。请根据各考题题干所提供的信息，在每道下面的A、B、C、D、E五个备选答案中选择一个最佳答案。（A3型题）

（1～3题共用题干）

某女，36岁，因子宫肌瘤入院，准备在硬脊膜外腔麻醉下行子宫全切术。

1. 护士在术前1 d的术前准备中，护理措施不正确的是（　　）。

A. 皮肤准备　　B. 阴道冲洗并在子宫颈、阴道穹隆部涂1%甲紫

C. 睡前肥皂水灌肠　　D. 晚上可口服镇静安眠药

E. 晚饭减量，进软食，午夜后禁食

2. 此病人在术后护理中，不正确的是（　　）。

A. 去枕平卧位2 h　　B. 按常规检测生命体征直至正常

C. 留置导尿管1～2 d　　D. 观察切口有无渗血

E. 术后第2 d，取半卧位

3. 术日晨护理措施中不妥的是（　　）。

A. 温肥皂水灌肠1次　　B. 灌洗阴道并在子宫、阴道穹隆部涂甲紫

C. 留置导尿　　D. 根据医嘱肌内注射苯巴比妥

E. 术日晨清洁灌肠

（4～5题共用题干）

某女，50岁，宫颈活检为鳞癌，检查：病灶侵入阴道后穹隆，双附件区未触及异常。

4. 护士应该清楚，在筛查此病的同时最应选择的处理应是（　　）。

A. 治疗宫颈糜烂　　B. 予以卫生指导　　C. 宫颈活检

D. 妇科检查　　E. 手术治疗

5. 术后第3 d，肛门未排气，肠鸣音活跃，护士提供的护理措施不应包括（　　）。

A. 腹部热敷　　B. 鼓励病人经常变换体位

C. 服热牛奶，促进肠蠕动　　D. 肌内注射新斯的明

E. 肛管排气

三、以下提供若干组考题，每组考题共同使用在考题前列出的A、B、C、D、E五个备选答案，请从中选择一个与考题关系密切的答案。每个备选答案可能被选择一次、多次或不被选择。（B型题）

（1～3题共用备选答案）

A. 术前1 d晚及术晨各灌肠1次　　B. 术前1 d晚清洁灌肠

C. 无须灌肠　　D. 禁忌灌肠

E. 术前1 d晚灌肠3次

1. 子宫全切术（　　）。

2. 阴道前后壁修补术（　　）。

3. 卵巢囊肿蒂扭转手术（　　）。

四、以下每道考题下面有A、B、C、D、E五个备选答案，请从中选择所有正确的答案。（X型题）

护士对子宫全切术后病人的护理正确的是（　　）。

A. 去枕平卧 6 h
B. 每小时测生命体征 1 次
C. 保持外阴清洁
D. 术后 1 d 给流食
E. 病人需卧床 1 周

五、病例分析

1. 某女,35 岁,因"足月产后大便不能自控 1 年"入院。护理评估:体温 36.8 ℃,脉搏 76 次/min,呼吸 18 次/min,血压 17.3/10.7 kPa(130/80 mmHg),心肺未见异常,腹部平软,无压痛、反跳痛。妇科检查:肛周皮肤潮红,有散在湿疹,会阴裂伤达肛门,肛门皮肤皱襞消失。该病人入院后医生准备为其进行手术治疗。

(1) 请你为该病人制订术前肠道准备的护理计划。

(2) 病人手术经过顺利,你应为病人提供哪些一般护理措施?

2. 某女,30 岁,因"发现左下腹部包块半年,阵发性下腹剧痛 1 h"入院。护理评估资料:体温 36.2 ℃,脉搏 88 次/min,呼吸 20 次/min,血压 16.0/10.7 kPa(120/80 mmHg),心肺未见异常,腹部平坦,有肌紧张,左下腹压痛、反跳痛。妇科检查:子宫前位、正常大小、质中、表面光滑、无压痛,于左侧附件区可扪及一 7 cm×7 cm×6 cm 包块,表面光滑、张力高、明显压痛。病人入院后准备急诊手术治疗。

(1) 首先考虑该病人患的是何疾病?

(2) 该病人目前存在的主要护理问题有哪些?

(章慧燕)

第二十二章　妇科其他疾病病人的护理

学习要点

1. 了解子宫脱垂的概念、治疗原则。
2. 熟悉子宫脱垂临床分度及临床表现，掌握其护理措施。
3. 了解子宫内膜异位症的病因、治疗原则，熟悉其临床表现和护理措施。

第一节　子宫脱垂病人的护理

一、概述

（一）定义

子宫脱垂（uterine prolapse）是指子宫从正常位置沿阴道下降，子宫颈外口达坐骨棘水平以下，甚至子宫全部脱出于阴道口以外（图 22－1）。常伴有阴道前壁和阴道后壁膨出。

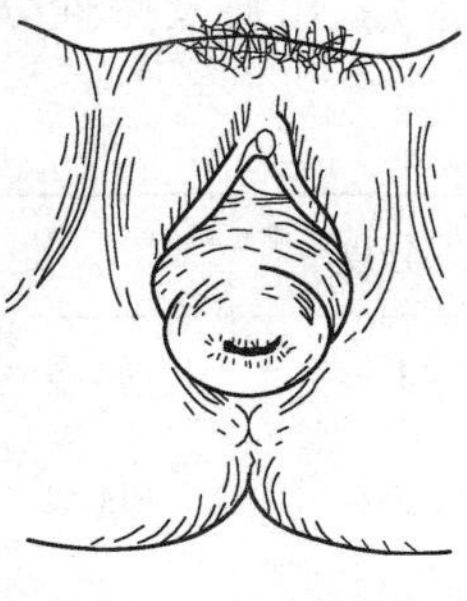

图 22－1　子宫脱垂

（二）病因

1. 分娩损伤　为子宫脱垂最主要的病因。分娩过程中，若产妇过早使用腹压、阴道助产或第二产程延长时，盆底肌、筋膜及子宫韧带均因过度伸展，致使张力降低，甚至出现撕裂。若产后过早参加体力劳动，此时盆底组织尚未修复，腹压增加迫使子宫移向阴道，以致发生子宫脱垂。多次分娩增加盆底组织损伤机会，亦是子宫脱垂的一个因素。

2. 长期腹压增加　长期慢性咳嗽、便秘、经常过重负荷（如从事久蹲、站立体位的重体力劳动）、大量腹水或盆腔内巨大肿瘤等，都可致腹压增加。长期过高的腹压作用于子宫，迫使子宫下移，发生脱垂。

3. 盆底组织发育不良或退行性改变　子宫脱垂亦偶可见于未产妇，甚至处女，主要原因为先天性盆底组织发育不良或退行性改变，导致对子宫的支托力减弱。老年妇女盆底组织萎缩退化，也可发生子宫脱垂。

二、护理评估

（一）病史

了解病人孕产史，分娩次数及分娩经过，有无第二产程延长、手术助产及盆底组织损伤等；评估产后休养情况，有无过早参加体力劳动；了解病人家庭经济状况，有无营养不良、长期慢性咳嗽、便秘等；评估阴道肿块脱出的时间、伴随症状以及处理经过等。

（二）身体评估

1. 下腹坠胀感及腰背酸痛　下垂子宫牵拉韧带，使盆腔充血所致。常在久站、行走、蹲位、重体力劳动后加重。评估症状发生时间、严重程度，休息后有无缓解等。腹压增加时，病人可自觉阴道有一肿物突出，评估病人有无不适感、疼痛及行走不便等。

2. 排便、排尿异常　评估病人有无排便困难、排尿异常及发生时间、严重程度、缓解方法等。子宫脱垂合并有膀胱、尿道等阴道前壁膨出时，可出现排尿困难、尿潴留或压力性尿失禁，并易继发泌尿系感染。如合并阴道后壁膨出，病人可有排便困难、便秘等症状。

3. 子宫脱垂分度　评估子宫脱垂的程度。根据病人平卧用力向下屏气时子宫下降的程度，可将子宫脱垂分为3度（1981年全国“两病”科研协作组）（图22－2，表22－1）。同时，还应评估有无伴随膀胱、直肠膨出，了解子宫颈及阴道壁有无溃疡、出血及脓性分泌物，评估出血量及分泌物的性状等。

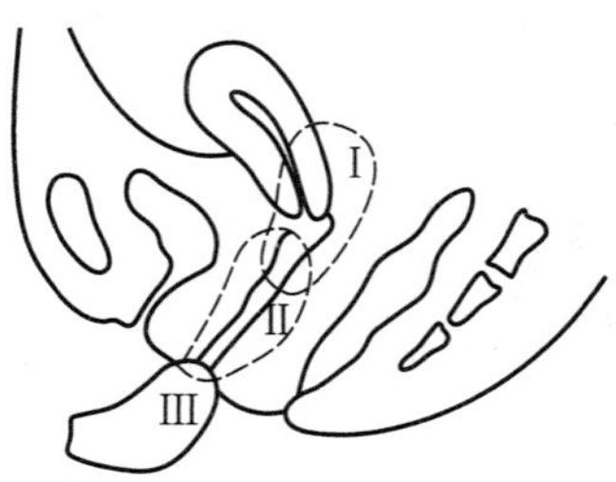

图22－2　子宫脱垂的分度

表22－1　子宫脱垂的临床分度

分度		判断标准
Ⅰ度	轻型	子宫颈外口距离处女膜缘<4 cm，但未达处女膜缘
	重型	子宫颈已达处女膜缘，但未超出该缘，在阴道口可见到子宫颈
Ⅱ度	轻型	子宫颈已脱出阴道口，但子宫体仍在阴道内
	重型	子宫颈或部分子宫体已脱出至阴道口外
Ⅲ度		子宫颈和子宫体全部脱出至阴道口外

（三）心理社会资料

评估病人对子宫脱垂的感受，疾病造成焦虑的程度，社会、家庭支持的方式及强度。由于长期的子宫脱出致行动不便，工作受到影响，使病人烦恼；严重者性生活受到影响，病人常出现焦虑、情绪低落等。

三、护理诊断/合作性问题

1. 焦虑　与长期子宫脱出导致行动不便,工作及性生活受影响有关。

2. 疼痛　与子宫下垂牵拉韧带及子宫颈,阴道壁溃疡有关。

3. 尿失禁、尿潴留　与子宫脱垂压迫膀胱、尿道有关。

四、护理目标

1. 病人情绪稳定,积极与他人交流。

2. 病人自述舒适感增加,积极配合治疗和护理。

3. 手术后病人恢复正常的排尿方式。

五、治疗原则和护理措施

(一)治疗原则

治疗应预防为主。以加强和恢复盆底组织及子宫韧带的支持作用为治疗原则。可采用支持疗法、非手术治疗和手术治疗。

1. 手术治疗　主要适用于Ⅱ、Ⅲ度子宫脱垂或有症状的膀胱、直肠膨出者以及非手术治疗无效者。根据病人的年龄、生育要求、全身情况可以采取各种不同的手术方式,如阴道前后壁修补术、曼彻斯特(Manchester)手术、经阴道子宫全切术及阴道前后壁修补术、阴道闭合术(Le Fort 手术)等。

2. 非手术治疗　包括使用子宫托及盆底肌肉锻炼,同时改善全身情况。子宫托能支持子宫和阴道壁,并维持子宫在阴道内不脱出,是一种古老而有效的保守治疗子宫脱垂的方法。适用于各度子宫脱垂,尤其是Ⅰ度子宫脱垂、年老不能耐受手术或有生育要求的病人。子宫颈、阴道壁有炎症、溃疡者等不宜使用。

(二)护理措施

1. 病情观察　观察病人的子宫颈及阴道溃疡有无好转,阴道分泌物的量及性状;对于采用非手术治疗的病人,要观察其疗效,询问病人自觉症状有无好转;术后病人要密切观察阴道伤口愈合情况。

2. 治疗配合

(1) 手术病人的护理

<u>术前准备</u>　① 阴道准备:术前 5 d 指导病人采用 1∶5 000 的高锰酸钾或 1∶20 的聚维酮碘液坐浴,2 次/d。Ⅱ度、Ⅲ度子宫脱垂的病人,在阴道冲洗以后局部涂抗生素软膏或 40% 紫草油。冲洗液温度一般在 41 ~43 ℃,避免烫伤。② 肠道准备:术前 3 d 进无渣饮食,手术前行清洁灌肠。③ 按医嘱使用抗生素控制感染。④ 术前 0.5 h,在无菌操作下将脱垂的子宫还纳于阴道内,并嘱病人平卧于床上 0.5 h。

<u>术后护理</u>　① 指导病人卧床休息 7 ~10 d,取平卧位为宜。② 留置尿管 10 ~14 d,避免尿液污染伤口。③ 行外阴冲洗,3 次/d,注意观察阴道分泌物的量及性状。④ 避免增加腹压的

动作，如咳嗽、下蹲等。⑤ 按医嘱应用抗生素预防感染，用缓泻剂预防便秘。其他护理同一般外阴、阴道手术病人的护理。

（2）指导病人正确使用子宫托　见图 22－3。

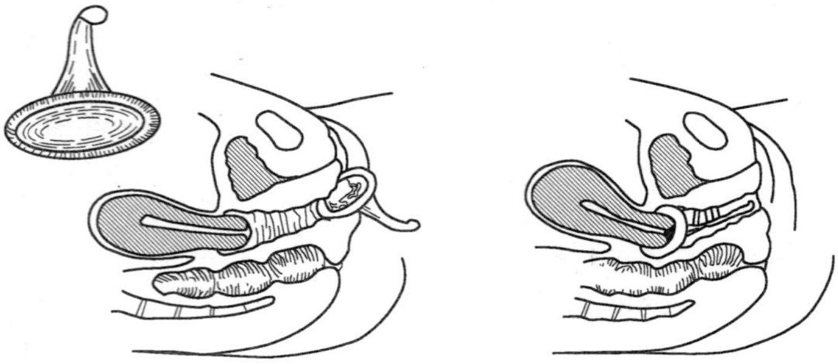

图 22－3　喇叭形子宫托及其放置

放置及取出方法　① 放置前病人先排尽大小便，洗净双手。② 病人取蹲位，两腿分开，手持托柄，托盘向上，使托盘呈倾斜位进入阴道内，将托柄边向内推，边向阴道顶端旋转，直至（托盘）达子宫颈。③ 将托柄弯度朝前，对正耻骨弓后面即可。若阴道松弛，可用丁字带支持固定。④ 取出方法：手指捏住子宫托的柄部，上、下、左、右轻轻摇动，待负压消失后向后外方牵拉，子宫托即可自阴道滑出。

注意事项　① 选择大小适宜的子宫托，用 1∶5 000 高锰酸钾溶液浸泡 10 min，或用肥皂、清水洗净。② 每天早晨将子宫托放入阴道，临睡前取出，洗净后放置于清洁杯内备用。以免因放置过久压迫生殖道而致生殖道糜烂、溃疡，甚至坏死，造成生殖道瘘。③ 月经期及妊娠期停止使用。④ 绝经后妇女按医嘱长期服用雌激素，增加肌肉筋膜组织的张力。

定期随访　上托后分别于第 1、3、6 个月到医院检查 1 次，以后每 3～4 个月到医院检查 1 次，根据情况更换子宫托型号。

3. 一般护理

（1）指导病人多注意休息，避免参加重体力劳动。

（2）嘱病人加强营养，改善全身营养状况。多饮水，多食含粗纤维的食物，保持大小便通畅，防止便秘。

（3）教会病人进行盆底肌肉、肛门肌肉的运动锻炼，3 次/d，每次 10 min，以增加盆底肌肉组织张力。

4. 心理护理　子宫脱垂一般发生于老年女性，病程较长，症状重，病人往往有烦躁情绪而又不愿向别人诉说。护士应亲切地对待病人，理解病人的疾苦。解释子宫脱垂的治疗方法和预后，教会病人使用子宫托的方法，提高病人的应对能力。同时，做好家属的工作，让家属也理解病人，多给予病人情感支持，协助病人渡过难关，早日康复。

5. 健康教育

（1）指导病人及早就医，及时将脱出物回纳，避免过久摩擦。病情重不能回纳者需卧床休息，减少下床活动的次数、时间。避免病人进行提、挑等重体力劳动，告诉病人家属，以取得家属的理解和照顾。

(2) 平时注意营养和体育锻炼,增强体质有利于子宫脱垂的恢复。养成良好的排便习惯,预防泌尿系感染。

(3) 保持外阴部的清洁、干燥,每日用清水进行外阴冲洗,禁止使用酸性或碱性等刺激性药液。穿干净的棉质紧内裤,或用清洁的丁字带、卫生带,可有效地支托下垂的子宫,避免或减少摩擦。

(4) 术后休息3个月,出院后第1个月和3个月到医院复诊,医生确认完全恢复后方可有性生活,半年内避免重体力劳动。

六、护理评价

1. 病人情绪稳定,积极配合治疗和护理。
2. 病人自诉不适症状减轻,能自主排尿。
3. 病人能正确使用子宫托,无并发症发生。

第二节 不孕症病人的护理

一、概述

(一) 定义

不孕症(infertility)是指凡婚后未避孕,有正常性生活,一年未妊娠者。未避孕而从未妊娠者称为原发性不孕;曾有过妊娠,在未避孕的情况下,连续一年不孕者称为继发性不孕。我国不孕症发生率为7%~10%。

(二) 病因

正常的生殖细胞、卵子和精子的结合、受精卵的着床等是受孕的必需条件。某种原因破坏了上述受孕必备条件中的任何一个环节,影响了受孕的过程,就会引起不孕。

1. 女性不孕因素　约占不孕因素的40%,以排卵障碍和输卵管因素多见。

(1) 输卵管因素　是不孕症最常见的原因。输卵管阻塞或通而不畅约占女性不孕因素的50%,慢性输卵管炎是主要的病因,其他如输卵管发育异常、子宫内膜异位症等也可导致输卵管性不孕。

(2) 排卵障碍　占25%~35%。当发生卵巢病变、下丘脑-垂体-卵巢轴功能失调及全身性疾病时,均可导致卵巢功能失调,出现排卵障碍或无排卵而致不孕。

(3) 子宫及子宫颈因素　子宫形态改变如子宫畸形、子宫黏膜下肌瘤等可导致不孕或孕后流产,子宫内膜异常、宫腔粘连等可以影响受精卵着床而致不孕。另外,子宫颈黏液量和性状发生改变时,可以影响精子活力和精子进入子宫颈的数量;子宫颈管堵塞影响精子穿过,均可造成不孕。

(4) 阴道因素　阴道畸形者,性生活受影响,阻碍精子进入阴道;严重阴道炎症,大量白细胞可以降低精子活力,缩短精子存活时间而影响受孕。

(5) 其他因素　年龄>45岁、过度肥胖或消瘦、营养不良、精神过度紧张、过度吸烟或酗酒者均可导致不孕。

2. 男性不育因素　占不孕因素的30%～40%,主要原因是生精障碍和输精障碍。由于先天或后天因素导致无精、弱精、少精、精子发育异常或精液液化不全等精液异常而致不孕。性功能异常如勃起障碍、早泄、不射精、逆射精等使得精子不能正常射入阴道内,均可造成男性不育。另外,内分泌功能失调及免疫因素等也是男性不育的原因。

3. 男女双方原因　男女双方缺乏性生活基本知识;急切盼望怀孕造成精神心理障碍;精子、精浆、受精卵是抗原物质,被阴道及子宫内膜吸收后,通过免疫反应产生抗体物质导致精子和卵子不能正常结合,或受精卵发生着床障碍,以及某些妇女血清中存在着透明带自身抗体,可阻止精子穿透卵子,因同种免疫或自身免疫,造成不孕。

二、护理评估

(一) 健康史

1. 女性因素　了解月经史,如初潮年龄、经量、周期及有无痛经;询问既往有无生殖器官炎症史及慢性病史。如属继发不孕,应了解以往流产或分娩史,有无继发感染等。

2. 男性因素　了解既往生殖器官感染史,如有无睾丸炎、前列腺炎等,有无腮腺炎;了解手术史,有无疝修补术、输精管切除术等。

3. 男女双方因素　询问结婚年龄、双方健康状况、是否两地分居以及性生活状况(如性交频率、避孕措施、有无性交困难等),同时还应询问双方有无不良生活嗜好(如过度吸烟、酗酒和吸毒等)。

(二) 身体评估

了解病人不孕的时间,进行全身体格检查评估有无全身性疾病。男方应重点评估生殖器官有无畸形或感染等病变;女方进行妇科检查了解处女膜的状况,阴道有无挛缩、纵隔或横隔,有无瘢痕及狭窄,子宫颈或子宫有无异常,子宫附件有无压痛、增厚或肿块等。

(三) 心理社会资料

生育是妇女的自然职能,也是社会职能之一,具有生育和养育能力是自我实现的具体体现。一旦被确诊为不孕症,会给妇女造成许多心理问题,甚至会出现自我形象紊乱和自尊紊乱。护理人员要评估妇女存在的负性心理状态、严重程度以及不孕给妇女生活带来的不良影响;评估家庭对生育的看法、对妇女的情感支持;另外,还要评估家庭的经济状况等。

(四) 辅助检查

1. 男方检查　主要是精液常规检查。正常精液量为2～6 mL,平均3 mL,精子密度为$(20\sim200)\times10^9$/L,精子活率>50%,正常形态精子占66%～88%。精液pH为7.0～7.8,在室温中放置30 min内完全液化。

2. 女方检查

(1) 卵巢功能检查 包括卵巢功能测定和黄体功能检查。方法有测量基础体温、B型超声监测卵泡发育及排卵、宫颈黏液结晶检查、阴道脱落细胞涂片、月经期前子宫内膜活组织检查及女性激素如 FSH、LH、E_2、孕酮(P)等测定,了解卵巢排卵情况及黄体功能状态。

(2) 输卵管通畅试验 常用方法有输卵管通液术、子宫输卵管碘油造影和子宫输卵管超声造影,以了解输卵管通畅程度,明确阻塞部位和子宫有无畸形或病变。其中子宫输卵管造影是目前应用最广、诊断价值最高的方法,并有一定的治疗作用。

(3) 内镜检查 包括宫腔镜和腹腔镜检查。可了解子宫腔和腹腔情况,明确不孕相关器质性病变。

三、护理诊断/合作性问题

1. 知识缺乏 缺乏不孕症的相关知识。

2. 自尊紊乱 社交孤立与不孕症繁杂的检查、无效的治疗结果或因不孕受到家庭和周围人群的歧视,不愿与其他人沟通有关。

四、护理目标

1. 夫妇双方能陈述出不孕的主要原因。

2. 病人能够恢复自尊,正确地评价自我,与家庭成员沟通良好。

五、治疗原则和护理措施

(一) 治疗原则

以掌握性知识,改善全身情况,积极治疗原发病及适时进行人工受孕为原则。

(二) 护理措施

1. 治疗配合

(1) 做好各种诊断治疗的配合工作 ① 解释各种辅助检查的目的、方法,以取得夫妇的配合。② 说明检查方法可能带来的不适及缓解措施,以减轻夫妇的紧张心理。如子宫输卵管碘油造影可能会引起腹部痉挛性疼痛,持续 1~2 h 自行缓解;子宫内膜活检后可有少量阴道出血;腹腔镜手术后一侧或双侧肩部会出现疼痛,可按医嘱给予药物止痛。③ 指导夫妇合理有序地进行各项检查,并解释检查结果的临床意义。

(2) 用药护理 常用药物为氯米芬、绒促性素(HCG)、尿促性素(HMG)等促排卵药物,护理人员应指导妇女正确用药:① 指导妇女在月经周期中按时、按量服药,不可随意停药。如氯米芬为诱发排卵首选药物,自月经周期第 5 d 起,50 mg/d,连用 5 d,3 个周期为 1 个疗程,排卵率可达 80%。② 观察药物的不良反应,如一侧下腹部疼痛、血管收缩征兆、头晕、乏力以及消化道症状等,出现异常情况及时报告医生。③ 告知妇女在确诊妊娠后应立即停药。

(3) 协助病人选择治疗方案　根据检查和治疗结果,配合医生做好解释工作,提供相关信息,使夫妇双方能正确面对现实,并根据自身条件选择相应的治疗方案,如停止或继续治疗,或选择人工辅助生殖技术,对其选择表示充分的尊重和理解。

2. 一般护理　指导夫妇双方加强营养,合理饮食,戒烟酒。生活规律,适当进行体育锻炼,以增强体质。

3. 心理护理　加强与不孕夫妇的沟通和交流,鼓励他们表达内心的真实看法,解释不孕症的相关知识,对不孕造成的心理压力表示理解和同情,针对病人目前的实际状况给予针对性的心理疏导,鼓励夫妇双方正确对待不孕以及家庭、社会的看法,积极参加一些对社会、对他人有益的社会活动,以体现自己的社会价值,维护自己的自信和尊严。

4. 健康教育

(1) 指导病人提高妊娠的技巧　① 夫妇双方适当节制性生活。② 精神放松,夫妇之间应达到良好的沟通。③ 学会预测排卵和测量基础体温的方法,掌握性交的适当时间及次数,并可在排卵期增加性交次数,以增加受孕机会。④ 性交前后勿使用阴道润滑剂或进行阴道灌洗。⑤ 性交后应抬高臀部,卧床休息至少 30 min,以利于精子进入子宫颈。

(2) 减少不孕症的诱因　注意经期卫生,以尽可能减少生殖道感染的机会。做好计划生育工作,减少人工流产手术。

六、护理评价

1. 夫妇双方了解不孕的主要原因。
2. 病人具有良性应对不孕症的态度。
3. 夫妇双方能够正确面对不孕,以积极的态度配合进行各种检查、治疗。

第三节　子宫内膜异位症病人的护理

一、概述

(一) 定义

子宫内膜异位症(endometriosis,EMT)是指具有生长功能的子宫内膜组织出现在子宫体腔内膜以外部位,简称内异症,是目前常见的妇科疾病之一。近年来,本病发病率有明显增高趋势,多见于生育年龄妇女,以 25~45 岁妇女居多。内异症系激素依赖性疾病,其发病与卵巢的周期性变化有关。

(二) 病因

内异症病因尚未完全明了,主要有子宫内膜种植学说、体腔上皮化生学说、淋巴及静脉播散学说、遗传因素和免疫学说等。

知识库

子宫内膜异位症的发病机制

子宫内膜异位症为良性病变,但具有类似恶性肿瘤的远处转移和种植生长能力。其发病机制尚未完全阐明,目前主要的学说有:① 子宫内膜种植学说:1921年由Sampson首先提出,他认为,经期子宫内膜腺上皮和间质细胞可随经血逆流入腹腔,种植于卵巢和盆腔腹膜,并在该处生长蔓延形成内异症。② 淋巴及静脉播散学说:远离盆腔器官(如肺部、四肢皮肤、肌肉等)的内异症,可能就是内膜通过血行和淋巴播散的结果。③ 体腔上皮化生学说:Meyer提出,他认为,由体腔上皮分化来的组织(如卵巢上皮、盆腔腹膜等),在受到持续性卵巢激素或经血及慢性炎症的反复刺激后,被激活转化为子宫内膜样组织。④ 免疫调节学说:免疫功能减弱时,不能有效清除异位内膜,同时,免疫活性细胞释放的一些细胞因子[如白细胞介素-6(interleukin-6,IL-6)、嗜酸细胞趋化因子(eosinophilic chemotactic factor,ECF)、成纤维细胞生长因子(fibroblast growth factor,FGF)等]可促进异位内膜存活、增殖、移植、定位等。⑤ 遗传因素学说:内异症病人一级亲属的发病风险是无家族史者的7倍,可能是多因素遗传的影响。

(三)病理

1. 大体病理　卵巢是最易被异位内膜侵犯的器官,约80%病变累及一侧,约50%累及双侧。盆腔其他组织和器官异位子宫内膜也比较多见,如直肠子宫陷凹、子宫骶骨韧带、盆腔腹膜等;而身体其他部分异位子宫内膜比较罕见。本病基本病理变化为异位子宫内膜随卵巢激素变化而发生周期性出血,导致周围纤维组织增生和囊肿、粘连形成,以致病变局部逐渐形成大小不等的紫蓝色实质结节或包块,可因部位和程度不同而有所差异。卵巢内的异位内膜可因反复出血而形成单个或多个囊肿,内含暗褐色黏糊状陈旧血,称卵巢子宫内膜异位囊肿,又称卵巢巧克力囊肿。

2. 镜下检查　出现子宫内膜上皮、内膜腺体、内膜间质及出血灶为内异症典型的组织病理变化特征。但这种结构可因异位内膜反复出血而被破坏,以致难以发现。只要在镜检时能找到少量内膜间质细胞即可确诊本病。

二、护理评估

(一)健康史

了解病人的年龄、月经史及生育史;了解既往有无慢性盆腔炎和痛经史;评估疼痛的部位、程度,有无放射、进行性加重等;对于不孕症病人还应了解有无多次输卵管通液、碘油造影术等宫腔操作史。除此之外,还应了解家族史。

（二）身体评估

1. 痛经和下腹痛　继发性进行性加重的痛经是内异症的典型症状。疼痛多位于下腹部和腰骶部，可放射至会阴、阴道、肛门或大腿，常于月经来潮时出现，并持续整个经期。疼痛程度与病灶大小不一定成正比，27% ~40% 病人可无痛经。评估疼痛的部位、严重程度，与月经的关系；有无放射性疼痛及伴随症状（如腹泻、便秘等）。

2. 不孕　了解病人结婚的年龄、性生活情况，发生不孕的时间。内异症病人不孕率可高达 40%，可能与卵巢实质性病变、无排卵和黄体功能不足等有关。

3. 性交痛　疼痛是因为性交时子宫颈受到碰撞及子宫的收缩和向上提升引起，且月经来潮前性交痛更为明显。询问病人有无性交困难和疼痛。

4. 月经异常　评估病人有无经前少量出血、经期延长、经量增多等月经失调症状。

5. 妇科检查　子宫多后倾固定，子宫一侧或双侧附件处可扪及与子宫相连的活动度差的囊性包块，有压痛，直肠子宫陷凹、子宫骶骨韧带处可触及痛性结节。评估子宫的位置、活动度、有无触痛，及双侧附件区有无肿块，肿块的大小、活动度、有无压痛等；评估阴道后穹隆有无紫蓝色斑点、小结节或包块等。

除此之外，还应评估疼痛有无其他伴随症状，如腹泻或便秘、肠梗阻、尿痛、尿频、腰痛和血尿，有无恶心、呕吐和肛门坠胀感等症状。

（三）心理社会资料

评估病人在月经前期和月经期的焦虑、紧张和恐惧的程度；了解进行性下腹疼痛对病人生活、工作的影响以及带给病人的困扰；了解病人对本病的认知程度，家庭经济状况及家人对病人的情感支持等。

（四）辅助检查

1. 影像学检查　B 型超声检查是诊查内异症的重要手段，主要观察卵巢内膜异位症囊肿。盆腔 CT 及磁共振检查对盆腔内异症亦有较高的诊断价值。

2. 腹腔镜检查　是目前诊断内异症的最佳方法，在腹腔镜下见到典型病灶或对可疑病灶进行活组织检查即可确诊。对于高度怀疑内异症，妇科检查及 B 型超声检查无阳性发现时，应首选腹腔镜检查。

3. 血清 CA125 测定　中、重度内异症病人血清 CA125 值可能升高。血清 CA125 测定可了解治疗效果和有无复发现象。

三、护理诊断/合作性问题

1. 疼痛　与异位内膜病灶引起痛经和持续性下腹疼痛有关。
2. 自尊紊乱　与内异症导致不孕症有关。
3. 恐惧　与害怕月经期持续的下腹部、腰骶部疼痛有关。
4. 知识缺乏　缺乏内异症的相关知识。

四、护理目标

1. 病人自觉疼痛减轻。
2. 病人情绪稳定,焦虑减轻;能够面对疾病及不孕症的现实。
3. 病人了解内异症的相关知识。

五、治疗原则和护理措施

(一)治疗原则

根据病人年龄、症状、病变范围和部位、生育要求等不同情况进行全面考虑。治疗方法有期待治疗、药物治疗和手术治疗。

1. 期待治疗　适用于轻症病人,给予前列腺素合成酶抑制剂对症处理。对于有生育要求者,采取措施促使其尽快受孕以期异位内膜病灶坏死萎缩,症状得以缓解。

2. 药物治疗　包括抑制疼痛的对症治疗和性激素抑制治疗。采用假孕或假绝经性激素的疗法已成为治疗内异症的常用方法,适用于慢性盆腔痛、痛经明显、有生育要求及无卵巢囊肿形成者。

3. 手术治疗　腹腔镜是目前手术治疗内异症的主要手段,适用于药物治疗后症状不缓解、局部病变加剧或生育功能未恢复者及卵巢异位囊肿较大且有生育要求者。术前和术后可配合使用药物以减小病灶和复发。

(二)护理措施

1. 病情观察　密切观察病人疼痛的部位、程度和持续时间,有无月经失调;采用药物治疗时,观察药物的疗效和不良反应。手术病人应注意观察术后症状有无缓解。对于有生育要求的病人,观察有无受孕征象。

2. 治疗配合

(1)期待疗法病人的护理　① 按医嘱用药:常用药物有吲哚美辛、萘普生、布洛芬等,观察药物的疗效,若效果不佳,应及时汇报医生。② 指导病人进行检查:对于有生育希望的病人,护理人员应协助医生向病人解释进行相关不孕检查的必要性,取得病人的理解和配合,指导病人有序进行检查,以促使其尽早受孕。③ 定期随访:一般为 2 ~ 3 个月随访 1 次,以了解症状有无缓解及是否受孕,必要时更改治疗方案。

(2)药物治疗病人的护理　一般采用性激素持续性给药,导致病人较长时间闭经,使异位内膜萎缩、蜕变,而达到治疗目的。

常用方法　① 假孕疗法:常用药物有短效避孕药、高效孕激素等。② 假绝经疗法:常用药物有孕三烯酮、达那唑、促性腺激素释放激素激动剂(gonadotropin releasing hormone agonist,GnRHa)。

用药的护理　① 向病人讲解治疗目的、方案和注意事项,说明性激素规范性治疗的重要性。② 告知病人药物治疗的常见不良反应,如恶心、乏力、潮热、食欲减退、闭经等症状,解除病人的顾虑,鼓励病人坚持服药。③ 指导病人严格遵医嘱按时按量服药,不得随意停服或漏服，以免造成子宫异常出血。④ 服药期间若出现阴道少许出血，可按医嘱加大剂量。⑤ 指导病人定期随访。

(3) 手术治疗的护理　向病人解释手术的方式和目的，指导病人积极面对现实，配合医疗护理活动，同时做好术前准备和术后护理工作。

3. 一般护理　指导病人合理饮食，加强营养，经期不食生冷及刺激性食物。日常注意休息和保暖，保持心情舒畅和充足睡眠。

4. 心理护理　鼓励病人诉说内心的感受，表达真实的情感，耐心讲解本病的相关知识，让病人了解这是一种良性疾病，许多症状可以通过治疗缓解，告知治疗方案以及坚持接受规范治疗的重要性，使病人树立起战胜疾病的信心。

5. 健康教育　指导病人加强经期自我保健，注意保暖，避免性生活、剧烈运动及妇科检查。做好避孕措施，减少人工流产手术。积极治疗可以引起内异症的原发病，如先天性生殖道畸形、宫颈粘连等，以免经血逆流入腹腔引起子宫内膜的异位种植。

六、护理评价

1. 病人能够按时用药，疼痛逐渐减轻。
2. 病人能说出内异症的保健知识。
3. 病人情绪稳定，能用语言表达自己看法。

病案分析

病人入院基本资料评估

一、一般资料

姓名	谢某	性别	女	年龄	26 岁	职业	教师
民族	汉族	籍贯	湖北	文化程度	大学	婚姻状况	已婚

地址　××市福寿路 54 号　　联系电话　130×××××254

入院时间　2013 年 6 月 28 日　　病历记录时间　2013 年 6 月 28 日

入院方式　步行

入院医疗诊断　1. 子宫内膜异位症
　　　　　　　2. 左侧卵巢囊肿

入院主诉　痛经 3 年，进行性加重半年。

现病史　病人 3 年前无明显诱因出现痛经症状，疼痛性质为阵发性坠痛，多位于下腹部，并放射至会阴。常于经期前 1 d 开始，经期第 1 d 最剧烈，以后逐渐减轻，月经干净时消失。曾用"镇痛、调经"药及"中药"治疗，效果较差。近半年来痛经症状逐渐加重，严重影响了正常生活和工作，今来院就诊。

月经史　$13\frac{7}{28 \sim 30}$，色暗红，量较多，于 3 年前出现痛经。末次月经 2013 年 5 月 20 日。

婚育史　26 岁结婚，丈夫体健，孕$_0$产$_0$。

既往病史　无高血压、心脏病、糖尿病病史。无特殊过敏史。

家族史　无特殊病史。

二、生活习惯及自理能力

饮食　正常　　睡眠　正常　　大小便　偶有便秘

烟酒嗜好　无　　活动能力　正常　　心理状况　焦虑

三、家庭情况

家庭成员共4人,与丈夫及父母共同生活,关系和睦。经济条件好。

四、身体评估

(一)全身检查

体温36.2℃,脉搏74/min,呼吸18/min,血压13.3/8.0 kPa(100/60 mmHg),身高163 cm,体重48 kg,意识清楚,语言表达清楚,皮肤黏膜正常,发育良好,心肺正常,腹软,肝、脾未触及。未触及包块。腹部无压痛及反跳痛,肠鸣音正常。脊柱四肢无畸形,生理反射存在,病理反射未引出。

(二)妇科检查

外阴　已婚,未产型。

阴道　通畅,少许白色分泌物。

子宫颈　光滑,阴道后穹隆处可见2个紫蓝色小结节,触痛明显。

子宫体　后位,正常大小,活动度好,质中,无压痛。

附件　左侧附件区可触及一直径大小约5 cm的囊性包块,压痛(+);右侧附件区未触及明显异常。

(三)辅助检查

B型超声提示　左侧卵巢巧克力囊肿。

五、治疗措施

目前主要采用对症处理,必要时行手术治疗。护理计划见表22-2。

表22-2　子宫内膜异位症病人护理计划

护理诊断	护理目标	护理措施
1. 知识缺乏　缺乏子宫内膜异位症的相关知识	1. 病人了解子宫内膜异位症的病因、发病机制 2. 病人掌握子宫内膜异位症的治疗原则及药物治疗的方法	1. 耐心细致地向病人解释子宫内膜异位症是一种良性疾病,通过治疗是可以治愈的 2. 向病人说明子宫内膜异位症的病因和发病机制,缓解病人的紧张情绪 3. 允许病人参加对该疾病治疗方案的讨论,树立起病人战胜疾病的信心
2. 焦虑　与疼痛、病程长、疗效不肯定、环境陌生、害怕手术有关	1. 病人能描述自己的焦虑 2. 病人情绪稳定,积极配合治疗和护理	1. 入院时护士热情接待病人,向病人介绍主管医生及护士、病房环境、有关规章制度,帮助病人尽快适应环境 2. 鼓励病人说出自己焦虑、担心的感受,并给予相应的疏导措施,对病人提出的问题给予答复,消除其顾虑 3. 耐心向病人及家属解释病情和手术治疗的必要性,讲解手术主要过程、术前准备和术后注意事项 4. 指导病人进行放松疗法,如听音乐、看书、看电视、散步等 5. 鼓励家属给予病人生活上的关心、体贴与精神上的安慰,增强其战胜疾病的信心

续表

护理诊断	护理目标	护理措施
3. 疼痛 与异位内膜病灶引起痛经和持续性下腹痛有关	1. 病人主诉疼痛减轻,舒适感增加 2. 病人能运用有效的方法减轻或消除疼痛	1. 解释引起疼痛的原因,讲解月经期保健的重要性 2. 卧床休息,用热水袋外敷下腹部,喝热饮料,腰腹部酸痛严重时进行腰腹部按摩,以增加舒适感,缓解疼痛 3. 必要时按医嘱予镇静剂、止痛剂 4. 保持会阴清洁,每天用温开水清洗会阴 2 次 5. 对于尚未生育的病人,劝其尽早妊娠,可使病变组织坏死、萎缩,且分娩后症状也可缓解 6. 协助生活护理,安慰体贴病人,增强其战胜疼痛的信心

责任护士 王某
护士长 叶某

自测题

一、以下每道考题下面有 A、B、C、D、E 五个备选答案,请从中选择一个最佳答案。(A1、A2 型题)

1. 护士对一育龄夫妇进行宣传教育时,告知他们不孕症是指在未采取避孕、有正常性生活的情况下,至少达到(　　)未受孕。

A. 3 个月　　B. 6 个月　　C. 1 年　　D. 2 年　　E. 3 年

2. 护士对子宫内膜异位症的病人进行护理评估时,最可能发现的是(　　)。

A. 月经失调　　B. 闭经　　C. 继发性痛经　　D. 不孕　　E. 性交痛

3. 子宫内膜异位症最易发生的部位是(　　)。

A. 卵巢　　B. 输卵管　　C. 子宫颈　　D. 盆腔腹膜　　E. 肺

4. 病人咨询子宫脱垂最主要的病因,护士最佳答案是(　　)。

A. 营养不良　　B. 分娩损伤　　C. 产后过早参加体力劳动

D. 盆底组织先天发育不良　　E. 长期腹压过高

5. 刘某,66 岁,绝经近 15 年,自觉阴道有肿块脱出已有 3 年,伴随下腹部胀痛、行走不便。护士在评估后得出“子宫脱垂,Ⅲ度”的结论,其依据是(　　)。

A. 子宫颈外口距处女膜缘 <4 cm

B. 在阴道外口能见到子宫颈

C. 子宫颈已脱出阴道口外,子宫体仍在阴道内

D. 子宫颈及子宫底部分脱出阴道口外

E. 子宫颈及子宫体全部脱出至阴道口外

6. 王某,36 岁,孕$_2$产$_1$。14 岁初潮,周期 30 d,每次约 5 d 干净,量中等,无腹痛。但自人工流产后出现痛经,且逐渐加重不能忍受。妇科检查:子宫后倾固定,阴道后穹隆处见 2 个紫褐色结节,触痛明显。根据上述评估资料,护士最先考虑按(　　)提供护理措施。

A. 阴道炎　　B. 盆腔炎　　C. 原发性痛经

D. 子宫内膜异位症　　　　E. 功能失调性子宫出血

二、以下每道考题下面有 A、B、C、D、E 五个备选答案，请从中选择所有正确的答案。(X 型题)

1. 王某，28 岁，婚后 2 年未避孕，有正常性生活，诊断为“不孕症”。病人询问护士导致不孕的女方因素有哪些，护士的回答应包括下列(　　)。

A. 卵巢功能受损，导致排卵障碍　　B. 输卵管炎症　　C. 子宫内膜病变

D. 阴道炎症　　E. 子宫颈管狭窄或粘连

2. 孙某，65 岁，绝经近 16 年，自觉阴道有肿块脱出近 2 年伴随下腹胀痛、分泌物增多并逐渐加重。体检时发现病人子宫颈及子宫体部分脱出阴道口外，临床诊断为子宫脱垂Ⅱ度重型，采用保守治疗即子宫托。护士向病人详细讲解了使用子宫托的注意事项，其内容应包括(　　)。

A. “放置前病人先排尽大小便，洗净双手”

B. “放托时应取蹲位”

C. “每日早晨放入，晚上睡前取出”

D. “若阴道松弛，可用丁字带支持固定”

E. “放托后 6 个月到医院检查 1 次即可”

(李金芝)

第二十三章　计划生育妇女的护理

学习要点

1. 了解计划生育的主要内容和措施。
2. 了解各种避孕方法的避孕原理及放置或取出宫内节育器的手术步骤。
3. 熟悉各种避孕方法的适应证、禁忌证。
4. 掌握各种避孕方法的护理措施。
5. 了解女性绝育的方法，熟悉其护理措施。
6. 熟悉早期妊娠和中期妊娠终止方法及护理。

计划生育是我国的一项基本国策。在稳定低生育水平的基础上实行避孕节育知情选择，既要适应社会经济及人口比例发展的要求，又要符合广大人民群众少生、优生的愿望。计划生育基本内容是科学地控制人口数量，提高人口素质。计划生育工作的具体内容包括：① 晚婚晚育：即按法定年龄推迟 3 年以上结婚为晚婚，按法定年龄推迟 3 年以上生育为晚育。② 节育：国家虽已从“一对夫妇只生育一个孩子”政策调整为“单独二孩”新政策，但仍提出必须长期坚持计划生育基本国策不动摇。育龄夫妇应以避孕为主，辅以绝育及避孕失败的补救措施，采用不同的节育方法，达到短期避孕或长期不生育的目的。③ 优生优育：避免先天性缺陷代代相传，防止后天因素影响后天发育，以提高人口质量。

第一节　避孕妇女的护理

避孕指运用科学的方法，在不影响正常性生活和身心健康的条件下，使妇女暂时不受孕。避孕机制是抑制排卵、阻止精子和卵子结合、改变子宫腔内环境，致使受精卵不能正常地植入和发育。常用的避孕方法有药物避孕、工具避孕及其他避孕方法等。

一、药物避孕

（一）概述

1. 避孕药的类型　药物避孕是育龄妇女采取的主要避孕措施之一，具有安全、有效、经济、方便的特点。国内常用避孕药为人工合成的甾体激素类药物，其制剂大致可分为三类：雌激素衍生物、睾酮衍生物、孕酮衍生物等。国内女性常用甾体避孕药类型见表 23－1。

2. 避孕原理

（1）抑制排卵　通过反馈作用抑制下丘脑释放黄体生成素释放激素（LH-RH），抑制垂体分泌促卵泡激素（FSH）和黄体生成素（LH），同时直接影响垂体对 LH-RH 的反应，不出现排卵前的 LH 峰，而抑制排卵。

表 23－1 国内女性常用甾体类避孕药

类别	名称	成分：雌激素含量/mg	成分：孕激素含量/mg	剂型	给药途径
短效片	复方炔诺酮片（避孕片 1 号）（1/4 量）	炔雌醇 0.035	炔诺酮 0.6	片，滴丸，纸型	口服
	复方甲地孕酮片（避孕片 2 号）（1/4 量）	炔雌醇 0.035	甲地孕酮 1.0	片，滴丸，纸型	口服
	复方 18 甲基炔诺酮	炔雌醇 0.03	18 甲基炔诺酮 0.3	片	口服
	复方去氧孕烯片（妈富隆）	炔雌醇 0.03 或 0.02	去氧孕烯 0.15	片	口服
	左炔诺孕酮三相片				
	第一相（1～6 片）	炔雌醇 0.03	左炔诺孕酮 0.05	片	口服
	第二相（7～11 片）	炔雌醇 0.04	左炔诺孕酮 0.075	片	口服
	第三相（12～21 片）	炔雌醇 0.03	左炔诺孕酮 0.125	片	口服
探亲药	炔诺酮探亲避孕丸		炔诺酮 5.0	滴丸	口服
	甲地孕酮（探亲片 1 号）		甲地孕酮 2.0	片	口服
	18 甲基炔诺酮		18 甲基炔诺酮 3.0	片	口服
	53 号避孕药		双炔失碳酯 7.5	片	口服
	甲醚抗孕丸		甲地孕酮 0.55 醋炔醚 0.88	丸	口服
长效片	复方炔雌醚－18 甲基炔诺酮	炔雌醚 3.0	18 甲基炔诺酮 12.0	片	口服
	复方炔雌醚－氯地孕酮	炔雌醚 3.3	甲地孕酮 15.0	片	口服
	复方炔雌醚－氯地孕酮－18 甲基炔诺酮	炔雌醚 2.0	氯地孕酮 6.0 18 甲基炔诺酮 6.0	片	口服
长效针	复方：复方己酸羟孕酮注射液（避孕针 1 号）	戊酸雌二醇 5.0	己酸羟孕酮 250.0	针	肌内注射
	复方：美尔伊避孕注射液	雌二醇 3.5	甲地孕酮 25.0	针	肌内注射
	单方：庚炔诺酮注射液		庚炔诺酮 200.0	针	肌内注射
缓释避孕药	阴道避孕环：甲硅环		甲地孕酮 200 或 250		阴道放置
	阴道避孕环：D－炔诺孕酮阴道避孕环		D－炔诺孕酮 5		阴道放置
	皮下埋植剂：D－炔诺孕酮埋植剂Ⅰ型		D－炔诺孕酮 36×6		皮下埋植
	皮下埋植剂：D－炔诺孕酮埋植剂Ⅱ型		D－炔诺孕酮 70×2		皮下埋植

（2）阻碍着床　避孕药中的孕激素干扰了雌激素效应，使子宫内膜增殖期变化受抑制；孕激素作用使腺体及间质提前发生类分泌期变化，子宫内膜分泌不良，不利于受精卵着床。

(3) 阻碍受精　宫颈黏液受孕激素的影响,分泌量减少,拉丝度降低、黏稠度增加,不利于精子穿过,影响受孕。

3. 适应证　健康的育龄妇女均可服用。

4. 禁忌证

(1) 重要器官病变,如急、慢性肝炎或肾炎,严重的心血管疾病,冠状动脉粥样硬化、高血压。

(2) 血栓性疾病及各型血液病,内分泌疾病(如甲状腺功能亢进、糖尿病等)。

(3) 乳房肿块、癌前病变或恶性肿瘤。

(4) 月经异常,如月经稀少、频发、闭经等。

(5) 哺乳期妇女或年龄 >45 岁者。

(6) 精神病生活不能自理者。

(7) 有严重偏头痛,反复发作。

(二) 护理评估

1. 健康史　对拟采用药物避孕者,询问其年龄、婚育史、既往月经状况及采用何种避孕措施。详细了解其有否肝肾疾病、严重的心血管疾病、内分泌疾病、恶性肿瘤等病史。

2. 身体评估　通过询问症状、体征及详细的体格检查、妇科检查,全面评估接受药物避孕者的身体状况,评估其有无药物避孕的禁忌证存在。

3. 心理社会资料　因避孕药是雌、孕激素的复合制剂,有些妇女顾虑避孕药对人体的影响,如担心服药后体重增加及色素沉着影响自我形象,担心避孕效果等。

4. 辅助检查　根据需要做相应的辅助检查,如血常规及肝肾功能检查等。

(三) 护理诊断/合作性问题

1. 知识缺乏　缺乏药物避孕的相关知识。

2. 焦虑　与服药后出现不适,担心避孕失败等有关。

3. 舒适改变　与阴道不规则出血,体重增加有关。

(四) 护理目标

1. 避孕妇女获得药物避孕的相关知识。

2. 避孕妇女自诉焦虑感消失。

3. 避孕妇女能正确对待自身形象的改变。

(五) 护理措施

1. 用药的护理

(1) 教会服药妇女避孕药的使用方法

短效口服避孕药　自月经周期第 5 d 开始,每晚 1 片,坚持连服 22 d,漏服者次日清晨(12 h内)必须补服 1 片。停药 2 ~ 3 d 后可发生撤退性出血,犹如月经来潮。若停药 7 d 仍无阴道出血,应于当晚开始服用第 2 周期药物。若第 2 周期药物服完后仍无月经来潮,应停药检查原因。

三相口服避孕药 将1个周期分成3个服药阶段，各阶段雌、孕激素剂量、药片颜色均不相同，顺序服用，每日1片，共21 d。第一相1~6片，浅黄色；第二相7~11片，白色；第三相12~21片，棕色。第1周期从月经周期第1 d开始服用，第2周期及以后改为第3 d开始服用。停药7 d后如果仍无撤药性出血，则从停药第8 d开始服用下一周期药物。

长效口服避孕药 在月经周期第5 d服用第1片，第10 d服用第2片，以后每月则于月经周期第5 d服用1片。

长效避孕针 第1次使用时于月经周期第5 d和第12 d各肌内注射1支，以后每次月经周期的第10~12 d肌内注射1支，撤退性出血发生在用药后12~16 d。

速效避孕药(探亲避孕药)

炔诺酮探亲片：若探亲时间在14 d以内，可于性交当晚及以后每晚口服1片。若14 d后探亲期仍未满，可以改用短效口服避孕药直至探亲结束。月经来潮一般在停药后7 d内，月经量基本上不改变。

18甲基炔诺酮：于性交前1~2 d即开始服用，其方法同炔诺酮。

甲地孕酮(探亲片1号)：第一次在性交前8 h服1片，当晚加服1片。以后每晚服1片，直至探亲结束，次日清晨再服1片。

53号避孕药：性交后立即服1片，次日清晨加服1片，不需连续服药。现多作为性生活后的紧急补救用药。

甲醚抗孕丸：探亲当天中午含服1丸，以后在每次性交后服1丸。

缓释避孕药 是将避孕药(主要是孕激素)与具备缓慢释放性能的高分子化合物制成各种剂型，在体内持续恒定进行微量释放，起长效避孕作用，而且安全有效。

皮下埋植剂：月经周期第7 d，在上臂或前臂内侧用特制的10号套管针将硅胶囊管呈扇形埋植入皮下。在有效期满或中途因故停止使用时，逐个取出即可。

缓释阴道避孕环：于月经干净后放入阴道穹或套于子宫颈上，可连续使用1年，月经期不需取出。

外用避孕药 是通过阴道给药，以杀精或改变精子的功能达到避孕目的。目前常用的避孕药膜以壬苯醇醚为主药，用法为性生活前5 min将药膜揉团置于阴道深处，待其溶解后即可性生活。

(2) 指导服药妇女采取应对不良反应的措施

类早孕反应 服药初期可能会出现恶心、呕吐、头晕、乏力、食欲减退等不适，是因为雌激素刺激胃黏膜引起。不需特殊处理，数日后可减轻或消失。严重者持续1~3个周期也可自行消失。个别症状重者可服维生素B_6 20 mg，维生素C 100 mg及山莨菪碱10 mg，每日3次，连续7 d，症状可缓解。治疗无效改用其他避孕措施。

月经改变 一般服药后月经变规则，经量减少，经期缩短，痛经减轻或消失。但也可能发生下列情况。① 突破出血：指服药期间发生的不规则少量阴道出血。多发生在漏服药后，少数人未漏服也能发生。若在服药的前半周期出血，是由于雌激素不足所致，可每晚增服炔雌醇0.005~0.015 mg，与避孕片同服至22 d停药；若服药的后半周期出血，多为孕激素不足引起，可每晚加服避孕药1/2~1片，同服至22 d停药；若出血量如月经，即应停药，待出血第5 d再开始下一周期用药。② 月经周期不规则或经量增多：可发生在长效避孕针用药的头3个月。

用止血药对症处理，或用雌激素或短效口服避孕药调整。③ 闭经：因药物对下丘脑 - 垂体轴过度抑制所致。应停用避孕药，改用雌激素替代治疗或加用促排卵药物，仍无效者应到医院就诊，进一步查找闭经原因。

体重增加及色素沉着　一般不需处理，如症状显著者改用其他避孕措施。

其他影响　长期服用避孕药并不增加乳腺癌发病率，且对子宫内膜癌、卵巢恶性肿瘤有一定预防作用；不增加生殖系统恶性肿瘤的发生率，长期应用不影响健康。

2. 心理护理　热情接待护理对象，做好细致的解释工作，帮助选择适宜的避孕药物，消除其思想顾虑，使其树立信心，乐于接受药物避孕和配合用药。

3. 健康教育

（1）指导服药者妥善保管避孕药，将避孕药存放于阴凉干燥处，药物受潮后可能影响避孕效果，不宜使用。同时注意将药物放在儿童取不到的地方，防止发生误服情况。

（2）向服避孕药妇女强调按时服药的重要性，若漏服应在次晨（12 h 内）补服，以免避孕失败或发生突破性出血。欲停用长效避孕药者，在停药后要服用 3 个月的短效口服避孕药，避免引起月经紊乱。

（3）注射长效针剂避孕药时，注射完毕后需观察 15 min 方可离开，因为针剂有产生过敏反应的可能。

（4）长期服用避孕药者，停药 6 个月后再受孕为妥，以避免避孕药对胎儿的影响。哺乳期妇女不宜服用避孕药，以免影响乳汁分泌的量及营养成分。

（5）因巴比妥、利福平等可使肝药酶活性增加的药物与避孕药合用能加速避孕药的代谢，降低血中避孕药水平，影响避孕效果，故用避孕药期间禁用上述药物。

（6）做好登记，定期随访。为了对使用避孕药的效果做出恰当的评价，观察用药后情况，随时发现问题，及时指导，并做好登记随访工作，长期用药者每年随访 1 次，遇有异常者随时就诊。

（六）护理评价

1. 避孕妇女能描述药物避孕的基本知识，如服药方法、注意事项、不良反应及应对措施。

2. 避孕妇女能说出自己焦虑的原因，情绪稳定。

3. 避孕妇女无意外受孕。

二、工具避孕

工具避孕是利用工具阻止精子与卵子结合或通过改变子宫腔内环境达到避孕的目的。目前常用的避孕工具有女用宫内节育器、男用阴茎套。

（一）宫内节育器

放置宫内节育器（intrauterine device，IUD）是一种相对安全、有效、简便、经济的可逆节育方法，一次放入子宫腔，可避孕多年。目前已成为我国育龄妇女的主要避孕措施。

1. 避孕原理　一般认为 IUD 的抗生育作用是多方面的。

(1) 干扰着床 长期异物刺激引起无菌性炎症反应,阻止受精卵着床;异物反应改变输卵管蠕动而影响着床。

(2) 影响受精卵的发育 子宫内膜局部受压缺血,激活纤溶酶原,致使囊胚溶解吸收而不孕。

(3) 带铜 IUD 的避孕作用 带铜 IUD 异物反应更重,且长期缓慢释放的铜被子宫内膜吸收,局部浓度增高,改变内膜酶系统活性,并影响糖原代谢、DNA 合成及雌激素摄入,使内膜细胞代谢受到干扰,不利于受精卵着床及胚囊发育。

(4) 含孕激素 IUD 的避孕作用 含孕激素 IUD 能释放孕酮,使子宫内膜腺体萎缩和间质蜕膜化,干扰受精卵着床;使子宫颈黏液变稠,妨碍精子运行。

2. 种类 宫内节育器(图 23-1)可分为惰性宫内节育器和活性宫内节育器两类。

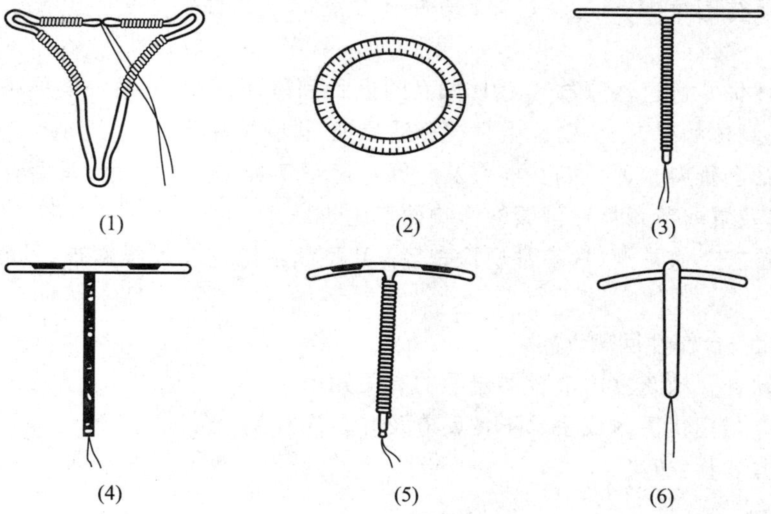

图 23-1 国内女性常用宫内节育器

(1) 带铜 V 形宫内节育器;(2) 金属圆环;(3) TCu-200;
(4) TCu-220;(5) TCu-380;(6) 含孕激素的 IUD

(1) 惰性 IUD 为不含活性物质的第一代 IUD。国内主要为不锈钢圆环及其改良品。目前临床已较少使用。

(2) 活性 IUD 为第二代 IUD。内含活性物质,如金属、激素、药物、磁性物质等,借以提高节育器的避孕效果,减少不良反应。现已广泛运用。

带铜 IUD 带铜 T 形 IUD 是我国目前临床首选的 IUD。按铜圈暴露在子宫腔内的面积(mm^2),将带铜 T 形 IUD(TCu-IUD)分为 TCu-200、TCu-220、TCu-380A 等。T 形器纵杆末端有尾丝,便于检查和取出。带铜 V 形宫内节育器(VCu-IUD)简称 V 形环,形状更接近于子宫腔形态,不锈钢作支架,外套硅胶管,其带器妊娠、脱落率均较低。因出血较常见,故因症取出率较高。

药物缓释 IUD 含孕激素(左旋 18 甲基炔诺酮)的 T 形宫内节育器,中等量释放(20 μg/d)药物成分,有效期大约 10 年。特点为脱落率低、妊娠率低,且月经量少,主要不良反应为点滴状出血和闭经。

3. 适应证和禁忌证

(1) IUD 放置术

适应证　无禁忌证的已婚育龄妇女,自愿要求放置 IUD 者。

禁忌证　① 生殖系统炎症:如阴道炎、重度宫颈糜烂、急慢性盆腔炎。② 生殖系统肿瘤:如子宫肌瘤、卵巢肿瘤。③ 严重的全身性疾患:如重度贫血、心力衰竭。④ 月经紊乱:如月经过多、过频或不规则出血。⑤ 其他:如子宫畸形、宫颈口过松、重度陈旧性宫颈裂伤或子宫脱垂。

(2) IUD 取出术适应证　绝经 2 年者,带器受孕,不良反应严重或有并发症治疗无效,改用其他避孕措施或行绝育术,放置期限已到需更换者,计划再生育者。

4. 护理评估

(1) 健康史　拟放置 IUD 者,应了解既往月经情况、末次月经时间及婚育史,采用何种避孕措施。询问既往有无月经过多过频,是否有严重的全身性疾患、生殖系统肿瘤等疾病的病史。

(2) 身体评估　通过注意放置 IUD 妇女的症状和体征,做全身系统的体格检查和妇科检查,全面评估其身体状况,以协助医生掌握好适应证,排除禁忌证。

(3) 心理社会资料　评估妇女本人及配偶对避孕工具的认知程度,是否存在因担心避孕效果,害怕手术及置取节育器对健康的影响而产生焦虑。

(4) 辅助检查　血常规、白带常规检查等。B 型超声检查或 X 线检查,了解节育器的位置及类型。

5. 护理诊断/合作性问题

(1) 知识缺乏　缺乏宫内节育器避孕的有关知识。

(2) 焦虑　与担忧手术或手术不良反应及并发症有关。

(3) 潜在并发症:感染。

6. 护理目标

(1) 受术者能叙述宫内节育器避孕的相关知识。

(2) 受术者焦虑症状减轻,能积极配合手术。

(3) 受术者没有发生并发症。

7. 护理措施

(1) 术前护理

指导运用 IUD 的妇女选择合适的手术时间

IUD 放置术:① 月经干净后 3 ~7 d。② 人工流产手术结束后宫腔深度小于 10 cm 者可立即放置。③ 正常分娩后 42 d 且生殖系统恢复正常者或剖宫产后 6 个月。④ 哺乳期放置应先排除早孕可能。

IUD 取出术:① 一般在月经干净后 3 ~7 d 为宜。② 出血多随时可取出。③ 带器妊娠者人工流产时取出。

用物准备　① 备好无菌器械包:消毒钳 2 把,阴道窥器 1 个,宫颈钳 1 把,探针 1 根,宫颈扩张器 4 ~6 号各 1 根,放置器 1 把,取环器 1 把,弯盘 1 个,剪刀 1 把,小药杯 1 个,双层大包布 1 块,洞巾 1 块,脚套 2 只,干纱布、棉球若干。② 节育器消毒备用:单纯不锈钢节育器可高压蒸汽、煮沸或 75% 乙醇浸泡 30 min 消毒备用;塑料、带尼龙丝或带铜丝的节育器可用 75%

乙醇浸泡，为避免铜丝变质，带铜节育器应在使用当日浸泡，使用前需用无菌水冲洗除去药液。目前多采用已消毒包装的节育器，使用时注意有无逾期或破损。③ 备好其他物品：无菌手套1双，消毒用物和急救药品等。

受术者准备　向受术者介绍IUD的避孕原理，放、取节育器的手术过程及术中配合要求，解除其思想顾虑。术前测试体温正常后，嘱受术者排空膀胱，取膀胱截石位。

（2）术中配合

1）检查器械包消毒有效期并打开，取消毒溶液棉球放入弯盘或小药杯内。

2）协助手术者完成手术操作步骤（图23－2）。

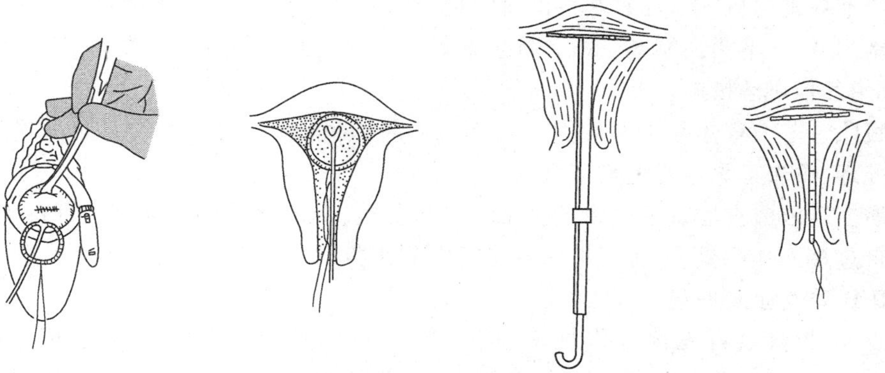

图23－2　宫内节育器放置术

（1）环形节育器放置术：① 用放环叉放入节育环，② 将节育环放到子宫底；

（2）T形节育器放置术：① 用放置器将节育器放入子宫腔固定中轴后退出套管，② T形节育器放入子宫腔内

IUD放置术：① 常规外阴、阴道消毒，铺巾，双合诊检查子宫位置、大小及附件情况。② 阴道窥器暴露子宫颈，消毒子宫颈，宫颈钳钳夹宫颈前唇或后唇（依据子宫位置而定）。③ 探针探测子宫腔深度及宽度。根据探测结果，配合手术者选用相应大小的节育器。T形节育器：宫腔深度 >7 cm者用28号，宫腔深度≤7 cm者用26号；带铜V形宫内节育器：宫腔深度≥6.6 cm者选用大型，宫腔深度≤6.5 cm者选用小型。④ 子宫颈口较紧者可适当扩张子宫颈。⑤ 用放置器将节育器推送入子宫腔达子宫底，带有尾丝的在子宫口外2 cm处剪断尾丝。再次消毒子宫颈，观察无出血后，取下宫颈钳及阴道窥器。

IUD取出术：取器前先确定节育器的类型及其在子宫腔内的位置，可通过尾丝、B型超声、X线检查。用具及操作方法与放置术基本相同。① 取出T形IUD：用血管钳夹住尾丝后缓慢取出即可。② 取出圆形IUD：用取环钩钩住环的下缘缓慢拉出（图23－3），切忌暴力。对于取器困难者可以在B

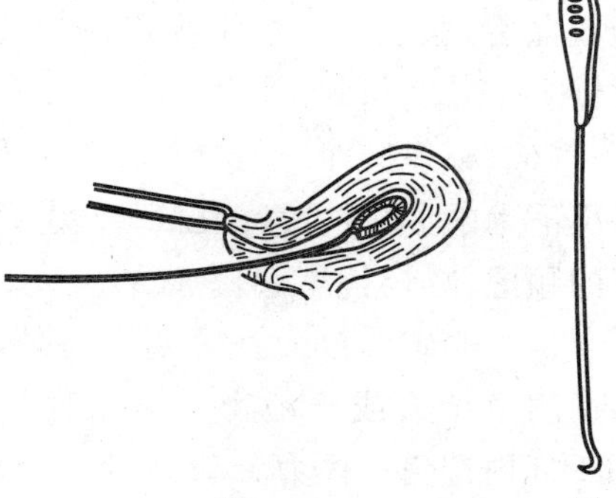

图23－3　圆环型节育器取出术

（1）钩取节育环；（2）取环钩

型超声监护下操作，也可以暂予观察，下次月经后再取。

3）指导受术者配合手术，术中重视受术者的主诉，注意有无急性腹痛等症状，对哺乳期、剖宫产后的受术者，尤其应注意观察，若出现异常情况应及时报告医生。

4）放置或取出节育器时，均应将节育器给受术者辨认。

（3）术后护理　留受术者在观察室休息片刻，注意观察有无腹痛及阴道出血，无异常方可回家。

（4）IUD 不良反应及护理

月经改变　常发生于放置节育器后 1 年内，尤其是最初 3 个月。表现为月经过多、经期延长或周期中不规则出血等。注意观察出血的量、持续时间。遵医嘱给予药物治疗，如前列腺素合成酶抑制剂、抗纤溶蛋白制剂、铁剂、抗生素等。治疗 3 个周期仍未见效者，应考虑取出或更换，也可改用其他避孕措施。

腰酸腹胀　若节育器与子宫腔大小或形态不符，可引起子宫频繁收缩而出现腰酸腹胀。轻者不需处理，重者可休息或更换节育器。

白带增多　因节育器刺激内膜或机械性损伤所致，带尾丝者更为常见。可行坐浴或中医治疗。白带过多不能耐受者，也可考虑取出宫内节育器。

（5）IUD 并发症及护理

感染　未严格执行无菌操作规程，因 T 形 IUD 尾丝上行感染或生殖道本身存在感染灶等，均可致宫腔感染，一旦发生感染，应遵医嘱用抗生素积极治疗的同时取出节育器。

节育器异位　选用的节育器过大、有尖端部分或操作粗暴等，引起子宫壁损伤，致使节育器移位于子宫壁间或盆腔内。一经确诊，应配合医生经腹（包括腹腔镜）或经阴道将节育器取出。

节育器脱落　是由于手术时未将 IUD 放置于子宫底部，节育器与子宫腔形态、大小不符，或子宫颈内口松弛、月经量过多、劳动强度过大等原因所致。多发生于放置后 1 年内，尤其是最初 3 个月内，常与经血一起排出而未能察觉，故应于放器后 1 年内定期复查。脱落者在查明原因后于下次月经后重新放置，并选择合适的节育器。

带器妊娠　节育器发生移位后，余下的子宫腔可供囊胚着床而妊娠。节育器异位于肌壁或盆腔、腹腔等，也可导致带器妊娠。一旦确诊，应行人工流产终止妊娠，同时取出节育器。

（6）心理护理　向受术者介绍手术经过，耐心解答她们提出的问题。告知受术者在正常情况下术中、术后也可能出现腰酸、轻微腹痛或少量阴道出血，2～3 d 症状可消失，以解除受术者的顾虑，减轻其焦虑、紧张的心情。

（7）健康教育　① 术后保持外阴清洁、干燥，使用消毒会阴垫。如出现严重腹痛、发热、多量阴道出血或分泌物有异味时，应随时就诊。② 放置术后休息 3 d，取出术后休息 1 d。③ 1 周内避免重体力劳动，2 周内禁止性生活及盆浴。④ 术后 3 个月内排便时、月经期应注意有无节育器脱落。⑤ 放置术后 1 个月、3 个月、6 个月及 1 年各复查 1 次，以后每年复查 1 次。以了解节育器放置后有何不适及是否脱落等，复查一般安排在月经干净后。⑥ 为防止影响避孕效果，按不同类型宫内节育器的规定时间，到期即取出或更换。

8. 护理评价

(1) 受术者能说出 IUD 避孕的手术时间、术后注意事项等相关知识。

(2) 受术者情绪稳定,积极配合手术。

(3) 受术者没发生感染。

(二) 避孕套

为男性避孕工具,每次性生活时套在阴茎上,使精液不能进入子宫腔。既可达到避孕目的,又可防止性病传播,尤其是对艾滋病的预防非常重要。

避孕套是筒状优质薄膜乳胶制品,直径有 29、31、33、35 mm 4 种规格。其顶端的小囊称储精囊,囊内容积约 1.8 mL。使用前先选好合适的型号,并用吹气法检查确定无漏气(图 23－4),排出储精囊内空气后套在阴茎上,射精后阴茎尚未软缩时,捏住套口连同阴茎一并抽出。在避孕套外涂避孕药膏,既可起到润滑作用,又可使避孕效果更佳。性生活后如发现阴茎套有破孔、滑脱,立即采用紧急避孕措施预防意外受孕。

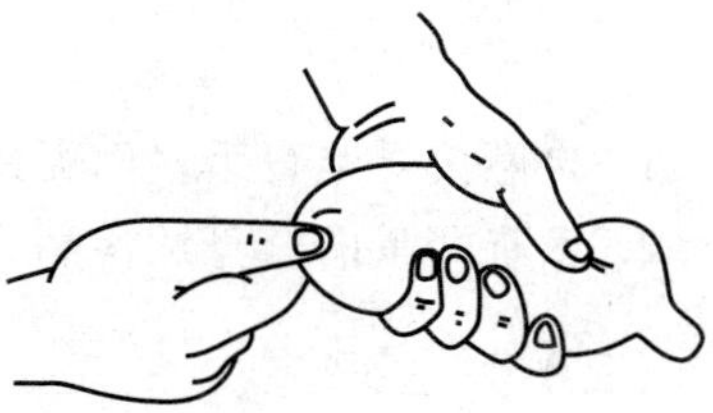

图 23－4 阴茎套检查方法

三、其他避孕方法

(一) 安全期避孕法

安全期避孕法是指不用其他药具,单靠通过避开易妊娠期性生活而达到避孕目的的方法,又称自然避孕法。成熟卵子自卵巢排出后可存活 1～2 d,精子进入女性生殖道后可存活 2～3 d,而受精能力最强的时间是在排卵后 24 h 内。因此,排卵期前后 4～5 d 内为易妊娠期,其余时间不易受孕,被视为安全期。

采用此法避孕的妇女,必须事先准确确定排卵的日期。可根据基础体温测定、宫颈黏液检查来判定排卵期。排卵多发生在下次月经来潮前 14 d 左右,故月经规律者也可通过月经周期推算排卵期。但是女性排卵可受健康状况、情绪、性活动及外界环境等因素影响而出现提前或推后,还可能发生额外排卵。因此,安全期避孕并不是十分可靠,失败率高达 20%,故不宜推广。

(二) 紧急避孕

紧急避孕是指那些在无防护性性生活后或者避孕失败后几小时或几日内,妇女为防止非意愿性妊娠的发生而采用的避孕方法。其避孕机制是阻止或延迟排卵,干扰受精或阻止着床。方法有:① 口服紧急避孕药:一般在无保护性性生活 3 d(72 h)之内口服,如米非司酮、复方 18 甲基炔诺酮、53 号避孕药。② 放置宫内节育器:一般在无保护性性生活 5 d(120 h)之内放入带铜 IUD。紧急避孕为一临时性措施,只能对一次性无防护性生活起保护作用,不应作为常规避孕方法。对于已确定怀孕的妇女禁忌使用紧急避孕。

第二节　绝育妇女的护理

女性绝育术是用手术或药物的方法，使妇女达到永久不生育的目的。目前常用的绝育方法有经腹输卵管结扎术、经腹腔镜输卵管绝育术，通过切断、结扎、钳夹、电凝、粘堵等各种方法阻断输卵管，致使精子与卵子不能结合而达到绝育的目的。

一、经腹输卵管结扎术

（一）适应证

1. 自愿接受绝育手术而无禁忌证的育龄妇女。
2. 患有严重的全身性疾病或其他情况不宜生育者。

（二）禁忌证

1. 生殖系统炎症或腹部皮肤有感染者。
2. 24 h 内有 2 次体温达到或超过 37.5 ℃者。
3. 各种疾病的急性期及全身情况不良不能胜任手术者，如血液病、心力衰竭等。
4. 有严重的神经症者。

二、经腹腔镜输卵管绝育术

（一）适应证

同经腹输卵管结扎术。

（二）禁忌证

腹腔粘连、心肺功能不全、膈疝等，其他同经腹输卵管结扎术。

三、护理评估

（一）健康史

询问受术者年龄、月经史和婚育史，了解她们有无绝育手术禁忌的疾病病史存在。

（二）身体评估

系统全面体格检查，了解心、肝、肾功能有无异常。评估腹部手术区皮肤有无感染征象。妇科检查了解有无生殖系统炎症及肿瘤。

（三）心理社会资料

由于受传统观念影响及缺乏相关知识，受术者害怕手术过程，担心手术有后遗症、失去女性性征及影响夫妻性生活，而表现出恐惧心理。

(四) 辅助检查

血常规、尿常规、肝肾功能检查、白带常规检查等。

四、护理诊断/合作性问题

1. 恐惧　与缺乏手术知识，害怕手术过程有关。
2. 有围术期受伤的危险　与脏器解剖位置及术者技术水平有关。
3. 有感染的危险　与手术操作、出血或腹部伤口有关。

五、护理目标

1. 受术者恐惧感减轻或消失。
2. 受术者手术中没有损伤。
3. 受术者无感染发生。

六、护理措施

(一) 术前护理

1. 指导受术者选择合适的手术时间

(1) 月经干净后 3 ~ 4 d。

(2) 取环术或人工流产术后。

(3) 自然流产者月经复潮后。

(4) 分娩后 48 h 内，剖宫产、剖宫取胎术同时。

(5) 哺乳期妇女或闭经者在排除早孕后。

2. 备好无菌手术器械包　直止血钳 4 把，弯止血钳 4 把，持针器 1 把，鼠齿钳 2 把，弯蚊钳 4 把，无齿小头卵圆钳 1 把（或指板 1 个或输卵管钩 1 把），无齿及有齿镊各 1 把，小直拉钩 2 把，刀柄 2 把，尖刀片及圆刀片各 1 个，消毒用卵圆钳 1 把，巾钳 4 把，组织剪及线剪各 1 把，小药杯 2 个，弯盘 1 个，10 mL 注射器 1 具，6 × 14 的弯圆针 3 枚，9 × 24 的弯三角针及弯圆针各 1 枚，0 号及 4 号丝线各 1 板，治疗巾 5 块，双层大包布 1 块，双层方包布 1 块，腹单 1 块，手术衣 2 ~ 3 件，粗纱布 2 块，细纱布 10 块，无菌手套 2 ~ 3 副。

3. 按妇科腹部手术要求完成其他常规术前准备　具体内容参见第二十一章第一节。

(二) 术中配合

1. 配合医生完成手术操作步骤。

知识库

经腹输卵管结扎术手术操作步骤

① 麻醉：采用局部浸润麻醉或针麻或硬脊膜外腔麻醉。② 体位：排空膀胱后取仰卧臀高位或平卧位，手术野按常规消毒、铺巾。③ 切口：下腹正中耻骨联合上 4 cm 处，切口长约 2 cm；产妇则在子宫底下方 2 cm 处纵向切开，逐层进入腹腔。④ 提取输卵管：手术者左手示指进入腹腔，沿子宫底后方滑向一侧，到达卵巢和输卵管后，摸清输卵管，右手持卵圆钳进入腹腔，夹住输卵管，轻轻上提至切口外。亦可用吊钩法或指板法提取输卵管。⑤ 确认输卵管：提出输卵管后用鼠齿钳夹持输卵管，用 2 把无齿镊依次夹提输卵管，直至露出伞端，确认输卵管，并检查卵巢。⑥ 结扎输卵管：目前我国多采用抽心包埋法（图 23－5）。⑦ 关闭腹腔：检查无出血后松开鼠齿钳，将输卵管送回腹腔。同法结扎对侧输卵管。清点器械、纱布无误后逐层关闭腹腔，术毕。

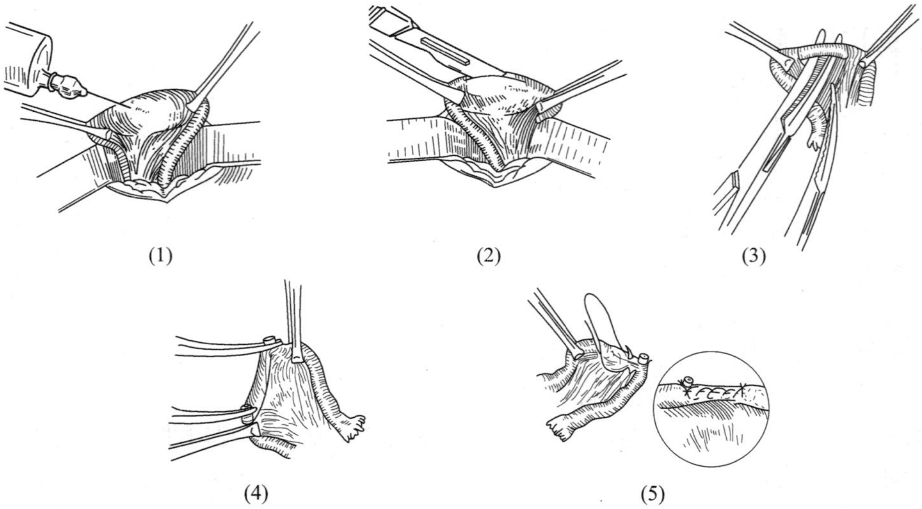

图 23－5 抽心包埋法结扎输卵管

（1）输卵管浆膜下注射生理盐水或普鲁卡因；（2）切开浆膜层；（3）剥出输卵管；
（4）剪除约 2.5 cm 输卵管；（5）分别结扎两断端，并包埋输卵管近端，缝合浆膜层，输卵管远端暴露在系膜外

知识库

经腹腔镜输卵管绝育术手术操作步骤

① 硬脊膜外腔麻醉或局部麻醉，亦可静脉全身麻醉。② 手术时取头低臀高仰卧位，手术野按常规消毒、铺巾。③ 脐孔下缘做 1～1.5 cm 的横弧形切口，把腹钉插入腹腔，充入二氧化碳气体 2～3 L 后换置腹腔镜。④ 腹腔镜直视下将弹簧夹钳夹或硅胶环套于输卵管的峡部 1～2 cm。也可用双极电凝烧灼输卵管峡部 1～2 cm，以阻断输卵管通道。

2. 手术时态度认真,各种操作平稳、准确、轻柔,术前、术后仔细清点器械及敷料,确保无误。

(三)术后护理

1. 密切观察生命体征变化,注意有无腹痛、腹腔内出血及脏器损伤征象。
2. 注意观察伤口有无渗血,保持敷料干燥清洁。
3. 鼓励受术者卧床休息 4 ~6 h 后下床活动,有助于减少腹腔粘连,促进身体康复。
4. 术后 4 ~6 h 督促受术者自解小便。
5. 按妇科腹部手术要求完成其他常规术后护理。具体内容参见第二十一章第一节。

(四)常见并发症及护理

1. 出血、血肿　因血管漏扎、结扎不紧或过度牵拉、钳夹,损伤了输卵管及其系膜均可致腹腔内出血或血肿。一旦发现立即止血,血肿形成后应切开,止血后再缝合。

2. 感染　手术中未严格执行无菌操作规程或手术禁忌证掌握不严可引起感染。故要严格掌握手术指征,加强无菌观念,规范操作程序,积极预防感染。

3. 脏器损伤　多因操作不熟练,解剖关系辨认不清造成。术中严格执行操作规程,一旦发现误伤要及时配合医生行损伤脏器修补。

4. 绝育失败　手术时技术误差,或由绝育措施本身缺陷引起。其结果多发生宫内妊娠,尚需警惕异位妊娠的发生。

(五)心理护理

做好受术者的心理护理,主动与其进行交流,简单介绍手术的原理及过程,让她们了解该手术简单、时间短、效果可靠,使其消除对手术的恐惧心理,轻松、愉快地接受手术,并主动配合。

(六)健康教育

指导受术者注意个人休息、营养和卫生。术后休息 3 ~4 周,禁止性生活 1 个月,术后 1 个月复查。

七、护理评价

1. 受术者以良好的心态、积极的态度配合手术。
2. 受术者无腹腔脏器损伤。
3. 受术者出院时体温正常,无切口和其他部位的感染征象。

第三节　人工终止妊娠妇女的护理

人工终止妊娠是避孕失败后的补救措施,常用的人工终止妊娠方法有药物流产、人工流产术(包括负压吸宫术和钳刮术)及中期妊娠引产术。

一、药物流产

药物流产是一种非手术终止妊娠的方法,具有安全、简便、高效、无需宫内操作、无创伤性的优点。完全流产率达90% ~95%。目前最常用的药物是米非司酮(RU486)。RU486是一种合成类固醇,结构类似炔诺酮,具有抗孕酮、抗糖皮质激素和轻度抗雄激素的特征。该药能与孕酮竞争受体,取代孕酮与蜕膜的孕激素受体结合,阻断孕酮活性达到终止妊娠的目的。同时由于蜕膜坏死,释放内源性前列腺素(PG),有促使宫缩及软化子宫颈的作用,促使妊娠物排出。

(一)适应证

1. 妊娠49 d以内,确诊为宫内妊娠,自愿采用药物流产,年龄<40岁的健康妇女。
2. 具有人工流产术高危因素者,如剖宫产术后半年内、哺乳期、多次人工流产手术史、畸形子宫、子宫颈坚韧等。

(二)禁忌证

1. 使用米非司酮禁忌证　如肝肾功能异常、糖尿病、肾上腺疾病、与类固醇激素有关的肿瘤、血液疾患、血管栓塞等。
2. 使用前列腺素禁忌证　心血管系统疾病、高血压、青光眼、哮喘、胃肠功能失调、过敏体质、带器妊娠、异位妊娠等。

(三)用药方法

目前临床采用RU486与PG配伍作为药物流产的最佳方案,通过两者的协同作用,提高终止妊娠效果,用药量也明显减少。用法:RU486,25 mg,口服,每日2次,共3 d,于第4 d上午顿服米索前列醇0.6 mg。

(四)不良反应

药物流产后主要不良反应为出血时间过长和出血量过多,其他还有恶心、呕吐、下腹痛和乏力等。

二、人工流产术

人工流产术是指在妊娠14周以内用人工方法终止妊娠的手术。妊娠10周以内者采用人工流产负压吸引术,妊娠11 ~14周采用人工流产钳刮术。

(一)适应证

1. 避孕失败自愿要求终止妊娠而无禁忌证者。
2. 因疾病不宜继续妊娠者。

（二）禁忌证

1. 急性生殖系统炎症。

2. 各种疾病的急性期。

3. 严重的全身性疾患，如严重贫血、心力衰竭，妊娠剧吐致酸中毒未纠正者，需经治疗好转后再行手术。

4. 术前有2次体温达到或超过37.5 ℃者。

三、中期妊娠引产

妊娠13周至不足28周之间用人工方法终止妊娠为中期妊娠终止。中期妊娠引产术常用于15～24周妊娠者，其经过与足月分娩近似，首先是子宫颈管软化、消失，随之出现规律宫缩，宫口扩张，胎先露下降，胎儿及附属物娩出。

（一）依沙吖啶引产

依沙吖啶（利凡诺）引产是目前常用的引产方法，操作简便、安全，引产成功率高。依沙吖啶是一种强力杀菌剂，但因其能刺激宫缩，同时胎儿吸收药物后，可以损害胎儿的重要器官，如心、肺、肝、肾，使胎儿中毒死亡，故又用于中期妊娠引产。临床多采用的是依沙吖啶经腹壁羊膜腔内注射法。

1. 适应证

（1）妊娠15～24周要求终止妊娠而无禁忌证者。

（2）因患各种疾病，不宜继续妊娠者。

2. 禁忌证

（1）急慢性肝、肾疾患和严重心脏病、高血压、血液病者。

（2）各种疾病的急性期者。

（3）生殖系统炎症者。

（4）剖宫产术或肌瘤挖除术术后2年内者。

（5）术前24 h内2次体温超过37.5 ℃者。

（6）前置胎盘或局部皮肤感染者。

（二）水囊引产

水囊引产是将无菌水囊置于子宫壁与胎膜之间，再向囊内注入适量无菌生理盐水，借助膨胀的水囊增加子宫内压力，利用其机械刺激诱发宫缩，促使胎儿及附属物排出体外。

1. 适应证　同依沙吖啶引产。尤其适用于患有心、肝、肾疾病尚能胜任手术者。

2. 禁忌证　除同依沙吖啶引产外，尚有子宫瘢痕、子宫颈或子宫发育不良者。

四、终止妊娠妇女的护理

（一）护理评估

1. 健康史　详细询问孕妇的年龄、停经时间、本次妊娠经过，停经后有无早孕反应或阴道出血以及诊疗过程，了解月经史和婚育史及孕前采取何种避孕措施。既往是否有急慢性肝肾疾病、严重的心脏病、高血压等禁忌终止妊娠的疾病病史存在。

2. 身体评估 通过全身系统检查和妇科检查或产科检查，全面了解孕妇身体状况及妊娠情况，评估宫底高度、胎儿大小及与妊娠周数是否相符，能否听到胎心等，协助医生掌握好适应证，排除禁忌证。

3. 心理社会资料 由于对人工终止妊娠缺乏了解，害怕手术时疼痛，担心手术影响月经和生育，受术者常表现为焦虑和紧张，顾虑重重。

4. 辅助检查 血常规、出凝血时间、血小板计数、尿常规、白带常规、肝肾功能检查、B 型超声检查等。

（二）护理诊断/合作性问题

1. 知识缺乏 缺乏终止妊娠的相关知识。
2. 恐惧 与可能的手术疼痛或并发症有关。
3. 潜在并发症 子宫穿孔、感染、出血等。

（三）护理目标

1. 受术者获得终止妊娠的相关知识。
2. 受术者情绪稳定，积极配合手术。
3. 受术者没有发生并发症。

（四）护理措施

1. 药物流产 服药后注意观察腹痛、阴道出血量和组织物排出情况，仔细检查排出物是否完整。若药物流产失败，或因不全流产发生多量阴道出血，应及时配合医生行人工流产术或清宫术。

2. 人工流产术

（1）术前准备

用物准备 ① 备好无菌手术器械包：大包巾 1 块，孔巾 1 块，阴道窥器 1 个，消毒钳 1 把，宫颈钳 1 把，探针 1 个，宫颈扩张器 4～10 号（钳刮术时至 14 号）各 1 根，吸管 5～8 号各 1 根，小刮匙 1 个，连接胶管 1 根，小头卵圆钳 1 把，有齿卵圆钳 1 把，换药碗 1 个，弯盘 1 个，小药杯 1 个，长棉签 2 支，纱布、干棉球若干，脚套 2 只，以上物品打包后高压灭菌消毒备用。② 备好其他物品：如负压吸引装置［将负压抽吸至一般常用负压 53.3/66.7 kPa（400～500 mmHg）］，16～18 号导尿管各 1 根，无菌手套 1 副，注射器 1 具，宫缩剂及急救药品，如缩宫素、麦角新碱、阿托品、肾上腺素，强心药及高渗葡萄糖液，氧气等。备好消毒用物。

受术者准备 核对受术者姓名、手术名称，向其介绍手术过程及注意事项，教会受术者缓解术时紧张和不适的方法，解除恐惧心理，使其主动配合手术；受术者排空膀胱，取膀胱截石位。

（2）术中配合 协助医生完成手术操作步骤。

人工流产负压吸引术 常规外阴、阴道消毒，铺巾；整理器械做双合诊检查，查清子宫大小、位置及附件情况。具体步骤如图 23 - 6。

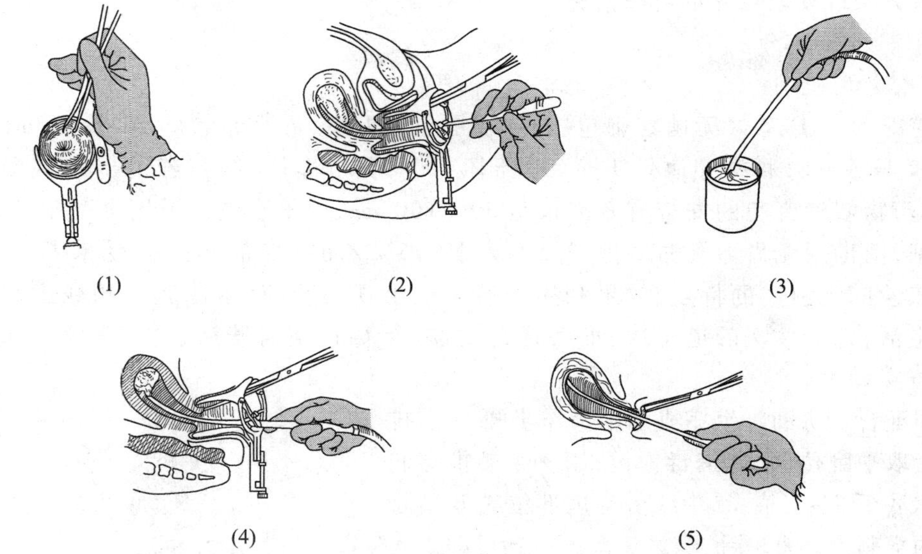

图 23 - 6 人工流产负压吸引术

(1) 窥开阴道，暴露及消毒子宫颈后，用宫颈钳钳夹宫颈前唇；(2) 探针探测子宫腔深度，顺号扩张子宫颈至比选用的吸管大 1/2 ~ 1 号；(3) 将按孕周选择好的吸管连接吸引器并进行负压试验；(4) 吸管头伸入子宫底对准胎囊附着部位，负压吸引子宫内妊娠物；(5) 退出吸管后刮匙搔刮子宫腔 1 周

一般按顺时针方向吸子宫腔 1 ~ 2 周，当感觉子宫腔缩小、子宫壁粗糙，吸头上下移动受阻，且出现少量血性泡沫而无出血时，表示已吸干净。慢慢取出吸管，注意勿将负压带出。将吸刮物清洗过滤，仔细检查有无绒毛和胚胎组织及与孕周是否相符，肉眼观有异常者即送病理检查。

人工流产钳刮术　是在子宫颈充分扩张后，用卵圆钳夹取妊娠组织，再行吸宫、刮宫的手术。

为保证钳刮术顺利进行，必须先作扩张子宫颈准备。如手术前 3 ~ 4 h 放置前列腺素栓剂在阴道后穹隆或术前将艾司唑仑、丁卡因栓置于子宫颈管内口处，也可于术前 12 h 将 16 号或 18 号导尿管慢慢插入子宫颈管，直至子宫腔深度的 1/2 以上处，露于阴道内的一段导管用消毒纱布包裹，置于阴道后穹隆，次日取出，再行手术。

钳刮术操作方法基本同吸引术。扩张子宫颈后，卵圆钳入子宫腔，夹破胎膜使羊水流出，夹取胎儿及胎盘组织（图 23 - 7），吸管或刮匙顺序清理子宫腔。余同吸引术。

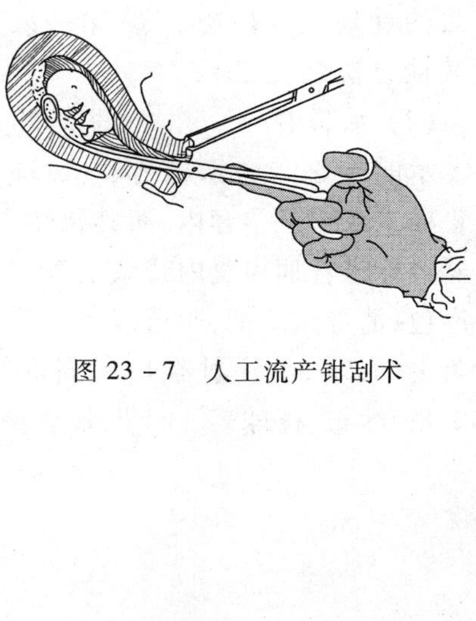

图 23 - 7　人工流产钳刮术

（3）术后护理　① 护送受术者至观察室休息 1 ~ 2 h，注意观察阴道出血和腹痛情况，无异常者方可离院。② 术后如有腹痛、发热，阴道出血量多或持续出血超过 10 d 以上时，应及时到医院就诊。③ 嘱受术者注意保持外阴清洁，每日清洗，使用消毒会阴垫。1 个月

内禁忌性生活和盆浴。④ 吸宫术后休息 2 周，钳刮术后休息 2～4 周，1 个月后随访。⑤ 指导夫妇双方采取安全可靠的避孕措施。

3. 中期妊娠引产

（1）依沙吖啶引产

术前准备　① 备好无菌穿刺包：包括双层包布 1 块，弯盘 1 个，5 mL 及 10 mL 注射器各 1 具，7 号或 9 号腰椎穿刺针 1 个，小药杯 1 个，孔巾 1 块，纱布若干。② 备好其他物品，引产药物依沙吖啶的安全有效剂量是 50～100 mg，用羊水或注射用水配制稀释，无菌手套 1 副，消毒用无齿卵圆钳 2 把，2.5% 碘酊，75% 乙醇，胶布等。③ 受术者准备：向孕妇讲解依沙吖啶引产的特点、效果和用药后可能出现的反应，解除其思想顾虑；术前 3 d 禁止性生活，每天冲洗阴道 1 次，准备局部皮肤；孕妇排空膀胱后，送至手术室或产房接受羊膜腔穿刺术。

术中配合　协助医生完成手术操作步骤。① 排空膀胱后取平卧位，常规消毒铺巾；用 9 号腰椎穿刺针从子宫底下 2～3 横指，中线旁空虚部位或 B 型超声选定的穿刺点垂直进针，经过 2 次落空感后即进入腹腔（图 23－8）；拔出针芯，有羊水溢出后，接上注射器，将依沙吖啶 50～100 mg 药液注入羊膜腔；重新插入针芯，拔出穿刺针，局部用 2～3 块消毒纱布压迫数分钟后胶布固定。② 陪伴孕妇，给予精神支持和鼓励，指导其配合手术。③ 注意观察孕妇在羊膜腔穿刺术过程中有无发绀、呼吸困难等症状。④ 羊膜腔穿刺术毕，护送孕妇回病房休息。

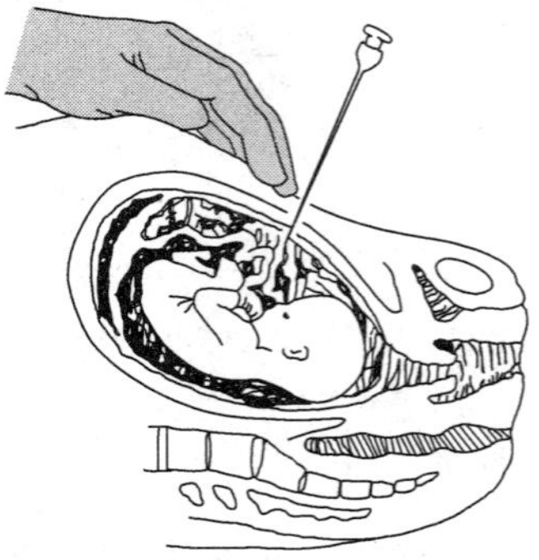

图 23－8　依沙吖啶羊膜腔内穿刺引产术

术后护理　① 注意体温情况，每 4 h 测体温 1 次；注药后 24～48 h，部分孕妇可出现体温升高，一般不超过 38 ℃，属于药物反应，不需处理，分娩后多可自行恢复。② 严密观察宫缩、产程进展情况及阴道出血情况，一般注药后 12～24 h 开始宫缩，约在用药后 48 h 胎儿、胎盘娩出。③ 按正常分娩接生；胎儿娩出后，遵医嘱肌内注射缩宫素，促使胎盘剥离和减少出血；观察胎盘是否按时娩出，仔细检查胎盘、胎膜是否完整，软产道有无裂伤，发现异常及时配合医生处理。④ 术后 1 个月随访，如有发热、腹痛、出血多随时就诊。⑤ 引产后即采取回奶措施；保持外阴清洁，干燥；产后 6 周内禁性生活和盆浴；指导实施有效的计划生育措施。⑥ 第一次引产失败，可于 72 h 后行第二次注药，两次均失败者改用其他方法终止妊娠。

（2）水囊引产

术前准备　① 水囊制备：取 18 号橡皮导尿管 1 根，避孕套 2 个，套在一起变为双层，将导尿管插入双层避孕套内，离其顶端 2 cm。用手挤出套内气体，用棉线将囊口扎紧。然后用注射器经导尿管抽出囊内残余空气，再用粗线将导尿管外端折叠结扎，消毒备用。② 备好水囊引产包：消毒钳 2 把，阴道窥器 1 个，宫颈钳 1 把，长无齿镊 1 把，宫颈扩张器4～10号各 1 根，弯盘 1 个，50 mL 注射器 1 具，备好的水囊 2 个（1 个备用），换药碗 1 个，10 号丝线 30 cm，长棉签 2 根，纱布、棉球若干。另备无菌手套 1 双，无菌生理盐水 300～500 mL，消毒液状石蜡，

0.05%聚维酮碘溶液等。③ 孕妇准备:同依沙吖啶引产。

术中配合　协助医生完成手术操作步骤(图 23 - 9)。① 孕妇排空膀胱后取膀胱截石位,常规消毒,铺巾。② 暴露子宫颈,扩张子宫颈口达 8 ~ 10 号。③ 用无齿镊将水囊送入子宫腔,直到整个水囊全部超过子宫颈内口。④ 缓慢注入生理盐水 300 ~ 500 mL,导尿管折叠,扎紧后放入阴道后穹隆部。

术后护理　① 放入水囊后,让孕妇卧床休息,避免阴道内导尿管及纱布脱出;注意保持外阴清洁,防止感染。② 一般水囊放置 24 h 内可引起宫缩,当出现规律有力的宫缩时,即可放出囊内液体,取出水囊;如有发热、寒战,及时取出水囊。若水囊引产失败,24 h 后仍无宫缩或宫缩较弱,也应取出水囊,若无异常情况,休息 72 h 改用其他方法终止妊娠。③ 注意严密观察血压、宫缩、腹痛、阴道出血及产程进展情况;无宫缩或宫缩较弱,可遵医嘱静脉滴注缩宫素,并由专人监护。④ 按正常分娩接生,其余同依沙吖啶引产。

4. 并发症及护理

(1) 人工流产术

子宫穿孔　见图 23 - 10。① 原因:多发生于手术操作粗暴或操作技术不熟练,未查清子宫的大小、位置及子宫特殊情况,如哺乳期子宫、多次刮宫、瘢痕子宫、子宫畸形等所致。② 表现:术中受术者可突然感到剧烈的下腹痛。若器械进入子宫腔后突然出现"无底"感,或深度明显超过检查时子宫大小,即可诊断为子宫穿孔。③ 护理要点:疑有穿孔者应密切观察病人的生命体征、腹痛及有无内出血情况,遵医嘱用缩宫素和抗生素。若发现内出血增多或疑有脏器损伤者,应立即做好剖腹探查的术前准备。

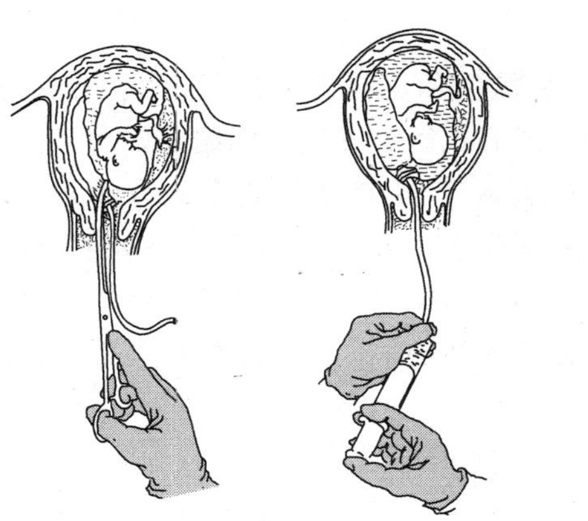

(1)　　(2)

图 23 - 9　水囊引产

(1) 暴露及扩张子宫颈后用无齿镊将水囊送入子宫腔,直到整个水囊全部放入子宫颈内口;(2) 缓慢注入 300 ~ 500 mL 生理盐水

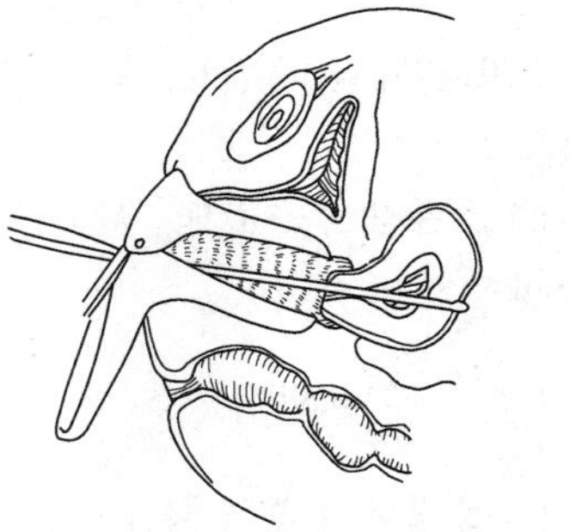

图 23 - 10　探测宫腔过度致子宫穿孔

人工流产综合征反应　① 原因:受术者精神紧张或子宫、子宫颈局部受到机械性刺激引起迷走神经兴奋所致。② 表现:受术者在人工流产术中或术后出现血压下降、心动过缓、面色

苍白、冷汗、头晕甚至晕厥等症状,称人工流产综合征。③ 护理要点:术前对受术者给予精神安慰,提供心理支持。配合手术者选择合适的负压,缓慢扩张子宫颈。术前子宫颈管内放置利多卡因可预防发生。一旦出现人工流产综合征的表现,在手术者停止手术操作的同时,遵医嘱静脉注射阿托品 0.5 ~ 1 mg,可有效控制症状。

吸宫不全　为人工流产术常见并发症。吸宫不全主要是部分胎儿、胎盘残留,引起术后出血时间过长(超过 10 d),血量过多,或出血停止后又有多量出血。应迅速做好术前准备,并配合医生完成清宫术,刮出物送病理检查。术后遵医嘱用抗生素预防感染。

感染　吸宫不全、手术者未严格执行无菌操作规程或流产后过早性生活等都可引起感染。主要表现为体温升高、白带异常、阴道不规则出血或下腹疼痛,双合诊时子宫或附件有压痛。在人工流产手术中应严格执行无菌操作规程,嘱病人卧床休息,及时遵医嘱给予抗感染治疗及支持疗法。如子宫腔有残留物合并感染者,按流产合并感染护理。

(2) 中期妊娠引产

全身反应　偶有用药 24 ~ 48 h 内体温升高者,但一般不超过 38 ℃,并可在短时间内恢复。

产后出血　80% 受术者有阴道出血,但量不超过 100 mL,否则需行清宫术。

胎盘、胎膜残留　疑有胎盘、胎膜残留者,可行清宫术,防止出血及感染。目前多主张胎盘排出后即行清宫术,以避免组织残留。

产道损伤　受术者可有不同程度的软产道损伤。

感染　发生率较低,但严重者可导致死亡。一旦发现感染征象,应立即积极抗感染治疗。

5. 心理护理

(1) 护士要热情接待,主动介绍病房环境、主管医生及责任护士情况、手术简单经过和注意事项,认真听取受术者的倾诉,关心和尊重她们,耐心地解答其提出的问题。

(2) 介绍人工终止妊娠的过程,告知受术者药物流产、引产术中阵发性腹痛是宫缩、胚胎或胎儿即将排出的表现,不必惊慌。讲明吸宫术和钳刮术术中及术后可能有轻度腹痛和少量阴道出血。

(3) 向受术者说明,人工终止妊娠后如无并发症发生,应于 1 个月后月经恢复,并不影响今后受孕和生育。

(五) 护理评价

1. 受术者能叙述终止妊娠的相关知识。
2. 受术者积极主动地配合手术和护理,无恐惧的生理、心理表现。
3. 受术者无子宫穿孔、感染、出血等并发症发生。

病案分析

病人入院基本资料评估

一、一般资料

姓名　吴某　　性别　女　　年龄　27 岁　　职业　无

民族　汉族　　　籍贯　福建　　　文化程度　高中

婚姻状况　　已婚　　　地址　　　××市元光南路20号

联系电话　　159×××××732　　入院时间　2014年2月14日

入院方式　　步行　　　　　入院诊断　　宫内早期妊娠

主诉　　停经42 d,要求终止妊娠。

现病史　停经42 d,出现恶心、呕吐反应,7 d前自查尿HCG阳性。遂于今日入院,要求终止妊娠。

月经史　$13\frac{3\sim5}{28}$,量中等,无痛经,白带正常。末次月经2014年1月2日。

婚育史　25岁结婚,丈夫体健,孕$_1$产$_0$。

既往病史　无高血压、心脏病、糖尿病病史,无药物过敏史。

家族史　无特殊病史。

二、生活习惯及自理能力

饮食　正常　　睡眠　尚可　　　大小便　正常

烟酒嗜好　无　活动能力　　正常　　心理状况　　紧张及焦虑

三、家庭情况

家庭成员3口,夫妻关系和睦。家庭经济状况较好。

四、身体评估

1. 全身检查　体温36.7 ℃,脉搏88次/min,呼吸21次/min,血压16.4/12.5 kPa(123/74 mmHg),身高162 cm,体重58 kg。意识清楚,语言表达清楚。发育良好,皮肤黏膜正常。心肺正常,腹软,无压痛,肝、脾未触及。

2. 妇科检查　外阴:已婚,已产型;阴道:通畅,见少许白色分泌物;子宫颈:光滑;附件:双侧附件未触及明显异常。

3. 辅助检查　B型超声提示:宫内早孕,双侧附件未见异常。

五、治疗措施

非计划内怀孕,拟行药物流产。护理计划见表23-2。

表23-2　早期妊娠药物流产妇女的护理计划

护理诊断	护理目标	护理措施
1. 知识缺乏　缺乏药物流产的相关知识	病人获得药物流产的相关知识	1. 热情接待,认真听取病人的倾诉,耐心地解答病人及家属提出的问题 2. 向病人讲解药物流产的原理,告知药物流产的临床过程 3. 指导病人正确用药
2. 焦虑　与担心药物流产的预后有关	1. 病人焦虑恐惧感减轻或消失 2. 能积极主动地配合医护人员	1. 介绍主管医生和责任护士情况,鼓励病人表达紧张焦虑的心理感受,评估病人的焦虑程度 2. 告诉病人药物流产的过程及并发症预防的相关知识 3. 观察病人的情绪反应,给予指导和帮助

续表

护理诊断	护理目标	护理措施
3. 有感染的危险　与阴道出血有关	未发生感染	1. 指导病人加强休息和营养 2. 告知病人禁止性生活、盆浴4周。注意保持外阴清洁、干燥、卫生,使用消毒会阴垫
4. 有组织灌注量改变的危险　与阴道大量出血有关	胚囊顺利排出,未发生阴道大出血现象	1. 密切观察病情变化 2. 发现心慌、头晕、脉搏加快、血压下降等大出血征象及时报告医生处理 3. 备好抢救用物

责任护士　代某

护士长　文某

自测题

一、以下每道考题下面有A、B、C、D、E五个备选答案,请从中选择一个最佳答案。(A1、A2型题)

1. 在回答拟用短效口服避孕药避孕妇女的咨询时,护士告知她们,避孕药如漏服,补服的时间应在(　　)。

A. 4 h内　　B. 6 h内　　C. 8 h内　　D. 12 h内　　E. 24 h内

2. 对准备行负压吸宫术的孕妇进行宣传教育时,护士下列说法中错误的是(　　)。

A. 术毕,受术者应至观察室休息1~2 h　　B. 保持外阴清洁

C. 术后1周后可盆浴　　D. 1个月内禁止性生活

E. 术后持续阴道出血超过10 d应及时就诊

3. 护士为放置宫内节育器的妇女制订护理计划时,不包括(　　)。

A. 术中随时观察受术者的情况

B. 嘱受术者如发热、腹痛、出血多等情况随时就诊

C. 术后休息3 d

D. 1周后可恢复性生活

E. 术后1、3、6个月及1年各复查1次

4. 一位妇女准备采用口服避孕药避孕,关于服药方法,下列叙述中表明该妇女已理解了护士的指导的是(　　)。

A. 自月经第1 d开始每晚服1片,连服22 d

B. 自月经第5 d开始每晚服1片,连服22 d,不可中断

C. 自月经干净日开始每晚服1片,直至下次月经来潮

D. 自月经干净后第5 d开始每晚服1片,连服20 d,不可中断

E. 自月经干净后第5 d开始每晚服1片,连服22 d,不可中断

5. 一位采用口服避孕药避孕的妇女,现准备生育,在回答该妇女咨询时,护士的叙述中正确的是(　　)。

A. 停药,不需要再采取避孕措施
B. 提前1个月停服避孕药即可
C. 提前2个月停药,改用安全期避孕
D. 应提前1年停药,避免避孕药影响受精卵着床
E. 提前半年停服避孕药,改用其他避孕措施避孕半年

6. 一育龄妇女询问放置宫内节育器的合适时间,护士的正确回答是(　　)。
A. 月经来潮前5 d　B. 月经干净后3~7 d　C. 月经来潮第5 d
D. 月经周期第3~7 d　E. 月经来潮前第14 d

7. 护士评估后发现下列情况中与放置宫内节育器无关的是(　　)。
A. 经量增多　B. 腰酸腹胀　C. 体重增加
D. 感染　E. 子宫穿孔

8. 护士告知育龄妇女,关于避孕方法,下列最不可靠的是(　　)。
A. 口服避孕药　B. 安全期避孕　C. 放置宫内节育器
D. 阴茎套　E. 皮下埋植剂

9. 护士为一位经腹输卵管结扎术的妇女进行术前皮肤准备,正确的准备范围应是(　　)。
A. 上自剑突下,两侧至腋中线,下达阴阜和大腿上1/3处
B. 上自剑突下,两侧至腋前线,下达阴阜和大腿上1/3处
C. 上自乳头下,两侧至腋中线,下达耻骨联合上缘
D. 上自乳头下,两侧至腋前线,下达阴阜和大腿上1/3处
E. 上自剑突下,两侧至腋后线,下达阴阜和大腿上1/3处

10. 一人工流产术后10 d余的妇女,向护士诉说她现在仍有较多阴道出血,下列中护士应首先考虑的是(　　)。
A. 吸宫不全　B. 月经失调　C. 子宫穿孔
D. 子宫内膜炎　E. 子宫复旧不良

11. 张某,47岁,近2年月经紊乱,咨询避孕措施,护士应指导其选用(　　)。
A. 安全期避孕　B. 口服避孕药　C. 皮下埋植剂
D. 阴茎套　E. 放置宫内节育器

12. 林某,30岁,口服避孕药后出现轻微恶心、乏力、头晕、食欲减退等,护士制订的护理计划中,下列正确的是(　　)。
A. 改用其他方法避孕　B. 改服长效避孕药
C. 立即停药,并口服维生素B_6缓解症状　D. 加服避孕药1/4~1/2
E. 嘱其坚持服药,数日后反应可减轻或消失

13. 周某,28岁,足月分娩后2个月,其婴儿母乳喂养,护士指导该妇女首选的避孕方法应是(　　)。
A. 口服避孕药　B. 安全期避孕　C. 放置宫内节育器
D. 阴茎套　E. 现为哺乳期可暂不避孕

14. 向某,26 岁,孕$_2$产$_1$,婴儿 1 岁,刚断奶,身体健康。护士评估时发现其患有慢性宫颈炎和慢性附件炎,下列避孕方法中该妇女的最佳选择是(　　)。

A. 口服避孕药　　B. 安全期避孕　　C. 放置宫内节育器

D. 阴茎套　　E. 体外排精

15. 邓某,30 岁,平时月经周期规律,量中等,化验查尿蛋白(+)。因已生育 1 胎,人工流产 2 次,要求避孕,护士指导该妇女选择的最佳避孕方法应是(　　)。

A. 口服避孕药　　B. 安全期避孕　　C. 放置宫内节育器

D. 皮下埋植剂　　E. 阴茎套

16. 林某,26 岁,放置宫内节育器 1 d,自觉下腹轻度不适就诊。护士评估发现阴道有少量出血,体温 36.5 ℃,脉搏 76 次/min。下述护理措施中正确的是(　　)。

A. 到康复理疗科进行理疗以减轻不适

B. 立即取出节育器

C. 探查节育器位置是否正常

D. 嘱其应用抗生素 3 d 后来院取出节育器

E. 可不必处理,嘱其观察 1 周,如症状仍不消失再就诊

二、以下提供若干个案例,每个案例下设若干个考题。请根据各考题题干所提供的信息,在每道下面的 A、B、C、D、E 五个备选答案中选择一个最佳答案。(A3 型题)

(1 ~3 题共用题干)

张某,妊娠 8 周,现行人工流产负压吸宫术,护士在巡回观察中发现孕妇面色苍白,大汗淋漓,孕妇自诉胸闷、头晕。测 BP 11.3/6.7 kPa(85/50 mmHg),P 60 次/min。

1. 护士首先考虑该孕妇为(　　)。

A. 人工流产综合征　　B. 脏器损伤　　C. 大出血休克

D. 子宫穿孔　　E. 感染

2. 根据该孕妇的情况,护士遵医嘱首选的治疗药物应是(　　)。

A. 地西泮　　B. 阿托品　　C. 地高辛

D. 肾上腺素　　E. 缩宫素

3. 护士回答孕妇及家属的咨询,该孕妇出现上述症状的原因是(　　)。

A. 人工流产出血过多　　B. 子宫穿孔引起疼痛

C. 宫缩乏力　　D. 受术者患有心脏病

E. 手术刺激子宫或子宫颈局部引起迷走神经兴奋

三、以下提供若干组考题,每组考题共同使用在考题前列出的 A、B、C、D、E 五个备选答案,请从中选择一个与考题关系密切的答案。每个备选答案可能被选择一次、多次或不被选择。(B 型题)

(1 ~2 题共用备选答案)

A. 改变子宫腔内环境阻止受精卵着床　　B. 抑制排卵

C. 改变宫颈黏液不利精子穿透　　D. 阻止精子进入宫腔

E. 利用抗原－抗体,提高生殖免疫抑制功能

1. 宫内节育器(　　)。

2. 阴茎套(　　)。

(3～5题共用备选答案)

A. 负压吸宫术　B. 钳刮术　C. 药物流产　D. 中期妊娠引产　E. 剖宫产

3. 妊娠7周以内终止妊娠宜用(　　)。

4. 妊娠10周以内终止妊娠宜用(　　)。

5. 妊娠15～24周终止妊娠宜用(　　)。

四、以下每道考题下面有A、B、C、D、E五个备选答案,请从中选择所有正确的答案。(X型题)

1. 护士应该清楚,下列情况中不宜采用口服避孕药避孕的是(　　)。

A. 严重的心血管疾病　B. 急慢性肝肾疾病　C. 甲状腺功能亢进

D. 月经过多　E. 哺乳期妇女

2. 护士回答育龄妇女的咨询时,关于口服避孕药的避孕原理,正确的是(　　)。

A. 阻止受精卵着床　B. 抑制排卵　C. 无菌性炎症反应

D. 改变宫颈黏液性状　E. 改变输卵管蠕动

3. 有关人工流产术,护士制订的护理计划中正确的是(　　)。

A. 术前给宫缩剂预防出血　B. 保持外阴清洁

C. 妊娠10周内行吸宫术　D. 妊娠11～14周行钳刮术

E. 术后检查吸出物是否与妊娠周数相符

4. 护士应该清楚,吸宫术及钳刮术常见并发症有(　　)。

A. 腰酸腹胀　B. 子宫穿孔　C. 吸宫不全　D. 感染　E. 白带增多

5. 护士指导育龄妇女选择避孕方法时,包括(　　)。

A. 口服避孕药　B. 放置宫内节育器　C. 安全期性生活

D. 人工流产术　E. 经腹输卵管结扎术

五、病例分析

陈某,28岁。人工流产术后不规则阴道出血2周,血量增多伴腹痛1 d入院。病人因停经8周于2周前行人工流产术,手术经过顺利。术后有不规则阴道出血,因出血不多,未到医院就诊。昨日开始阴道出血增多,超过月经量,同时伴下腹疼痛,无发热及恶心、呕吐,今就诊入院。25岁结婚,孕$_3$产$_1$,人工流产2次,未采取任何避孕措施。身体评估:体温36.5 ℃,脉搏80次/min,呼吸18次/min,血压13.3/9.3 kPa(100/70 mmHg)。心肺听诊正常。下腹压痛,无反跳痛。妇科检查:阴道内见较多暗红色血液,子宫颈口松,子宫呈后位,稍增大,压痛,双侧附件未触及明显异常。

思考:病人出现了何种异常情况,有哪些评估资料支持你的判断?针对该病例的情况,你认为还需进一步收集哪些评估资料?你准备为其制订怎样的护理计划?

(章慧燕)

第二十四章　妇产科常用护理操作技术

学习要点

1. 掌握妇产科常用护理操作技术的操作方法及注意事项。
2. 熟悉妇产科常用护理操作技术的用物准备。
3. 了解妇产科常用护理操作技术的适用范围。

一、坐浴

（一）目的

通过水温和药物作用清洁会阴，预防感染，促进局部血液循环，加速伤口愈合，减轻疼痛及肌肉痉挛。针对不同疾病配制不同的药液，对外阴炎、阴道炎、尿道炎、子宫脱垂有一定的辅助治疗作用。亦可用于外阴及阴道手术前的准备。

（二）用物准备

坐浴盆 1 个，坐浴凳 1 个，无菌纱布垫 1 块，温度计 1 支，毛巾，41 ~ 43 ℃的溶液 2 000 mL。常用药液有 1∶5 000 高锰酸钾、0.5% 醋酸或 1% 乳酸、2% ~ 4% 碳酸氢钠溶液等。

（三）操作步骤

1. 洗手，备齐用物携至床边。
2. 核对、解释，并向病人说明操作目的。
3. 将坐浴盆置于坐浴凳上，按比例配制好约 1/2 盆的溶液，嘱病人排空膀胱，关门窗或到浴室内坐浴。
4. 坐浴持续 20 ~ 30 min，坐浴时将全臀和外阴浸泡于溶液中，随时观察病人情况。结束后用无菌纱布垫蘸干外阴部，用毛巾擦干臀部，协助病人卧床。
5. 整理床单位，清理用物，消毒浴盆。

（四）护理要点

1. 月经期妇女、妊娠期妇女、阴道出血者、产后 7 d 内的产妇禁止坐浴，以免引起宫腔内感染。
2. 水温保持 41 ~ 43 ℃。
3. 严格按比例配制坐浴溶液，避免浓度太高损伤黏膜，浓度太低达不到治疗效果。

4. 坐浴前先清洁外阴及肛门。

5. 坐浴时，必须将臀部及外阴全部浸泡在药液中。

二、会阴湿热敷

（一）目的

会阴湿热敷可促进血液循环，增强新陈代谢和白细胞的吞噬能力，可使陈旧性血肿局限，能减轻深部组织充血及炎性水肿，亦能达到缓解疼痛、松弛肌肉组织、减轻痉挛、促进伤口愈合的目的。常用于会阴水肿、血肿吸收期、伤口硬结及早期感染等病人。

（二）用物准备

橡胶单及治疗巾各 1 块或用一次性臀垫，有齿卵圆钳 2 把，纱布 2 块，敷布 2 块，棉垫 1 块，凡士林，棉签，大号治疗缸内盛沸水或煮沸的 50% 硫酸镁溶液，红外线灯。有伤口者备换药用物一套。必要时备屏风。

（三）操作步骤

1. 洗手，备齐用物携至床旁，核对病人并解释说明，以取得合作。

2. 将大号治疗缸置于热源上保温。

3. 嘱病人排尿，取屈膝仰卧位，双腿分开，暴露会阴，必要时屏风遮挡。

4. 臀下垫橡胶单和治疗巾，先行会阴局部擦洗。

5. 病变部位涂凡士林，再盖一块无菌纱布，将敷布在大号治疗缸内浸透，用卵圆钳拧至半干，抖开敷于患处，盖上棉垫，以防散热。

6. 间隔 3 ~ 5 min 更换敷布 1 次，也可用红外线灯照射或棉垫外放置热水袋等外加热方法，延长热敷时间，每次敷 20 ~ 30 min，每日 2 ~ 3 次。

7. 热敷结束后，更换新的会阴垫，有伤口则进行伤口换药。

8. 整理床单位，清理用物。

（四）护理要点

1. 湿热敷温度一般为 41 ~ 48 ℃，避免温度过高发生烫伤，温度过低影响疗效。

2. 湿热敷面积为病灶范围的 2 倍。

3. 会阴部有伤口者，应按无菌操作规程进行伤口换药。

三、会阴擦（冲）洗

（一）目的

会阴部擦（冲）洗可保持会阴及肛门部的清洁，预防泌尿生殖系统逆行感染，促进会阴部伤口愈合，增加病人舒适度。常用于术后留置导尿管、产后会阴有伤口、外阴手术后、急性外阴炎、长期卧床等病人。

（二）用物准备

橡胶单和中单各1块或用一次性臀垫，裤腿1个，会阴擦（冲）洗盘内放置弯盘1个，治疗碗1个，无菌长短镊各1把，无菌棉球及干纱布，冲洗壶，便盆，屏风。冲洗液500 mL（0.02%聚维酮碘溶液、1∶5 000高锰酸钾、0.2%苯扎溴铵等）。

（三）操作步骤

1. 洗手，备齐用物携至床旁，核对病人并介绍操作目的，取得病人合作，并用屏风遮挡。
2. 嘱病人排空膀胱，脱去近侧裤腿，取屈膝仰卧位，暴露外阴，注意保暖。
3. 将会阴擦（冲）洗盘放在床边，臀下垫一次性臀垫，会阴冲洗时置橡胶单及便盆。
4. 夹取数个大棉球放入治疗碗内，倒入适量的擦洗液，用镊子取浸透药液的大棉球进行擦洗。如需进行冲洗者，需另备冲洗壶和便盆，调节好冲洗液的温度。第一遍擦（冲）洗的顺序为从上到下，从外到内，重点为清洁会阴部的分泌物、血迹和污垢。第二遍擦（冲）洗为从上到下，从内到外，或以伤口为中心逐渐向外擦洗，防止伤口、尿道口、阴道口被污染。最后擦洗肛门。第3遍顺序同第2遍，必要时可重复擦洗数遍直至擦净，每个棉球限用1次，最后用干棉球或纱布擦干。
5. 撤除橡胶单、便盆，垫好卫生巾，产后病人放置产垫。协助病人穿好裤子，采取舒适卧位。
6. 整理床单位，清理用物，洗净双手。

（四）护理要点

1. 外阴冲洗时用无菌纱布堵住阴道口，防止污水进入阴道，引起逆行感染。
2. 冲洗液温度为40～43 ℃。
3. 有留置导尿管者注意尿管是否通畅，有无脱落或扭曲等。
4. 会阴部有伤口者，操作时应注意观察会阴伤口周围组织有无红肿、分泌物的性质和伤口愈合情况。
5. 每次擦洗后，护理人员均需洗净双手，最后再擦洗有伤口感染者，防止交叉感染。

四、阴道灌洗

（一）目的

阴道灌洗具有收敛、热疗和消炎作用，可促进阴道血液循环，缓解局部充血，减少阴道分泌物，达到治疗炎症的作用，是妇科手术前阴道准备的内容之一。临床常用于宫颈炎、阴道炎的局部治疗，经腹子宫全切术或阴道手术前准备，腔内放射治疗后常规清洁冲洗等。

（二）用物准备

橡胶单和治疗巾各1块或一次性臀垫，一次性手套，无菌棉球及纱布，灌洗筒，带调节夹的长 130 cm 橡皮管，灌洗头，阴道窥器，便盆，屏风。常用灌洗溶液有 1∶5 000 高锰酸钾、1% 乳酸、0.5% 醋酸、2% ~4% 碳酸氢钠、0.02% 的聚维酮碘溶液、生理盐水等。

（三）操作步骤

1. 洗手，备齐用物携至床旁，核对病人并解释说明，屏风遮挡。

2. 嘱病人排尿，脱去一侧裤腿，取膀胱截石位，暴露外阴，臀下放置橡胶单及便盆。

3. 将灌洗筒挂在床旁输液架上，灌洗筒距床面的高度 60 ~ 70 cm。灌洗筒内盛有按需配制的灌洗液 500 ~ 1 000 mL。先排去管内空气，试溶液温度适当后备用。

4. 戴无菌手套，护士右手持灌洗头，开放调节夹，先冲洗外阴，然后用左手分开小阴唇，将灌洗头沿阴道纵侧壁方向缓缓插入至后穹隆部，边冲洗边在阴道内轻轻上下左右移动或用阴道窥器暴露子宫颈后再灌洗，灌洗时转动阴道窥器，将子宫颈、穹隆及阴道四壁皱襞冲洗干净。当灌洗液剩下 100 mL 时，夹住橡皮管拨出灌洗头，再次冲洗外阴部，扶病人坐起，使阴道内残液流出。

5. 用纱布擦干外阴，撤除便盆。整理床单位，清理用物。

（四）护理要点

1. 灌洗筒距床面不得超过 70 cm，以免压力过大，药液流速过快，局部停留时间太短而达不到治疗效果，同时易使液体或污物进入子宫腔而导致感染。

2. 某些产后 10 d 后或妇产科手术 2 周后的病人，合并有阴道分泌物混浊、有臭味，阴道伤口愈合不良、黏膜感染坏死等情况时，可采用低位阴道灌洗，灌洗筒距床面的高度一般不超过 30 cm，避免阴道分泌物进入子宫腔或损伤阴道残端伤口。

3. 灌洗液温度为 41 ~ 43 ℃，以免温度过高烫伤病人阴道黏膜，温度过低产生不适感。

4. 月经期、产后、阴道出血、流产后宫口未闭者不宜阴道灌洗，以免引起逆行感染。

5. 灌洗头插入不宜过深，灌洗时动作轻柔，避免损伤阴道壁及子宫颈组织。

6. 未婚妇女可用导尿管行阴道灌洗，不能使用阴道窥器。

五、阴道、宫颈局部上药

（一）目的

阴道、宫颈上药适用于各种阴道炎、宫颈炎、术后阴道残端炎的治疗，是妇产科常用的护理操作之一。多由门诊护士执行，某些药物也可教会病人在家局部上药。

（二）用物准备

阴道灌洗物品，长镊子，带线大棉球，喷撒器，治疗用药物。根据药物性质和上药方法可另备一次性手套、长棉签。若病人在家局部上药则备坐浴用物一套。

（三）操作步骤

病人排空膀胱，取膀胱截石位，先作外阴冲（擦）洗、阴道灌洗或坐浴。拭去宫颈黏液或炎性分泌物，使药物直接接触炎性组织面提高疗效。根据药物的不同剂型，采用喷撒法、涂擦法、纳入法等方法上药。

1. 喷撒法　药粉可用喷撒器喷撒或将药液撒在带线大棉球上，用阴道窥器暴露子宫颈后，将棉球顶塞于子宫颈部，线尾留在阴道外，嘱病人 12 ~ 24 h 后将棉球取出。一般为 1 d 或隔日上药 1 次，每 7 ~ 10 d 为 1 个疗程。

2. 涂擦法　用长棉签蘸取药液，均匀涂在子宫颈或阴道病变处。

3. 纳入法　凡片剂、丸剂、栓剂可直接放入阴道后穹隆处。方法是用带线大棉球将药片顶于子宫颈部或教会病人自己上药。病人自己上药一般在睡前进行，保证药物作用时间，避免药片脱落。上药前先行坐浴，并洗净双手，或套无菌手套，用示指将药片沿阴道后壁向上向后推进至示指完全进入为止。

（四）护理要点

1. 月经期、阴道出血不宜上药。

2. 腐蚀性药物，只涂于子宫颈病灶局部，注意保护正常组织，上药前应先将棉球或纱布垫于阴道后壁及后穹隆处，以免药液下流灼伤正常组织。药液涂好后用棉球吸干，并如数取出所垫的棉球或纱布。上非腐蚀性药物，应转动阴道窥器，使阴道四壁均能涂布药物。

3. 药粉、药膏用长棉签涂抹，棉签上的棉花必须捻紧，涂药时顺同一方向转动，以免棉花脱入阴道。未婚妇女上药不用阴道窥器，可用长棉签涂抹。

4. 上药期间禁止性生活。

5. 子宫颈用带线棉球上药时，嘱病人在上药 12 ~ 24 h 后将棉球取出。

自　测　题

每道考题下面备有 A、B、C、D、E 五个备选答案，请从中选择一个最佳答案。（A1、A2 型题）

1. 下列情况中护士可为病人进行热水坐浴的是（　　）。

　A. 阴道出血病人　B. 会阴部充血病人　C. 急性盆腔炎病人
　D. 妊娠 8 个月的孕妇　E. 月经量过多的病人

2. 关于会阴湿热敷的温度，护士正确的选择应是（　　）。

　A. 31 ~ 33 ℃　B. 34 ~ 36 ℃　C. 37 ~ 40 ℃
　D. 41 ~ 48 ℃　E. 49 ~ 55 ℃

3. 一名接受会阴湿热敷的产妇询问护士："会阴湿热敷每次要敷多长时间？"下列护士的最佳答案是（　　）。

　A. 5 ~ 10 min　B. 10 ~ 15 min　C. 20 min 以内
　D. 20 ~ 30 min　E. > 30 min

4. 护士在为病人做会阴擦(冲)洗时,下列操作方法中不正确的是(　　)。

A. 擦(冲)洗前嘱病人排空膀胱　B. 取屈膝仰卧位,暴露外阴

C. 第一遍擦洗的顺序为从上到下,从外到内　D. 擦洗时应后擦洗肛门

E. 第二遍擦洗的顺序为从上到下,从外到内

5. 护士与一位接受阴道灌洗的病人讨论灌洗的目的、用法等,护士指出,病人下列说法错误的是(　　)。

A. 阴道灌洗具有收敛、热疗和消炎作用

B. 灌洗液可选用 0.2% 聚维酮碘溶液

C. 一次灌洗的药液量为 500 ~ 1 000 mL

D. 灌洗药液的温度为 41 ~ 43 ℃

E. 常用于产后 1 周内的产妇

6. 护士为一位经腹子宫全切术病人作术前准备,实施阴道灌洗时,灌洗筒距离床面的高度,正确的选择应是(　　)。

A. 20 ~ 30 cm　B. 30 ~ 40 cm　C. 40 ~ 50 cm

D. 50 ~ 60 cm　E. 60 ~ 70 cm

7. 护士应该清楚,下列情况中不宜行阴道灌洗的是(　　)。

A. 产后 1 周　B. 阴道出血　C. 宫颈糜烂

D. 阴道炎　E. 宫颈息肉

8. 一位接受宫颈局部上药的病人,护士嘱咐病人喷撒药粉的带线大棉球取出时间是上药(　　)。

A. 4 ~ 6 h 后　B. 6 ~ 8 h 后　C. 8 ~ 10 h 后

D. 10 ~ 12 h 后　E. 12 ~ 24 h 后

9. 护士应该清楚,会阴湿热敷最常用的药液是(　　)。

A. 50% 硫酸镁　B. 0.2% ~ 0.4% 的聚维酮碘溶液

C. 2% ~ 4% 碳酸氢钠　D. 0.5% 醋酸

E. 生理盐水

10. 病人及家属咨询阴道宫颈上药的有关知识,护士下列回答中错误的是(　　)。

A. 月经期继续上药　B. 适用于宫颈炎　C. 适用于阴道炎

D. 上药期间禁性生活　E. 适用于阴道残端炎的治疗

11. 患者女性,1 d 前行会阴侧切术后,顺利娩出一女婴,现切口处水肿,护士给予会阴湿热敷,下列说法错误的是(　　)。

A. 操作前,嘱病人排空膀胱,屈膝仰卧

B. 可减轻伤口水肿,促进伤口愈合

C. 热敷结束后,按无菌操作规程进行伤口换药

D. 湿热敷面积应为病损范围

E. 湿热敷面积应为病损范围的 2 倍

12. 护士为病人进行阴道、宫颈局部上药,操作不正确的是(　　)。

A. 经期或子宫出血不宜阴道给药

B. 阴道栓剂应在晚上或休息时上药

C. 用药期间禁止性生活

D. 上药前不宜行阴道灌洗或坐浴

E. 药粉、药膏用长棉签涂抹时，顺同一个方向转动

（王庆军）

第二十五章　妇科常用诊疗技术及护理

学习要点

1. 掌握妇科常用诊疗技术护理措施或护理配合。
2. 熟悉妇科常用诊疗技术操作方法。
3. 了解妇科常用诊疗技术目的、适应证。

一、前庭大腺开窗术

前庭大腺囊肿为外阴部常见疾患，系前庭大腺管口阻塞，分泌液滞留积聚而成，多为一侧，偶有双侧者，位于小阴唇内侧，囊性无压痛。现多行前庭大腺囊肿造口术，切口长且开放缝合，引流通畅，术后既不会再次形成囊肿，又保留了腺体的分泌功能，故临床上多采用。还可采用二氧化碳激光或微波做囊肿造口术。

（一）目的

引流囊液，恢复腺体分泌功能。

（二）适应证

1. 前庭大腺囊肿直径大于 2 cm 者。
2. 前庭大腺有反复继发感染史者。

（三）用物准备

弯盘，10 mL 注射器，刀柄，刀片，持针器，止血钳，卵圆钳，治疗巾，巾钳，三角缝针，1 号丝线，双层包布，纱布，2% 普鲁卡因。

（四）操作步骤

1. 切开缝合术　病人排尿后，取膀胱截石位，常规消毒后，铺洞巾。用 2% 普鲁卡因 2 mL，在切口局部行浸润麻醉。用手指固定切线两侧，在黏膜与皮肤交界处纵行切开，切口与囊肿等长，放尽囊液，用生理盐水冲洗局部，用 1 号丝线间断缝合囊壁与黏膜。

2. 二氧化碳激光造口术　效果良好，手术无出血，无需缝合，术后不用抗生素，局部无瘢痕形成并可保留腺体功能。

（五）护理要点

1. 术前给病人解释手术过程，说明开窗术可保留和恢复前庭大腺功能，鼓励病人与医生合作，顺利完成手术。

2. 嘱病人保持外阴清洁卫生，每天行会阴擦洗 2 次。4 天拆线，用 1∶5 000 高锰酸钾溶液坐浴，以促进康复。

3. 术后按医嘱酌情给予抗生素预防感染。

二、阴道及宫颈细胞学检查

（一）目的

1. 了解体内性激素变化，判断卵巢功能。

2. 协助诊断生殖系统不同部位的恶性肿瘤。

（二）适应证

1. 宫颈癌定期筛查。对 30 岁以上的已婚妇女定期进行阴道脱落细胞学检查，筛检宫颈癌。

2. 怀疑子宫颈管、子宫腔内膜恶性病变者。

3. 慢性宫颈炎者。

4. 卵巢功能检查，如闭经、功能失调性子宫出血等。

（三）用物准备

除妇科检查用物外，另备清洁干燥的钝性刮板、玻片、吸管、95% 乙醇、病理检查申请单。

（四）操作步骤

1. 阴道涂片　包括阴道侧壁涂片和后穹隆涂片法。

（1）阴道侧壁涂片　病人取膀胱截石位，用阴道窥器（阴道窥器不涂润滑剂）扩张阴道后，在直视下用刮板或生理盐水浸湿的棉棒在阴道侧壁上 1/3 处轻轻刮取或蘸取分泌物少许，均匀地薄薄涂在玻片上制成涂片。刮取或蘸取分泌物时切勿用力，以免将深层细胞混入，涂片要立即放入固定液中固定，以免细胞质变质而染色不良。此法主要用于检查卵巢功能及胎盘功能。

正常情况下涂片上看不到底层细胞，全部为表层细胞。如果卵巢功能低落时则出现底层细胞。轻度低落者底层细胞占 20% 以下，中度低落者底层细胞占 20% ~40%，高度低落者底层细胞占 40% 以上。

（2）宫颈管或后穹隆涂片法　对疑有颈管癌或内生殖器肿瘤者，可用吸管在子宫颈口或后穹隆处取分泌物做涂片检查。

2. 宫颈刮片

（1）操作方法　一般在宫颈癌的好发部位即子宫颈外口鳞 – 柱状上皮交界处，以子宫颈外口为圆心，用木制刮板轻轻旋转 360°刮取标本（图 25－1），涂于玻片上。刮片时不要过分用力，以免损伤组织，引起出血而影响检查结果。宫颈刮片是早期发现宫颈癌的重要方法。

（2）诊断标准及临床意义　临床常用巴氏五级分类。

Ⅰ级　正常，为正常的阴道细胞涂片。

Ⅱ级　炎症，细胞核普遍增大。

Ⅲ级　可疑癌，细胞核增大，核异质。

Ⅳ级　高度可疑癌，细胞具有恶性改变。

Ⅴ级　癌症，具有典型的恶性细胞特征，且量多。

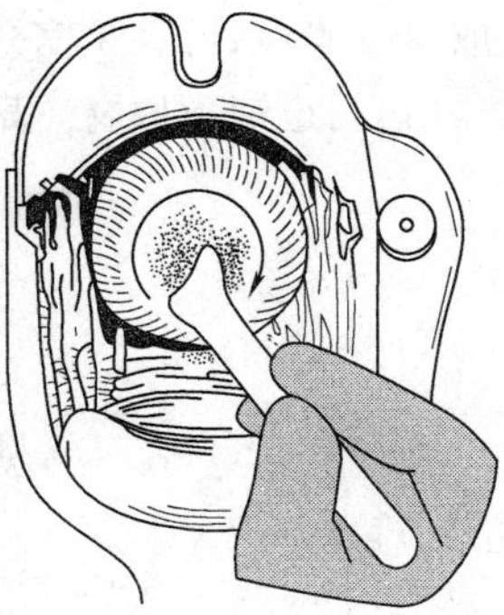

图 25－1　宫颈刮片取标本

（五）护理要点

1. 嘱病人在检查前 24 h 内禁性交，禁止阴道灌洗及上药，以免影响检查结果。

2. 刮片时勿过度用力，以免损伤组织，引起出血，影响诊断。涂片时切忌往返涂抹，以免破坏细胞。涂片制作要求薄而均匀，过厚过薄可影响诊断。

3. 载玻片应贴好标签，标记病人姓名、取材部位，不可混淆。标本立即放入装有 95% 乙醇固定液的标本瓶中固定并及时送检。

4. 嘱病人取回病理报告后及时反馈给医生，以免耽误治疗。

三、宫颈或颈管活体组织检查

（一）目的

取部分组织做病理学检查，以确定病变性质。是诊断宫颈癌的主要方法，临床上较为常用。

（二）适应证

1. 宫颈刮片细胞学检查巴氏Ⅲ级及以上者。

2. 有不正常的阴道出血者，如接触性或绝经后出血。

3. 久治不愈的宫颈炎症，尤其是有重度糜烂、乳头状增生，伴有出血者。

4. 特异性炎症，如宫颈结核、阿米巴、尖锐湿疣感染等不易与宫颈癌鉴别者。

（三）用物准备

除妇科检查用物外，备活检钳、宫颈钳、小刮匙、带线纱球、盛有 10% 甲醛或 95% 乙醇固定液的标本瓶、病理检查申请单。

（四）操作步骤

1. 嘱病人排空膀胱后，取膀胱截石位。阴道窥器暴露子宫颈后消毒。

2. 用活检钳在子宫颈鳞－柱状上皮交界处取材。可疑宫颈癌者可选 3、6、9、12 点四点取材（图 25－2）。若临床已明确宫颈浸润癌，只为诊断病理类型或浸润程度时可做单点取材。为提高取材准确性,可在子宫颈阴道部涂复方碘溶液,1 ~3 min 后观察着色情况,选择不着色区域取材,或在阴道镜下取材。疑有子宫颈管病变者,可用小刮匙刮取子宫颈管内黏膜组织少许。

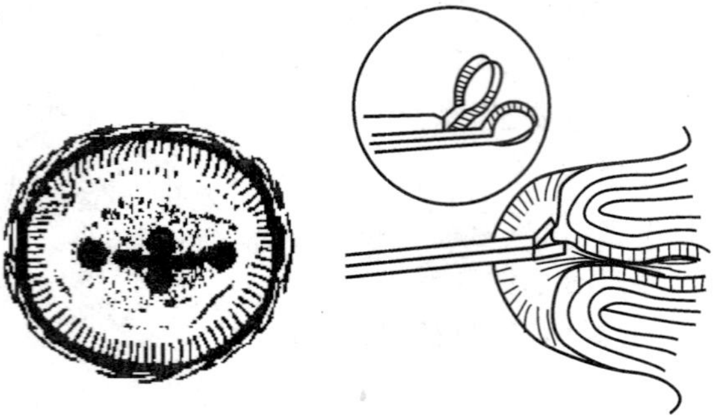

(1) (2)

图 25-2 宫颈活组织检查

(1) 钳取部位;(2) 钳取方法

3. 将所取组织立即分别放入有 10% 甲醛溶液或 95% 乙醇的标本瓶内,注明取材部位送病理检查。

4. 取材后用带线纱球压迫钳取部位,以达到压迫止血的目的,并将尾端留在阴道口外,嘱病人于 24 h 后自行取出,若出血较多,应给予止血处理。

(五) 护理要点

1. 取材部位应在鳞-柱状上皮移行区。
2. 术后保持会阴清洁,1 个月内禁止盆浴及性生活。
3. 嘱病人术后注意阴道出血情况,按时取出阴道内堵塞的纱布或棉球,若持续出血应及时就诊。

四、慢性宫颈炎物理疗法

慢性宫颈炎为妇科常见病,治疗以物理疗法为主,其中宫颈电熨术、电灼术、冷冻疗法及激光疗法等治疗效果较好。

(一) 目的

物理疗法可用于慢性宫颈炎各种病理类型的治疗。

(二) 适应证

1. 宫颈糜烂、子宫颈腺囊肿。
2. 轻度宫颈上皮不典型增生、宫颈尖锐湿疣。

(三) 原理

物理疗法的原理是利用高频电凝、超低温冷冻、激光碳化破坏炎性上皮,使其坏死脱落，鳞状上皮化生修复创面。修复的上皮其色泽形态与正常宫颈上皮无异，完整光滑，不容易复发。

（四）用物准备

妇科检查用物、电熨设备（检查电熨设备电源是否处于完好状态）或冷冻、激光等设备、宫颈钳、纱布、干棉球、聚维酮碘、1∶5 000 高锰酸钾液。

（五）操作步骤（子宫颈电熨术）

1. 病人排空膀胱后，取膀胱截石位。阴道窥器暴露子宫颈，用 1∶5 000 高锰酸钾溶液冲洗阴道后，干棉球擦干，再用聚维酮碘消毒阴道和子宫颈。

2. 把负电极铅板包以湿纱布置于病人臀下，用负极电夹卡住铅板边缘，注意电夹不能接触皮肤，以免灼伤。把正极电熨球形电极、负电极铅板电极和电熨器连接。

3. 打开电源开关，将正电流及电热强度调整到所需要的档次，如仪器通电正常，在 1 ~ 2 min内可使电熨电极升温以利电熨。预热后即可试灼，使电熨电极与负极铅板相接触，观察是否有火花放电及放电强度。电熨器火花放电不及电灼器那样明显，其火花比较细小，也无明显的电击声。试灼也可将电熨电极放在肥皂上，视其是否溶化。试灼成功后即进行电熨，电熨强度为 20 ~ 30 刻度。

4. 用电熨电极对宫颈炎症部位进行弥漫性电烙，由内向外达正常组织，电熨宫颈糜烂外周部，时间要短，强度宜弱些；电熨宫颈糜烂中心部位时，强度和深度要大，时间也宜长些，电熨范围应达糜烂区外 2 ~ 3 mm，电熨深度 3 ~ 5 mm 为宜。电熨局部呈深黄或微黑为宜。子宫颈腺囊肿应先刺破，彻底烧灼腺腔上皮。注意保护阴道壁，切勿灼伤之。电熨结束后，用探针探测子宫颈管，局部涂以聚维酮碘溶液，术后以纱布压迫之。

（六）护理要点

1. 治疗时间应选择在月经干净后 3 ~ 7 d 内进行。术前给病人讲解物理疗法的经过、治疗原理、治疗效果。治疗前行宫颈刮片细胞学检查，排除宫颈癌。

2. 告诉病人术后 3 d 开始有坏死上皮和结痂脱落，阴道分泌物增加，2 ~ 3 周后大多自行消失，在术后 1 ~ 2 周脱痂时可有少量出血，不必担心。若有较多阴道出血要及时就诊。

3. 嘱病人 24 h 后自行取出阴道内纱布。

4. 嘱病人注意保持外阴清洁，每日清洗外阴 2 次，2 个月内禁止性生活、盆浴及阴道冲洗。两次月经干净后 3 ~ 7 d 到医院复查。

五、诊断性刮宫术

（一）目的

诊断性刮宫术是目前临床上常用的诊疗手段。其方法主要是刮取子宫内膜进行病理检查，既可以明确诊断又可以治疗疾病。

（二）适应证

1. 不孕症者，了解有无排卵或怀疑有子宫内膜结核者。

2. 不全流产、过期流产和葡萄胎等有子宫异常出血者，怀疑宫颈癌、子宫内膜癌者等，有闭经或功能失调性子宫出血者。

（三）禁忌证

1. 生殖系统急性炎症者。

2. 严重全身性疾病或有出血倾向者。

（四）用物准备

妇科检查用物、宫颈钳、子宫探针、小号刮匙、宫颈扩张器、10%的甲醛溶液，输液、输血用具，抢救药品等。

（五）操作步骤

1. 排空膀胱后，取膀胱截石位，外阴、阴道常规消毒铺巾，做双合诊查明子宫位置、大小及附件情况。

2. 放入阴道窥器，暴露子宫颈，消毒子宫颈及子宫颈管。宫颈钳钳夹固定子宫颈，用子宫探针探测子宫腔。

3. 沿子宫弯曲插入刮匙，刮取子宫内膜（图 25－3）。若子宫颈内口过紧，可用宫颈扩张器扩张子宫颈至小刮匙能进入为止。

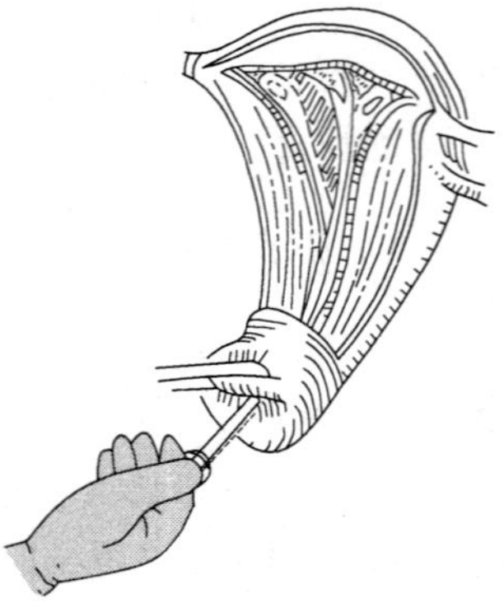

图 25－3　刮取子宫内膜

4. 如为功能失调性子宫出血，应全面彻底清除肥厚的内膜，既可止血又可做组织病理学检查。将刮取组织放入盛有 10% 甲醛溶液的小瓶内，贴标签后送检。

5. 分段诊刮术（fractional curettage），即对子宫颈管及子宫腔分步进行刮宫。疑为子宫颈管病变者应行分段诊刮，目的在于确定疾病的原发部位是在子宫颈管还是子宫腔内。先用小细刮匙刮取子宫颈管内组织（诊刮前不探查子宫腔深度），然后再刮子宫腔内组织，刮取物应分别装瓶送检（图 25－4）。

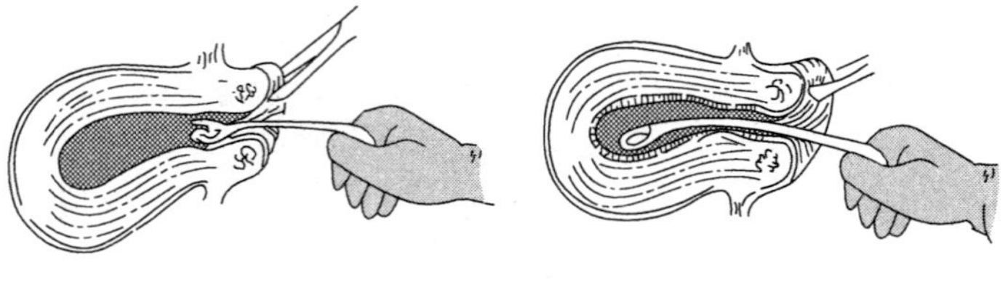

(1)　　(2)

图 25－4　分段诊刮

（1）先刮子宫颈；（2）后刮子宫腔

（六）并发症

1. 出血　一般出血较少。如系葡萄胎、稽留流产、不全流产可能出血较多，术前应予输液。诊断为绒毛膜癌的病人，不应实行诊刮术。

2. 穿孔　可为探针或扩张器的穿孔，穿孔原因可能为忽视子宫位置、大小、屈度或使用暴力直接损伤了子宫壁。

3. 感染、败血症　多见于无菌操作不严格或不全流产。如术前子宫腔已有感染未能控制，术后炎症易扩散至盆腔内生殖器、子宫旁结缔组织、邻近器官或引起败血症。

（七）护理要点

1. 向病人简要说明检查的目的和方法，解除病人思想顾虑。

2. 术时给医生提供所需的物品，填好病理申请单，处理好标本送病理科检查。术后观察病人 1 h，无异常后可离开医院。

3. 术后静养 3 d，取病理检查单后立即交给医生以免延误诊断。

4. 提醒病人注意日常卫生，2 周内禁止性生活和盆浴。

六、输卵管通畅术

（一）目的

输卵管通畅术常用于各种原发性、继发性不孕症原因的检查、诊断和治疗。主要方法有输卵管通液术、通气术（已少用）及输卵管碘油造影。

（二）适应证

1. 对不孕症（包括原发和继发）怀疑输卵管阻塞者。

2. 评价和检验输卵管再通术、各种绝育手术或输卵管成形手术效果。

3. 对轻度粘连的输卵管有通畅的作用。

（三）禁忌证

1. 急性生殖道炎症和慢性盆腔炎急性发作。

2. 子宫异常出血和月经期。

3. 有严重心肺疾病病人。

4. 碘过敏者不能做输卵管造影术。

（四）物品准备

妇科检查用物，宫颈钳和卵圆钳，Y 形接管及橡胶管，子宫导管，子宫探针，长镊子，宫颈扩张器 2 ~4 号各 1 根，治疗孔巾，纱布、棉球若干，20 mL 注射器，抢救药品及用物，40% 碘化油 10 mL。

（五）操作步骤

1. 输卵管通液术　见图 25－5。

（1）病人排尿后取膀胱截石位。外阴、阴道常规消毒，铺无菌巾，双合诊了解子宫位置、大小。

（2）阴道窥器暴露子宫颈，再次消毒阴道及子宫颈，以宫颈钳钳夹子宫颈前唇，沿子宫腔方向置入宫颈导管，并使其与子宫颈外口紧密相贴。

（3）将宫颈导管与压力表、注射器用 Y 形接管相连，压力表应高于接管水平，以免注射液进入压力表。

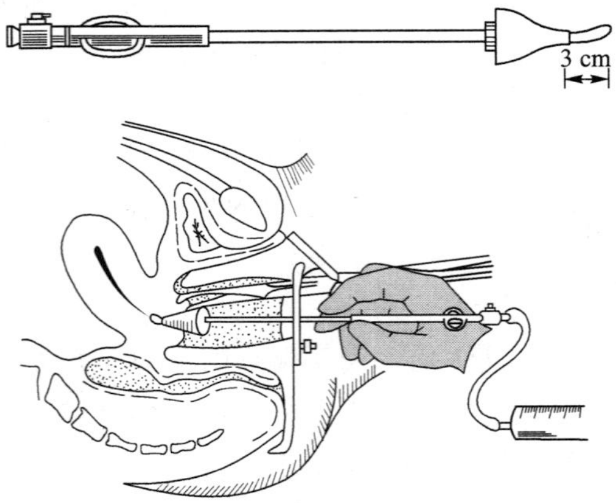

图 25－5　输卵管通液术

（4）用装有 20 mL 生理盐水（内含 8 万 U 庆大霉素）的注射器缓慢推注，压力不可超过 21.3 kPa（160 mmHg）。若输卵管阻塞，注入 4～5 mL 液体时，病人即感下腹部胀痛，此时见压力表压力持续上升不见下降；若输卵管通畅，注入无菌生理盐水 20 mL，毫无阻力，压力维持在 8.0～10.7 kPa（60～80 mmHg），病人无腹胀不适感，停止注射后压力迅速自行下降，表示所注液体已顺利进入腹腔。反复试验，情况相同。若要辨别何侧输卵管阻塞，可将听诊器置于下腹部相当于输卵管处，若能听到液过水声，提示该侧输卵管通畅。

（5）术毕取出宫颈导管，再次消毒子宫颈、阴道，取出阴道窥器。

2. 子宫输卵管碘油造影

（1）造影前作清洁灌肠，排空大小便。

（2）陪病人到放射科，帮助其卧于放射台上，术前消毒和手术步骤基本同输卵管通液术。

（六）护理要点

1. 术前护理

（1）手术时间一般选择在月经干净后 3～7 d 内进行。

（2）应向病人讲解输卵管通畅术的目的、步骤及配合要点，以取得病人的合作。

（3）检查用物是否完备，各种管道是否通畅；通液所用生理盐水应适当加温，使其接近体温。

（4）对精神紧张者可于术前注射阿托品 0.5 mg，以预防术中输卵管痉挛。

（5）行输卵管碘油造影术者，术前做碘过敏试验，用 2.5% 的碘酊涂于前臂 2～3 cm 范围，20 min 后观察有无红肿反应，如为阴性可行造影。

2. 术中配合和术后护理

（1）术中注意观察病人的反应，了解有无下腹部疼痛及疼痛的部位、性质、程度，如有异常立即配合医生处理。

（2）术后应观察 0.5 h，了解病人有无特殊不适，如观察面色、过敏症状等。

（3）术后2周内禁止性生活和盆浴。

七、内镜检查治疗术

内镜检查目前已成为妇产科诊断及治疗常用技术，包括阴道镜、宫腔镜及腹腔镜等。

（一）阴道镜检查

阴道镜检查是利用阴道镜将子宫颈的阴道部黏膜放大10～40倍，借以观察子宫颈异常上皮、异型血管及早期癌变，以便准确选择可疑部位做宫颈活体组织检查。阴道镜检查对病人无痛苦，可即时做出初步判断，又可反复进行。

1. 适应证

（1）宫颈细胞学检查巴氏Ⅲ级或Ⅲ级以上者。

（2）肉眼观察子宫颈或阴道壁有可疑癌变者。

2. 禁忌证　经期不宜做检查。

3. 用物准备　妇科检查用物，阴道镜、长镊子、活检钳、宫颈钳、小刮匙，带线纱球、棉球若干，盛有10%甲醛或95%乙醇的标本瓶，病理检查申请单。

4. 操作步骤　用阴道窥器充分暴露子宫颈阴道部，勿涂润滑剂。棉球轻轻擦净子宫颈分泌物，以免引起出血，妨碍观察。接通光源、调整焦距，一般物镜距子宫颈15～20 cm，距外阴5～10 cm，先在10倍镜下观察，再增大倍数循视野检查。在检查发现的可疑部位取活组织送病理学检查。

5. 护理要点

（1）评估病人身体状况，解释阴道镜检查的方法，消除病人疑虑。

（2）检查时间选择在月经干净后3～7 d进行。检查前24 h内禁止性交、阴道检查、冲洗及用药。

（3）术中鼓励病人配合检查，放松盆底组织；术后安置病人休息，如有不适立即告知医生。

（二）宫腔（子宫）镜检查

宫腔镜检查是采用各种膨胀子宫腔方法使子宫腔膨胀，然后通过纤维导光束和透镜将冷光源经宫腔镜导入子宫腔内，对子宫内的生理及病理情况进行检查，比传统诊刮、B型超声直观、准确和可靠。近几年被越来越多地应用于妇科肿瘤检查。

1. 适应证　探查子宫异常出血，原发或继发不孕的子宫内病因，宫内节育器的定位和取出，子宫内膜腺癌、子宫黏膜下肌瘤、内膜息肉等的诊断和手术，输卵管粘堵术。

2. 禁忌证　活动性子宫出血，急性生殖系统炎症，近期有子宫穿孔或子宫修补术史者，早孕欲继续妊娠者，浸润性宫颈癌。

3. 用物准备　妇科检查用物，宫腔镜，弯盘，宫颈扩张器4～8号各1根，子宫探针，孔巾，卵圆钳，宫颈钳，刮匙，纱球，纱布若干，棉球若干，棉签，5%葡萄糖注射液500 mL，庆大霉素8万U，地塞米松5 mg等。

4. 操作步骤

（1）病人排空膀胱后取膀胱截石位，行常规消毒后用阴道窥器暴露子宫颈。

(2) 探明子宫屈度及深度，适量扩宫至6.5号宫颈扩张器，使镜管能进入。

(3) 将5%的葡萄糖注射液500 mL挂在检查台旁的输液架上，液体内加入庆大霉素8万U。

(4) 将宫腔镜装配连接好，镜管顺子宫腔方向送入子宫颈内口，在10.7～21.3 kPa(80～160 mmHg)压力下，将5%葡萄糖液注入子宫腔，先行子宫腔冲洗，至流出液清亮为止，继而缓慢注入5%葡萄糖注射液50～100 mL，使子宫腔扩张，当子宫内膜清晰可见时，移动镜管顺序检查子宫腔内各部。最后检查子宫颈管，再缓慢退出镜管。

5. 护理要点

(1) 术前全面评估病人的一般情况，排除禁忌证。检查时间以月经干净后5 d内为宜。因为此时子宫内膜处于增生早期，薄而不易出血，且因黏液分泌少，子宫腔病变易暴露。嘱病人术前禁食。术前10 min肌内注射阿托品0.5 mg，可达到镇痛和松弛子宫颈的作用。

(2) 备好所需用物，将宫腔镜及附件、纤维导光束、冷光源和冲洗扩宫调压系统装置连接好，并仔细检查其性能完好。

(3) 宫腔镜检查可引起人工流产并发症。术中注意观察病人生命体征，陪伴病人，消除其紧张、恐惧心理，配合医生完成手术。

(4) 术后卧床观察1 h，按医嘱使用抗生素3～5 d。术后禁止性生活、盆浴2周，保持会阴清洁卫生。

(三) 腹腔镜检查术

腹腔镜检查是将腹腔镜自腹壁插入腹腔、盆腔，观察病变形态、部位，必要时取有关组织做病理学检查或直接行治疗的一种手段。

1. 适应证　用于诊断不清的盆腔包块，如肿瘤、炎症、异位妊娠、子宫内膜异位症、下腹部疼痛等。

2. 禁忌证　严重心血管疾病、凝血机制障碍；有腹腔粘连者；全身衰竭，大量内出血或休克；妊娠3个月以上；过度肥胖；脐部皮肤有感染者。

3. 术前准备

(1) 用物准备　腹腔镜及配套装置1套，如光源、腹腔内镜、穿刺装置、气腹装置、举宫器等，阴道窥器1个，宫颈钳1把，子宫腔探针1根，卵圆钳1把，敷料钳1把，持针钳1把，细齿镊2把，组织镊1把，刀柄，刀片，缝针，缝线，消毒用品，麻醉药物，敷料等。

(2) 病人准备　① 介绍腹腔镜检查的方式、方法，腹腔镜检查的先进性、必要性，鼓励病人消除疑虑，配合手术。② 胃肠道准备，术前晚少食，当日禁食，手术前晚灌肠。③ 按腹部手术备皮范围准备皮肤，注意清洁脐窝部。④ 术前排尿或放置导尿管，冲洗并消毒外阴、阴道。

4. 操作步骤

(1) 消毒　常规消毒外阴阴道，铺巾，放置阴道窥器，消毒子宫颈后安放举宫器。

(2) 人工气腹　便于腹腔镜的送入和观察，避免损伤腹腔脏器。充气气体为二氧化碳，充气量一般以2～3 L为宜，使腹腔内压力达2.94 kPa(30 cmH_2O)。

(3) 套管针穿刺　刺入部位一般选择脐下1 cm，穿刺成功后拔出套管芯，将腹腔镜自套管插入盆腔。接通光源,调整头低臀高(15°)位并继续缓慢充气。

(4)腹腔镜观察　依次观察盆腔情况。观察时助手移动举宫器,改变子宫位置配合检查,必要时取可疑病灶组织送病理检查。

(5)取出腹腔镜　检查无内出血及脏器损伤,取出腹腔镜;排出腹腔气体,拔出套管;缝合腹部切口,覆盖无菌纱布、胶布固定。

5. 护理要点

(1)术中注意询问病人感受,观察病人生命体征和有无并发症出现。

(2)鼓励病人早期下床活动,尽快排空腹腔内气体,促进舒适。向病人讲述可能因腹腔残留气体而感肩痛及上肢不适的症状,会逐渐缓解消失。

(3)注意脐部伤口情况。

(4)如有发热、出血、腹痛等应及时到医院就诊。

自测题

以下每道考题下面有A、B、C、D、E五个备选答案,请从中选择一个最佳答案。(A1、A2型题)

1. 不孕症妇女咨询输卵管通液术最佳手术时间,妇科门诊护士正确的回答应是(　　)。

A. 月经前3~7 d　　B. 月经来潮3~7 d　　C. 月经来潮第1 d
D. 月经来潮第5 d　　E. 月经干净后3~7 d内

2. 一妇科检查诊断为慢性宫颈炎的病人,询问为何仍需做宫颈刮片,护士的解释是(　　)。

A. 需进一步确诊　　B. 为局部物理治疗作术前准备
C. 为预防物理治疗时出血　　D. 以排除早期宫颈癌
E. 临床表现不典型

3. 医生为一妇科病人做宫颈刮片或阴道分泌物涂片细胞学检查,护士准备的润滑剂应是(　　)。

A. 肥皂水　　B. 液状石蜡　　C. 乙醇
D. 生理盐水　　E. 苯扎溴铵溶液

4. 为了解内生殖器有无恶性肿瘤,护士建议病人选择的特殊检查方法应是(　　)。

A. 白带涂片　　B. 阴道侧壁涂片　　C. 后穹隆及宫颈涂片
D. 基础体温测定　　E. 宫颈黏液检查

5. 吴某,26岁,孕$_1$产$_0$,不规则阴道出血1年余。护士应该清楚,病人进行的辅助检查中,下列不为了解出血原因的是(　　)。

A. 白带涂片　　B. 阴道侧壁涂片　　C. 宫颈黏液检查
D. 基础体温测定　　E. 宫颈及阴道后穹隆刮片

6. 赵某,30岁,已婚5年未孕,丈夫精液正常。护士告知病人,查找不孕原因的检查不包括下列(　　)。

A. 宫颈刮片　　B. 阴道侧壁涂片　　C. 诊断性刮宫
D. 宫颈黏液检查　　E. 基础体温测定

7. 上述病人行子宫内膜诊刮检查结果为增生期子宫内膜,则说明该病人(　　)。

A. 有排卵　　B. 无排卵　　C. 患子宫内膜结核

D. 患子宫内膜癌　　E. 患输卵管炎

（王庆军）

参考答案

第一章

1. ABCDE　2. BCE

第二章

一、1. E　2. C　3. A　4. A　5. B　6. D　7. C　8. B　9. D　10. E　11. B

二、1. C　2. A　3. B　4. D

三、1. ABCDE　2. BDE　3. ABCE

第三章

一、1. D　2. E　3. E　4. B　5. A　6. D　7. A　8. C　9. A　10. C　11. C　12. B

二、1. A　2. C　3. E

三、1. ABE　2. ACE　3. ABDE　4. ACD　5. ABCD

第四章

一、1. B　2. E　3. D　4. E　5. D　6. D　7. B　8. D　9. E　10. D　11. C　12. B　13. A　14. B　15. B

二、1. E　2. D　3. E

三、1. E　2. E　3. A　4. D　5. C　6. A　7. C　8. A

四、1. ABDE　2. ABCD　3. CDE

五、(略)

第五章

一、1. C　2. D　3. B　4. B　5. B　6. E　7. C　8. E　9. E　10. C　11. D　12. C　13. D　14. C　15. C　16. A　17. C　18. E

二、1. B　2. E　3. A　4. B　5. E

三、1. ACDE　2. BCDE　3. ABCDE　4. ABCD　5. BCDE　6. BCDE　7. ABCDE

四、(略)

第六章

一、1. B　2. B　3. A　4. B　5. E　6. D　7. E　8. B　9. A　10. D　11. C　12. A　13. A　14. B

二、1. A　2. D

第七章

一、1. C　2. D　3. C　4. C　5. C　6. B　7. A　8. B　9. B　10. A　11. C
二、1. B　2. E　3. D

第八章

一、1. D　2. C　3. B　4. D　5. B　6. D　7. E　8. B　9. D　10. B　11. C　12. C　13. C　14. A　15. D　16. C　17. E　18. A　19. E　20. C　21. D　22. C　23. B
二、1. E　2. B　3. E　4. A　5. D　6. D　7. C　8. D
三、1. A　2. B　3. D　4. E
四、1. ABE　2. ABD　3. ABCE　4. ABDE　5. AD　6. AC
五、(略)

第九章

一、1. D　2. E　3. E　4. C　5. A　6. D
二、1. B　2. A　3. D
三、1. C　2. E
四、BCD
五、(略)

第十章

一、1. B　2. A　3. B　4. D
二、1. E　2. C
三、1. B　2. A　3. C
四、ABCD
五、(略)

第十一章

一、1. D　2. A　3. D　4. B　5. E　6. E　7. A　8. C
二、1. A　2. D
三、1. B　2. A　3. D
四、1. ABCDE　2. ABC
五、(略)

第十二章

一、1. C　2. D　3. D　4. B　5. C
二、1. BD　2. BD　3. ABCDE　4. ABCD

第十三章

一、1. B　2. D　3. B　4. E　5. B　6. C　7. E　8. D
二、1. E　2. B　3. D　4. E
三、1. C　2. E　3. D
四、1. DE　2. ABCE　3. BCDE
五、(略)

第十四章

一、1. E　2. D　3. B　4. A　5. D　6. C
二、1. C　2. E　3. B　4. D　5. A　6. D　7. E

第十五章

一、1. D　2. E　3. B　4. D
二、1. E　2. C　3. B　4. E　5. D　6. D　7. A　8. A　9. C
三、(略)

第十六章

一、1. B　2. D　3. D　4. E　5. E　6. B
二、1. A　2. A　3. E　4. E　5. B　6. C　7. A

第十七章

一、1. A　2. B　3. D　4. B　5. E　6. C　7. E　8. E　9. A　10. A　11. D
二、1. E　2. C
三、1. CE　2. ABCDE　3. BCDE　4. ABCD　5. ABCD　6. BDE　7. ACD
四、(略)

第十八章

一、1. D　2. A　3. B　4. C　5. B　6. D　7. D　8. A　9. E　10. C　11. D
二、1. D　2. D　3. B　4. C　5. D　6. E
三、1. ABCD　2. ACDE　3. ABC
四、(略)

第十九章

一、1. A　2. B　3. E　4. E　5. D　6. E　7. C　8. E　9. E　10. B　11. B　12. C　13. B　14. B　15. D　16. D　17. A　18. D　19. A
二、1. C　2. D　3. A　4. C　5. D　6. B
三、1. A　2. E　3. D

四、1. ABCDE　2. ABCE

五、(略)

第二十章

一、1. C　2. D　3. E　4. E　5. D

二、1. C　2. B　3. C　4. A　5. D　6. C　7. E

第二十一章

一、1. C　2. E　3. D　4. A　5. A　6. A　7. A　8. E　9. D　10. C　11. A　12. D　13. E

二、1. E　2. A　3. E　4. E　5. C

三、1. A　2. B　3. D

四、ABCD

五、(略)

第二十二章

一、1. C　2. C　3. A　4. B　5. E　6. D

二、1. ABCDE　2. ABCD

第二十三章

一、1. D　2. C　3. D　4. B　5. E　6. B　7. C　8. B　9. A　10. A　11. D　12. E　13. D　14. A　15. C　16. E

二、1. A　2. B　3. E

三、1. A　2. D　3. C　4. A　5. D

四、1. ABCE　2. ABDE　3. BCDE　4. BCD　5. ABC

五、(略)

第二十四章

1. B　2. D　3. D　4. E　5. E　6. E　7. B　8. E　9. A　10. A　11. D　12. D

第二十五章

1. E　2. D　3. D　4. C　5. A　6. A　7. B

参考文献

[1] 郑修霞.妇产科护理学[M].4版.北京:人民卫生出版社,2008.

[2] 夏海鸥.妇产科护理学[M].3版.北京:人民卫生出版社,2014.

[3] 任新贞.妇产科护理学[M].北京:人民卫生出版社,2006.

[4] 谢幸,苟文丽.妇产科学[M].8版.北京:人民卫生出版社,2014.

[5] 乐杰.妇产科学[M].7版.北京:人民卫生出版社,2008.

[6] 全国卫生专业技术资格考试专家委员会.全国卫生专业技术资格考试指导护理学(执业护士含护士)[M].北京:人民卫生出版社,2008.

[7] 北京大学护理学院.护理学专业[执业护士含护士]资格考试习题集(2008年)[M].2版.北京:北京大学医学出版社,2007.

[8] 罗琼.妇产科护理学[M].2版.北京:科学出版社,2013.

[9] 周更苏.全国卫生专业技术资格考试护理学应试习题集:最新版[M].北京:中国医药科技出版社,2004.

[10] 颜丽青.产科学[M].北京:高等教育出版社,2005.

[11] 沈曙红,岑慧红.成人护理[M].北京:科学出版社,2004.

[12] 刘元姣,曹来英.新编妇产科疾病诊疗学[M].北京:人民卫生出版社,2003.

[13] 刘新民.妇产科手术学[M].3版.北京:人民卫生出版社,2002.

[14] 曹泽毅.中华妇产科学[M].北京:人民卫生出版社,1999.

[15] 周昌菊,陶新陆,丁娟.现代妇产科护理模式[M].北京:人民卫生出版社,2001.

[16] 崔书华,许玉华.系统化整体护理理论与实践[M].北京:科学技术文献出版社,2002.

[17] 秦浩.产科学[M].3版.济南:山东科学技术出版社,2001.

[18] 顾美皎.临床妇产科学[M].北京:人民卫生出版社,2001.

[19] 岳亚飞.妇产科护理学[M].2版.长沙:湖南科学技术出版社,2001.

[20] 杨德娴.病人标准护理计划[M].长沙:湖南科学技术出版社,1999.

[21] 李从业.实用产科护理[M].北京:科学技术文献出版社,1999.

二维码索引

护理微信教学平台

护理专业教材均配套建设基于微信的教学平台。您可以打开手机微信，查找公众号“护理专业资源库”，或者扫描教材封底的二维码添加关注。

该微信平台融医护最新信息推送与护理专业资源库教学内容于一身，对应护理专业多门主干课程，可直接查询各知识点、技能点对应的微课、图片、动画、视频、虚拟仿真等全媒体资源，并支持学生在线自测以及错题汇总，能有效服务于移动教学的需求。